全国医药卫生类职业院校计算机规划教材

卫生信息技术教程

◎ 黄仲开 主编

◎ 曾少俊 陈安娜 张艺雪 林长方 魏志清 曾燕燕 副主编

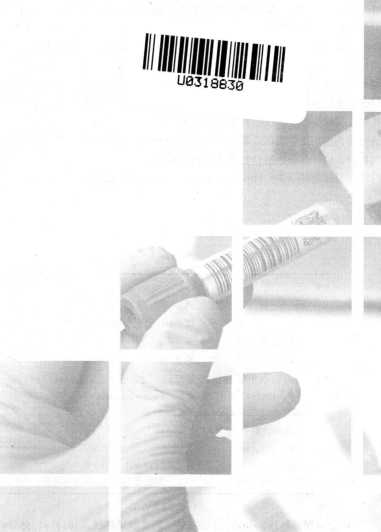

人 民 邮 电 出 版 社

北 京

图书在版编目（CIP）数据

卫生信息技术教程 / 黄仲开主编. -- 北京：人民
邮电出版社，2017.7（2020.10重印）
　全国医药卫生类职业院校计算机规划教材
　ISBN 978-7-115-45516-1

　Ⅰ. ①卫… Ⅱ. ①黄… Ⅲ. ①医学信息－信息技术－
医学院校－教材 Ⅳ. ①R-0

中国版本图书馆CIP数据核字(2017)第180357号

内 容 提 要

本书按项目任务组织教学内容，书中设计的任务和案例具有医药卫生行业的特色。全书共分 15 个学习项目，主要内容包括：认知信息与计算机、认知并学会操作系统的使用、学会文字处理软件 Word 2010 的应用、学会表格处理软件 Excel 2010 的应用、学会演示文稿软件 PowerPoint 2010 的应用、认知并学会计算机网络的基本应用、认知并学会多媒体技术的应用、认知数据库技术及应用、认知医学图片处理、认知医学动画制作、认知并学会医学多媒体网站建设、认知医学信息系统与医院信息系统、认知并学会电子病历的使用、认知医学信息系统的相关子系统、思进医院管理信息系统等。本书既与全国计算机等级（一级）考试密切关联又具有行业特色，注重培养学生自学能力，提高实践技能，同时提升医学信息技术文化素养。

本书适合作为医药卫生类职业院校计算机信息技术应用基础课程的教学用书和医药行业计算机应用培训的教材，也可以作为医药行业人员自学用书。

本教材相关教学资源下载：http://www.zzwzy.com/xxjsb/xzzx/bmwjxz.htm

◆ 主　　编　黄仲开
　　副 主 编　曾少俊　陈安娜　张艺雪
　　　　　　　林长方　魏志清　曾燕燕
　　责任编辑　王　平
　　责任印制　沈　蓉　彭志环
◆ 人民邮电出版社出版发行　　北京市丰台区成寿寺路 11 号
　　邮编　100164　电子邮件　315@ptpress.com.cn
　　网址　http://www.ptpress.com.cn
　　北京市艺辉印刷有限公司印刷
◆ 开本：787×1092　1/16
　　印张：23.75　　　　　　2017 年 7 月第 1 版
　　字数：684 千字　　　　2020 年 10 月北京第 8 次印刷

定价：59.80 元
读者服务热线：(010)81055256　印装质量热线：(010)81055316
反盗版热线：(010)81055315

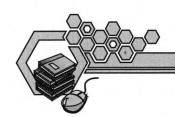

前言

　　现代信息技术和医学技术的融合，给医药科学带来了巨大推动力，形成了以信息化带动医药卫生事业现代化的发展趋势，深刻地影响与改变着传统的医药科学，同时医药卫生行业对高技术技能医药人才的需求不断快速增长。计算机信息技术在医药卫生职业院校的教学体系中，如何结合行业特色，有针对性地强化基于工作过程的实训，培养适应未来社会发展及医药卫生信息化建设需求的合格人才，是我们必须面对和解决的问题。

　　本书按项目任务形式组织教学内容，强调理论与实践相结合。书中设计的"任务"是医药院校学生走进工作岗位所必须具备的技能。本书按照基础、拓展、专业的思路组织编写内容。基础模块（学习项目 1～学习项目 8）的实训内容和工作任务的设计，充分体现了"以就业为导向、以学生为本位"的原则，选取与医药卫生行业密切相关的实际案例，在办公软件应用技术方面有所拓展，既与全国计算机等级（一级）考试密切关联又具有行业特色；拓展模块（学习项目 9～学习项目 11）可用选修课形式让学生自由选择；专业模块（学习项目 12～学习项目 15）介绍了医学信息系统（HIS系统、电子病历系统、医学影像系统等），旨在让学生在学校了解并熟悉这些常见系统的操作，可按不同专业特点进行取舍。

　　本书由漳州卫生职业学院卫生信息管理教研室策划和组织编写，陈安娜老师编写学习项目 1，张艺雪老师编写学习项目 2、学习项目 9 和学习项目 10，黄仲开老师编写学习项目 3、学习项目 4 和学习项目 5，林长方老师编写学习项目 12、学习项目13、学习项目 14 和学习项目 15，曾少俊老师编写学习项目 6 和学习项目 8，曾燕燕老师编写学习项目 7，魏志清老师编写学习项目 11，全书由黄仲开老师统稿。在编写过程中，得到了漳州卫生职业学院领导的大力支持，漳州市医院、漳州一七五医院、漳州市中医院信息科老师提供了部分案例并审阅了书稿，提出了许多有益的建议，在此表示感谢。

编者

2017 年 5 月

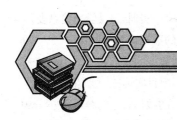

目　录

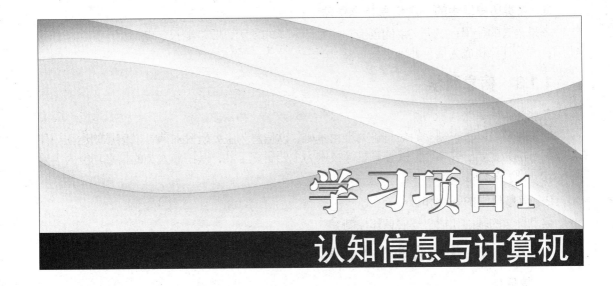

1.1 信息与信息科学

1.1.1 信息

1. 数据

对客观事物特征所进行的一种抽象化、符号化表示。数字、文字、符号、声音、图像、信号都称为数据。

2. 信息

研究的角度不同，对信息的定义也不一样。信息是音讯、消息、通信系统传输和处理的对象，泛指人类社会传播的一切内容，人通过获得、识别自然界和社会的不同信息来区别不同事物，得以认识和改造世界。信息科学奠基人香农（Shannon）认为"信息是用来消除随机不确定性的东西"；控制论创始人维纳（Norbert Wiener）认为"信息是人们在适应外部世界，并使这种适应反作用于外部世界的过程中，同外部世界进行互相交换的内容和名称"；经济管理学家认为"信息是提供决策的有效数据"。

1.1.2 信息技术

1. 信息技术

凡是能扩展人的信息功能的技术，都是信息技术。它主要是指利用电子计算机和现代通信手段实现获取信息、传递信息、存储信息、处理信息、显示信息、分配信息等相关技术。

2. 信息技术主要内容

（1）感测技术：获取信息的技术。

（2）通信技术：传递信息的技术。

（3）计算机技术：处理信息的技术，计算机技术相对于其他三项而言处于较为基础和核心的位置。

（4）控制技术：利用信息的技术。

3. 人类历史发生的 5 次信息技术革命

一是语言的使用；二是文字的创造；三是印刷术的发明；四是电报、电话、广播、电视的使用；五是计算机成为信息处理工具。

1.1.3 信息科学

1. 信息科学

信息科学是以香农创立的信息论为理论基础，以信息为主要研究对象，以信息的运动规律和应用方法为主要研究内容，以计算机等技术为主要研究工具，以扩展人类的信息功能为主要目标的一门新兴的综合性学科。

2. 信息科学的基础和核心

信息科学的基础和核心是信息和控制。

1.1.4 信息化社会与信息素养

1. 信息化

信息化是指在信息技术的驱动下，由以传统工业为主的社会向以信息产业为主的社会演进的过程。包括信息资源、信息网络、信息技术、信息产业、信息化人才、信息化政策法规和标准 6 要素。

2. 信息社会的主要特征

信息成为重要的战略资源，信息业上升为最重要的产业，信息网络成为社会的基础设施。

3. 信息素养

信息素养主要包括文化素养（知识层面）、信息意识（意识层面）、信息技能（技术层面）。

1.2 计算机的发展及应用

1.2.1 计算机发展概论

1946 年 2 月，世界上第一台现代电子数字计算机电子数字积分计算机（Electronic Numerical Integrator And Computer，ENIAC）在美国宾夕法尼亚大学研制成功，开创了计算机科学的新纪元。它使用了近 18 000 个电子管，10 000 只电容和 7 000 个电阻，总重 30 吨，功率 150 千瓦，占地 170 平方米，是花了近 3 年时间才完成的一项庞大工程。

世界上第一台按存储程序功能设计的计算机 EDVAC 是第一台具有冯·诺依曼设计思想的电子数字计算机。世界上第一台投入运行的存储程序式电子计算机是 EDSAC。

1. 信息论的创始人

香农：史劳德·埃尔伍德·香农（Claude Elwood Shannon，1916—2001）美国数学家，信息论的创始人。香农发表了《通信的数学理论》和《在噪声中的通信》两篇著名论文，提出信息熵的数学公式，从量的方面描述了信息的传输和提取问题，创立了信息论，为信息科学的研究奠定了初步的基础。信息论的发展经历了经典信息论（由香农创立，又称为狭义信息论）、一般信息论和广义信息论 3 个阶段。

2. 计算机科学的奠基人

图灵：艾伦·图灵（A.M.Turing，1912—1954）是英国数学家，计算机科学的创始人，人们称图灵为"计算机理论之父"。图灵提出著名的"图灵机"，它不是一种具体的机器，而是一种抽象的计算模型，可用来制造一种十分简单但运算能力极强的计算装置。

3. 存储程序式计算机之父

冯·诺依曼：冯·诺依曼（John von Neuman，1903—1957）是匈牙利的美籍数学家，存储程序式计算机的创始人。冯·诺依曼提出并实现了的计算机工作模式可以简单地归结为：存储程序，顺序控制。其基本思想是：（1）计算机可以使用二进制；（2）计算机的指令和数据都可以存储在机内。（3）冯·诺依曼确定了现代存储程序式电子数字计算机的基本结构和工作原理，其主要由运算器、控制器、存储器、输入设备和输出设备 5 部分组成。

4. 计算机的发展

根据使用的电子元器件不同，电子计算机的发展大致可分为 4 代。

第一代计算机（电子管时代 1946—1956 年），其主要特征是：

（1）逻辑元器件采用电子管；

（2）主存储器采用磁鼓与磁芯；

（3）程序用机器语言或汇编语言编写。

第二代计算机（晶体管时代 1957—1964 年），其主要特征是：

（1）逻辑元器件采用晶体管；

（2）用磁盘或磁带作辅助存储器；

（3）程序用汇编语言或高级语言编写。

第三代计算机（中小规模集成电路 1965—1970 年），其主要特征是：

（1）逻辑元器件采用中、小规模集成电路；

（2）用半导体存储器代替了磁芯存储器；

（3）出现了操作系统软件。

第四代计算机（大规模和超大规模集成电路 1971 年至今），其主要特征是：

（1）逻辑元器件采用大规模集成电路和超大规模集成电路；

（2）硬件更新快，软件丰富，操作更方便，应用更广泛。

1.2.2 计算机分类及基本特点

1. 计算机分类

按性能指标分类，计算机可分为以下几类。

（1）超级计算机：又称巨型机，通常由数百、数千甚至更多的处理器组成，能承担普通微型机、服务器不能完成的大型复杂课题，多用于高精尖科技研究领域，如战略武器开发、空间技术、天气预报等，是综合国力的重要标志之一。

（2）大型机：具有极强的综合处理能力和极大的性能覆盖面，主要应用于政府部门、银行、大型企业。

（3）小型机：是指采用 8～32 个处理器，性能和价格介于微型机服务器和大型主机之间的一种高性能 64 位计算机。这种计算机规模比大型机要小，但仍能支持几十个用户同时使用，适合于中小型企事业单位使用。

（4）微型机：简称微机，是应用最普及、产量最大的机型，其体积小、功耗低、成本少、灵活性大、性能价格比明显优于其他类型的计算机。微机按结构和性能可划分为单片机、单板机、个人计算机（Personal Computer，PC，包括台式微机和便携式微机）、工作站和服务器等。

2. 基本特点

处理速度快；运算精确度高；存储能力强；具有逻辑判断能力；可靠性高。

1.2.3 计算机的发展趋势

计算机在向以下几个方面发展：巨型化、微型化、网络化、智能化、多媒体化、未来计算机（生物计算机、光子计算机、量子计算机、纳米计算机等）。

1.2.4 计算机在信息社会中的应用

（1）科学计算：包括科学研究和工程计算；科学计算是计算机最早的应用领域。

（2）数据处理：包括各种数据库的应用、办公自动化中的文字处理以及 Internet 网的应用；数据处理是计算机在信息社会中最广泛的应用之一。

（3）实时控制：主要用于工业生产过程的控制。

（4）计算机辅助系统：包括计算机辅助设计（CAD）、计算机辅助制造（CAM）、计算机集成制造系统（CIMS）、计算机辅助测试（CAT）和计算机辅助教学（CAI）。

（5）人工智能（AI）：包括机器人模拟、专家系统等。

（6）计算机模拟：利用计算机程序代替实物模型来做模拟试验，并为此开发了通用模拟语言。

（7）大数据：是一种规模大到在获取、存储、管理、分析方面大大超出了传统数据库软件工具能力范围的数据集合，具有 4V 特点：Volume（大量）、Velocity（高速）、Variety（多样）、Value（低价值密度）。大数据最核心的价值在于对海量数据进行存储和分析。

（8）云计算：指通过网络获得应用所需的资源（硬件、平台、软件）。其核心思想是将大量用网络连接的计算资源统一管理和调度，构成一个计算资源池向用户提供服务。

一个完整的云计算环境由云端、计算机网络和终端三部分组成，其中云端负责完成软件的计算，终端负责完成与人的交互，计算机网络负责完成信息的传递。它是分布式计算、网络计算、虚拟化等计算机与网络技术相互融合发展的产物。云服务在类型上一般可划分为私有云、联合云和公共云 3 种。层次结构上，云服务可以由下至上分为 3 层：基础设施作为服务（IaaS，Infrastructure as a Service）、平台作为服务（PaaS，Platform as a Service）、软件作为服务（SaaS，Software as a Service）。

（9）三维（3D）打印：是一种以数字模型文件为基础，运用粉末状金属或塑料等可黏合材料，通过逐层打印的方式来构造物体的技术。它使用的"墨水"是实实在在的原材料，其工作原理和传统打印机基本一样，都是由控制组件、机械组件、打印头、耗材和介质等架构组成的。

（10）物联网：是指射频识别（RFID）、红外感应器、全球定位系统、激光扫描器等信息化传感设备，按约定的协议，将任何物品与互联网相连接，进行信息交换和通信，以实现智能化识别、定位、跟踪、监控和管理。和传统互联网相比，物联网是建立在互联网上的泛在网络，是各种感知技术的广泛应用，具有智能处理的能力，能够对物体实施智能控制。

（11）互联网+：代表一种新的经济形态，即充分发挥互联网在生产要素配置中的优化和集成作用，将互联网的创新成果深度融合于经济社会各领域中，提升实体经济的创新力和生产力，形成更广泛的以互联网为基础设施和实现工具的经济发展新形态。

（12）智慧城市：是运用信息和通信技术手段感应、监测、分析、整合城市运行核心系统的各项关键信息，实现城市智慧式管理和运行，促进城市的和谐、可持续发展。

1.2.5　计算机在医学上的应用

按电子计算机在医学中的应用特点来划分，大致有以下几个方面的应用内容。

1. 医学信息的贮存、查询、借鉴

计算机对医学信息的分类贮存作用，主要是按照医学信息的分类而对医学信息进行高容量、有具体内容的存储，包括按医学信息的应用价值、存在的空间或场所、提供或掌握的角色、所具有的时间性以及疾病载体种类、性质、程度和观察的角度等来分类贮存。贮存医学信息后，我们就可以上网查询、借鉴。利用计算机来对医学信息进行查询、借鉴，不但可节省很多人力、精力和时间，避免不必要的周折与艰辛，而且能事半功倍，收到更可观的效果。

2. 医学临床诊断

近年来，计算机技术在医学诊疗上的应用有了更大的突破。通常是把各种征象或指标（如病人的病史、体征、临床检验、检查结果）输入计算机，计算机运行有关已编制好的程序作出各种可能的诊断。如应用计算机来完成生理信号的自动分析和使医疗仪器智能化，包括实现心电图、脑电图和临床生化等的自动分析，建立对危重病人、冠心病人、手术复苏病人以及新生儿和早产儿等的自动监护系统等；运用计算机来实行医学图像处理，包括现在广泛应用的计算机 X 线断层扫描装置（CT）、超声波扫描、同位素扫描、PET 脑扫描以及核磁共振成像术和显微镜照片与玻璃涂片的自动识别等。随着技术的发展，计算机辅助诊断将变得操作简单、诊断准确，临床应用范围将进一步扩大。

3. 医学教学与科研

随着计算机多媒体技术的研究与开发，又把计算机技术在临床和基础教学中的应用提高到了一个新的层次。如上海开发的《中医内科学杂病辨证和教学系统》分为系统教学、主证教学、系统辨证测验、主证辨证测验、内科学试题练习、名家医案思考与欣赏、辨证示教、病例模拟等几个方面。它能模拟出中医内科教学的讲课、病案讨论、见习实习等环节，更加形象生动地辅助中医内科的教学。再如《组胚学教学玻片图片》软件是用扫描仪将教学玻片照片和各种教学图片扫描下来储存进计算机，制成这些图片的浏览软件，每幅图片在播放时配以专业人员的详细解说，使人感到好像有一个不知疲倦的老师在为自己辅导。计算机在医学科研领域的应用已极为广泛而普及。利用计算机进行数据采集，对数据进行压缩以及对生物医学信号进行处理因其极大的方便性、准确性逐渐取代了以往人工采集数据、数据分析，用模拟信号（如示波器）采取数据等方法。计算机可通过 A/D 转换器将传来的模拟信号（如动作电位、肌电活动等）转化为准确的数据进行采样、数据分析、曲线描绘甚至可直接得出结果、结论。最突出的表现是，计算机应用于医学统计学。这项功能是人不可代替的。如统计软件 SAS 和 SPSS 使烦琐的统计工作变得更为轻松，同时也降低了出错率，提高了工作效率。

4. 医院管理

现在许多医院对 CT、X 光、B 超等资料的管理依然为陈旧的手工方式，不仅资料的有效保存期限存在与生俱来的限制，而且管理难度大、人力资源浪费。特别是医师的拍片诊断意见无法保留在原始的拍片上，因此对病人的病历档案存在不可弥补的缺陷。引进计算机医学图像处理系统后，医生每看完一个病人，在每个病人的图片后附带着一个文档用来专门说明此病人的病情，可以在计算机中长期保存下来，通过标记使病人清楚地看到自己的病史。同时可使病人拍完片之后直接通过计算机传输把拍片的结果传到医师那里，有效地节约了卫生资源，具有良好的社会应用价值。再如，医院门诊管理网络系统集挂号、划价、收费、药房管理系统等为一体，它的应用减少了错误率，节省了时间，提高了效率。还有使用计算机进行药库管理等等。

一个成熟的医院信息管理系统能够做到医院各部门的信息及时交流、快速综合处理，能提供量化依据供领导决策时参考。

1.3　信息在计算机中的表示与编码

1.3.1　信息在计算机中的表示

1. 信息表示

计算机处理的信息是以数值、文字、图像、声音等不同形式出现的。在计算机内部，信息必需转化成数字编码，才能被传送、存储和处理。计算机采用二进制编码。

（1）物理上容易实现：计算机由逻辑电路组成，逻辑电路通常只有两个状态，即开关的接通与断开，这两种状态正好可以用"1"和"0"表示。

（2）算术运算简单：两个二进制数和、积运算组合各有 3 种，运算规则简单，有利于简化计算机内部结构，提高运算速度。

（3）易于实现逻辑运算和逻辑判断：逻辑代数是逻辑运算的理论依据，二进制只有 2 个数码，正好与逻辑代数中的"真"和"假"相吻合。

2. 信息存储单位

（1）位（bit），简记为 b，是计算机内部存储信息的最小单位。一个二进制位只能表示 0 或 1。

（2）字节（byte），简记为 B，是计算机内部存储信息的基本单位。一个字节由 8 个二进制位组成，即 1B=8b。

（3）字（word），一个字通常由一个字节或若干个字节组成，是计算机进行信息处理时一次存取、加工和传送的数据长度。

（4）字长：1 个字所包含的二进制位数。字长是衡量计算机性能的一个重要指标，字长越长，计算机一次所能处理信息的实际位数就越多，运算精度就越高，最终表现为计算机的处理速度越快。

（5）信息存储单位换算：1B=8b；1KB=1 024B；1MB=1 024KB；1GB=1 024MB；1TB=1 024GB；1PB=1 024TB；1EB=1 024PB；1ZB=1 024EB；1YB=1 024ZB。

1.3.2　信息编码

编码：用按一定规则组合而成的若干位二进制码来表示数或字符，目前编码主要有数字编码、字符编码和汉字编码。

1. 数字编码

数字编码是指用若干位二进制代码来表示一位十进制数。

BCD 码是用四位权为 8421 的二进制数来表示等值的一位十进制数。

例：$(731)_{10}=(?)_{BCD}$；$(731)_{10}=(011100110001)_{BCD}$（见表 1-1）。

表 1-1　　　　　　　　　731 的转换

十进制数	7	3	1
BCD 码	8421	8421	8421
	0111	0011	0001

2. 字符编码

（1）ASCII 码：是 American Standard Code for Information Interchange（美国信息互换标准代码）的简称。有 7 位和 8 位 ASCII 码两种。采用 7 位二进制编码，表示 2^7 个字符，每个字符由 8 位二进制码组成，最高位为 0。

空格的 ASCII 码为 00100000（十进制数为 32）；

数字 0～9 的 ASCII 码为 0110000～0111001（十进制数为 48～57）；

字母 A～Z 的 ASCII 码为 1000001～1011010（十进制数为 65～90）；

字母 a～z 的 ASCII 码为 1100001～1111010（十进制数为 97～122）。

（2）扩展的 ASCII 码：8 位 ASCII 码称为扩展的 ASCII 码字符集。它可表示 256 个字符，包括兼容的 7 位 ASCII 码。

3. 汉字编码

（1）汉字输入码（外码）：计算机标准键盘上按键的不同组合形成的编码。如，区位码、五笔字型、智能 ABC 码等。

（2）汉字机内码：汉字信息处理系统内部识别、存储、编辑和传输所用的编码。内部码=国标码+8080H。

（3）字形输出码——汉字点阵图形码：对汉字形状进行描述的二进制编码，每一个二进制位（bit）代表一个点。一个方形汉字常用 16×16 点阵描述。存储一个 16×16 点阵汉字需要 16×16÷8=32 字节。

（4）Unicode 编码：由国际标准化组织 ISO 于 20 世纪 90 年代初制定的一种字符编码标准，它用两个字节表示一个字符，允许表示 65 536 个字符，世界上几乎所有的书面语言都能用单一的 Unicode 编码表示。

（5）信息的内部表示和外部显示：数字、文本、图形图像、声音等各种各样的信息都可以在计算机内存储和处理，而计算机内表示它们的方法只能采用二进制编码。

1.3.3 数制及其转换

1. 进制数及表示方法

（1）K 进制数的性质

① 在 K 进制中，具有 K 个数字符号。

② 在 K 进制中，由低位向高位是按"逢 K 进一"的规则进行计数。

③ K 进制的基数是"K"，K 进制数的第 i 位（i=n，…，2，1，0，-1，-2…）的权为"K"，并约定整数最低位的位序号 i=0。

常用的数制有：

① K=10 为十进制，可使用 0，1，…，9 共 10 个数字符号。

② K=2 为二进制，可使用 0，1 共 2 个数字符号。

③ K=8 为八进制，可使用 0，1，…，7 共 8 个数字符号。

④ K=16 为十六进制，可使用 0，1，…，9，A，B，C，D，E，F 共 16 个数字符号。

（2）K 进制数的书写格式

K 进制数书写格式可以用后缀表示，也可以用括号和下标 K 表示。

① 二进制数用英文字母 B 作为后缀，例如：1010B，也可用 $(1010)_2$ 表示。

② 八进制数用英文字母 O 作为后缀，例如：271O，也可用 $(271)_8$ 表示。

③ 十六进制数用英文字母 H 作为后缀，例如：1C2FH，也可用 $(1C2F)_{16}$ 表示。

④ 十进制数用英文字母 D 作为后缀，例如：98D，也可用$(98)_{10}$表示。

（3）十、二、八、十六进制数之间的对应关系（见表 1-2）

表 1-2 　　　　　　　　　　　　制数的对应关系

十进制数	二进制数	八进制数	十六进制数
0	0	0	0
1	1	1	1
2	10	2	2
3	11	3	3
4	100	4	4
5	101	5	5
6	110	6	6
7	111	7	7
8	1000	10	8
9	1001	11	9
10	1100	12	A
11	1011	13	B
12	1100	14	C
13	1101	15	D
14	1110	16	E
15	1111	17	F
16	10000	20	10

2. 不同进制数之间的转换

（1）K 进制数转换为十进制数

转换规则：将二进制数、八进制数、十六进制数的各位按权展开相加。

口诀：位权展开式。例如：

$(11010.101)_2 = 1\times2^4 + 1\times2^3 + 0\times2^2 + 1\times2^1 + 0\times2^0 + 1\times2^{-1} + 0\times2^{-2} + 1\times2^{-3}$

$\qquad = 16+8+0+2+0+0.5+0+0.125$

$\qquad = (26.625)_{10}$

$(275.04)_8 = 2\times8^2 + 7\times8^1 + 5\times8^0 + 0\times8^{-1} + 4\times8^{-2}$

$\qquad = 2\times64 + 7\times8 + 5\times1 + 0 + 0.0625$

$\qquad = (189.0625)_{10}$

$(B7A.8)_{16} = B\times16^2 + 7\times16^1 + A\times16^0 + 8\times16^{-1}$

$\qquad = 11\times256 + 7\times16 + 10\times1 + 8\times0.0625$

$\qquad = (2938.5)_{10}$

（2）十进制数转换为 K 进制数

整数部分转换规则：除 2（8、16）取余，直至商为 0，结果自底向上排列。

口诀：除基（2、8、16）取余，逆排列。例如：

$$(13)_{10}=(1101)_2$$

```
2 │13      取余数    （低位）
2 │ 6       1
2 │ 3       0
2 │ 1       1
     0       1        （高位）
```

小数部分转换规则：乘2（16、8）取整，直至小数为0，结果自顶向下排列。

口诀：乘基（2、16、8）取整，顺排列。例如：

$$(0.625)_{10}=(0.101)_2$$

```
取整        0.625
                × 2
1  ←       ①.250
                × 2
0  ←       ⓪.500
                × 2
1  ←       ①.000
```

当十进制数包含有整数和小数两部分时，可按上面的两种方法将整数和小数分别转换，然后相加。

（3）非十进制数之间的转换

① 八（十六）进制数转换为二进制数

每位八（十六）进制数可以转换为等值的三（四）位二进制数，反之亦然。

转换规则：将八（十六）进制数的每一位展开为三（四）位二进制数，去掉整数首部和小数尾部的0即可。

口诀：一位写三/四。例如：

$$(7D.C4)_{16}=(1111101.11000100)_2$$

② 二进制数转换为八（十六）进制数

转换规则：以小数点为中心向两边，每三（四）位分成一组（首尾不足者补0），将每组二进制数写成与之对应的八（十六）进制数。

口诀：三/四位分组，逐组转换。例如：

$$(11110.11101)_2 = (36.72)_8$$

```
 011 110.111 010
  3   6 . 7   2
```

3. 二进制数的定点及浮点表示

（1）定点表示法：是指计算机中的小数点位置是固定不变的。分为定点整数及定点小数表示法。定点整数的小数点固定在数的最低位之后，定点小数的小数点固定在数的符号位和最高位之间。

定点整数表示的数值范围为（-1111111）～（+1111111），即（-2^7+1）～（2^7-1）。

（2）浮点表示法：是指计算机中的小数点位置不是固定的，或者说是"浮动的"。

任何一个二进制数 N 都可以表示为：$N=2^{\pm E}\times(\pm S)$

式中，E 称为阶码，它是一个二进制正整数；E 前的 ± 号为阶码的正负号，称为阶符（E_f）。

S 称为尾数，它是一个二进制正小数；S 前的 ± 号为尾数的正负号，称为尾符（S_f）。式中"2"是阶码 E 的底数。

4. 二进制数的原码，反码及补码的表示（见表1–3）

正数的原码、反码和补码形式相同，即最高位为 0，表示正数，其余位表示数值的大小；

负数的原码：最高位为 1，表示负数，其余位表示数值的大小；

负数的反码：对其原码逐位取反（符号位除外）；

负数的补码：在其反码的末位加 1。

表 1–3 二进制数的原码、反码及补码的表示示例

十进制数	原码	反码	补码
+76	01001100	01001100	01001100
−76	11001100	10110011	10110100

5. 二进制数的运算

（1）二进制的算术运算：与十进制的算术运算相同，但运算法则更为简单。进行二进制数加法与减法运算时，只要注意按"逢 2 进 1"和"借 1 当 2"处理即可。

加法规则：0 + 0=0   0+1=1   1+0=1   1+1=10

减法规则：0−0=0   1−0=1   1−1=0   10−1=1

乘法规则：0×0=0   0×1=0   1×0=0   1×1=1

除法规则：0÷1=0   1÷1=1（0 不能作除数）

例如：1010+0110 = 10000，1010−0110 = 0100。

（2）二进制的逻辑运算：与、或、非、异或 4 种基本运算，它们可以由相应的计算机逻辑电路实现。逻辑值只有"真""假"两种，"真"记为 1，"假"记为 0。

"与"运算规则（见表1-4）：仅当所有的输入都为 1 时，输出才为 1；而只要有一个输入为 0，输出便为 0。

表 1–4 "与"运算规则示例

输入	A	1	0	0	1
	B	1	1	0	0
输出	Q	1	0	0	0

"或"运算规则（见表1-5）：只要有一个输入为 1，输出便是 1；只有所有的输入皆为 0，输出才是 0。

表 1–5 "或"运算规则示例

输入	A	1	0	0	1
	B	1	1	0	0
输出	Q	1	1	0	1

"非"运算规则：输入与输出具有相反值（见表1-6）。

表 1–6 "非"运算规则示例

输入	A	1	0	0	1
输出	Q	0	1	1	0

"异或"运算规则（见表1-7）：当两种输入信号不同时，输出为1；当两种输入信号相同时，输出为0。

表1-7　　　　　　　　　　　　　　　"异或"运算规则示例

输入	A	1	0	0	1
	B	1	1	1	0
输出	Q	0	1	1	1

1.4　微型计算机系统

计算机系统由硬件系统和软件系统组成。

硬件系统是指计算机的物理系统，是所有构成计算机的物理实体，它包括计算机系统中一切电子、机械、光电等设备。"裸机"是指没有装配任何软件的计算机。

软件系统是指管理计算机软件系统和硬件系统资源、控制计算机运行的程序、文档、命令、指令、数据等。

1.4.1　微型计算机硬件系统

计算机由五大基本部分组成：运算器、控制器、存储器、输入设备和输出设备，结构如图1-1所示。

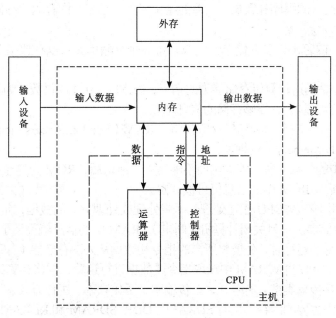

图1-1　计算机硬件结构图

1. 控制器

控制器是计算机的指挥控制中心。指挥、控制计算机各部件自动、协调地工作。控制器从内存中按顺序取出各条指令，每取出一条指令，就分析这条指令，然后根据指令的功能向各部件发出控制命令，控制它们执行这条指令中规定的任务。当各部件执行完控制器发出的命令之后，都会发出对执行情况的"反馈信息"。

2. 运算器

运算器是执行算术运算和逻辑运算的部件，它的任务是在控制器的指挥下，对信息进行加工处理，包括算术运算和逻辑运算。运算器由算术逻辑单元 ALU、累加器、状态寄存器和通用寄存器组等组成。

将运算器和控制器等集成在一块超大规模集成电路芯片上，该芯片称为中央处理器（Central Processing Unit，CPU），也称微处理器，是计算机系统的核心部件。

影响 CPU 性能的两个重要指标：

（1）字长：处理信息时一次能存取、加工和传送的一串二进制数称为字，字所包含的二进制位数称为字长。计算机的字长通常是字节的整数倍，如 16 位、32 位、64 位等。字长越长，计算机处理速度越快、运算精度就越高。

（2）主频：指 CPU 工作时的时钟频率，通常用一秒钟内处理器所能发出电子脉冲数来测定，计量单位一般为 MHz 或 GHz，主频越高，运行速度越快。

3. 存储器

用来存储程序和数据的记忆装置，是计算机中各种信息的存储和交流中心。存储器中有许多存储单元，一个存储单元由数个二进制位组成，每个二进制位可存放一个 0 或 1。通常一个存储单元由 8 个二进制位组成，为一个字节。从存储器中取出原记录内容而不破坏其信息，这种取数操作称为存储器的"读"；把原来保存的内容抹去，重新记录新的内容，这种存数操作称为存储器的"写"。存储器分为两大类：内存储器和外存储器。

（1）内存储器：由中央处理器直接访问的存储器，由大规模或超大规模集成电路芯片所构成，它存放着正在运行的程序和数据、计算的结果或中间结果。内存由主存储器和高速缓冲存储器组成。

① 内存地址：内存由许多存储单元组成，每一个存储单元可以存放指令或数据，内存地址的编号从 0 开始。

② 存储容量：是描述计算机存储能力的指标，通常以 1 024 的倍数作为单位。内存地址决定存储容量，存储容量越大，能够存储的信息越多。

③ RAM 和 ROM：内存分为随机存取存储器 RAM（Random Access Memory）和只读存储器 ROM（Read Only Memory）两种。

ROM 存储器中的信息一般只能读出而不能写入。断电后，ROM 中的原有信息保持不变，在计算机重新开机后，ROM 中的信息仍可被读出。

RAM 存储器用于存放 CPU 正在处理、即将处理或处理完毕的数据，是 CPU 可以直接访问（可读/写）的存储器。一旦关闭计算机（断电），RAM 中的信息就丢失了。RAM 在计算机中的作用很大，当系统运行时，先要将所需的指令和数据从外部存储器（如硬盘、U 盘、光盘等）调入 RAM 中，CPU 再从 RAM 中读取指令或数据进行运算，并将运算结果存入 RAM。

不同类型的内存传输类型各有差异，在传输率、工作频率、工作方式、工作电压等方面都有不同。目前市场中主要的内存类型有 SDRAM、DDR SDRAM 和 RDRAM 3 种，其中 DDR SDRAM 内存占据了市场的主流。

④ 高速缓冲存储器 Cache：由于 RAM 的运行速度和 CPU 之间有一个数量级的差距，这就限制了 CPU 速度潜力的发挥。为了弥补这个差距，人们在 RAM 和 CPU 之间设置一种高速缓冲存储器 Cache。Cache 的运行速度高于 RAM，但容量较小。在程序运行中，当需要取指令或数据时，CPU 先检查 Cache 中是否有该内容，若有就从 Cache 中取出，否则从主存储器取出，这样就解决了 RAM 和 CPU 速度不匹配的问题，充分发挥了 CPU 的潜力。

⑤ 虚拟内存：为了缓解 RAM 容量小与处理的数据大的矛盾，可以拿出一整块硬盘空间来充当内存使用。当运行的程序和数据要占用大量 RAM 时，先把 RAM 中暂时不急用的数据存放在虚拟内存中，用的时候再调入 RAM 中。

（2）外存储器：又称"辅助存储器"，是主机的外部设备，用来存储大量的暂时不参加运算或处理的数据和程序。要使用外存中的数据和程序，必须首先把它调入内存，然后再由 CPU 处理。

外存与内存有许多不同之处。一是外存不怕停电，磁盘上的信息可保存数年之久。二是外存的容量可以很大，如 U 盘容量最大可达 1TB，硬盘容量为 500GB～1TB，光盘容量有 650M，4.7GB 等。

① 磁存储器：磁带、硬盘、软盘等，它们的工作原理都是将信息记录在涂有磁性材料的塑料带、金属或塑料圆盘上，靠磁头存储信息。

② 光存储器：一次写入型光盘（CD-R）、可擦写型光盘（CD-RW）、数字多用途光盘（DVD）等。CD 光盘的容量一般在 650MB 左右，DVD 光盘的容量一般在 4.7GB 左右，蓝光光盘的容量可达到 50GB。

③ 移动存储器：U 盘、移动光盘、移动硬盘等。

4. 输入设备

向计算机输入程序、数据和其他信息的部件，如键盘、鼠标、扫描仪、数码相机等。

（1）键盘：是计算机常用也是最主要的输入设备。键盘有机械式和电容式，有线和无线之分。

（2）鼠标：是一种指点设备，它将频繁的击键动作转换成为简单的移动、点击。鼠标有机械式和光电式、有线和无线之分；按照键数目，又可分为单键、两键、三键以及滚轮鼠标。

（3）笔输入设备：它兼有鼠标、键盘和书写笔的功能。一般由与主机相连的基板和在基板上写字的笔组成。

（4）扫描仪：是常用的图像输入设备，它可以把图片和文字材料快速地输入计算机。

（5）数码相机（DC）：是集光学、机械、电子一体化的产品。

5. 输出设备

从计算机中输出结果和其他信息的部件，如显示器、打印机、绘图仪等。

（1）显示器：是人机交互的窗口，由监视器和显示控制适配卡（简称显卡）两部分组成，类型有 CRT（阴极射线管）和 LCD（液晶显示器）。显卡由图形处理芯片 GPU、显存、VGA（视频图形阵列）插座、AGP（图形加速端口）接口等部件组成。它的性能好坏直接关系到显示系统性能的优劣。显示器的主要性能参数如下：

① 像素（pixel）：显示屏幕由许多不同色彩或不同亮度的点组成。屏幕上一个点称为一个像素。

② 分辨率：在某一种显示模式下计算机屏幕上最大的显示区域，以水平和垂直的像素来表示，即屏幕上显示的点数。如分辨率为 800×600 像素，就是说显示屏幕由 800 个水平点和 600 个垂直点组成。

③ 点距：屏幕上相邻两个像素间的距离，是屏幕的物理指标，规格有 0.31mm、0.28mm、0.25mm 等。点距越小，越容易得到清晰的显示效果。

（2）打印机分为击打式和非击打式两大类，击打式主要有针式打印机，非击打式主要有喷墨打印机和激光打印机。

1.4.2 主板和 BIOS

1. 主板

主板也叫母板，实际上是一块电路板，它是所有电子部件和外设的基地，计算机中几乎所有的零部件，不是直接安装在主板上，就是利用数据线与主板相连，因此主板性能的好坏直接影响计算机的总体性能。传统主板主要由芯片组、CPU 插座、内存插槽、软盘插槽和硬盘插槽、PCI 插槽、AGP 插槽、外部接口、电源接口、BIOS 等组成，如图 1-2 所示。

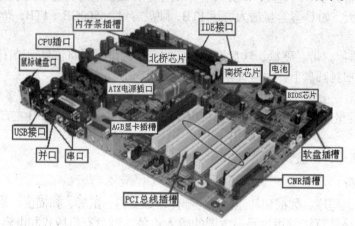

图 1-2　计算机传统主板

2. BIOS 和 CMOS 设置程序

（1）BIOS（Basic Input-Output System）为计算机基本输入/输出系统，它是一组固化在计算机主板上的一个 ROM 芯片上的程序。BIOS 内容包括：计算机开机自检程序、CMOS 设置程序、系统启动自举程序、基本输入/输出程序等。

（2）CMOS（互补金属氧化物半导体存储器）是主板上的一块可读写的 RAM 芯片，它保存着计算机当前的配置信息，如日期和时间、硬盘的格式和容量、内存容量等。CMOS 由主板上的电池来供电，关闭计算机电源后，CMOS 中的信息仍能保留。

1.4.3 I/O 接口和系统总线

1. I/O 接口

I/O 接口是指输入/输出设备接口，是外部设备与主机之间的信息交换接口，是连接外设和主机的一个"桥梁"。I/O 接口是外部设备侧、主机侧各一个接口，外设侧的接口称为外部接口，它是通过各种接口电缆将其连到外设上；主机侧的接口称为内部接口，它是通过系统总线和内存、CPU 相连。

2. 系统总线

是一组用于传输信息的公共信号线，所有的数据和指令都通过总线传达到相关设备中去。一次能够在总线上同时传输信息的二进制位数被称为总线宽度。

（1）数据总线 DB（Data Bus）：用于 CPU 与主存储器、CPU 与 I/O 接口之间相互传送数据。数据总线的宽度（条数）通常与微处理的字长一致，例如字长为 32 位的计算机，其数据总线宽度也是 32 位。

（2）地址总线 AB（Address Bus）：用于 CPU 访问主存储器或外部设备时，传送相关的地址。地址总线的位数决定了可以直接寻址的内存储器地址范围，如 32 位地址总线决定了内存储器最大容量为 4GB。

（3）控制总线 CB（Control Bus）：用来传送各种控制信号，如时钟信号、读或写信号，中断请求信号等等。

一般计算机硬件组成如图 1-3 所示。

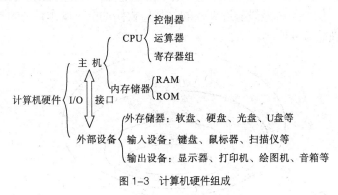

图 1-3　计算机硬件组成

1.5　计算机软件系统

计算机软件由程序和相关的文档组成。程序是指令序列的符号表示，文档是软件开发过程中建立的技术资料。

1.5.1　计算机软件的发展

计算机软件的发展过程大致分为三个阶段。

（1）第一阶段（1946—1956 年）：从第一台计算机上的第一个程序诞生开始到高级程序设计语言出现之前。

（2）第二阶段（1956—1968 年）：从高级程序设计语言出现以后到软件工程出现之前。

（3）第三阶段（1968 年以后）：软件工程出现以后至今。

1.5.2　系统软件

计算机软件按用途分为系统软件和应用软件。

系统软件：由一组控制计算机系统并管理其资源的程序所组成，用于计算机的管理、控制和维护，以支持应用程序的开发和运行。

1.　系统软件的功能

（1）对硬件和软件资源实施有效的控制和管理，从而使整个计算机系统协调而有效地运行。

（2）为各类用户创造一个方便、灵活、安全的使用环境和人机界面。

（3）为系统维护人员提供便捷而有效的工具。

（4）为软件开发提供方便的工具。

（5）模拟或扩展某些硬件功能。

2.　系统软件的特点

（1）和硬件系统的不可分割性；

（2）公用性或共享性；

（3）基础性。

3. 系统软件的分类

按软件的不同用途，系统软件可分为 4 类：操作系统、语言处理系统、数据库管理系统和实用程序。

（1）操作系统：操作系统是系统软件的核心。常见的操作系统有 Windows XP/7/10、Linux、Unix、NetWare 等。操作系统是最靠近硬核的，其他软件均位于操作系统的外层。操作系统、硬件、软件的关系如图 1-4 所示。

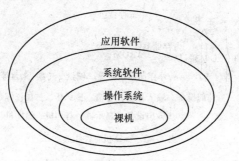

图 1-4　操作系统、硬件、软件的关系

（2）语言处理系统

计算机语言的发展：机器语言→汇编语言→高级语言→面向对象语言。

源程序：用汇编语言和各种高级语言各自规定的符号和语法规则，并按规定的规则编写的程序。

目标程序：将源程序翻译成相应的只含机器（二进制）指令代码的程序。CPU 只能直接识别和执行机器语言程序。

语言处理系统的任务是将使用汇编语言或高级语言编写的源程序翻译成能被计算机直接识别和执行的机器指令代码。对于高级语言来说，翻译方式有解释（边翻译边执行，不产生目标代码）和编译（生成目标代码）两种。

（3）服务程序：服务程序能够提供一些常用的服务性功能，通常包括界面工具程序、编辑程序、装配调试程序、诊断排错程序等。

（4）数据库管理系统（DBMS）是能够对数据库中的数据进行加工、管理的系统软件。常见的数据库管理系统软件有 SQL Sever、Oracle、Sybase、Visual FoxPro、Informix 等。

4. 嵌入式系统与嵌入式操作系统

嵌入式系统一般指非 PC 系统，有计算机功能但又不称为计算机的设备或器材，如 iPhone、电视机顶盒、电梯、空调、自动售货机等。

嵌入式操作系统是一种支持嵌入式系统应用的操作系统软件，它是嵌入式系统（包括硬、软件系统）极为重要的组成部分。一般可分为两类，一是面向控制、通信等领域的实时操作系统，二是面向消费电子产品的非实时操作系统（如移动电话、机顶盒、电子书等）。

1.5.3　应用软件

应用软件是用户为解决各类实际问题而设计的程序及其有关资料。从服务对象的角度看，可分为通用应用软件和专用应用软件。通用应用软件通常是为解决某一类问题而设计的程序，如 Microsoft Office 套装软件等。专用软件是具有特殊功能和需求的软件，如财务管理软件、税务管理软件、辅助教育软件等。

计算机软件的分类如图 1-5 所示。

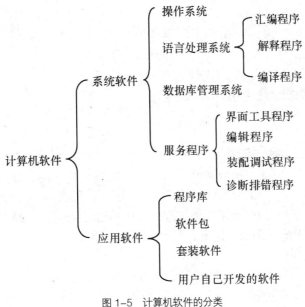

图 1-5 计算机软件的分类

1.5.4 软件开发技术

软件工程生产软件的 5 个阶段：需求阶段、设计（总体设计、详细设计、模块设计）阶段、编程阶段、测试阶段、运行阶段。

1.6 信息与计算机知识点检测

1. 下列对信息的描述，错误的是（ ）。
   A. 数据就是信息
   B. 信息是用数据作为载体来描述和表示的客观现象
   C. 信息可以用数值、文字、声音、图形、影像等多种形式表示
   D. 信息是具有含义的符号或消息，数据是计算机内信息的载体
2. 信息论发展的第三阶段是（ ）。
   A. 狭义信息论　　B. 经典信息论　　　C. 一般信息论　　　D. 广义信息论
3. 对下列描述，错误的是（ ）。
   A. 信息论的创始人是香农
   B. 计算学科的创始人是图灵
   C. 存储式计算机的发明人是冯·诺依曼
   D. 信息技术的核心是计算机技术、微电子技术和现代通信技术
4. 下列对信息技术的描述，错误的是（ ）。
   A. 信息技术是人类开发和利用信息资源的方法和手段
   B. 信息技术主要包括计算机技术、微电子技术、生物工程技术、通信技术
   C. 信息技术包含信息的产生、收集、存储、表示、检测和处理方面的技术
   D. 信息技术包含信息的变换、传递、提取、显示、识别、控制和利用等方面的技术
5. （ ）的发明和普及不属于第四次信息技术革命的产物。
   A. 电报　　　　　　B. 计算机　　　　　C. 电话　　　　　D. 电视

6. 下列叙述中正确的是（　　）。

    A. 第一代计算机使用的主要元件是晶体管

    B. 第二代计算机程序设计可以使用高级语言

    C. 第三代计算机磁芯存储器代替了半导体存储器

    D. 第四代计算机采用中小规模集成电路

7. 计算机主频的单位是（　　）。

    A. KB/S   B. MIPS   C. Mbps   D. GHz

8. 与计算机性能无关的指标是（　　）。

    A. 时钟主频   B. 运算速度   C. 数据结构   D. 字长

9. （　　）不属于电子计算机的特点。

    A. 处理速度快   B. 人工控制执行   C. 存储能力强   D. 具有逻辑判断能力

10. （　　）不属于冯·诺依曼提出的现代计算机设计原理。

    A. 可使用二进制

    B. 主要由控制器、运算器、存储器、输入设备和输出设备组成

    C. 存储程序顺序控制

    D. 可使用十进制

11. 图灵机是一种（　　）。

    A. 工业设备   B. 现代计算机   C. 理论模型   D. 科学仪器

12. 以下关于图灵机的说法，错误的是（　　）。

    A. 在图灵机的基础上发展了可计算性理论

    B. 图灵机是最早作为数学运算的计算机

    C. 图灵机是一种数学自动机器，包含了存储程序的思想

    D. 图灵机是一种抽象计算模型，用来精确定义可计算函数

13. 信息技术中处于基础和核心位置的技术是（　　）。

    A. 计算机技术   B. 监控技术   C. 通信技术   D. 数学模型构建技术

14. （　　）不属于信息素养的三个层面。

    A. 意识层面   B. 知识层面   C. 情商层面   D. 技术层面

15. 某工业企业利用计算机进行产品设计、制造和生产管理，属于计算机在（　　）方面的应用。

    A. CAT   B. CIMS   C. CAI   D. AI

16. 计算机能直接执行（　　）程序。

    A. 机器语言   B. C 语言   C. 汇编语言   D. 高级程序设计语言

17. 下列叙述中，正确的是（　　）。

    A. 汇编语言程序可被计算机硬件直接执行

    B. 高级语言源程序经编译后产生目标程序

    C. 应用程序无需读入内存就能执行

    D. 内存条是通过 USB 接口与计算机连接

18. 关于存储器的叙述，正确的是（　　）。

    A. 硬盘一般装在主机箱内，属于内部存储器

    B. 虚拟内存的作用与内存一样，可以与 CPU 直接交换数据

    C. 光盘都是只读的，不能用于写入数据

    D. U 盘一般采用闪存芯片作为存储介质，没有机械部件

19. 高速缓冲区 Cache 主要是为了解决（　　　）。
    A. 存储共享
    B. CPU 运算速度与内存读写速度不匹配
    C. 内存容量不足
    D. 保护内存常用数据

20. 关于主板上的 CMOS 芯片的描述中，正确的是（　　　）。
    A. CMOS 芯片由计算机主机电源供电
    B. 储存时间、日期、硬盘参数与计算机配置信息
    C. 引导计算机启动并进行自检工作
    D. 负责信息的输入和输出工作

21. 关于主板上 CMOS 芯片的叙述，正确的是（　　　）。
    A. CMOS 芯片的作用是储存时间、日期、硬盘参数与计算机配置信息
    B. BIOS 系统设置程序存储在 CMOS 芯片中
    C. CMOS 是主板上的一块可读写 RAM 芯片。计算机电源关闭后，CMOS 中的信息会消失
    D. CMOS 芯片是主板上的一块可读写的 ROM 芯片

22. 下列关于 U 盘的叙述，正确的是（　　　）。
    A. U 盘可通过 USB 口接入计算机
    B. U 盘上已经保存的数据，在计算机断电后会丢失
    C. U 盘的存储容量通常大于计算机的硬盘
    D. U 盘属于内部设备

23. 微机系统中总线通常有（　　　）。
    A. 内部总线、外部总线和连接总线
    B. 数据总线、地址总线和控制总线
    C. 运算总线、控制总线和存储总线
    D. 输入总线、输出总线和运行总线

24. 某微型机的 CPU 中含有 32 条地址线、28 位数据线及若干条控制信号线，对内存按字节寻址，其最大内存空间应是（　　　）。
    A. 4GB
    B. 4MB
    C. 256MB
    D. 2GB

25. 下列叙述中，错误的是（　　　）。
    A. 计算机软件是指计算机中的程序和文档
    B. 软件就是程序
    C. 系统软件是应用软件与硬件间的接口
    D. 计算机软件系统分为系统软件和应用软件

26. 计算机软件是由（　　　）组成的。
    A. 程序和程序开发工具
    B. 操作系统和应用软件
    C. 程序和用户
    D. 程序、文档和数据

27. 按照《计算机软件分类与代码》的国家标准，软件可分为三大类，其中不包括（　　　）。
    A. 系统软件
    B. 应用软件
    C. 支持软件
    D. 管理软件

28. 下列叙述中，正确的是（　　　）。
    A. 编译程序、解释程序和汇编程序都不是系统软件
    B. 故障诊断程序、排错程序、人事管理系统都是应用软件
    C. 操作系统、财务管理程序、系统服务程序都不是应用软件
    D. 操作系统和各种程序设计语言的处理程序都是系统软件

29. 以下均属于系统软件的是（　　　）。
    A. Office、Mac OS 和 Windows

B. SQL Server、C 编译程序和 Linux

    C. IOS、Oracle 和 Photoshop

    D. ACDSee、Word 和 Tencent QQ

30. 存储 850 个 48×48 点阵字，存储空间至少需要（　　）。

    A. 239B   B. 238KB   C. 1 912KB   D. 240KB

31. 用 32 位二进制补码表示带符号的十进制整数的范围是（　　）。

    A. $-2^{32}\sim+2^{32}-1$ B. $-2^{32}\sim+2^{32}$ C. $-2^{31}\sim+2^{31}-1$ D. $-2^{31}\sim+2^{31}$

32. 在标准 ASCII 码表中，已知英文字母 F 的 ASCII 码是 01000110，则英文字母 D 的 ASCII 码是（　　）。

    A. 01000100   B. 01001000   C. 01000111   D. 01000011

33. 下列几个不同进制的整数中，最小的一个是（　　）。

    A. 十六进制数 5E   B. 十进制数 96

    C. 二进制数 1011100   D. 八进制数 137

34. 有一个 16KB 的内存储器，用十六进制数对它的地址进行编码，则编号可以从 0000H 到（　　）。

    A. 1FFFFH   B. 4000H   C. 5FFFH   D. 3FFFH

35. 与十六进制数 62 等值的数为（　　）。

    A. 二进制数 1100101   B. 二进制数 1100110

    C. 十进制数 98   D. 八进制数 144

36. 下面几个不同的进制数中最大的是（　　）。

    A. 二进制数 11001010   B. 八进制数 311

    C. 十进制数 200   D. 十六进制数 C8

37. 与大数据密切相关的技术是（　　）。

    A. 云计算   B. 蓝牙   C. 博弈论   D. Wi-Fi

38. 关于大数据的叙述，错误的是（　　）。

    A. 大数据采用分布式计算框架

    B. 大数据和云计算没有任何关系

    C. 大数据 4 个 "V" 指的是 Volume、Variety、Value 和 Velocity

    D. 大数据的核心价值在于对海量数据进行存储和分析

39. 下列关于 3D 打印机的叙述中，错误的是（　　）。

    A. 3D 打印机使用的 "墨水" 与传统打印机是一致的

    B. 3D 打印机技术以数字模型文件为基础

    C. 3D 打印机的工作原理和传统打印机基本一致

    D. 3D 打印机通过逐层打印方式来构造物体

40. （　　）是与物联网应用无关的关键技术。

    A. 传感器技术   B. 博弈技术   C. 嵌入式系统技术   D. 射频识别技术

工作任务 1　微型计算机选配

1. 性能指标

微机的性能指标主要有如下 5 个方面。

（1）字长：指微机能直接处理的二进制信息的位数。字长越长，微机运算速度就越快，运算精度越高。

（2）内存容量：表示内存所能容纳信息的字节数。内存容量越大，它所能存储的数据和运行的程序就越多，程序运行效率就越高，微机处理能力就越强。

（3）主频：微机 CPU 的时钟频率，单位是 MHz。

（4）运算速度：指微机每秒钟能执行的多少条指令，单位为 MIPS（百万条指令每秒）。

（5）存取周期：指存储器进行一次完整的存取（即读/写）操作所需的时间，即存储器进行连续存取操作所允许的最短时间间隔。存取周期越短，则存取速度越快。

2. 硬件配置

微机的硬件配置主要考虑如下 5 个方面。

（1）CPU：目前市场中 CPU 的品牌主要是 Intel 和 AMD，Intel 现在的主流产品是 i 系列，从高端到低端有酷睿 i7、i5、i3。AMD 现在的主流系列为 Athlon（速龙）和 Phenom（羿龙）。虽然用户都希望 CPU 的速度快一些，不过在选购上还是需要从实际出发，不要盲目追求价格，一般是够用或超前一些就好。

（2）主板：大多数主板品牌都有面向不同 CPU 及不同价位的型号可供选择，主板的档次主要取决于芯片组。普通用户选购主板时可以选择集成主板，这样的主板最大的优点就是性能价格比高。主板的品牌有 Intel、华硕、技嘉、微星等。

（3）内存：从内存的类型来说，主要可以分为三大类：SDRAM、DDR 和 RDRAM。3 种结构各不通用，而选用哪种内存构架则必须在计算机选购初期就作好决定，因为它涉及到选购不同种类的主板、处理器等其他部件。目前，市场上主流的内存是 DDR3，容量是 2G、4G、8G，工作频率较多采用 1 333MHZ。选购内存时辨认内存上所印的标识是很重要的，认清标识可鉴别质量，防止假冒伪劣的产品，内存品牌有金士顿、现代、威刚等。

（4）硬盘：从整体来看，硬盘接口分为 IDE、SATA、SCSI 和光纤通道四种，IDE、SATA 接口硬盘多用于家用产品中，也部分应用于服务器，SCSI 接口的硬盘则主要应用于服务器市场，而光纤通道只在高端服务器上，价格昂贵。目前市场上主流的硬盘接口是 SATA。在硬盘容量方面，目前的主流硬盘容量为 500G～1TB。硬盘的品牌有希捷、西部数据等。

（5）显示器：显示器的类型有 CRT 和 LCD 两种。目前市场上主流的显示器是 LCD 液晶显示器，CRT 显示器逐渐退出市场。现在台式机主流的尺寸有 15 英寸、17 英寸、19 英寸、21.5 英寸、22.1 英寸、23 英寸、24 英寸、27 英寸、29 英寸等；笔记本电脑主流的尺寸有 10.1 英寸、12.2 英寸、13.3 英寸、14.1 英寸、15.4 英寸、17 英寸等。在选择显示器尺寸上，一般要按照自己的需求。显示器的品牌有三星、长城、明基等。

3. 软件配置

一般计算机中要安装如下常用的软件：

（1）操作系统软件：Windows 7/10 等；

（2）办公软件 Office 2003/2010/2013 等；

（3）压缩/解压软件：WinRAR 等；

（4）网络软件：IE 浏览器、电子邮件软件（如 Foxmail）、QQ 聊天软件、下载软件（如迅雷）等；

（5）阅读/看图/翻译/媒体播放软件：如 Adobe Reader、ACDSee、金山词霸、RealPlayer 等；

（6）网络安全软件：如瑞星杀毒软件、360 安全卫士等。

4. 计算机选购建议

（1）注意计算机用途。如仅用作一般文字处理、上网，选性能低一些的机型就能完全胜任；如果是科技人员要进行工程设计、图形设计处理等，则要选择性能较高的机型。

（2）要注意选购市场上主流机型。

（3）要注意计算机的可扩展性并及时升级。目前，较新的主流机型大都具有可扩展和可升级的功能。

（4）注意售后服务。

5. 选配任务

以采购人员的身份，到计算机商店调查了解，填写下列两张表格（见表1-8、表1-9）。

（1）兼容机选配

表1-8　　　　　　　　　　　　　　　　　兼容机选配单

部件名称	品牌、型号、参数	单价
CPU		
主板		
内存		
显卡		
硬盘		
光驱		
显示器		
机箱（含电源）		
键盘鼠标		
音箱		
软件配置		
合计金额		

（2）品牌机选择（填写三种品牌）

表1-9　　　　　　　　　　　　　　　　　品牌机选配表

品牌型号	基本配置	价格

（陈安娜）

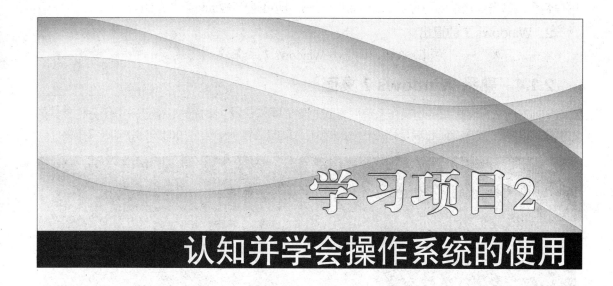

学习项目2

认知并学会操作系统的使用

2.1 操作系统知识及操作要点

2.1.1 操作系统基本概念与功能

1. 操作系统基本概念

操作系统是计算机系统软件的核心，由许多具有控制和管理功能的子程序组成，具有控制和管理计算机硬件、软件资源，合理组织计算机工作流程以及方便用户使用的功能，是用户与机器之间的接口。

2. 操作系统的功能

操作系统的主要功能是组织计算机工作流程，管理中央处理器、内存、数据及外部设备，检查程序与计算机故障以及处理中断等，具体分为处理机管理、存储管理、设备管理、文件管理和作业管理五大功能。

2.1.2 Windows 7 操作系统简介

Windows 7 操作系统是微软公司新推出的 PC 操作系统，因其界面友好、操作简单、功能强大、易学易用、安全性强等优点，受到广大用户的青睐。在硬件性能要求、系统性能、可靠性等方面都超越了以往的 Windows 操作系统。Windows 7 对计算机硬件的要求：

（1）处理器：1 GHZ 或更快的 32 位或 64 位处理器。

（2）内存：1 GB（32 位）或 2 GB（64 位）。

（3）硬盘：16 GB（32 位）或 20GB（64 位）。

（4）显卡：支持 WDDM 1.0 或以上的 DirectX 9 显卡。

（5）屏幕纵向分辨率高于 768 像素。

2.1.3 Windows 7 的启动与退出

1. Windows 7 的启动

正确安装 Windows 7 操作系统后，先打开显示器开关，再打开主机开关，屏幕上出现登录用户名后，单击要登录的用户名，输入相应密码，即可进入 Windows 7 系统。

2．Windows 7 的退出

单击"开始"—"关机"按钮，即退出 Windows 7 系统。

2.1.4　熟悉 Windows 7 桌面

Windows 7 桌面是指启动操作系统后看到的整个屏幕背景。桌面的底部是一个任务栏，其最左端是"开始"按钮，最右端是任务栏通知区域。桌面上显示一些常用的图标，如图 2-1 所示。

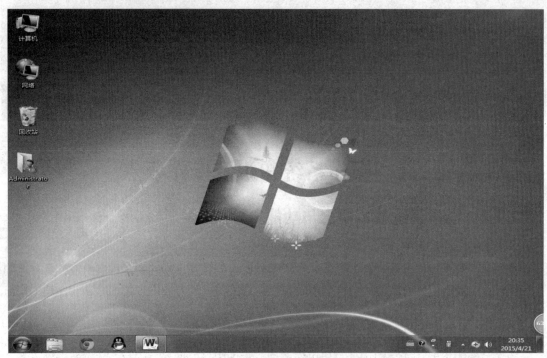

图 2-1　Windows 7 桌面

1．桌面背景

桌面背景可以选择 Windows 7 提供的图片，也可以选择用户收集的图片，也可以显示幻灯片图片。

2．桌面常用图标

Windows 7 桌面上一般有"计算机""回收站""网络""Administrator"等图标。

（1）"计算机"图标："计算机"图标是一个系统文件夹，用于快速查看硬盘、U 盘、光盘驱动器上的内容。通过"计算机"图标可以查看计算机上的所有内容，包括所有文件和文件夹。

（2）"回收站"图标："回收站"是一个文件夹，用来存储硬盘上被删除的文件和文件夹。"回收站"若没有被清空，用户便可以把"回收站"中被删除的文件恢复到文件原来的位置。

（3）"网络"图标：用于连接网络上的用户并进行文件传送等交流。

（4）"Administrator"图标：用于管理用户的文档、图片、视频等的文件夹。

3．桌面快捷图标

用户可以在桌面上为常用的文件夹或应用程序创建快捷图标，通过双击快捷图标，即可快速打开相应的文件或应用程序。创建桌面快捷图标的操作方法为：

在"开始"菜单中找到要创建快捷图标的程序，单击鼠标右键，在弹出的快捷菜单中选择"发送到"——"桌面快捷方式"。

4. "开始"按钮和任务栏：

"开始"按钮是运行 Windows 7 应用程序的入口，这是执行程序最常用的方式，要运行程序、打开文档、改变系统设置、查找特定信息时，都可以用鼠标单击"开始"按钮，然后再选择具体的命令。

当用户打开程序、文档或窗口后，在"任务栏"上就会出现一个相应的按钮，如果要切换窗口，只需单击代表该窗口的按钮即可。关闭窗口后，窗口对应的按钮也将从"任务栏"上消失。

2.1.5　个性化 Windows 7 工作环境

1. 设置主题

Windows 7 主题指的是包括桌面背景、屏幕保护程序、窗口边框颜色、声音方案等的组合。Windows 7 提供了多种主题，右键单击桌面空白处，再单击快捷菜单中的"个性化"命令，在打开如图 2-2 所示的个性化对话框中，可以选择 Aero 主题个性化计算机；若计算机运行速度太慢，可选择基本主题；也可以选择高对比度主题使屏幕更简洁易于查看。

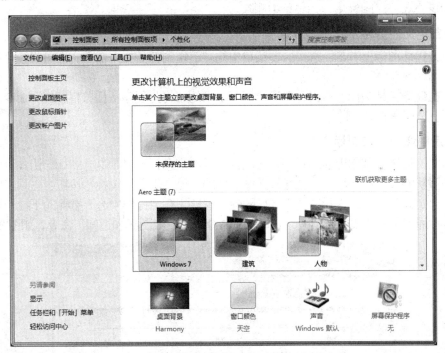

图 2-2　设置主题

2. 设置桌面背景

单击图 2-2 个性化对话框中的"桌面背景"，在打开的"Windows 桌面背景"对话框中，可通过单击"浏览"按钮，选择用户文件夹中的图片作为桌面背景，也可在下拉列表框中选择系统提供的图片作为桌面背景。图片在桌面的显示方式可设置为填充、适应、拉伸、平铺、居中等。

3. 定制桌面图标

系统安装完初次使用时，桌面上只有"回收站"图标，其他图标可以根据用户需要进行定制，操作方法为：

步骤 1：右键单击桌面空白处，再单击快捷菜单中的"个性化"命令。

步骤 2：在"个性化"窗口中，单击"更改桌面图标"。

步骤 3：在"桌面图标设置"对话框中选择需要添加的图标，如图 2-3 所示。

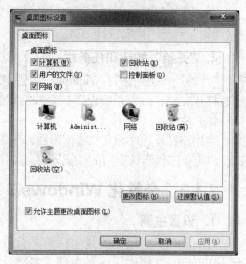

图 2-3　桌面图标设置

4. 自定义"开始"菜单

Windows 7 的"开始"菜单集合了常用的程序、命令等内容，用户可以通过"开始"菜单快速访问程序或文件，还可以选择将哪些程序显示在"开始"菜单上，自定义"开始"菜单的操作方法如下。

（1）在程序图标，如"千千静听"上右击，在打开的快捷菜单中选择"附到'开始'菜单"命令，即可将"千千静听"程序添加到"开始"菜单上；

（2）在"开始"菜单的某个图标上右击，在弹出的快捷菜单中选择"从'开始'菜单解锁"命令，即可将该程序图标从开始菜单中删除。

5. 自定义任务栏

（1）在程序图标上右击，选择快捷菜单中的"锁定到任务栏"命令，即可将程序添加到任务栏中；

（2）在任务栏某图标上右击，选择快捷菜单中的"将此程序从任务栏解锁"命令，即可将该程序图标从任务栏上删除。

6. 定制通知区域图标

任务栏的通知区域用于显示系统状态图标、时间信息等，对于这些图标，用户可以修改其显示或隐藏状态，操作方法：单击通知区域左侧的"显示隐藏的图标"按钮，在弹出的对话框中选择"自定义"命令，打开"通知区域图标"窗口，在"操作中心"右侧的下拉列表框中选择"仅显示通知"命令或"显示图标和通知"命令或"隐藏图标和通知"命令，如图 2-4 所示。

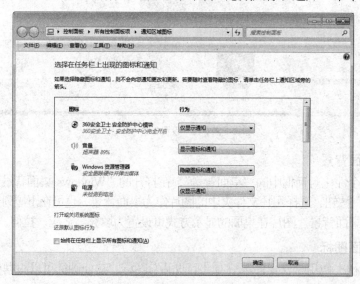

图 2-4　定制通知区域图标

7.设置日期和时间

任务栏最右侧的系统时钟用于显示系统的日期和时间，用户可以对系统日期和时间进行设置，操作方法：单击系统时钟图标，在打开的对话框中选择"更改日期和时间设置"命令，在弹出的"日期和时间"对话框中，单击"更改日期和时间"按钮，即可对系统的日期和时间进行设置。

2.1.6 Windows 7 窗口及操作

当打开一个程序或文件时，系统同时打开与之对应的窗口。Windows 7 窗口的主要组成有标题栏、菜单栏、工作区、状态栏等，如图 2-5 所示。

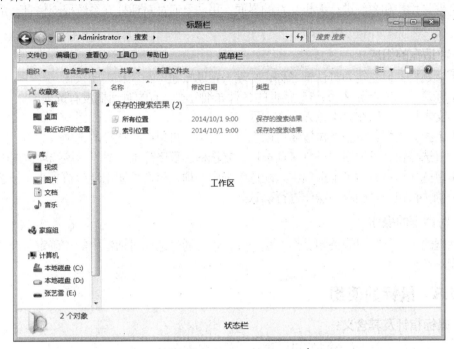

图 2-5 Windows 7 窗口

1.窗口的操作

（1）窗口的最大化、最小化、还原：单击最大化按钮，将窗口放大到其最大尺寸，此时最大化按钮变成还原按钮，单击还原按钮，使窗口还原到该窗口被最大化之前的尺寸；单击最小化按钮，将窗口缩小到任务栏上的一个按钮。

（2）使用滚动条：拖动滚动块到指定的位置，然后松开鼠标，可以快速滚动到指定的行。

（3）改变窗口大小：将鼠标指针放到窗口的垂直边框、水平边框或 4 个角上，当鼠标指针出现双箭头时，拖动边框，即可改变窗口的大小。

（4）移动窗口：将鼠标指针移到窗口的标题栏，拖动窗口到适当位置后松开鼠标。

（5）关闭窗口：单击窗口右上角的关闭按钮或按 ALT+F4 组合键。

（6）切换窗口：单击要切换的窗口，或单击任务栏上对应的窗口图标，或按 ALT+TAB 组合键。

2.菜单的组成和操作

窗口的菜单栏位于标题栏的下方，是程序命令的集合，通常由多个菜单组成。菜单是一组告诉 Windows 要做什么的相关命令，菜单命令以逻辑分组的形式组织。

（1）菜单的约定："灰色"显示（暂时无效）、带实心三角形（有下级菜单）、带省略号（执行该命令会弹出对话框）、"√"标记【该选项被选中（可选中多项）】、"·"标记【该选项被选中（只能选一项）】。

（2）菜单的操作：

① 展开菜单：单击相应的菜单名。

② 选择菜单命令：使用鼠标或使用 Alt 键加相应字母键。

③ 不选择命令且又想关闭菜单，单击该菜单以外的空白处或按 Esc 键。

2.1.7 对话框及操作

对话框是用户和系统进行人机交互的界面，用户可通过对话框向系统提交信息，系统做出响应。

1. 对话框的组成

（1）标题栏：最左端为对话框名称，右端为帮助按钮"？"和关闭按钮。

（2）标签（选项卡）：提供该对话框的各种详细分类，有的对话框没有选项卡。

（3）文本框：可以在其中输入文本内容。

（4）下拉列表框：单击下拉按钮可以查看各选项，再单击要选择的选项。

（5）复选按钮：可供用户进行多项选择，复选框出现☑符号，即表示该选项被选中。

（6）单选按钮：表示多个选项中只能选中其中一项，单选按钮出现⊙符号表示被选中。

（7）确认按钮：对相应的操作进行确认。

2. 对话框的操作

对话框的关闭与窗口的关闭操作方法一样，也可通过选择对话框中的"确定"或"取消"按钮关闭对话框。

2.1.8 鼠标的使用

1. 鼠标指针及其含义：

（1）正常选择光标▯：移动它可以指向任意一个操作对象。

（2）文字选择光标Ⅰ：出现该光标时才能输入、选择文字。

（3）精确选择光标＋：出现该光标时才能绘制各种图形。

（4）忙或后台忙光标▯：出现该光标说明系统正在运行程序，请稍候。

（5）链接光标▯：出现该光标，可链接到相关的对象。

2. 鼠标的基本操作：

（1）定位：移动鼠标，使光标指向某一对象。

（2）单击：快击一下鼠标左键后放开。

（3）双击：快击两下鼠标左键后马上放开。

（4）右击：按一下鼠标右键后放开。

（5）拖放：按住鼠标左键或右键不放，将选定的对象拖到目的地后放开。

2.1.9 文件、文件夹的概念及文件的命名规则

1. 文件的概念

文件是计算机中为了实现某种功能而以单个名称存储的信息的集合。如图片、音乐、安装

的程序等。

2. 文件夹的概念

文件夹是计算机中用来存放文件的场所，可以对文件进行组织和管理。

3. 文件的命名规则

① 文件名由两部分组成：主文件名和可选的扩展名。

② 除了字符? * / \ " < > | 之外，所有字符（包括汉字）均可作为文件名。

③ 在查找和显示一组文件或文件夹时可以使用通配符?和*。?代表任意一个字符，*代表任意一个字符串。

2.1.10　文件、文件夹的操作

1. 创建文件夹、快捷方式图标和文件

（1）创建文件夹：方法是选择要在其中建立新文件夹的盘或文件夹，单击鼠标右键，选择"新建"→"文件夹"，在出现新的文件夹框中输入文件夹名字后回车即可。

（2）为文件在桌面上创建快捷方式图标的方法是：

① 打开该应用程序所在的文件夹。

② 右击该应用程序，弹出快捷菜单。

③ 选择"发送到"子菜单中的"桌面快捷方式"命令。

④ 然后到桌面上就可看到该程序或文档的快捷方式图标。

（3）创建文件：方法是在创建新文件的文件夹中或盘的空白处右击，在弹出的快捷菜单中选择"新建"，单击所要创建的文件类型，即创建一个新文件。

2. 选中要操作的文件、文件夹、快捷方式图标

（1）选择多个不连续的文件或文件夹：按住 Ctrl 键的同时，遂个单击要选中的对象（如果单击已选中的对象将取消选中）。

（2）选择多个连续的文件或文件夹：先选中连续区的第一个对象，而在选中连续区的最后一个对象时先按住 Shift 键不放，再单击。

（3）使用"编辑"菜单下的"全部选定"选中对象：选中当前文件夹中所有对象。

（4）使用"编辑"菜单下"反向选择"来选中对象：先选中几个不需要选取的对象，然后单击"编辑"菜单下"反向选择"。

3. 重命名文件或文件夹

操作方法如下。

（1）两次单击：单击要更名的文件（夹）→再次单击该文件（夹）→在方框中输入新的文件（夹）名→单击方框以外的任一位置，或按回车键。

（2）使用快捷菜单：鼠标指向要更名的文件（夹）→单击鼠标右键→单击快捷菜单中的"重命名"命令→在方框中输入新的文件（夹）名→单击方框以外的任一位置，或按回车键。

（3）"重命名"命令：使用"文件"菜单中的"重命名"命令。

4. 删除/恢复文件和文件夹

删除文件、文件夹方法如下。

（1）使用"文件"菜单的"删除"命令：选定要删除的文件（夹）→单击"文件"菜单→单击"删除"命令→单击"是"命令按钮。

（2）使用"工具栏"中的"删除"命令按钮。

（3）使用快捷菜单中的"删除"命令。

（4）使用 Delete 删除键。

（5）直接拖放到"回收站"：将文件或文件夹图标拖放到"回收站"。

恢复文件、文件夹方法：

（1）单击"编辑"菜单→单击"撤销"命令。

（2）打开"回收站"→选定要恢复的文件（夹）→单击"文件"菜单→单击"还原"命令。

（3）复制或移动文件或文件夹。

5. 复制、移动文件或文件夹

（1）复制文件/文件夹：选定要复制的文件（夹）→执行"复制"命令→打开目标文件夹→执行"粘贴"命令。

（2）移动文件/文件夹：选定要复制的文件（夹）→执行"剪切"命令→打开目标文件夹 →执行"粘贴"命令。

（3）使用鼠标右键：选定要复制的文件（夹）→鼠标指向要复制或移动的文件（夹）→按住鼠标右键将文件（夹）拖动到目标文件夹（目标文件夹应高亮显示）→释放鼠标右键→单击"移动到当前位置"或"复制到当前位置"。

（4）使用鼠标左键：选定要复制的文件（夹）→按住 Ctrl 键，用鼠标左键将文件（夹）拖动到目标文件夹（目标文件夹应高亮显示）→释放鼠标左键。

6. 撤销操作

如果对文件或文件夹执行了错误的删除、改名、移动、复制，可以选择"编辑"菜单→单击"撤销"命令取消操作。

7. 改变文件和文件夹的属性

在 Windows 7 环境下的文件有存档、只读、隐藏、加密和压缩等属性。右击要改变属性的文件或文件夹；在弹出的快捷菜单中单击"属性"命令；在出现的对话框中选择要设定的属性，如要设置加密和压缩属性，可选择"高级"按钮进入"高级"属性对话框进行选择。

8. 搜索文件或文件夹

当用户无法准确记忆文件或文件夹在磁盘中的准确位置时，可以用系统提供的搜索功能找到文件或文件夹。Windows 7 系统除了可以在开始菜单搜索文件，还可以在窗口中进行搜索。

（1）在开始菜单中搜索：打开开始菜单，找到搜索程序和文件的搜索框，在框中输入要查找的文件或程序的关键字，按空格键确认输入后，在开始菜单中将显示搜索的结果，如图 2-6 所示。

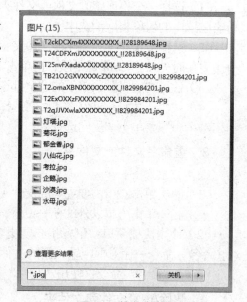

图 2-6　搜索对话框

（2）在窗口中搜索：双击桌面上的"计算机"图标，打开"计算机"窗口，在右上角的搜索框中输入要查找的文件或程序的关键字，窗口中即显示出搜索结果，如图 2-7 所示。

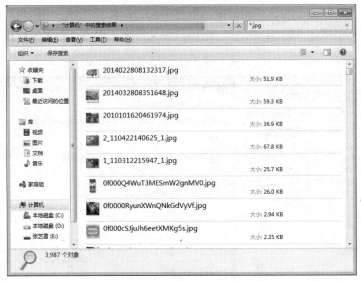

图 2-7　在窗口中搜索

2.1.11　库的概念和操作

1. 认识库

Windows 7 系统的库彻底改变了文件的管理方式,使文件管理更为灵活方便。库是一个特殊的文件夹,系统将分布在硬盘不同位置的文件进行索引,将文件信息保存在库中,文件的原始路径不变。系统默认的库文件夹包括"视频"、"图片"、"文档"和"音乐"。

2. 库的基本操作

(1)新建库文件夹:操作方法是打开"计算机"窗口,在左窗格单击"库"命令,在库窗口中单击"文件"菜单→新建→库,输入库文件夹名,如图 2-8 所示。

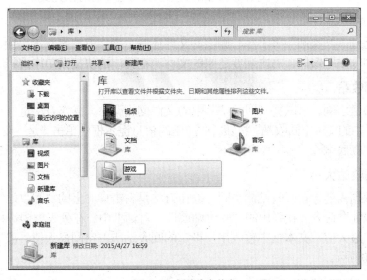

图 2-8　新建库文件夹

(2)添加文件夹到库:操作方法一是右击目标文件夹,在弹出的快捷菜单中选择"包含到库"命令,并在子菜单中选择库名。

操作方法二是打开一个库，在窗口库名下方单击"包括："后面的超链接，打开"库位置"对话框，在对话框中单击"添加"按钮，选择目标文件夹，单击"包括文件夹"，单击"确定"即可，如图2-9所示。

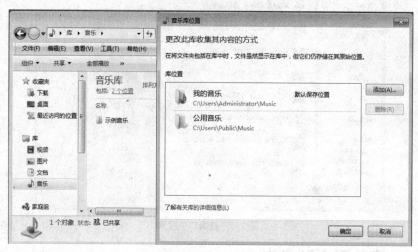

图2-9　添加文件夹到库

（3）从库中删除文件夹：库中不再需要某个文件夹时，可以将其删除，并且从库中删除文件夹时，文件夹及内容不会从原始位置中删除。操作方法：在如图2-9所示的"库位置"对话框中，选择文件夹，单击"删除"按钮。

2.1.12　管理回收站

计算机在使用的过程中会产生大量冗余的文件，不仅占用磁盘空间，还会影响计算机运行速度，因此对不再使用的文件应将其删除。"回收站"是用来存放硬盘上被删除的文件和文件夹的地方。"回收站"中的文件可以永久删除，也可以在需要的时候还原。

1. 还原文件

用户可以通过"回收站"将不小心删除的文件还原，操作方法是双击桌面上的"回收站"图标，打开"回收站"窗口，右击需要还原的文件，在弹出的快捷菜单中选择"还原"命令。

2. 清空回收站

为了释放磁盘空间，可以将"回收站"中的文件彻底删除，操作方法是打开"回收站"窗口，单击工具栏中的"清空回收站"按钮，在弹出的信息提示框中单击"是"按钮，即可将"回收站"中的文件彻底删除。

3. 设置回收站大小

用户可以根据需要设置回收站的空间，操作方法是右击桌面上的"回收站"图标，单击快捷菜单中的"属性"命令，在弹出的"回收站属性"对话框中，在列表框中选择回收站所在的分区，然后在"最大值"文本框中输入用户设定的回收站所占空间最大值，最后单击"确定"按钮，如图2-10所示。

2.1.13　使用截图工具

Windows 7系统自带了截图工具，用户可以利用截图工具截取计算机屏幕上需要的内容。Windows 7的截图工具可以截取任意形状、矩形、程序窗口和全屏四种类型的图形。

1. 截取任意形状或矩形

打开一个需要截图的窗口，单击"开始"→"所有程序"→"附件"→"截图工具"，在打开的"截图工具"窗口中，单击"新建"，选择"任意格式截图"或"矩形截图"，如图2-11所示。将鼠标移至窗口上，按住鼠标左键并拖曳，绘制一个区域，被选中的区域将高亮显示，然后释放鼠标，单击"保存截图"按钮，输入文件名，单击"保存"按钮即可。

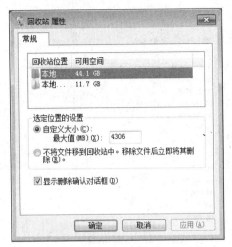

图 2-10 设置回收站大小

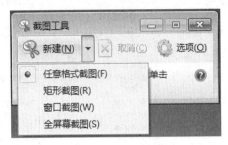

图 2-11 截图工具

2. 截取窗口或全屏

打开一个需要截图的窗口，单击"开始"→"所有程序"→"附件"→"截图工具"，在打开的"截图工具"窗口中，单击"新建"，选择"窗口截图"，再单击要截取的窗口，最后单击"保存截图"按钮保存即可。

截取全屏，只需单击"新建"→"全屏截图"，再单击"保存截图"按钮即可。

2.1.14 程序和任务管理

1. 启动/退出应用程序

（1）启动程序：从桌面上启动、从"开始"→"所有程序"菜单中启动、从"开始"→"文档"启动、从"资源管理器"或"计算机"中启动。

（2）退出：单击"关闭"按钮、按 Alt+F4 组合键、单击"文件"→单击"退出"。

2. Windows 7 任务管理器

按 Ctrl+Alt+Delete 组合键，再单击"启动任务管理器"，系统即弹出"Windows 任务管理器"窗口。在该窗口中，用户可以了解正在运行的所有程序和进程的相关信息。

（1）可以查看正在运行的所有程序的状态，并终止已停止响应的程序。

（2）可以查看正在运行的所有进程的信息。

（3）可以查看 CPU 和内存的使用情况。

（4）如果与网络连接，可以查看网络状态，了解网络的运行情况。

（5）如果有多个用户连接到计算机，则可以查看到连接的用户及活动情况。

2.1.15 控制面板的使用

控制面板是对系统各种属性进行设置和调整的一个工具集。单击"开始→"控制面板"即可打开控制面板窗口，如图 2-12 所示，在控制面板中可以设置日期和时间、用户账户、声音、鼠标、桌面小工具等，还可以通过单击"程序和功能"卸载或更改程序。

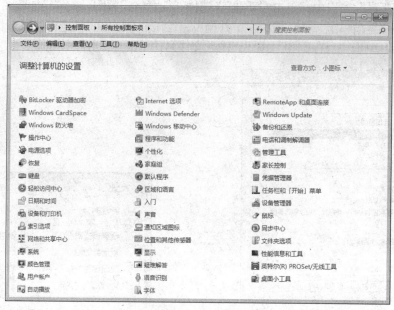

图 2-12　控制面板

2.1.16　输入法的选择和使用

1．打开或关闭中文输入法

用户可以随时使用 Ctrl+Space 组合键来启动或关闭中文输入法。

2．输入法切换

可以使用 Ctrl+Shift 组合键在英文及各种中文输入法之间进行切换。

3．全角和半角的选择

英文字母、数字字符和键盘上出现的其他非控制字符有全角和半角之分。全角字符就是占一个汉字位置。单击状态框中的月亮状按钮可以切换全、半角字符。

4．中文和西文标点符号选择

标点符号也有中文和西文标点符号之分，如果通过键盘输入中文标点，则状态框必须处于中文标点输入状态，即输入法状态条上的逗号和句号应是空心的。

2.1.17　计算器、记事本、写字板、画图、压缩软件的应用

1．计算器

单击"开始"→"所有程序"→"附件"→"计算器"，打开"计算器"窗口，在此窗口中可以进行简单的算术运算，单击"查看"→"科学型"，切换到科学型"计算机"窗口，可进行三角函数、对数、指数运算、逻辑运算；单击"查看"→"程序员"，切换到程序员"计算机"窗口可进行整数十进制、二进制、八进制、十六进制之间的转换。

2．记事本

单击"开始"→"所有程序"→"附件"→"记事本"，打开"记事本"窗口。也可以

双击文本文件（扩展名为 txt）启动"记事本"。利用记事本可以打开和保存一些纯文本文件。

3．写字板

单击"开始"→"所有程序"→"附件"→"写字板"，打开"写字板"窗口。写字板可以为用户编辑、打印文档文件，并能使用与 Word 完全相同的格式，是一个简单易用的"字处理"应用程序。

4．画图

单击"开始"→"程序"→"附件"→"画图"，打开绘图程序，通过画图程序可以随心所欲地在计算机屏幕上绘出各种颜色、粗细线条和几何图形，还可以在图形中加入文字，并根据需要产生各种效果。

5．压缩工具 Winrar 的使用

（1）压缩文件或文件夹：选定要压缩的文件或文件夹后，单击鼠标右键，在弹出的快捷菜单中选择"添加到档案文件"命令，打开如图 2-13 所示的 Winrar 应用程序对话框，选择压缩类型.rar 或.zip 后，单击"确定"按钮完成压缩。

（2）解压缩文件：右击要解压缩的文件，在弹出的快捷菜单中选择"解压文件"命令，打开如图 2-14 所示的对话框，在"目标路径"输入框中输入解压缩后的文件所要存放的盘及文件夹，然后单击"确定"按钮即可。

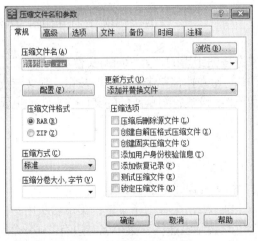

图 2-13　Winrar 压缩文件

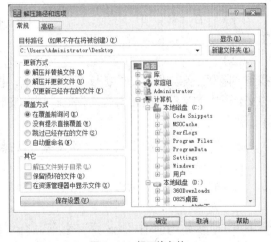

图 2-14　解压缩文件

2.2　操作系统实训操作

实训一　鼠标、窗口、对话框、菜单、任务栏的操作

一、实训目的与要求

（1）学会鼠标的操作。

（2）学会窗口的操作。

（3）学会对话框的操作。

（4）学会菜单的操作。

（5）学会任务栏的设置和输入法的选择。

二、实训内容和步骤

1．用鼠标打开"我的文档"窗口，最大化、最小化、还原、拖动、关闭窗口，并用鼠标改变窗口大小

操作步骤如下。

（1）将鼠标指针指向桌面上"我的文档"图标，用鼠标左键双击其图标，打开"我的文档"窗口。

（2）将鼠标分别指向窗口右上角的"最小化"、"最大化"、"还原"、"关闭"按钮，分别对窗口进行最小化、最大化、还原、关闭操作。

（3）还原窗口后，将鼠标指针指向窗口的标题栏，左键拖动标题栏，将整个窗口拖到屏幕的中间。

（4）将鼠标指针指向窗口的上或下边框，当指针变为 ↕ 时，向上或向下拖动鼠标，分别纵向扩大或缩小窗口。

（5）将鼠标指针指向窗口的左或右边框，当指针变为 ↔ 时，向左或向右拖动鼠标，分别横向扩大或缩小窗口；将鼠标指针指向窗口的任意一角，当指针变为 ↗ 或 ↘ 时，拖动鼠标，按比例扩大或缩小窗口；

2．打开"文件夹选项"对话框，对该对话框进行操作

操作步骤如下。

（1）打开"计算机"窗口，单击菜单栏上的"工具"——"文件夹选项"，打开如图 2-15 所示的"文件夹选项"对话框。

（2）单击对话框中的"查看"选项卡，选择单选按钮组里的"显示所有文件和文件夹"，找到"隐藏已知文件类型的扩展名"复选框，将框中的勾去掉，单击"确定"按钮。观察"我的文档"中的文件，此时所有文件的扩展名均显示出来，设置有隐藏属性的文件或文件夹也显示出来。

3．打开"计算机"窗口对其菜单进行操作

操作步骤如下。

（1）在"计算机"窗口中，用鼠标左键单击菜单栏上的菜单名，打开对应的菜单。

（2）观察打开的菜单，菜单名右边有"▲"符号的，单击会弹出子菜单；菜单名灰色的，不可单击，表示当前不可用；菜单名前面有"·"的，表示已选择，菜单名右边有"……"，单击会弹出对话框。

（3）观察菜单栏上的菜单名，如"文件"右边显示大写字母 F，表示按 Alt+F 组合键也会打开"文件"菜单。同理，按 Alt+E 组合键、Alt+T 组合键分别可以打开"编辑""工具"菜单。

（4）双击打开 C 盘，单击"编辑"菜单——"全选"，选中 C 盘中的全部文件，在窗口空白处单击一下，可取消选择。再按 Ctrl+A 组合键，观察窗口发现，按 Ctrl+A 组合键等同于单击"编辑"菜单——"全选"，同理 Ctrl+C 组合键、Ctrl+V 组合键分别是复制、粘贴的快捷键。

4．设置任务栏的属性，并在语言栏中添加输入法

操作步骤如下。

（1）右击任务栏的空白处，在弹出的快捷菜单中选择"属性"命令，打开如图 2-16 所示的"任务栏和开始菜单属性"对话框，单击"任务栏"选项卡，分别选择"自动隐藏任务栏"或取消"自动隐藏任务栏"，观察任务栏有何变化。

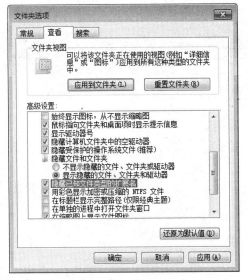

图2-15 文件夹选项对话框

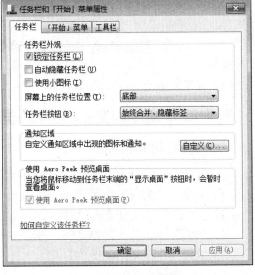

图2-16 设置任务栏属性

（2）将鼠标移到任务栏边上，鼠标变成双箭头时，按住鼠标左键不放，分别往上或往下拉动，可以将任务栏放大或缩小。将鼠标移到任务栏空白处，按住鼠标左键不放，拖动任务栏，可以改变任务栏的位置。

（3）右击任务栏右边的语言栏，在弹出的快捷菜单中单击"设置"命令，弹出如图 2-17所示的"文本服务和输入语言"对话框，选择"常规"选项卡，单击"添加"按钮，选择要添加的输入法，单击"确定"按钮即可成功添加输入法。

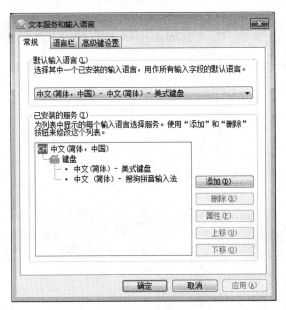

图2-17 添加输入法

三、实训小结

（1）窗口右上角有最大化、最小化和还原按钮，_____按钮和_____按钮不可能同时出现。

（2）对话框上有单选按钮和复选框，_____只能选中一个选项，_____可以同时选中多个选项。

（3）单击菜单上右边带有……的菜单命令，会弹出_____。菜单上灰色的菜单命令表示该命令_____。

（4）任务栏的大小和位置能不能改变?

实训二　文件和文件夹的管理

一、实训目的与要求

（1）学会 Windows 资源管理器的使用。

（2）学会文件的命名规则。

（3）学会文件和文件夹的建立。

（4）学会文件和文件夹的复制、移动、删除和重命名。

（5）学会文件和文件夹属性的设置。

（6）学会快捷方式的创建。

二、实训内容和步骤

1. 启动资源管理器的方法

操作方法一：鼠标右击"开始"菜单，选择"打开 Windows 资源管理器"。

操作方法二：单击"开始"菜单，选择"所有程序"→"附件"→"Windows 资源管理器"。

2. 文件及文件夹的显示

鼠标右击"开始"菜单，选择"打开 Windows 资源管理器"，如图 2-18 所示。

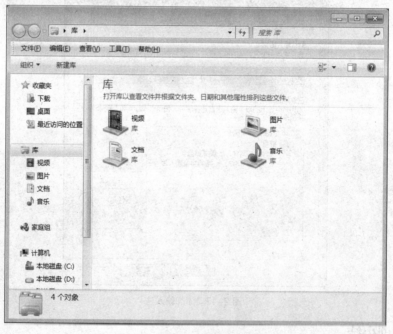

图 2-18　Windows 资源管理器窗口

（1）文件和文件夹的显示方式：资源管理器右窗口中文件和文件夹的显示方式共有 8 种，这 8 种显示方式是单选方式，只能选择其中的一种。

操作步骤如下。

单击左窗口中"本地磁盘（C:）"，单击"查看"菜单，分别选择超大图标、大图标、中等图标、小图标、列表、详细信息、平铺和内容方式显示，注意观察右窗口中文件和文件夹显示方式的变化。

（2）文件的图标排列：将资源管理器中的文件按照一定的规则排列起来，使得从多个文件中查找某个具体的文件比较容易，Windows 7 提供了 4 种文件排序方式。

操作步骤如下。

单击"查看"菜单，选择"排序方式"，在其下拉菜单中分别选择按名称、按类型、按大小和按修改日期排列，注意观察右窗口中文件排列方式的变化。

3. 创建文件夹和文件

操作步骤如下。

（1）在 D 盘创建一个名为"练习"的文件夹。

① 打开资源管理器，在左窗口中单击"本地磁盘（D:）"。

② 单击"文件"菜单，选择"新建"→"文件夹"。

③ 创建的新文件夹出现在资源管理器右窗口文件列表底部，其默认的名字为"新建文件夹"，并且该名字处于编辑状态，从键盘上输入文件名后按回车键即可。

（2）在 D 盘"练习"文件夹中创建一个名为"FILE1"的文本文件，文件内容为："This is a text file!"。

① 资源管理器左窗口中选择"练习"文件夹。

② 单击"文件"菜单，选择"新建"选择"文本文档"。

③ 系统为这个新建文件取缺省名为"新建"→"文本文档"，在文件名处输入"FILE1"（文件扩展名不变）后按回车键。

④ 用鼠标双击文档 FILE1.txt，则系统自动运行记事本应用程序 Notepad.exe（这是由于系统自动将扩展名为.txt 文档和记事本应用程序建立了关联），在工作区输入"This is a text file!"。

⑤ 单击记事本窗口中"文件"菜单，单击"保存"，此文档将以原文件名和文件类型保存在原位置中，关闭窗口。

4. 复制文件或文件夹

将 D 盘"8800101"文件夹中 3 个不连续文件及一个文件夹复制到"练习"文件夹中。

操作步骤如下。

（1）单击资源管理器左窗口中的"8800101"文件夹，按住键盘上的 Ctrl 键不放，在右窗口中用鼠标分别单击 Ex01.xls、wd04.doc、pt03.ppt 及文件夹"FAC"。

（2）单击"编辑"菜单，选择"复制"；

（3）在左窗口中单击"练习"文件夹，单击"编辑"菜单，选择"粘贴"，完成文件和文件夹的复制。

5. 移动文件或文件夹

将 D 盘"8800101"文件夹中 4 个连续文件移动到"练习"文件夹中。

操作步骤如下。

（1）单击左窗口中的"8800101"文件夹。

（2）在右窗口中先单击 Ac05.mdb 文件，然后按住键盘上的 shift 键不放，再单击 Clouds.bmp 文件，则选定了 Ac05.mdb、chodak.dbf、chodak.fpt、Clouds.bmp 这 4 个连续文件。

（3）单击"编辑"菜单，选择"剪切"命令。

（4）在左窗口中单击"练习"文件夹，再单击"编辑"菜单，选择"粘贴"命令，即可完成文件或文件夹的移动。

6. 重命名文件或文件夹

将 D 盘"练习"文件夹中的 Ex01.xls 文件重命名为 test.xls。

操作步骤如下。

（1）在左窗口中单击"练习"文件夹。

（2）在右窗口中单击 Ex01.xls 文件，单击"文件"菜单，选择"重命名"，被选定的名字加上一个方框。

（3）输入新文件名"test.xls"并按回车键，即完成了重命名文件。

7. 删除文件和文件夹

删除"练习"文件夹中的 Ac05.mdb、chodak.dbf 文件和文件夹 FAC。

操作步骤如下。

（1）资源管理器左窗口中单击"练习"文件夹，在右窗口中选中所有要删除的文件和文件夹。

（2）单击"文件"→"删除"命令（或按键盘上的 Delete 键），阅读确认删除的警告消息框，单击"是"按钮确认删除操作即可。

8. 查看、修改文件夹和文件的属性

将"练习"文件夹属性改为只读。

操作步骤如下。

（1）在资源管理器右窗口中，用鼠标右单击"练习"文件夹。

（2）在弹出的快捷菜单中选择"属性"，在弹出的属性对话框中可以查看到该文件的位置、大小、创建时间等信息。

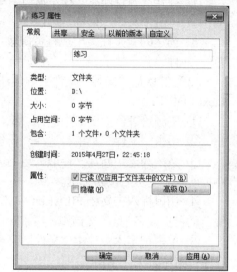

图 2-19　设置文件属性

（3）在属性一栏中将只读复选框选中，如图 2-19 所示。单击"确定"按钮，在弹出的确认属性更改对话框中选择"仅将更改应用于此文件夹"，单击"确定"按钮，该文件夹的属性即改成"只读"。

9. 搜索文件或文件夹

搜索 C 盘上所有的.Sys 文件。

操作步骤如下。

（1）开资源管理器，在左窗格单击 C 盘，找到右上角的搜索框，如图 2-20 所示。

（2）在搜索框中输入：*.Sys。

（3）确认输入后系统开始搜索符合条件的文件及文件夹，并显示在下面的窗口中。

10. 创建快捷方式

在"练习"文件夹中创建一个到计算器（文件名为 calc.exe）的快捷方式，快捷方式名为 count。

操作步骤如下。

（1）在资源管理器左窗口中单击"练习"文件夹，在其右窗口空白处右击，在弹出的快捷菜单中选择"新建"→"快捷方式"，进入创建快捷方式向导，如图 2-21 所示。

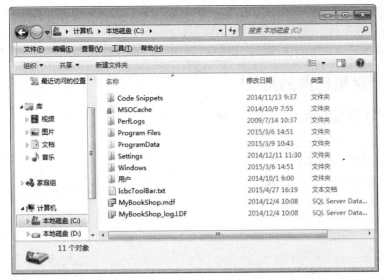

图 2-20　搜索文件

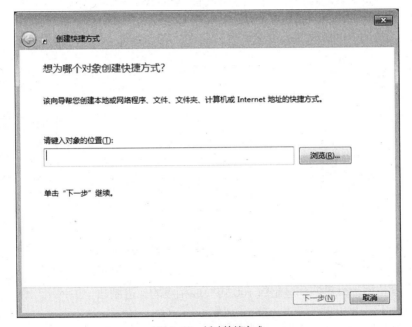

图 2-21　新建快捷方式

（2）单击"浏览"按钮，打开浏览文件夹对话框。

（3）单击本地磁盘（C:）→windows 文件夹→system32 文件夹。

（4）在 system32 文件夹中找到 calc.exe 并选中，单击浏览文件夹对话框中的"确定"按钮。

（5）单击"下一步"，进入选择程序标题对话框，在键入该快捷方式名称"(T):"的输入框中输入"count"，单击"完成"。

（6）双击此快捷方式，即可打开计算器的应用程序。

三、实训小结

（1）文件或文件夹的显示方式有_____。

（2）文件或文件夹的图标排列方式可按_____、按_____、按_____、按_____排列。

（3）选中多个不连续的文件或文件夹要按_____键，选中多个连续的文件或文件夹要按_____键。

（4）搜索文件或文件夹时，"*"代表_____，"?"代表_____。

实训三　常用软件的用法

一、实训目的与要求

（1）学会"计算器"的使用。

（2）学会"画图"的使用。

（3）学会"格式工厂"的使用。

二、实训内容和步骤

1."计算器"的使用

计算器是 Windows 7 在附件中提供的一个办公用小程序。其中的标准型计算器（见图 2-22）可帮助用户完成一般的计算，科学型计算器（见图 2-23）可解决较为复杂的数理计算，程序员计算器可进行不同进制数的转换。用户在运行其他 Windows 应用程序过程中，如果需要进行有关的计算，可以随时调用 Windows 的计算器。

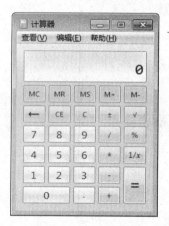

图 2-22　标准型计算器

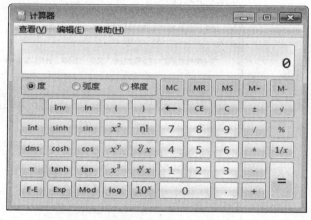

图 2-23　科学型计算器

操作要求：使用计算器把十进制数 100 转换成相应的二进制数。

操作步骤如下。

单击"开始"→"所有程序"→"附件"→"计算器"，打开计算器，单击"查看"菜单→"程序员"，打开程序员计算器。选择"十进制"，在数字区输入 100 后，选择"二进制"，对话框上即显示出十进制数 100 所对应的二进制数。

2."画图"的使用

"画图"是绘画作图的应用程序，支持"对象链接和嵌入"。也就是说，由"画图"建立并传入剪贴板的内容，可以嵌入或链接到写字板等应用程序生成的文件中。

操作要求：

使用"画图"程序绘制如图 2-24 所示的图形，并将该图形设置为墙纸（平铺）。

操作步骤如下。

（1）单击"开始"→"所有程序"→"附件"→"画图"，启动画图程序。

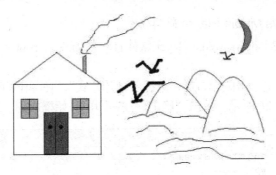

图 2-24

（2）打开画图程序后，上面是工具栏和调色板，下面是绘图区。调色板最左边的两个矩形框分别显示前景色和底色（背景色）。

（3）"画图"程序的工具箱中提供了绘图工具，选择某一种工具，只要将鼠标指针移到对应图标上，单击左键即可。把鼠标移到绘图区后，其指针形状将随选取的工具的变化而变化。

（4）选择直线工具画出房子的形状，选择曲线工具，并设置线条的粗细，分别画出山水及海鸥等，选择颜料桶，并选择相应的颜色填充相应的区域。

（5）单击保存按钮，将图片保存在图片库中。

（6）右键单击桌面空白区域，选择"个性化"，单击"桌面背景"，再单击"浏览"按钮，选择"图片库"→"我的图片"，最后选择上一步操作所保存的图片，在"图片位置"下拉框中选择"平铺"，单击"保存修改"，即可将该图片设置为桌面。

3. "格式工厂"的使用

操作要求：使用"格式工厂"将音频文件 Notify.wav 转换为 Notify.mp3.选择转换采样频率为 48 000Hz。

操作步骤如下。

（1）打开"格式工厂"。

（2）将 Notify.wav 拖动到"格式工厂"窗口，在弹出的对话框中选择 mp3，输出文件夹选择"输出至源文件目录"，单击"配置"，采样频率选择"48 000"，如图 2-25 所示。

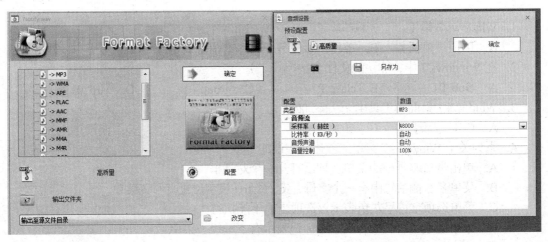

图 2-25　格式工厂

（3）单击"确定"按钮后，单击"开始"按钮完成文件格式的转换。

4. 使用 Windows Media Player 软件

操作要求：利用 Windows Media Player 软件打开并播放 Start.wav 文件。

操作步骤如下。

在文件 Start.wav 上单击鼠标右键，选择"打开方式"，在弹出的对话框中选择"Windows Media Player"，如图 2-26 所示。单击"确定"按钮即可开始播放。

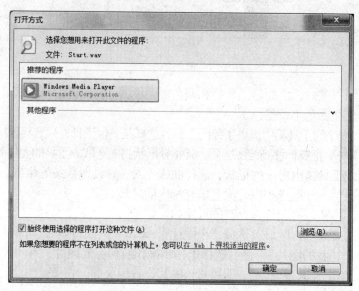

图 2-26 "打开方式"对话框

三、实训小结

（1）_____型计算器可用于不同进制数之间的转换。

（2）画图程序保存的文件扩展名是_____。

2.3 操作系统知识点检测

1. Windows 7 是（   ）系统。

    A. 单用户单任务   B. 单用户多任务   C. 单用户单任务   D. 多用户多任务

2. 在 Windows 7 中，非法的文件名是（   ）。

    A. club_01   B. class^01   C. group[01   D. card?01

3. Windows 7 桌面小工具中无法添加的小工具是（   ）。

    A. CPU 仪表盘   B. 屏保程序   C. 日历   D. 天气

4. 下列关于 Windows 7 菜单的叙述，错误的是（   ）。

    A. 单击带省略号…的菜单选项后打开一个对话框

    B. 菜单名右侧括号中有一个字母，键入 Ctrl+该字母可打开该菜单

    C. 菜单选项字符呈灰色表示该选项当前不能执行

    D. 菜单选项名右侧带有三角形标记表示有下一级子菜单

5. 在 Windows 7 中，下列叙述正确的是（   ）。

    A. "回收站"和"剪贴板"都是内存的一部分

    B. 当重启计算机后，"回收站"中的文件不会消失

C.　删除 U 盘上的文件可以从"回收站"中恢复

D.　按 Shift+Delete 组合键删除的文件，可以从"回收站"中恢复

6.　下列操作可实现选择多个不连续的文件或者文件夹的是（　　　）。

A.　逐个单击要选中的对象

B.　按住 Alt 键的同时，逐个单击要选中的对象

C.　按住 Shift 键的同时，逐个单击要选中的对象

D.　按住 Ctrl 键的同时，逐个单击要选中的对象

7.　在 Windows 7 中，关于虚拟内存说法正确的是（　　　）。

A.　虚拟内存是内存的一部分

B.　虚拟内存不影响硬盘性能，因此虚拟内存设置得越大越好

C.　虚拟内存是硬盘的一部分

D.　虚拟内存的读写性能和内存一样

8.　在 Windows 7 中，在同一文件夹下选择若干个连续的文件，可在选择时按（　　　）键。

A.　Tab　　　　　　B.　Shift　　　　　　C.　Alt　　　　　　D.　Ctrl

9.　下列关于操作系统的叙述，错误的是（　　　）。

A.　操作系统是系统软件的核心

B.　操作系统具有处理机、存储、设备、文件和作业五大管理功能

C.　UNIX 操作系统属于单用户单任务操作系统

D.　Linux 操作系统是开放的 32 位操作系统

10.　在 Windows 7 系统工具中，（　　　）可以对磁盘中文件和数据存放的位置进行整理，从而加快读写速度。

A.　磁盘清理　　　　B.　系统备份　　　　C.　系统还原　　　　D.　磁盘碎片整理

11.　下列关于 Windows 7 快捷方式的说法中，错误的是（　　　）。

A.　任何文件和文件夹都可以创建快捷方式

B.　双击快捷方式图标就可以快速启动与之关联的应用程序

C.　删除某文档的快捷方式图标也就同时删除了该文档

D.　一个文档可以创建多个快捷方式图标

12.　中文 Windows 7 中的"剪贴板"是（　　　）。

A.　内存中的一块区域　　　　　　　　　B.　硬盘中的一块区域

C.　软盘中的一块区域　　　　　　　　　D.　高速缓存中的一块区域

13.　以下对 Windows 7 的系统工具的叙述，错误的是（　　　）。

A.　"磁盘备份"是防止硬盘的损坏或错误操作而造成数据丢失

B.　"磁盘清理"是将磁盘上的文件以某种编码格式压缩存储

C.　"磁盘碎片整理程序"可以将零散的可用空间组织成连续的可用空间

D.　"任务计划"不能清理硬盘

14.　用 Windows "画图"软件读入一个 16 色 bmp 位图文件，未经任何处理，然后再以 256 色 bmp 位图模式存盘，则（　　　）。

A.　像素的个数会增加　　　　　　　　　B.　像素的个数会减少

C.　图像的颜色数会增加　　　　　　　　D.　图像文件的存储空间会增大

15.　下列描述中错误的是（　　　）。

A.　按 Print Screen 键，将整个屏幕画面复制到剪贴板

B.　按 Alt+Print Screen 组合键，将当前窗口的画面复制到剪贴板

C. Windows 7 各应用程序之间的信息交换是通过剪贴板进行的

D. Windows 7 "剪贴板"中存放的是所有剪切/复制过的内容

16. 下列对各应用软件的叙述，错误的是（　　　）。

A. Windows Movie Maker 程序用于制作数字电影

B. Windows Media Player 不仅能播放本地媒体，也可以播放流式媒体

C. 录音机可以录制、播放声音，还可以对声音进行剪接及特殊效果处理

D. "画图"可以处理音像作品

17. 下列叙述错误的是（　　　）。

A. 使用 Linux 操作系统软件不必担心侵权行为

B. 任何软、硬件设置均可在"控制面板"中完成

C. 突然断电再次启动时，Windows 7 一般会自动修复由停电造成损坏的程序

D. Windows 7 允许在同一台机上存在多个用户

18. 在 Windows 7 中，打开"计算机"窗口后，要改变文件或文件夹的显示方式，应选用（　　　）。

A. "文件"菜单　　　B. "编辑"菜单　　　C. "帮助"菜单　　　D. "查看"菜单

19. 在 Window 7 中，下列叙述正确的是（　　　）。

A. 将桌面上软件或文档的快捷方式图标拖到 U 盘中，可以将该软件或文档复制到 U 盘

B. 对选中的文件执行剪切操作，该文件就被删除了

C. 将一个文件拖曳到不同磁盘中是复制该文件

D. 对某一文件执行复制操作后，不可以在同一文件夹中执行粘贴操作

20. 在 Window 7 中，下列叙述错误的是（　　　）。

A. 可以通过"剪贴板"在不同应用程序间交换数据

B. 对文件执行剪切操作后，该文件只能被粘贴一次

C. 按 Print Screen 键后，则"剪贴板"中存放的是整个屏幕的画面

D. 对选中的文件执行复制操作，文件的内容将保存在剪贴板中

21. 下列叙述正确的是（　　　）。

A. 操作系统的存储管理是指对硬盘存储空间的管理

B. Windows 7 有网络功能，属于网络操作系统

C. 要删除已安装并注册了的应用程序，应通过"控制面板"中"添加/删除程序"进行卸载

D. 因为 Windows 7 能创建多个用户账户，所以它是多用户操作系统

22. 下列关于 Windows 7 快捷方式的叙述中，正确的是（　　　）。

A. 一个文档只能有一个快捷方式图标

B. 只有程序文件才能创建快捷方式

C. 复制文件时，可以单击其快捷方式图标执行复制操作

D. 将文档移动到另一文件夹后，双击该文档原有的快捷方式图标无法打开该文档

23. 在 Windows 7 中，在文件搜索框中输入"A?B.*"，则可搜索到（　　　）。

A. A12B.txt　　　B. ABC.doc　　　C. A/B.bmp　　　D. ACB.mp3

24. 下列均为删除硬盘上文件的操作，其中（　　　）在"回收站"找不到被删除文件。

A. 使用 Delete 键　　　　　　　　B. 使用 Shift+Delete 组合键

C. 使用快捷菜单的"删除"命令　　　D. 使用文件菜单的"删除"命令

（张艺雪）

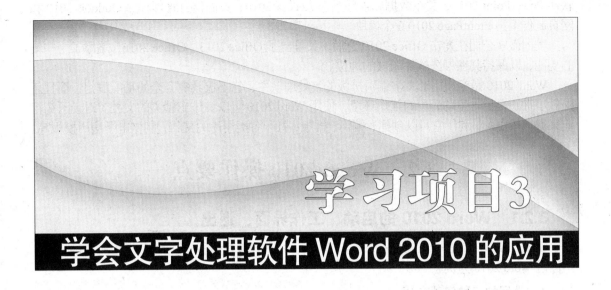

学习项目3

学会文字处理软件 Word 2010 的应用

3.1　办公自动化与办公软件

3.1.1　办公自动化概述

办公自动化（Office Automation，OA），是将现代化办公和计算机技术结合起来的一种新型的办公方式。办公自动化没有统一的定义，凡是在传统的办公室中采用各种新技术、新机器、新设备从事办公业务，都属于办公自动化的领域。通过实现办公自动化，既实现数字化办公，又可以优化现有的管理组织结构，调整管理体制，在提高效率的基础上，增加协同办公能力，强化决策的一致性，最后实现提高决策效能的目的。

办公自动化是以行为科学为主导，系统工程学为理论基础，综合应用计算机技术和通信技术来完成各项办公事务。它将人、计算机和信息三者结合为一个办公体系，构成一个服务于办公业务的人机信息处理系统。

办公自动化的特点：

（1）办公自动化是一门综合性技术。

（2）办公自动化是一个具有信息处理功能的人机信息系统。

（3）办公自动化是对语音、数据、图像、文字等信息的一体化处理过程。

（4）办公自动化的目标是提高办公效率和科学决策水平。

办公自动化涉及的因素有办公人员、办公信息、办公软件、办公设备四个方面。

办公自动化软件包括系统软件和应用软件，常用办公应用软件有微软 Office、金山 WPS、IBM 旗下 Lotus 公司的 Smartsuite 等。

3.1.2　办公软件

办公软件是应用软件中按功能划分出的一个分支，主要是为了帮助用户快速方便地制作和处理文字、文件、数据、报表、幻灯片等。Microsoft Office 是目前常用的办公应用软件。

Microsoft Office 2010 办公套装软件由美国微软公司开发，它为 Microsoft Windows 和 Apple MAC OS X 而开发，包括字处理软件 Word 2010、电子表格软件 Excel 2010、演示文稿

软件 PowerPoint 2010、关系数据库管理系统 Access 2010、桌面信息管理程序 Outlook 2010 和网页制作工具 FrontPage 2010 6 个模块。

美国微软公司在发布 Office 2010 之后，又推出了 Office 2013、Office 2016，增添了一些新的功能，以保持其在办公软件领域的地位。

Word 2010 是专门用于文字编辑排版的字处理软件，它不仅具有齐全的功能群组，而且还提供了赏心悦目、生动活泼的工作环境，使用 Word 2010 可以编排出精美的文档。对于医药行业来说，办公人员利用它可以创建、编辑、排版、打印各类用途的文档，制作电子病历模板等。

3.2 Word 2010 操作要点

3.2.1 Word 2010 的启动、工作界面、退出

Office 2010 中的各个应用程序，都具有大致相似的窗口界面，其启动与退出方法都相同，下面以 Word 2010 为例。

1. 常用的三种启动方法

（1）正常启动：单击任务栏"开始"→"所有程序"→"Microsoft Office"→"Microsoft Word 2010"。

（2）通过快捷方式：在桌面上选中 Word 2010 的快捷方式，按 Enter 键，或者双击鼠标左键。

（3）通过关联文件图标：在 Windows 资源管理器窗口，找到 Word 文档，鼠标左键双击关联文件图标 ，就可以打开 Word 2010，同时也打开了对应的文档。

2. Word 2010 的工作界面

Word 2010 启动后，出现的窗口界面包含有标题栏、快速访问工具栏、菜单及功能按钮区、对话框启动按钮、收藏或展开功能区按钮、导航窗格、标尺、滚动条、状态栏、文档编辑区、视图切换区、比例缩放区等部分，如图 3-1 所示。

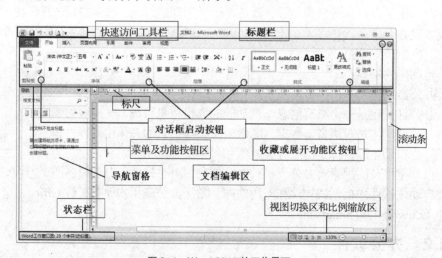

图 3-1 Word 2010 的工作界面

（1）标题栏：显示当前程序与文件名称（首次打开程序，默认文件名为"文档1"）。

（2）快速访问工具栏：主要包括一些常用命令，单击快速访问工具栏的最右端的" 下拉"按钮，可以添加其他常用命令。

（3）菜单及功能按钮区：用于放置常用功能选项卡的功能按钮以及下拉菜单按钮等。

快速访问工具栏和功能区的设置：

在 Word 2010 菜单中单击"文件"→"选项"，在出现的"Word 选项"对话框中分别单击"快速访问工具栏"和"自定义功能区"，在相对应对话框中，进行个性化的设置，如图 3-2 所示。

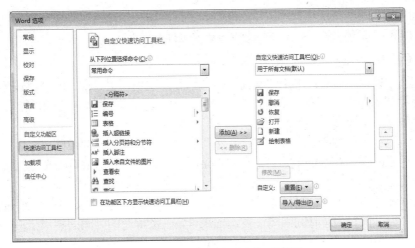

图 3-2　快速访问工具栏和功能区的设置

（4）对话框启动按钮：单击功能区中选项组右下角的"对话框启动器"按钮，即可打开该功能区域对应的对话框或任务窗格。

（5）文档编辑区：用于显示文档的内容供用户进行编辑。

（6）状态栏：用来显示正在编辑的文档信息，如视图方式、页码、字数统计、插入（改写）等。在状态栏或视图切换区，鼠标右单击，可自定义状态栏。

（7）视图切换区：用于更改正在编辑的文档的显示模式。

（8）比例缩放区：用于更改正在编辑的文档的显示比例。

（9）导航窗格：用于搜索文档或显示文档结构，以便快速定位。在"视图"选项卡的"显示"组，可设置显示或隐藏导航窗格。

3. 常用的四种退出方法

（1）单击"窗口"右上角的"关闭"按钮🞩。

（2）单击"窗口"左上角的"控制"图标🗗，打开控制菜单，选其中"关闭"命令。

（3）双击"窗口"左上角的"控制"图标。

（4）单击菜单栏"文件"→"退出"。

3.2.2　Word 2010 文档的建立和保存

1. 创建新文档

Word 启动时，系统会自动创建一个空白文档，标题名为"文档 1"，扩展名为".docx"，用户可以直接在文本编辑区输入文本。

用户还可以通过单击快速工具栏上的"新建"按钮，创建一个空白文档，或单击"文件"→"新建"，在"可用模板"窗口中创建新文档。

2. 打开已经建立的文档

（1）面向文档：在"计算机"中找到所需的 Word 文档，双击该图标；或单击功能区"文件"→"最近所用文件"，选择要打开的文档。

（2）使用菜单命令：在 Word 2010 菜单中单击"文件"→"打开"或单击快速工具栏上的打开按钮📂，在出现的"打开"对话框中选定并打开文档。

3. 选择当前文档

在 Word 2010 中可以打开多个文档，最后一个打开的文档是当前活动文档。可以通过单击"任务栏"上的文档图标，实现这些文档间的切换选择。

4. 保存文档

（1）使用"保存"命令：单击"文件"→"保存"或使用工具栏上的保存按钮💾。

（2）使用"另存为"命令：单击"文件"→"另存为"，可将当前编辑的文档存为另一文档名或保存到另一位置。

（3）在"另存为"对话框下方，选择"保存类型"→"单个文件网页"，可将当前编辑的文档直接保存成网页文件（.mht）；若选择"Word 模板"，则将当前编辑的文档直接保存成模板文件（.dotx）。

（4）自动保存：单击"文件"→"选项"，打开"Word 选项"对话框，通过"保存"选项卡中"保存自动恢复信息时间间隔"复选框来设定自动保存的时间间隔。

（5）文件菜单中的"保存"与"另存为"的区别：

保存：将文件保存到上一次指定的文件名称及位置，会以新编辑的内容覆盖原有文档内容。

另存为：将文件保存到新建的文件名、位置或保存类型中，原文档不会发生改变。

在第一次对文件进行保存时，会出现"另存为"对话框，并将文档中的第一个字到第一个换行符号或标点符号间的文字作为默认文件名，用户可以根据实际需要选择是否修改。

（6）设置文档保护：单击"文件"→"另存为"，在"另存为"对话框，单击"工具"按钮，从下拉菜单中选择"常规选项"命令，在"常规选项"对话框按提示设置保护密码。如要取消设置的密码，要先用正确的密码打开文档，然后打开"常规选项"对话框，将"打开文件时的密码"文本框中的所有"*"号删除，再单击"确定按钮"。

5. 关闭窗口与退出程序

（1）单击菜单栏"文件"→"关闭"。

（2）单击"菜单栏"右上角的按钮❌。

保存文件后就可以放心地关闭文档窗口或退出程序了。关闭当前文档窗口时，Word 程序是不会关闭的。

关闭文档：单击" 文件 文件"按钮，在弹出的下拉菜单中单击" 关闭"按钮。

退出程序（关闭程序窗口）：单击标题栏最右端的"关闭"按钮，或单击"文件"按钮，在弹出的下拉菜单中单击"退出"按钮。退出程序后，程序窗口和文档窗口一起关闭。

3.2.3 输入文本

（1）在输入文本时，先把插入点定位到输入的位置，然后再依次输入内容，等一段全部输入完毕后，再按 Enter 键；如果按 Shift+Enter 组合键，可换至下一行输入，但仍与上一行属于同一个段落。

（2）插入与改写状态的切换：通过鼠标单击状态栏的"改写"框，或者通过按键盘上 Insert 键实现。

（3）符号和特殊符号的输入：单击功能区"插入"→"符号"，在弹出的"符号"对话框中，选择需要的符号；也可通过右击"输入法状态条"的软键盘按钮，选择需要的符号。

（4）日期和时间的输入：直接用键盘输入，与系统的日期和时间无关联；若采用输入 Alt+Shift+D 或 Alt+Shift+T 组合键，可快速输入当前系统的日期和时间，右击日期和时间，通过快捷菜单的"更新域"可以更新；在"插入"选项卡的文本组，单击"日期和时间"，在打开的对话框，可选择可用的日期和时间的格式，勾选"自动更新"，输入的日期和时间也可自动更新。

（5）删除字符操作：按 Backspace 键删除插入点之前的一个字符（或汉字），按 Delete 键删除插入点之后的一个字符（或汉字）。

（6）段落的拆分与合并：在插入状态下，将插入点移到段落拆分处按回车键即可实现段落的拆分，若要将两段合并成一段，可将插入点移到前一段的段末，按 Delete 键删除段落标志，或在后一段首按 Backspace 键。

3.2.4　编辑文本

1．选择文本

（1）文本区中使用鼠标：按住鼠标左键拖曳，这是最常用、最基本的方法。

多页连续区域选取文本：先在所要选取内容的开始处单击鼠标左键，再用鼠标拖动垂直滚动条到选取区域，然后按住 Shift 键，并单击所要选取部分的结尾处。

不连续区域选取文本：先用选取少量文本的方法，选取第一部分连续的文本，然后按住 Ctrl 键不放，继续使用鼠标左键拖曳选取另外的区域，直到选取结束。

（2）在选择栏区域使用鼠标：单击为选中该行。双击为选中该段落。三击为选定整个文档。

（3）选择矩形文本块：Alt+按住鼠标左键对角拖曳：列方式选定文本块。

2．删除文本

（1）先选中所要删除的文本，然后再按 Delete 键。

（2）按 Backspace 键删除插入点之前的文本，按 Delete 键删除插入点之后的文本。

3．移动与复制文本

（1）移动文本：将光标移动至选定文本中，按住鼠标左键拖曳，到目标处释放，即完成文本的移动。

（2）复制文本：将光标移动至选定文本中，按住鼠标左键拖曳时，加按 Ctrl 键，至目标处释放，即完成文本的复制。

（3）若选定文本后，按住右键拖至目标处释放，在弹出的快捷菜单中选择相应的命令，也可实现文本的移动和复制。

（4）使用剪贴板技术：选定文本，单击功能区"开始"；若要移动，单击 "剪切"图标；若要复制，则单击"复制"图标，然后插入点移到目标处，单击"粘贴"图标，即可完成文本的移动或复制。

（5）还可以利用 Ctrl+C（复制）组合键，Ctrl+X（剪切）组合键、Ctrl+V（粘贴）组合键进行组合移动与复制文本。

4．撤销与恢复

撤销与恢复可以在编辑过程中用来挽救误操作。

（1）撤销操作：单击快速工具栏的"撤销键入"按钮，可撤销前一次的操作；利用"撤销键入"按钮下拉列表，还可以有选择地撤销多次操作；也可利用 Ctrl+Z 组合键完成撤销操作。

（2）恢复/重复操作：与撤销操作相对应的是恢复操作，它可以将撤销的内容恢复出来。一旦执行过撤销操作，快速工具栏上的"恢复"转换为"重复"按钮，可用以重复上一步操作。

利用 Ctrl+Y 组合键也可以进行"恢复/重复"操作。

5. 查找与替换

（1）查找：先切换到"开始"功能区，然后选中将要查找的文字，单击"查找"按钮，文档中相同的文字都突出显示。

（2）替换：先切换到"开始"功能区，单击"替换"按钮，打开"查找和替换"对话框，在"查找内容"框中输入要查找的内容，在"替换为"框中输入要替换成的内容，单击"替换"或"全部替换"按钮进行内容的替换。

若在"查找与替换"对话框中按"更多"按钮，再按"替换"栏下如"格式"按钮，可查找和替换那些有带格式的字符或文本；若在"搜索选项"中选择"使用通配符"，这样就可以利用通配符"？"进行模式匹配查找（"？"表示任意一个字符）。

3.2.5 项目实训一 《医学常识》文档的基本操作

一、实训目的

1. 学会 Word 2010 的启动和退出，文档的建立，文本录入，文档的保存、关闭和打开。
2. 了解 Word 窗口组成以及如何设置快速访问工具栏、状态栏、功能区。
3. 学会文本的插入、删除、修改、恢复、查找、替换、复制及移动操作。
4. 了解 Word 窗口组成以及如何在屏幕上显示或隐藏某些元素。

二、实训要求与操作步骤

按要求进行操作。

医学常识
1. 正常体温：
临床上通常用口腔温度、直肠温度和腋窝温度来代表体温。口测法（将体温表舌下含 5 分钟）
正常值为 36.3℃～37.2℃；腋测法（体温表腋下夹紧 5 分钟）为 36℃～37℃；肛测法（将体温表表头涂润滑剂，插入肛门 5 分钟）为 36.5℃～37.7℃。在一昼夜中，人体体温呈周期性波动，一般清晨 2～6 时 最低，下午 13～18 时最高，但波动幅度一般不超过 1℃。只要体温不超过 37.3℃，就算正常。
2. 正常心率：
健康成年人安静状态下，心率平均为每分钟 75 次。正常范围为每分钟 60～100 次。成人安静时心率超过 100 次/分钟，为心动过速；低于 60 次/分钟者，为心动过缓。心率可因年龄、性别及其他因素而变化，比如体温每升高 1℃，心率可加快 12～20 次/分钟，女性心率比男性心率稍快，运动员的心率较慢。

图 3-3 项目实训一 文本录入内容

操作要求：

（1）启动 Word 2010，尝试打开/关闭"导航窗格"，展开/最小化 "功能区"；创建新文档，录入图 3-3 中所示文本。在 D 盘创建以自己班级+学号（后两位）命名的文件夹，将录入的文档以 wdsx1.docx 为文件名保存在该文件夹中。

（2）补充标题段文字"医学常识"为"医学常识 人的正常心率和体温"。

（3）将第二段"1. 正常体温："和第三段与第四段"2. 正常心率："和第五段对调，并修改序号。

（4）将文中所有"正常"替换为加着重号的"正常"。

（5）分别在小标题"1. 正常心率："和"2. 正常体温："插入英文注释。

（6）自定义快速访问工具栏，将"打印预览和打印"命令按钮调出。

（7）以"wdsx2.docx"为文件名保存在同一文件夹中。效果如图 3-4 所示。

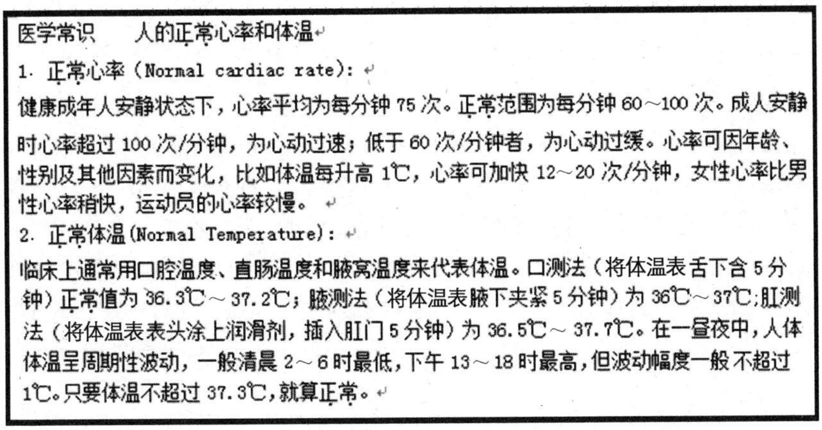

医学常识　　人的正常心率和体温

1. 正常心率（Normal cardiac rate）：

健康成年人安静状态下，心率平均为每分钟 75 次。正常范围为每分钟 60～100 次。成人安静时心率超过 100 次/分钟，为心动过速；低于 60 次/分钟者，为心动过缓。心率可因年龄、性别及其他因素而变化，比如体温每升高 1℃，心率可加快 12～20 次/分钟，女性心率比男性心率稍快，运动员的心率较慢。

2. 正常体温(Normal Temperature)：

临床上通常用口腔温度、直肠温度和腋窝温度来代表体温。口测法（将体温表舌下含 5 分钟）正常值为 36.3℃～37.2℃；腋测法（将体温表腋下夹紧 5 分钟）为 36℃～37℃;肛测法（将体温表表头涂上润滑剂，插入肛门 5 分钟）为 36.5℃～37.7℃。在一昼夜中，人体体温呈周期性波动，一般清晨 2～6 时最低，下午 13～18 时最高，但波动幅度一般不超过 1℃。只要体温不超过 37.3℃，就算正常。

图 3-4　项目实训一　基本操作后效果图

操作步骤如下。

（1）启动 Word 2010

单击"开始"→"程序"→"Microsoft Office"→"Microsoft Word 2010"。切换到"视图"选项卡，勾选"显示"组的"导航窗格"，可设置显示或隐藏导航窗格；单击功能区右上角的"展开/功能区最小化"按钮，改变功能区的显示方式。

（2）在 Word 2010 的空文档中输入内容，并存盘

① 输入文本内容，使用 Ctrl+Shift 组合键切换汉字输入法，用 Ctrl+空格切换中英文输入方式。

② 温度符号"℃"可以在"插入"功能区的"符号"→"其他符号"对话框中选择，或右键单击输入法状态条的软键盘按钮，选择"单位符号"，即可找到"℃"。

输入标题和部分文字后，先在 D 盘创建以自己班级+学号（后两位）命名的文件夹，如"15 护理 08"，然后单击"文件"→"保存"，打开"另存为"对话框，输入文件名"wdsx1.docx"，将该文件存储在刚创建的文件夹中。

文字全部录入后，单击"文件"→"保存"即可。

（3）文档的编辑

① 将插入点定在标题段中的"医学常识"的右边，按空格键 4 次，再输入"人的正常心率和体温"。

② 选定第二段"1. 正常体温:"和第三段，在"开始"功能区单击"剪切"按钮，将插入点移到最后一个段落标记处，单击"粘贴"按钮；或在选定后用鼠标直接拖曳到最后一个段落标记处。

③ 查找"正常"，并全部替换为加着重号的"正常"。

- 在"开始"功能区单击"替换"按钮，打开"查找和替换"对话框；
- 在"查找内容"的文本框输入"正常"，在"替换为"本文框输入"正常"；
- 确认插入点在"替换为"文本框中，单击"更多"按钮，然后单击"格式"→"字体"，打开"替换字体"对话框；
- 在"着重号"下拉框中选择"·"，单击"确定"，返回"查找和替换"对话框；
- 单击"全部替换"按钮；
- 单击"关闭"按钮，查看替换效果。

如果不小心将替换文本格式设置到查找文本，将查找不到相应文本，无法实现查找替换。纠正方法如下：插入点定位在查找文本框，单击"不限定格式"按钮，即可取消查找文本设置的格式。

④ 插入英文注释。

插入点定位在小标题"1. 正常心率"和"："之间，输入"（Normal cardiac rate）"英文注释，用同样方法，输入第二个小标题的英文注释"（Normal Temperature）"。

⑤ 自定义快速访问工具栏。单击"文件"→"选项"，打开"Word 选项"对话框（见图3-2），单击"快速访问工具栏"，打开"自定义快速访问工具栏"，在相对应对话框中，选中"打印预览和打印"，单击"添加"按钮，再单击"确定"，查看快速访问工具的添加效果。也可以直接单击快速访问工具栏右侧的倒三角按钮，在下拉菜单中勾选"打印预览和打印"。

⑥ 单击"文件"→"另存为"，打开"另存为"对话框，将文件名改为"wdsx2.docx"，将该文件存储在自己创建的文件夹中。

⑦ 单击标题栏最右端的"关闭"按钮，或单击"文件"菜单，再单击"退出"按钮。

三、实训小结

（1）要重复上一步的操作，可选择_____工具栏中的_____命令按钮。

（2）快速访问工具栏的命令按钮，可使用_____菜单中的_____命令进行添加。

（3）插入特殊符号，可在_____功能区，单击_____命令按钮，或右键单击输入法状态条的软键盘，在符号菜单中查找。

（4）在 Word 2010 编辑文档时，如果希望在"高级查找"对话框中的"查找内容"文本框中需要一次输入便能依次查找分散在文档中的"第一名"，"第二名"……"第九名"等，那么在查找内容文本框中应输入_____，并单击"更多"按钮，勾选"_____"。

（5）在 Word 2010 中，如要隐藏或显示功能区按钮，应单击_____右侧的_____按钮。

3.2.6 设置文档格式

在办公软件的基本操作中，最重要的一条原则就是"先选定，后操作"。所谓"选定"，就是选取要处理的对象，可以是文本、图片和图表等；而"操作"就是根据操作需要选择相应的命令按钮。

1. 字符格式设置

字符格式设置包括对文本的字体、字形、字号、字间距以及文字特殊效果等格式的设置。

（1）首先选定文本，在"开始"功能卡中 黑体 ▾ 二号 ▾ 进行设置。

（2）使用对话框：单击"开始"功能卡"字体"组的对话框启动按钮 ▣，打开"字体"对话框进行格式设置。

（3）利用"格式刷"：选定设置好字符格式的文本，单击格式刷可进行一次格式复制，双击格式刷可用于多次格式复制，实现对字符或段落的快速格式化。

（4）使用浮动工具栏：选定文本后，其右侧会出现一个若隐若现、半透明的浮动工具栏，移动鼠标点击相应命令按钮，即可完成设置。

2. 段落格式设置

在 Word 2010 中，以按 Enter 键作为当前段落结束的标志。

（1）单击"开始"功能卡，"段落"组提供的常用命令按钮，可对选定的段落进行快速格式设置，如段落对齐方式（包括两端对齐、居中、右对齐和分散对齐等）和行间距按钮；此外还可使用"减少缩进量"按钮 、"增加缩进量"按钮 ，改变选定的段落左边距。单击"段落"组的对话框启动按钮 ，弹出"段落"对话框（见图 3-5），可对选定的段落进行进一步的格式编排，包括文字对齐方式、缩进、行距调整、段落间距等进行设置。

（2）单击"段落"组的"下边框"右侧下拉菜单按钮，选择"边框和底纹"命令，或在"页面布局"功能卡的"页面背景"组，单击"页面边框"按钮，弹出"边框和底纹"对话框（见图 3-6），可为指定的段落添加边框和底纹修饰，设置段落的显示效果。

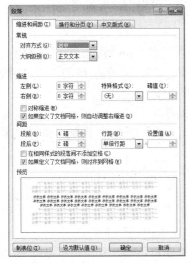

图 3-5　段落对话框

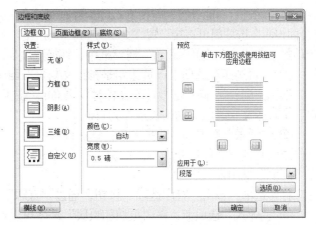

图 3-6　边框和底纹对话框

（3）使用样式：样式是具有名字的字符或段落的一组格式化组合，Word 2010 自带了许多样式可直接利用，也可以修改或创建自己的样式。单击"开始"功能卡"样式"组的标题样式按钮直接设置，或单击对话框启动按钮 ，打开"样式"对话框进行格式设置。

（4）使用标尺：将"视图"功能卡的"显示"组"标尺"复选框打勾，编辑区出现页面标尺，用鼠标拖动标尺区的标记，可以调整段落缩进或对齐排版，按住 Alt 键配合可实现精细调整。

（5）项目符号或编号：在"开始"功能卡，"段落"组提供的命令按钮 ，可对选定的段落进行项目符号或编号的设置；单击命令按钮右边的小三角按钮，在弹出"项目符号库"、"编号库"或"当前列表"对话框中，选择合适的项目符号、编号、多级符号和列表样式。

3.2.7　页面格式设置

页面格式设置包括分页、纸张大小、纸张和文字方向、文档的页面背景、每页的行数和每行的字数、页眉/页脚及分栏等。相关命令主要在功能区的"页面布局"和"插入"功能卡。

1. 分页符

在完成页面设置之后，Word 将根据页面参数的设置，自动对文档进行分页。如要人工分页，只要将插入点移到要分页的位置上，单击"页面布局"功能卡，在"页面设置"组单击"分隔符"，在"分隔符"的下拉菜单中，单击"分页符"即可，如图 3-7 所示。

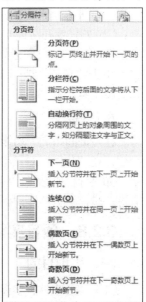

图 3-7　页面的分页和分节设置

2. 分节符

分节符是指为表示节的结尾而插入的标记。分节符包含节的格式设置元素，如页边距、页面的方向、页眉和页脚，以及页码的顺序。在"大纲视图"，可以看到一条横贯屏幕的虚双线表示分节符，插入点落在分节符上，按 Delete 键可取消该节。

文档分节，是可以将 Word 文档分成多个部分，实现不同的部分具有各自的页面格式。单击"页面布局"功能卡，在"页面设置"组单击"分隔符"，在"分隔符"的下拉菜单中，分节符有"下一页""连续""偶数页""奇数页"4 种（见图 3-7），可根据需要选择。

3. 页面设置

合理地进行页面设置，能使文档的页面布局符合具体的应用要求。在"页面布局"功能区，"页面设置"选项组可直接设置"文字方向""页边距""纸张方向""分栏"等；单击"🔲对话框启动器"按钮，在"页面设置"对话框中，切换选项卡，可进行更详细的设置。

① "页边距"选项卡：页边距是指正文与页面四个边缘的距离。

纸张方向："纵向"是指打印文档时以页面的短边作为页面上边，"纵向"为默认设置。"横向"指打印文档时以页面的长边作为页面上边。

② "纸张"选项卡：纸张大小：默认设置为"A4"，如需更改，单击右边的下拉按钮，可以修改为其他预置的纸张大小。如都没有合适的，还可以选择"自定义大小"，并在"宽度"和"高度"框中输入尺寸。

打印选项：单击"打印选项"按钮，通过"打印"对话框可以进行详细的打印设置。

③ "版式"选项卡：在"页眉和页脚"部分可以设置"奇偶页不同"和"首页不同"；在"页面"部分，可设置"垂直对齐方式"。

④ "文档网格"选项卡：可设置页面的"文字排列""网格""字符数""行数"等。

4. 插入页眉和页脚

页眉和页脚是指标注在文档的顶部和底部的信息，如：页码、章节标题、日期和作者名。

（1）在"插入"功能卡的"页眉和页脚"组，单击"页眉""页脚""页码"下拉按钮中的命令，可快速设置或在编辑界面设置页眉和页脚。

（2）如果要在奇偶页上创建不同的页眉、页脚，或使首页上的页眉和页脚不同于其他页，应结合前述的"页面设置"对话框中的"版式"选项卡，设置"奇偶页不同"或"首页不同"，或是单击"页眉"或"页脚"下拉按钮中的"编辑页眉（脚）命令，在功能区出现的"页眉和页脚工具"的"选项"组，勾选"首页不同"或"奇偶页不同"。

5. 分栏

在"页面布局"功能卡中单击"分栏"下拉菜单中的"两栏"按钮，或单击"更多分栏…"命令，在"分栏"对话框中选择"预设"部分的"两栏"，最后单击"确定"按钮。

如果分栏中涉及"栏数"的选择、是否显示"分隔线"以及"宽度和间距"等相关设置，需进一步在"分栏"对话框中进行相应设置。

3.2.8 项目实训二 《医学常识》文档的格式化排版

一、实训目的

（1）学会字体、字符间距、文字效果的设置方法；

（2）学会段落的缩进、对齐、段间距、行距等的设置方法；

（3）学会文档的页面设置，项目符号的编辑及分节、分页、分栏设置；

（4）熟悉页码、页眉和页脚的设置与改变等排版操作。

二、实训要求与操作步骤

1. 文档格式的初步设置

打开文档 wdsx2.docx，按要求进行格式设置，效果如图 3-8 所示。

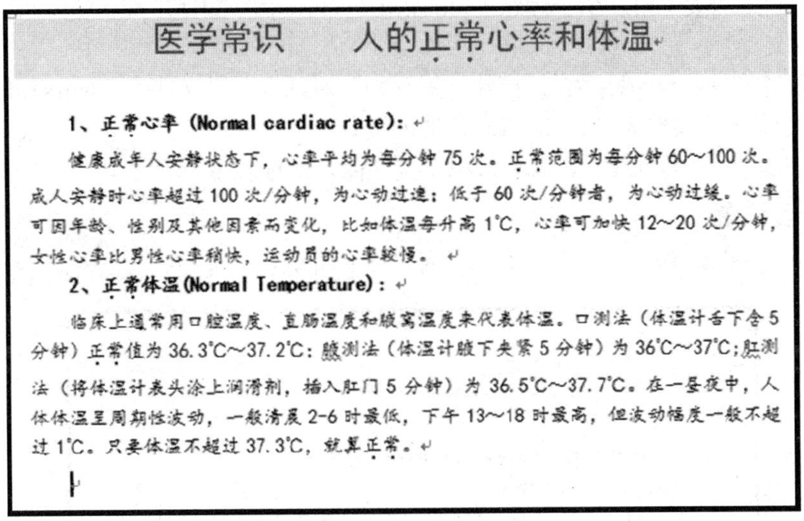

医学常识　人的正常心率和体温

1、正常心率（Normal cardiac rate）：

健康成年人安静状态下，心率平均为每分钟 75 次。正常范围为每分钟 60～100 次。成人安静时心率超过 100 次/分钟，为心动过速；低于 60 次/分钟者，为心动过缓。心率可因年龄、性别及其他因素而变化，比如体温每升高 1℃，心率可加快 12～20 次/分钟，女性心率比男性心率稍快，运动员的心率较慢。

2、正常体温（Normal Temperature）：

临床上通常用口腔温度、直肠温度和腋窝温度来代表体温。口测法（体温计舌下含 5 分钟）正常值为 36.3℃～37.2℃；腋测法（体温计腋下夹紧 5 分钟）为 36℃～37℃；肛测法（将体温计表头涂上润滑剂，插入肛门 5 分钟）为 36.5℃～37.7℃。在一昼夜中，人体体温呈周期性波动，一般清晨 2-6 时最低，下午 13～18 时最高，但波动幅度一般不超过 1℃。只要体温不超过 37.3℃，就算正常。

图 3-8　项目实训二　格式设置后效果图

操作要求：

（1）标题段文字"医学常识　人的正常心率和体温"设置为小二号、黑体、红色、居中，并设置图案样式为纯色 100%，添加标题段黄色底纹，标题段后间距设置为 16 磅。

（2）将正文各段文字设置为五号楷体-GB 2312，各段落左右各缩进 0.5 厘米，首行缩进 2 个字符。

（3）将小标题"1. 正常心率："和"2. 正常体温："加粗。

（4）以"wdsx3.docx"为文件名保存。

操作步骤如下。

（1）标题段格式设置

① 选定标题段"医学常识　人的正常心率和体温"。

② 切换到"开始"功能卡，单击"段落"组的"居中"按钮。

③ 在"开始"功能区，单击"字体"组的"字体"下拉列表框，选择"黑体"。

④ 单击"字体"组的"字号"下拉列表框，选择"小二"。

⑤ 单击"字体"组的"字体颜色"下拉列表框，选择"红色"。

⑥ 切换到"页面布局"功能卡，单击"页面背景"组的"页面边框"按钮。在"边框和底纹"对话框，单击"底纹"选项卡，在图案"样式"中选择"纯色 100%"，"颜色"中选择"黄色"，"应用于"选择"段落"，设置完毕，单击"确定"按钮，返回文档。

⑦ 单击"段落"组的对话框启动按钮，选择"缩进和间距"选项卡，在"段后"框中输入"16 磅"，单击"确定"按钮。

（2）正文格式设置

① 选定正文各段文字。

② 在"开始"功能区，单击"字体"组的"字体"下拉列表框，选择"楷体-GB2312"，

在"字号"下拉列表框，选择"五号"。

③ 单击"段落"组的对话框启动按钮，选择"缩进和间距"选项卡，在"缩进"栏中的"左侧"、"右侧"编辑框中分别输入 0.5 厘米，"特殊格式"下拉列表框中选择"首行缩进"，在"磅值"编辑框中选"2 字符"。

④ 选择第二段文字（第一个小标题），单击"字体"组的加粗按钮 **B**；单击格式刷，将第二段格式应用到第四段（第二个小标题）。重设第二个小标题"正常"着重号。

（3）保存文档

① 单击"文件"→"另存为"，打开"另存为"对话框，以文件名"wdsx3.docx"保存在自己班级+学号命名的文件夹中，如"15 护理 08"。

② 单击"文件"→"退出"，或直接单击"关闭"图标。

2. 进一步设置

将文件 wdsx3.docx 做进一步设置，效果如图 3-9 所示。

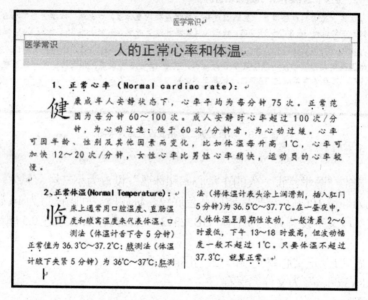

图 3-9 项目实训二 进一步设置效果图

操作要求：

（1）标题段"医学常识"，设为五号字，位置上移 8 磅。

（2）在第三段（"正常心率"那一段）、第五段（"正常体温"那一段）设置"首字下沉"。

（3）将第二段（第一个小标题）和第三段分节，对该节设置每行 30 个字符。

（4）将第四段、第五段等分 2 栏，栏间距为 0.6 厘米，栏间加分隔线。

（5）设置页眉为"医学常识"。

操作步骤如下。

（1）打开 wdsx3.docx 文档，并重设标题段。

① 启动 Word 2010，单击"文件"→"打开"，弹出"打开"对话框。

② 在"查找范围"下拉列表框中选择 D 盘上的个人文件夹，如"15 护理 08"文件夹。

③ 在显示 Word 文件列表中单击"wdsx3.docx"。

④ 按"打开"按钮，即打开该文件；也可以直接在 D 盘找到"wdsx3.docx"，鼠标左键双击，直接启动 Word 2010 并打开该文档。

⑤ 重设标题段，如图 3-9 所示。选定标题段的"医学常识"，在"开始"功能区，单击"字体"组的"字号"下拉列表框，选择"五号"。单击"字体"组的对话框启动按钮，切换到"高级"选项卡，在"字符间距"栏的"位置"选择"提升"，"磅值"选择"8 磅"，单击"确定"按钮。

⑥ 插入点置于"人的正常……"之前，按 4 次空格键，单击"段落"组的"两端对齐"按钮。

（2）设置首字下沉。

① 选定第三段，按住 Ctrl 键，再选第五段。

② 单击"插入"功能卡，单击"首字下沉"，打开"首字下沉选项"对话框，选择"下沉"，下沉行数设"2"，单击"确定"按钮。

（3）将第二段和第三段分节，并设置每行 30 个字符。

① 把光标置于第二段的段首，单击"页面布局"功能卡，在"页面设置"组单击"分隔符"，在"分隔符"下拉菜单的"分节符"下方，选择"连续"。

② 把光标置于第三段的段尾，用同样方法插入"连续"分节符。

③ 把光标置于该节内（第二段和第三段之间）。

④ 单击"页面布局"功能卡，在"页面设置"组，单击"　　对话框启动器"按钮，打开"页面设置"对话框中，切换到"文档网格"选项卡。

⑤ 在"网格"栏中选择"指定行和字符网格"，并在"字符"栏下的"每行"框中选择"30"，"应用于"框中选择"本节"。

⑥ 单击"确定"按钮，即完成了该设置。

（4）为第四段、第五段分栏。

① 选定第四、第五段；

② 单击"页面布局"功能卡，在"页面设置"组，单击"分栏"下拉菜单，选择"更多分栏"对话框，在"预设"中选择"两栏"，"间距"编辑框中输入"0.6 厘米"，并勾选"分隔线"选项，单击"确定"按钮。

（5）设置页眉为"医学常识"。

① 切换到"插入"功能卡，单击"页眉"下拉菜单，选择"编辑页眉"。

② 在页眉区输入"医学常识"，单击"页眉和页脚工具"选项卡的"关闭"按钮。

③ 尝试"页眉和页脚工具"选项卡各命令按钮的作用。

④ 以上设置完毕，以"wdsx4.docx"为文件名保存到个人文件夹，退出 Word 2010。

三、实训小结

（1）单击＿＿＿＿＿功能卡的＿＿＿＿＿下拉菜单可插入分节符。

（2）要设置首字下沉，应切换到＿＿＿＿功能卡，单击＿＿＿＿组的"首字下沉"命令。

（3）设置对齐、编号、缩进等，可单击＿＿＿＿功能卡下的＿＿＿组的相关命令按钮。

（4）设置每行的字数，应单击"页面布局"功能卡，在＿＿＿＿＿的对话框的"＿＿＿＿"选项卡中进行设置。

（5）若要求两个段落之间有较大的间距，或要求此间距小于 1 个空行的间距，最好是通过"开始"功能区的"＿＿＿＿"对话框来设定。

（6）如果要在奇偶页上创建不同的页眉、页脚，应先在"页面设置"对话框中的"＿＿＿"选项卡中进行设置。

（7）要设置个性化分栏，可在"页面布局"功能卡中，单击"分栏"下拉菜单中的"＿＿＿"命令进行设置。

3.2.9 表格的创建、编辑与格式化

Word 2010 提供了较强的表格处理功能，包括创建、编辑、格式化、数据计算等。

1. 创建表格

（1）对于简单规则的表格，在"插入"功能卡中单击"表格"下拉按钮，在弹出的表格选择框上向右下方拖动鼠标，选定需插入表格的行数和列数，释放鼠标左键后即完成表格的创建。或在"表格"下拉按钮中单击"插入表格…"命令，在出现的对话框中创建。

（2）对于复杂的表格，可在"表格"下拉列表中单击"绘制表格"命令按钮，鼠标指针变成笔的形状，拖动鼠标在文本编辑区即可画出表格。

大多数情况下第一种方法和第三种方法是配合使用的，先用第一种方法将表格的大致框架绘制出来，再使用第三种方法对表格内部的细节部分进行修改。

表格创建后，只要插入点落在表格内，功能区自动出现"表格工具"功能卡，表格的编辑、格式化、数据计算等，都可以在"设计"和"布局"子功能卡找到操作命令，如图 3-10 所示。

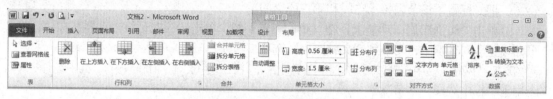

图 3-10　表格工具功能卡的布局工具命令

2. 表格的编辑、格式化、数据计算

（1）先选定单元格、行或列，利用"布局"子功能卡下的相应命令在表格中添加与删除单元格、行或列，合并与拆分单元格，修改表格属性（包括表格的对齐方式、列宽和行高等）及表格的合并与拆分等。

（2）如果要绘制斜线表头，可用"绘制表格"工具手工绘制。

（3）如果要对表格数据进行统计，先将插入点置于准备存放计算结果的单元格内，单击"布局"子功能卡"数据"组的"公式"命令，在弹出的对话框进行相应设置，可快速得到如求和（SUM）、求平均值（AVERAGE）、求最大值（MAX）等计算结果。

（4）如果要设置表格的边框和底纹，可在"表格工具/设计"功能卡的"表格样式"组选择提供的样式，对整张表格进行快速设置；如果只设置表格部分区域，可以在选定表格区域后，单击"表格样式"组右侧的"底纹"和"边框"分别设置；更多更详细的表格设置命令，可在"设计"子功能卡的"绘图边框"组，单击"快速对话框启动器"按钮，在打开的"边框和底纹"对话框中设置。

3.2.10 项目实训三 制作《教学计划表》

一、实训目的与要求

（1）学会表格的创建、内容的编辑及对表格格式化；

（2）学会表格中单元格的拆分、合并等操作；

（3）学会表格数据的统计计算。

二、实训要求与操作步骤

建立下列表格，并以"wdsx5.docx"为文件名保存在个人文件夹中（见表 3-1）。

表 3-1　　　　　教学计划表

2016 级卫生信息管理专业第一学年教学计划表

制表日期：2016 年 6 月 20 日

类别 \ 计划	课程名称	学分	总学时	其　中		安排学期
				理论	实训	
公共基础课	毛泽东思想概论	2	36	36	0	2
	思品与法律	3	48	30	18	1
	英语	5	80	80	0	1～2
	国防军事	1.5	24	14	10	1
	卫生法规	1	16	16	0	2
	体育	9	144	14	130	1～2
专业基础课	数据库技术	4	64	32	32	2
	C 语言程序设计	5	80	40	40	2
	办公自动化技术	6	100	42	58	1
	管理学基础	2	32	32	0	1
合计		38.5	624	336	288	

操作要求：

（1）创建并编辑上述表格。

（2）表内文字均为五号宋体，水平、垂直都居中，设置行高 0.6 厘米。

（3）将表格的上下外框线设置为 2.25 磅的粗线，左右外框线不显示；为表格添加底纹图案样式"10%"，颜色为红色。

（4）表名行粗体、4 号宋体、居中；制表日期行格式为宋体加粗体、5 号字、倾斜。

操作步骤如下。

（1）在文档中插入一个 13 行 7 列的表格

① 新建 Word 文档，录入表名标题和制表日期，将光标定位第三行要创建表格的位置。

② 在"插入"功能卡中单击"表格"下拉按钮，选择"插入表格…"命令，在出现的对话框中，"列数"栏中输入"7"，"行数"栏中输入"13"。

③ 设置完毕，单击"确定"按钮。

（2）单元格的合并与拆分

① 选中第 1 列第 3 行至第 8 行单元格区域。

② 单击"布局"子功能卡下的"合并"组"合并单元格"命令，则完成了该单元格区域的合并。

③ 用同样方法将第 1 列第 9 行至第 12 行、第 1 行第 1 列至第 2 行第 1 列、第 1 行第 2 列至第 2 行第 2 列、第 1 行第 3 列至第 2 行第 3 列、第 1 行第 4 列至第 2 行第 4 列、第 1 行第 5 列至第 1 行第 6 列、第 1 行第 7 列至第 2 行第 7 列、第 13 行第 1 列至第 13 行第 2 列的单元格区域的合并。

　　　　本例若插入的是第 12 行第 6 列的表格，就要将第 2 行第 5 列到第 12 行第 5 列的单元格区域拆分。

（3）表格文本编辑

① 在各单元格中录入相应文本，根据具体内容布局调整列宽。

② 选定"公共基础课"，单击"布局"子功能卡下的"对齐方式"组的"文字方向"按钮，改为"竖排"；用同样的方法，更改"专业基础课"为竖排。

③ 绘制斜线表头：

• 切换到"设计"子功能卡，单击"绘图边框"组的"绘制表格"按钮，鼠标指针变为笔的形状，在合并后的第1行第1个单元格画出对角斜线。画完后再点击一次"绘制表格"按钮。

• 在第1行第1列输入："计划"并回车，在该单元格的第二行输入"类别"。

（4）表格的格式化

① 表格内容格式化与数据计算

• 选定整张表格。

• 切换到"开始"功能卡，将表格内容文字设置成宋体五号字。

• 切换到"表格工具"的"布局"子功能卡，在"对齐方式"组单击"水平居中"按钮，实现表格文本在水平和垂直方向上都居中对齐。

• 在"布局"子功能卡，单击"单元格大小"组的"高度"文本框右侧的上下三角按钮，设定"0.6厘米"。

• 将光标置于学分合计栏的单元格，即最后一行的第3列，单击"布局"子功能卡的"数据"组"公式"按钮，打开"公式"对话框，使用默认设置，单击"确定"按钮。

• 用同样方法，将光标置于不同的合计单元格，完成合计栏的统计。

② 表格边框和底纹的设置

• 上下边框设置：选定整张表，切换到"表格工具"的"设计"子功能卡，在"绘图边框"组，选择笔样式为"单线"，笔粗细为"2.25磅"，再单击"表格样式"组的"边框"按钮，在下拉菜单中分别选择"上框线""下框线"，即将表格的上下边框设置为2.25磅的粗线。

• 内边框设置：在"绘图边框"组，选择笔样式为"单线"，笔粗细为"0.5磅"，再单击"表格样式"组的"边框"按钮，在下拉菜单中选择"内框线"，即将表格的内边框设置为0.5磅的细线。

• 底纹设置：选定整张表格，打开"绘图边框"组的"边框和底纹"对话框，转到"底纹"选项卡，在"图案"栏中选择样式"10%"，颜色"红色"，"应用于"中选择"表格"，单击"确定"按钮。

（5）表名标题设置

选定表格上方已录入的标题行，在"开始"功能卡中设置4号宋体、加粗、居中；选定制表日期行，设置5号宋体、加粗、居左、倾斜。

（6）以wdsx5.docx为文件名进行保存。

三、实训小结

（1）要使用Word 2010自带的表格样式，应选定表格，单击＿＿＿＿＿＿功能卡的＿＿＿＿＿＿组，选择一种表格样式。

（2）如果要绘制斜线表头，可用＿＿＿＿＿＿＿＿工具手工绘制，或者在"表格工具/设计"功能卡，选择"表格样式"组的＿＿＿＿＿＿＿＿命令按钮。

（3）如果只设置表格部分区域的边框，可以在选定表格区域后，单击＿＿＿＿＿＿组右侧的"边框"分别设置。

3.2.11　图文并茂

Word 2010 允许将图片、剪贴画、绘制的图形、图表、艺术字、文本框、数学公式、各类注解等插入文本中，自动生成文档目录，并对其进行审阅、编辑，快速制作出图文并茂的文档。

1．插入图片

Word 2010 中可以插入 3 种类型的图片，一是 Word 2010 剪辑管理器中提供的剪贴画，二是来自外部文件的图片，三是直接用绘图工具画图。

（1）插入剪贴画：确定文本区中将要插入剪贴画的位置，切换到"插入"功能卡，单击"插图"组的"剪贴画"按钮，工作窗口右侧变为"剪贴画"任务窗格。在该任务窗格中的"搜索文字"框中，键入描述所需剪贴画的单词或短语，单击"搜索"按钮，出现搜索结果，单击要插入的剪贴画。

（2）插入图片文件：插入点定位在文本区中将要插入图片的位置，在"插入"功能卡，单击"插图"组的"图片"按钮，弹出"插入图片"对话框，在"查找范围"列表框中选择图片文件所在文件夹，再选择要插入图片的文件名，单击"插入"按钮，图片就插入到了插入点位置。

（3）在文档中绘图：在"插入"功能卡，单击"插图"组的"形状"按钮，弹出形状选择对话框，单击所需形状，就可以在编辑区绘图。绘图时按住 Shift 键拖曳鼠标，可以绘出标准的"正"的图形；按住 Ctrl 键，绘制的图形中心固定。

（4）插入 SmartArt 图形、图表、屏幕截图：SmartArt 图形是信息和观点的视觉表现形式，主要用于展示演示流程、循环和关系。将插入点定位后，在"插入"功能卡，分别单击"插图"组的"SmartArt""图表""屏幕截图"按钮，弹出相应的对话框，按提示操作即可。

2．编辑图片

（1）调整图片的大小和角度：选定图片，使用鼠标可直接调整图片的大小和旋转角度，或通过"图片工具/格式"功能卡（选定图片后才会出现），选用该功能区的"调整"组、"图片样式"组、"排列"组、"大小"组对应的命令按钮进行设置，如图 3-11 所示。

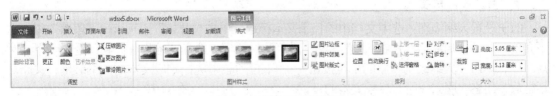

图 3-11　图片工具/格式命令

（2）改变图片的位置：选定图片，单击图 3-10"排列"组的"位置"按钮，在打开的菜单中选择除"嵌入文本行"之外的任一种"文字环绕"方式，再将鼠标置于要调整的图片上，按住鼠标左键拖动，就可以移动图片的位置。

（3）设置图片排列方式：选定图片，单击"排列"组的"自动换行"按钮（见图 3-11），在打开的菜单中选择图片与文字环绕排列的方式；如果单击"其他布局选项"按钮，还可以作进一步的设置。

（4）图片的其他处理：选定图片，在"图片工具/格式"功能卡，选用该功能区的"调整"组、"图片样式"组、"排列"组、"大小"组相应的命令按钮，还可实现对图片的亮度、对比度、颜色、效果、边框、裁剪、删除背景等作进一步的调整加工。

3．插入文本框

文本框是在文档中建立一个以图形为对象的文本，它是一种可以移动，大小可调的文本或图形容器。

插入点定位在编辑区中要插入文本框的位置，在"插入"功能卡，单击"文本"组的"文本框"按钮，在弹出对话框中直接选"内置"的样式，或单击"绘制文本框"或"绘制竖排文本框"，将鼠标指针在编辑区拖动，画出横排或竖排文本框，然后在文本框中输入文本。

4. 插入艺术字

在编辑文档时，套用与文档风格接近的艺术字，可提升文档的视觉效果。

切换到"插入"功能卡，单击"文本"组的"艺术字"按钮，在弹出的下拉列表中选一种艺术字样式，然后就可以在光标所处的文本框中输入文字内容。

5. 插入公式

切换到"插入"功能卡，单击"符号"组的"公式"按钮，在弹出的下拉列表中选一种内置公式样式，或单击"插入新公式"，可以在"公式工具"的"设计"选项卡选择公式符号进行编辑。

6. 添加题注、脚注、尾注

题注就是给图片、表格、图表、公式等项目添加的名称和编号。脚注是标明资料来源、为文章补充注解的一种方法。尾注是对文本的补充说明，一般位于文档的末尾，列出引文的出处等。

（1）添加和删除题注：选定需要添加的名称标签或编号的图片、表格、图表、公式等，单击"引用"功能卡，再单击"插入题注"，在"题注"对话框中录入标签或编号。如要删除题注，选中题注的标记，然后按 Delete 删除键。

（2）添加和删除脚注、尾注：选定需要标明资料来源或补充注解的插入点，单击"引用"功能卡，再单击"插入脚注"，在当前页面下方录入注解内容；单击"插入尾注"，则应在文档的结束处录入注解或标明资料来源的内容。要删除脚注或尾注，可在文档正文中选中脚注或尾注的引用标记，然后按 Delete 删除键。这个操作除了删除引用标记外，还会将页面底部或文档结尾处的文本删除，同时会自动对剩余的脚注或尾注进行重新编号。

7. 自动生成目录

（1）设置大纲级别：选中文档中的目录文本标题，单击"开始"选项卡→"段落"组→右下角的"对话框启动器"按钮 ，在弹出"段落"对话框，选择"缩进和间距"选项卡下"常规"栏，单击"大纲级别"后的下拉按钮 ，在下拉列表中选择相应文本的大纲级别，关闭对话框后，用格式刷完成所有目录文本的设置。

大纲级别的设置，也可单击"视图"选项卡→"文档视图"组中→"大纲视图"按钮，在"大纲"功能卡中，设置目录文本的大纲级别。

（2）生成目录：单击"引用"选项卡→"目录"组中→"目录"按钮 ，在弹出的目录下拉列表中，选择一种内置的目录样式。

（3）更新目录：如果文档重新编辑，需要更新目录，可在目录区中，右击选择"更新域"命令或按 F9 键，在弹出的"更新目录"对话框中设置。

8. 文档审阅

（1）拼写和语法检查：单击"审阅"选项卡→"校对"组的"拼写和语法"按钮 ，在弹出"拼写和语法"对话框中，根据提示修改文档中的拼写和语法的错误。

（2）添加和删除批注：批注是阅读或批阅文本时，把感想、修改意见等，批写在文本中的空白处。

选定需要注释或注解的文本，单击"审阅"功能卡，再单击"新建批注"，在出现文本框中录入注解或批阅内容。如要删除批注，在"审阅"功能区的"批注"组，单击"删除"按钮。

（3）修订：利用修订功能，可以用不同颜色标识审阅者对原文档的修改操作。

选定要修改的文本，单击"审阅"选项卡→"修订"组→"修订"按钮，文档进入修订状态，可以对文档内容进行修改。再次单击"修订"按钮，退出修订状态。

文档插入修订标记后，用户可以单击"修订"组的"审阅窗格"按钮查看修订的内容，同时可利用"更改"组中的"接受"或"拒绝"按钮，接受或拒绝修改。

3.2.12　项目实训四　制作图文并茂的《医学常识》文档

一、实训目的与要求

1. 学会在 Word 2010 文档中插入图片，并进行图片编辑；
2. 学会绘制简单的图形；
3. 学会文本框、艺术字、公式的使用；
4. 学会图文混排的操作。

二、实训要求与操作步骤

调用 wdsx3.docx 文档，通过各种图文操作，得到如图 3-12 所示效果。

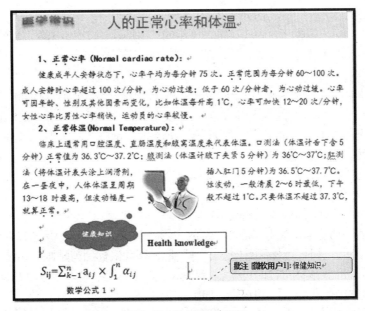

图 3-12　图文混排效果图

操作要求：

（1）在标题行左端将"医学常识"设置为艺术字，式样为"艺术字"下拉列表中第 5 行第 3 列，并按图 3-12 效果图标题样式进行设置。

（2）在第三段文字中插入一张剪贴画，将其高度和宽度缩小到原来的 50%，其文字环绕设为"四周型"。

（3）在剪贴画旁加上云形标注，标注内容为"健康知识"，标注中填充紫色并带深蓝色外框线，标注字体采用小 5 号加粗的楷体。

（4）将英文单词"health knowledge"放在一个文本框中。

（5）将英文改为"句首字母大写"。

（6）在文本框下方添加公式：$S_{ij} = \sum_{k-1}^{n} a_{ij} \times \int_{1}^{n} \alpha_{ij}$

（7）在文本框下方手动添加批注："保健知识"。

（8）在公式下方手动添加题注："数学公式 1"。

操作步骤如下。

（1）打开文档 wdsx3.docx。

（2）插入艺术字：

① 选定标题行的"医学常识"。

② 切换到"插入"功能卡，单击"文本"组的"艺术字"按钮，在弹出的下拉列表中选第 5 行第 3 列艺术字样式；切换到"开始"功能卡，将文本框中的文字大小设为"三号"。

③ 选定"艺术字"文本框，在弹出的"绘图工具/格式"功能卡，单击"形状样式"→"形状轮廓"→"无轮廓"。

④ 在"图片工具/格式"功能卡，单击"艺术字样式"→"文本效果"→"转换"→"弯曲"→"倒 V 形"。

⑤ 单击"排列"→"位置"→"嵌入文本行中"。

⑥ 适当调整艺术字与标题的相对位置。

（3）插入图片：

① 将光标定位于要插入图片的第四段文字中。

② 切换到"插入"功能卡，单击"插图"组的"剪贴画"按钮，出现"剪贴画"任务窗格。

③ 在"搜索文字"栏输入"教学"，单击"搜索"按钮。

④ 在"结果"栏中单击需要的剪贴画，即插入到文本中。

⑤ 右击剪贴画，在快捷菜单中单击"大小和位置"，打开"布局"对话框，选择"大小"选项卡，在"缩放"栏中选择"高度 50%"，勾选"锁定纵横比"和"相对原始图片大小"。

⑥ 在"布局"对话框，选择"文字环绕"选项卡，选中"四周型"，"环绕方式"选"两边"，单击"确定"按钮，返回文档。

⑦ 将鼠标置于图片的任意位置上，这时，鼠标指针成"+"箭头形状，按住鼠标左键，将图形调整到适当的位置上。

（4）在剪贴画旁加上云形标注和文本框。

① 在"插入"功能卡，单击"插图"组的"形状"按钮，弹出形状选择对话框，单击"标注"→"云形标注"，这时，鼠标指针变成"+"形，移动鼠标到剪贴画旁，按下鼠标左键并拖动到适合的位置，释放鼠标左键即可绘出云形标注，并在其中输入"健康知识"。在"开始"功能卡设定字体"楷体"、字号"小五"、加粗。

② 选定"云形标注"图形，单击"绘图工具/格式"功能卡，在"形状样式"组，单击"形状填充"按钮，在下拉列表中选择"紫色"；单击"形状轮廓"按钮，在下拉列表中选择"深蓝色"，线条粗细选择"1 磅"。

③ 单击"插入"功能卡，在"文本"组单击"文本框"按钮，在下拉列表中选择"绘制文本框"，鼠标指针变为"+"形，将鼠标指针在文档中拖动，画出文本框。

④ 在文本框中输入英文"health knowledge"，适当调整文本框的大小和位置。

（5）将文本框英文改为"句首字母大写"。

选定文本框中的英文"health knowledge"，在"开始"功能卡，单击"字体"组的"更改大小写"按钮 Aa▼，在下拉列表中选择"句首字母大写"，并设置"加粗"。

（6）在文本框下方添加公式：$S_{ij} = \sum_{k-1}^{n} a_{ij} \times \int_{1}^{n} \alpha_{ij}$。

在文本框下方的空行，切换到"插入"功能卡，单击"符号"组的"公式"按钮，选"插入新公式"，在"公式工具"的"设计"功能区，选择适合的公式符号进行编辑。

（7）在文本框下方手动添加批注："保健知识"。

① 将插入点置于文本框下方中间，切换到"审阅"功能卡，单击"批注"组的"新建批注"按钮。

② 在"批注"文本框录入"保健知识"。

（8）在公式下方手动添加题注："数学公式 1"。

① 将插入点置于公式下方中间，切换到"引用"功能卡，单击"题注"组的"插入题注"按钮。

② 在"题注"对话框，单击"新建标签"，录入"数学公式"，单击"确定"。

（9）以 wdsx6.docx 为文件名保存在自己的文件夹中。

三、实训小结

（1）使用绘图工具栏中的"矩形"或"椭圆"工具按钮绘制标准正方形或圆时，鼠标拖动时应配合按下＿＿＿＿＿键。

（2）要使图形置于文字上方，可单击＿＿＿＿＿功能卡，在"排列"组单击"自动换行"按钮，在下拉菜单中选择＿＿＿＿＿命令。

（3）在 Word 2010 中，文档的视图模式会影响文档在屏幕上的显示方式，为了使显示内容与打印效果完全相同，应设定＿＿＿＿＿视图。

3.2.13　创建电子病历模板

Word 2010 的每一个文档都是基于一个模板建立起来的，常用的是 Word 2010 默认的 Normal（空白文档）模板。模板包含了字符、段落格式以及页面设置的样式，是一组样式的组合。一般在新建文档时，单击功能区菜单"文件"→"新建"，在弹出的"可用模板"窗口中，单击"我的模板"，选择适用的模板，再修改模板结构。新建模板对话窗口如图 3-13 所示。

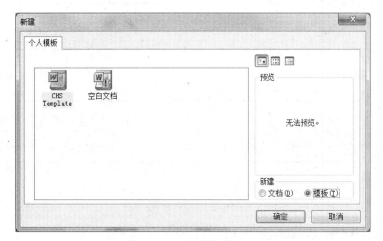

图 3-13　新建模板对话窗口

如果"个人模板"对话框没有适用的模板，如医院常用的电子病历，可以自定义一个结构化电子病历模板，整合患者住院期间的所有信息，使医生书写电子病历变得省时又省力。

操作步骤如下。

（1）单击"文件"→"新建"，在模板对话框（见图 3-13）单击"我的模板"按钮，在模板的"新建"对话框，勾选"模板"单选按钮，单击"确定"按钮，打开模板编辑窗口。

（2）在模板编辑窗口录入如图 3-14 所示的结构化电子病历。

（3）单击"文件"菜单中的"另存为"命令，弹出"另存为"对话窗口。

（4）单击"保存类型"列表框，在弹出的文件类型列表中选中"Word 模板"。

（5）在"文件名"编辑框中输入文件名"电子病历"。

（6）在"保存位置"列表框中选定保存模板的 Templates 文件夹（默认位置）。所选定的文件夹将决定在选择"文件"菜单的"新建"→"我的模板"命令时，模板所在的标签位置。

（7）单击"保存"按钮保存模板，并关闭模板编辑窗口。

电子病历模板创建后，在如图 3-13 所示的"可用模板"对话框的"我的模板"下，将增加一个"电子病历"模板。若需要书写电子病历，单击"文件"→"新建"，在弹出的对话框中单击"我的模板"，选中"电子病历"，勾选"文档"单选按钮，单击"确定"，打开电子病历编辑窗口，即可按原定结构录入住院患者信息。

×××医院住院病历

病区：　　　　床号：　　　　住院号：

姓名		籍贯		省		市(县)
性别	性	住址				
年龄	岁	工作单位				
婚姻	婚	入院时间	年	月	日	时
民族	族	病史采集	年	月	日	时
职业		病史陈述者		可靠程度：		
过敏史		记录日期	年	月	日	时

主 诉：
现病史：
既往史：
个人史：
月经史：
婚育史：
家族史：

图 3-14　电子病历模板

3.3　Word 2010 知识点检测

1. 在 Word 2010 中，执行插入形状中的"矩形"，按（　　　）键拖曳鼠标可绘制出一个正方形。

  A. Ctrl   B. Shift   C. Esc   D. Tab

2. 要重复上一步进行过的格式化操作，可选择（　　　）。

  A. "撤销键入"按钮   B. "剪贴板"组的"剪切"命令按钮

  C. "剪贴板"组的"复制"命令   D. "重复键入"

3. 在 Word 2010 中，艺术字形状的阴影效果可在绘图工具的（　　　）中设置。

  A. 形状格式 B. 形状效果 C. 形状轮廓 D. 形状填充

4. 每一个 Office 2010 应用程序的菜单中都有"保存"命令和"另存为"命令，以下概念中正确的是（　　　）。

  A. 当文档首次存盘时，只能使用"保存"命令

  B. 当文档首次存盘时，只能使用"另存为"命令

  C. 当文档首次存盘时，无论使用"保存"命令或"另存为"命令，都会出现"另存为"对话框

  D. 当文档首次存盘时，无论使用"保存"命令或"另存为"命令，都会出现"保存"对话框

5. 在 Word 2010 中，可以通过"打开"或"另存为"对话框对选定的文件进行管理，能对选择的文件进行（　　　）操作。

  A. 复制   B. 重命名   C. 修改属性   D. 上述均可

6. Word 2010 "文件"菜单"最近所用文档"列出的文件名是（　　　）。

  A. 用于文件的切换   B. 最近被 Word 处理的文件

  C. 这些文件已打开   D. 正在打印的文件名

7. 如果要查询当前文档中包含的字符数，（　　　）。

  A. 选择"审阅"功能卡的"比较"组命令

  B. 选择"开始"功能卡的"编辑"组命令

  C. 选择"审阅"功能卡的"校对"组命令

  D. 无法实现

8. 在 Word 2010 中，鼠标双击选定栏，一般表示选定（　　　）。

  A. 全部文档 B. 一句   C. 一行   D. 一段

9. 在 Word 2010 编辑过程中，删除插入点光标左边的字符，按（　　　）键。

  A. Enter   B. Back Space C. Delete（Del） D. Insert（Ins）

10. 假设目前有两个文档窗口，要把一个窗口中文档的部分内容移动到另一个窗口的文档中去，先选择好第一个窗口里要移动的文字内容，然后执行的命令是"开始"功能卡中的（　　　）。

  A. 复制   B. 粘贴   C. 剪切   D. 清除格式

11. 在 Word 2010 编辑状态下，使插入点快速移到文档尾部的快捷键是（　　　）。

  A. Alt +End 组合键   B. Shift +End 组合键

  C. Ctrl +End 组合键   D. Ctrl +Home 组合键

12. Word 2010 的查找替换功能很强，不属于其中的是（　　　）。

    A. 能够查找和替换文本中的格式

    B. 能够查找图形对象

    C. 能够用通配字符进行快速、复杂的查找和替换

    D. 能够查找和替换带格式或样式的文本

13. 关于编辑页眉页脚，下列叙述（　　　）是不正确的。

    A. 文档内容和页眉页脚可在同一个窗口中编辑

    B. 文档内容和页眉页脚一起打印

    C. 编辑页眉页脚时不能编辑文档内容

    D. 页眉页脚中也可以进行格式设置和插入剪贴画

14. 要将英文改为首字母大写，切换到"开始"功能卡，下面（　　　）操作是正确的。

    A. "编辑"组的"替换"命令，在其对话框进行相应设置

    B. "样式"组的"更改样式"命令，在其下拉菜单中选相应命令

    C. 没有办法实现

    D. "字体"组的"更改大小写"命令，在其下拉菜单中选相应命令

15. 插入硬分页符的命令是（　　　）。

    A. "视图"功能卡的"拆分"　　　　　　　　B. "页面布局"功能卡的"分隔符"

    C. B、D 均可　　　　　　　　　　　　　　D. "插入"功能卡的"分页"

16. 当选定文档中的中间一段进行分栏操作后，必须在（　　　）视图才能看到分栏的效果。

    A. "页面"　　　　　　B. "草稿"　　　　　　C. "大纲"　　　　　　D. "Web 版式"

17. 关于"拆分表格"命令的叙述，正确的是（　　　）。

    A. 只能把表格按插入点为界，拆分为上下两个表

    B. 可以把表格按操作者所需，拆分成两个以上的表格

    C. 只能把表格按插入点为界，拆分为左右两个表

    D. 可以把表格按表格具有的列数，逐一拆分成几列

18. 在 Word 2010 中，以下对表格操作的叙述，错误的是（　　　）。

    A. 在表格的单元格中，除了可以输入文字、数字，还可以插入图片

    B. 表格的每一行中各单元格的宽度可以不同

    C. 表格的每一行中各单元格的高度可以不同

    D. 表格的表头单元格可以绘制斜线

19. 在 Word 2010 的编辑状态，选定表格中的一行后，单击"表格工具/布局"功能卡的"拆分表格"命令后，表格被拆分成上、下两个表格，已选择的行（　　　）。

    A. 在上边的表格中　　　　　　　　　　　B. 在下边的表格中

    C. 不在这两个表格中　　　　　　　　　　D. 被删除

20. 在 Word 2010 中，把表格加上实线，下列操作中（　　　）不能实现。

    A. 通过"插入表格"命令生成的表格

    B. 用"绘制表格"图标命令绘制的表格

    C. 使用"开始"功能卡中的"字符边框"命令

    D. 通过"表格工具/布局"功能卡的"边框"命令

21. 在 Word 2010 中，要删除已选取一段正文，下述（　　　）是正确的。

    A. 按 Delete　　　　　　　　　　　　　　B. 按 Ctrl+V 组合键

    C. 单击"剪贴板"组的"剪切"命令　　　　D. 单击"剪贴板"组的"粘贴"命令

22.　Word 2010 "开始"功能卡的"段落"命令可实现的操作是（　　）。

　　A. 设置行和段落间距　　　　　　　B. 设置项目符号

　　C. 设置对齐方式　　　　　　　　　D. 以上均可以

23.　在 Word 2010 中，要设置字符颜色，应先选定文字，再选择"开始"功能卡的（　　）。

　　A. "段落"组命令　　B. "字体"组命令　　C. "样式"组命令　　D. "编辑"组命令

24.　在 Word 2010 中选定文字块时，若块中包含有多种字号的文字，在"字体"组的"字号"栏中将显示（　　）。

　　A. 块中最小的字号　　　　　　　　B. 块中最大的字号

　　C. 空白　　　　　　　　　　　　　D. 块首字符的字号

25.　在 Word 2010 中，若要使已输入的两个汉字重叠，可使用"开始"功能卡的（　　）命令进行设置。

　　A. "字体"组的"更改大小写"命令　　B. "段落"组的"中文版式"命令

　　C. "样式"组的"更改样式"命令　　　D. "编辑"组的"替换"命令

26.　在 Word 2010 中，段落组的"增加缩进量"后打印出来的文本，其文本相对于打印纸边界的距离为（　　）。

　　A. 缩进距离　　　　B. 页边框　　　　C. 悬挂缩进距离　　D. 页边距+缩进距离

27.　在 Word 2010 中，要调整行间距，应选择"开始"功能卡的（　　）。

　　A. "段落"组中的"中文版式"　　　　B. "样式"组的"更改样式"

　　C. "段落"组中的"行与段落间距"　　D. "编辑"组的"选择"

28.　要对一个文档中多个不连续的段落设置相同的格式，最有效的操作方法是（　　）。

　　A. 选定样板段落，单击格式刷按钮，再将鼠标指针拖过其他多个需要格式的段落

　　B. 选用同一个"样式"来格式化这些段落

　　C. 选用同一个"模板"来格式化这些段落

　　D. 利用"替换"命令来格式化这些段落

29.　要取消上一步进行过的操作，可选择（　　）。

　　A. "剪贴板"组的"剪切"命令　　　　B. "重复键入"按钮

　　C. "编辑"组的"替换"　　　　　　　D. "撤销键入"按钮

30.　Word 2010 的"页面设置"组中的命令不包括（　　）。

　　A. 每页行数　　　B. 打印份数　　　C. 每行字数　　　D. 页边距

31.　调整图片大小可以用鼠标拖动图片四周任意控制点，但只要拖动（　　）控制点，就能使图片等比例缩放。

　　A. 左或右　　　　B. 上或下　　　　C. 四个角之一　　　D. 均不可以

32.　在 Word 2010 的各种视图方式中，能方便进行图形对象处理（插入图片、图表、文本框、图文框）的视图是（　　）。

　　A. 阅读版式视图　　B. 页面视图　　　C. 大纲视图　　　　D. Web 视图

33.　在 Word 2010 中，（　　）"格式刷"按钮可重复使用格式刷功能。

　　A. 左键双击　　　B. 左键单击　　　C. Ctrl+左键单击　　D. Shift+左键单击

34.　下列有关 Word 2010 文本框的叙述中，不正确的是（　　）。

　　A. 文本框能与文字进行叠放，生成水印的效果

　　B. 在文本框中输入文本，文本框会因文本内容的增多而增大

　　C. 文本框也能使文字在图的周围环绕排列

　　D. 在文本框中输入的文字可以进行格式设置

35. 下列（　　）不是 Word 文档文件与文本文件的区别。

    A. 是否允许插入打印格式控制符   B. 是否允许插入排版格式控制符

    C. 是否允许含有汉字   D. 是否具有通用性

36. 在 Word 2010 中建立的文档文件，不能用 Windows 中的记事本打开，这是因为（　　）。

    A. Word 文件是以 DOCX 为扩展名   B. 文件中含有特殊控制符

    C. 文件中含有汉字   D. 文件中西文有"全角"和"半角"之分

37. 关于 Word 2010 中删除批注的方法，错误的是（　　）。

    A. 鼠标右键单击批注，在快捷菜单中选择"删除批注"命令

    B. 在"审阅"功能卡中选择"删除"命令。

    C. 在"审阅"功能卡中单击"拒绝"按钮

    D. A、B 均可

38. 关于 Word 2010 中自动生成目录的说法，正确的是（　　）。

    A. 要先在大纲视图中为标题选择大纲级别，才可使用自动生成目录功能

    B. 单击自动生成的目录中的章节链接，会直接跳转到相应页面

    C. 只要文章中有章节标题，系统可根据文中的各级标题自动生成目录

    D. 用户对文档进行修改后，相应的目录也会自动更新

39. 关于 Word 2010，以下说法正确的是（　　）。

    A. 尾注和题注功能相当

    B. 先选择批注，按 Delete 键即可删除单个批注

    C. 题注是对文档标题的注释

    D. 可用脚注对文档内容进行注释说明

工作任务 3　制作新特药宣传页

任务要求

上网搜索"新特药介绍"或直接在浏览器地址栏输入 http://www.xinyao800.com/，打开中国新特药介绍网站，下载 3 种新特药的文字说明和相关图片备用。

操作要求如下。

（1）在个人文件夹下新建一文档，命名为"工作任务 3.docx"，打开该文档进行编辑。

（2）选取药品介绍主要内容，复制到文档中。

（3）标题"新特药简介"设置为艺术字体，效果如图 3-15 所示。

（4）标题下的图形为"形状"下拉菜单"星与旗帜"栏的"爆炸形 1"，无线条颜色，形状填充选"渐变"的"中心辐射"。

（5）修改"正文"样式，中文字体为楷体-GB2312，西文字体为 Arial，五号，并将"正文"样式应用于除标题外的所有段落。

（6）将所有药名设为加粗，底纹图案样式为 15%，蓝色。

（7）每一种药品均插入下载的相关图片，环绕方式设为四周型，大小均为高度 3 厘米，锁定纵横比。

（8）排版设置后的效果如图 3-15 所示。

（9）保存文件。

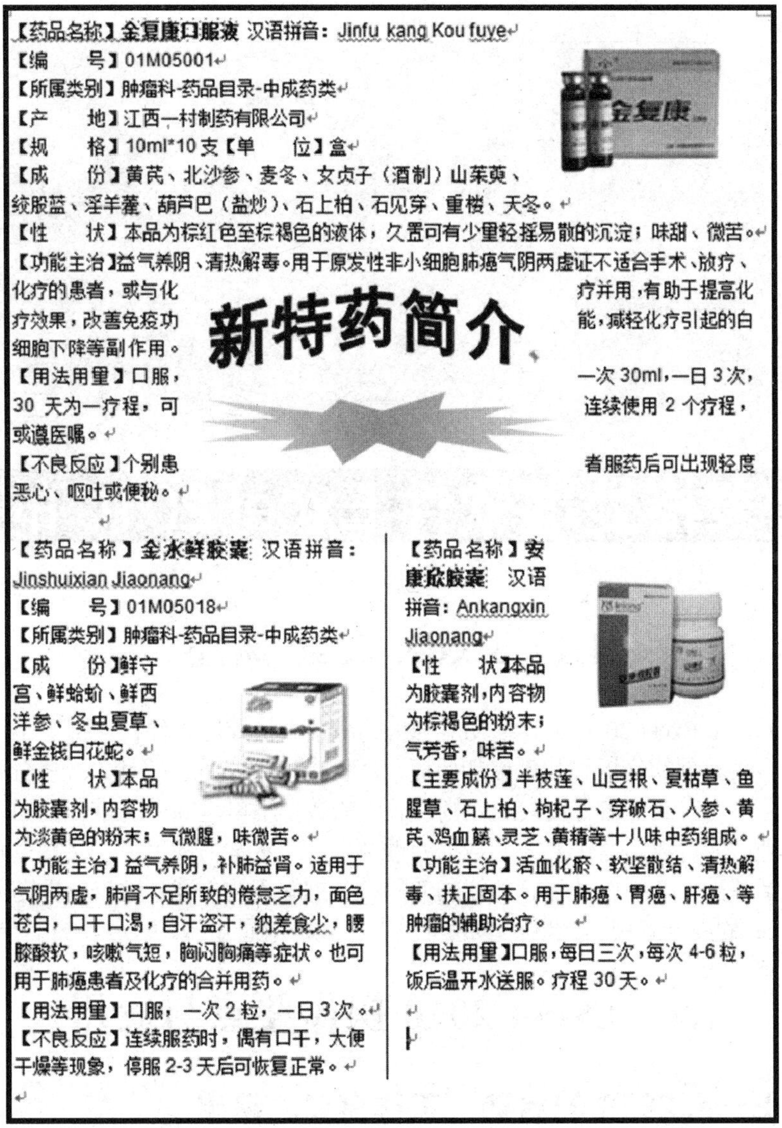

【药品名称】金复康口服液 汉语拼音：Jinfu kang Kou fuye

【编　　号】01M05001

【所属类别】肿瘤科-药品目录-中成药类

【产　　地】江西一村制药有限公司

【规　　格】10ml*10 支【单　　位】盒

【成　　份】黄芪、北沙参、麦冬、女贞子（酒制）山茱萸、绞股蓝、淫羊藿、葫芦巴（盐炒）、石上柏、石见穿、重楼、天冬。

【性　　状】本品为棕红色至棕褐色的液体，久置可有少量轻摇易散的沉淀；味甜、微苦。

【功能主治】益气养阴、清热解毒。用于原发性非小细胞肺癌气阴两虚证不适合手术、放疗、化疗的患者，或与化疗并用，有助于提高化疗效果，改善免疫功能，减轻化疗引起的白细胞下降等副作用。

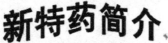

【用法用量】口服，一次 30ml，一日 3 次，30 天为一疗程，可连续使用 2 个疗程，或遵医嘱。

【不良反应】个别患者服药后可出现轻度恶心、呕吐或便秘。

【药品名称】金水鲜胶囊 汉语拼音：Jinshuixian Jiaonang

【编　　号】01M05018

【所属类别】肿瘤科-药品目录-中成药类

【成　　份】鲜守宫、鲜蛤蚧、鲜西洋参、冬虫夏草、鲜金钱白花蛇。

【性　　状】本品为胶囊剂，内容物为淡黄色的粉末；气微腥，味微苦。

【功能主治】益气养阴，补肺益肾。适用于气阴两虚，肺肾不足所致的倦怠乏力，面色苍白，口干口渴，自汗盗汗，纳差食少，腰膝酸软，咳嗽气短，胸闷胸痛等症状。也可用于肺癌患者及化疗的合并用药。

【用法用量】口服，一次 2 粒，一日 3 次。

【不良反应】连续服药时，偶有口干，大便干燥等现象，停服 2-3 天后可恢复正常。

【药品名称】安康欣胶囊 汉语拼音：Ankangxin Jiaonang

【性　　状】本品为胶囊剂，内容物为棕褐色的粉末；气芳香，味苦。

【主要成份】半枝莲、山豆根、夏枯草、鱼腥草、石上柏、枸杞子、穿破石、人参、黄芪、鸡血藤、灵芝、黄精等十八味中药组成。

【功能主治】活血化瘀、软坚散结、清热解毒、扶正固本。用于肺癌、胃癌、肝癌、等肿瘤的辅助治疗。

【用法用量】口服，每日三次，每次 4-6 粒，饭后温开水送服。疗程 30 天。

图 3-15　工作任务 3　排版设置效果图

（黄仲开）

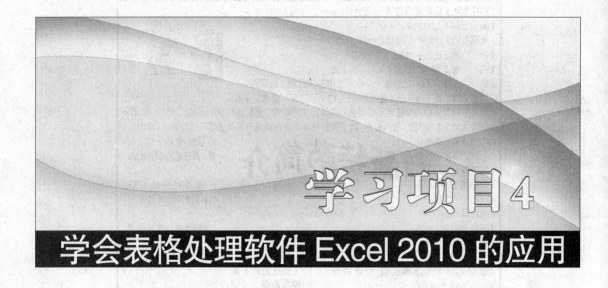

学习项目4

学会表格处理软件 Excel 2010 的应用

4.1　Excel 2010 概述

Microsoft Office Excel 2010 是一款功能强大的电子表格处理软件，它提供了很多表格数据处理功能，使报表数据的分析和共享更加便捷，广泛应用于财务、统计、经济分析等领域。

Excel 表格和 Word 表格有较大的差别，表中的数据不再是简单的堆积，而是具有实时动态性，能更好地适应有数据变化要求的数据处理环境。在本学习项目里，将着重介绍其基本操作和应用，包括基础表格制作、计算功能的使用、数据图表的创建、数据管理与分析，最后给出 Word 和 Excel 的组合应用，批量打印医院患者住院费用通知单。

4.2　Excel 2010 操作要点与应用

4.2.1　Excel 2010 的启动、工作窗口、退出

Excel 2010 启动、退出方法、工作窗口界面组成与 Word 2010 大致相同，所不同的是编辑区以表格的形式呈现。工作窗口界面组成如图 4-1 所示。

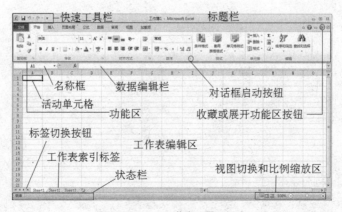

图 4-1　Excel 工作窗口界面组成

Excel 工作窗口各组成部分功能如下。

标题栏：显示当前程序与文件的名称。

快速访问工具栏：显示 Excel 中最常用的命令按钮。

功能区：显示文件菜单和各功能卡的命令按钮。

名称框：显示当前选取的单元格列、行号，如图 4-1 中名称框内所显示的是被选取单元格的行列名"A1"。

数据编辑栏：用来显示目前被选取单元格的内容，除了可以直接在单元格内修改数据之外，也可以在编辑栏中修改数据。

活动单元格：使用鼠标单击工作表中某一单元格时，该单元格的周围就会显示黑色粗边框，表示该单元格已被选取，称为"活动单元格"。

工作表区：工作表区是由多个单元表格行和单元表格列组成的网状编辑区域，可以在这个区域中进行数据处理。其上端横排的是单元格的列号，编号：A～Z、AA～AZ、AB～BZ…IV，共 256 列；左方是行号，编号：1～65536，最多可有 65536 行。

标签切换按钮：Excel 的一个工作簿中可包含多张工作表，当工作表索引标签的区域无法一次性显示所有的索引标签，就需要利用标签切换按钮，将显示区域以外的工作表索引标签切换至显示区域内。

状态栏：显示目前被选取单元格的状态，如当正在单元格输入内容时，状态栏上会显示"输入"两个字。

工作表索引标签：每一个工作表索引标签都代表一张独立的工作表，可通过单击工作表索引标签来选取某一张工作表。工作表的添加、删除、更名、复制和移动等，可以通过鼠标右击工作表标签，选择快捷菜单命令实现。

视图切换区和比例缩放区：选用合适的视图效果，可选用"普通""页面布局""分页预览" 3 种视图查看方式，也可方便选择视图显示比例。

4.2.2　Excel 2010 文档的创建与保存

Excel 2010 创建和保存方法与 Word 2010 基本相同，可参照 Word 的操作方法。不同的是，工作簿是处理和存储数据表的文件，通常所说的 Excel 文档指的就是工作簿文件（扩展名为 .xlsx）。启动 Excel 2010 时，系统会自动创建一个默认的工作簿文件（工作簿 1）。

在打开多个工作簿窗口并需要比对工作簿内容时，可以选择"视图"功能卡"窗口"组中的"全部重排"命令，在"重排窗口"对话框中选择相应的排列方式。

4.2.3　在工作表中输入数据

1. 输入数值

在 Excel 2010 中可作为数字使用的字符包括：0～9、+、-、〔 〕、/、$、%。在默认状态下，数值型数据在单元格中均右对齐显示。但要注意的是：

（1）输入分数时，应在分数之前加"0"和一个空格，以区别于日期，也可以先输入小数表示的分数，然后再应用分数格式。例如，要输入 1/2，可以输入 0 1/2，或先输入 0.5，然后将单元格的格式定义为分数格式。

（2）带括号的数字也被 Excel 认为是负数，例如输入（12），在单元格显示的是-12。

（3）Excel 中的数值也可以使用科学计数法表示，例如，若输入 1e3，那么 Excel 会认为输入的内容为 10^3。

（4）若在单元格中输入数据的长度大于所在列的宽度，Excel 或者舍入显示或者显示一串 "#"，这时可以适当调整此单元格的列宽。

2. 输入文本

要注意输入纯数字字符串时，必须在输入项前添加英文字符的单引号 "'"，在默认状态下，文本型数据在单元格内均左对齐显示。

3. 输入日期和时间

输入日期可使用 "-" 号或 "/" 分割，例如：3-4 或 3/4 可表示 3 月 4 日；输入时间是使用半角冒号 ":" 或汉字分割，如 10:11:03AM 或上午 10 时 11 分 3 秒。单元格中日期或时间的显示方式取决于所在单元格的数字格式。

4. 自动填充

如果输入的数据是一组有规律的数据序列，用户可以通过拖动 "填充柄"（选中单元格右下角的 ），快速地进行填充。

（1）数值型数据的自动填充为相同的数值；若加按 Ctrl 键，向右、向下填充，数值递增，步长值为 1；向左、向上填充，数值递减，步长值为-1；若选中前两项作为初值，自动填充为等差数列，步长值为前两项之差。

（2）文本型数据的填充；不含数值的文本串的自动填充，无论是否加按 Ctrl 键，所填充的字符均保持不变，即复制。纯数字文本的自动填充为按 1 递增的等差数列。

（3）日期型数据的自动填充为按日递增的日期序列；若加按 Ctrl 键，所填充的日期型数据不变。

（4）若填充数据比较复杂，例如：等比数列、等差数列、按日（月、年或工作日）变化的日期时，也可以通过执行功能区中 "开始" 功能卡的 "编辑" 组 "填充" → "序列" 命令进行序列填充。

5. 设置选择性输入

选择需要设置选择性输入的列（如 "性别"）数据区域，执行 "数据" 功能卡的 "数据工具" 组的 "数据有效性" 命令，在 "数据有效性" 对话框中，单击 "设置" 选项卡，在有效性条件栏 "允许" 选择 "序列"，在 "来源" 文本区输入 "男, 女"，单击 "确定" 按钮。

6. 设置输入有效数据

利用数据有效性功能设置，可以防止输入无效数据。

选择需要设置有效性输入的数据区域，执行 "数据" 功能卡的 "数据工具" 组的 "数据有效性" 命令，在 "数据有效性" 对话框中，单击 "设置" 选项卡，在有效性条件栏 "允许" 选择 "整数或小数"，"数据" 栏选择 "介于"，在 "最小值" 和 "最大值" 栏输入数值范围，单击 "确定" 按钮。

7. 设置不同单元格的同时输入

某些应用场合，如编辑固定财产卡、名片等，需要在多处单元格输入相同数据，假设 A3、A8、A16、A24 四个单元格输入的数据必需一致，只要在 A8、A16、A24 单元格分别输入 "=A3"，A3 单元格录入的数据，就会自动出现在 A8、A16、A24 单元格，并保持一致。

4.2.4 工作表中区域的选择

1. 选定单个单元格

单击要选定的单元格，被选定的单元格呈高亮状态，周围黑框围住。

2.　选定多个单元格

（1）连续区域的单元格的选定：只需将鼠标指针指向区域中的第一个单元格，按下左键拖曳到最后一个单元格；在选定较大的连续区域时，先在欲选定区域的第一个单元格上单击鼠标，然后按 Shift 键，并单击最后一个单元格。

（2）不连续区域的选定：在选定第一个单元格区域后，按住 Ctrl 键不放，再选定其他单元格区域。

3.　选定行或列

可以利用工作表边框来快速选定行或列。

（1）选定某一行或某一列：直接用鼠标单击行号或列号；

（2）选定连续的行或列：从开始行（列）拖曳到终止行（列）；

（3）选定不连续的行或列：在选定开始行或列后，按住 Ctrl 键不放，选定其他行或列。

4.　选定整个工作表

在编辑窗口的左上角单击全部选定框（A1 单元格左上角），则选中工作表中所有单元格。

5.　选定多张工作表

鼠标右键单击工作表标签，在下拉菜单中选"选定全部工作表"，或配合 Ctrl 键或 Shift 键，鼠标单击工作表标签，同时选定相邻或不相邻的工作表。多张工作表选定后，就可以一次性完成多张工作表的操作。

4.2.5　编辑与打印电子表格

1.　编辑单元格数据

鼠标双击待编辑数据所在的单元格，或先选中该单元格，再单击编辑栏，即可对单元格中的内容进行修改。

2.　清除单元格数据

选定要清除的单元格区域，单击"开始"功能卡的"编辑"组"清除"按钮，在弹出的子菜中选择"全部清除"、"清除格式"、"清除内容"或"清除批注"命令，即可清除单元格的全部（包括内容、格式、批注）；也可利用键盘命令 Delete 键清除单元格的内容。

3.　单元格数据的移动和复制

移动和复制单元格数据有 2 种方法。

（1）使用鼠标施放：将光标移至所选定的单元格区域边缘，鼠标变成选择箭头，按住左键拖拽到目标释放，即可完成单元格数据的移动。若按住左键拖拽时加按 Ctrl 键，即完成了单元格数据的复制。

（2）使用剪贴板技术：选定单元格区域，单击"开始"功能卡的"剪贴板"组的"剪切"按钮，若要复制，则单击"复制"按钮，然后插入点移至目标处，单击"剪贴板"组的"粘贴"按钮，即可完成单元格数据的移动或复制。

4.　插入和删除单元格、行或列

（1）在需要插入新的单元格的地方选定一个单元格，单击"开始"功能卡的"单元格"组的"插入"按钮，在"插入"下拉菜单，可根据需要选择插入"单元格"、"行"或"列"。

（2）选定需要删除的单元格、行或列，单击"开始"功能卡"单元格"组的"删除"按钮，打开删除下拉菜单，可根据要求选择删除的对象。

删除单元格的操作不同于清除单元格数据，它是将单元格彻底从工作表中删除掉。

5．给单元格添加批注

选中要添加批注的单元格，单击右键，在快捷菜单中选择"插入批注"命令，或单击"审阅"功能卡"批注"组的"新建批注"，在弹出的批注框中输入批注信息即可。

6．打印工作表

工作表或图表编辑设计完成后，通常要通过打印机输出转变为纸张上的报表。除了使用"快速访问工具栏"上的"快速打印"按钮进行工作表的打印，也可以通过单击"文件"按钮，在下拉菜单中选择"打印"命令。

此外，在功能区单击"页面布局"功能卡，单击"页面设置"组中的"对话框启动器"按钮打开"页面设置"对话框，可以设置页面的格式，利用"打印预览"可以在屏幕上预先观看打印效果，直到符合要求，再使用"打印"命令打印输出。

在完成页面设置之后，Excel 将根据页面参数的设置，自动对文档进行分页。如要人工分页，只要将插入点移到要分页的行，在"页面设置"组单击"分隔符"，在"分隔符"的下拉菜单中，单击"插入分页符"即可。

4.2.6　格式化工作表

格式化工作表包括设置单元格格式，行高、列宽的调整和自动套用格式等操作。

1．设置单元格格式

包括数字格式、对齐方式、字体设置、边框设置、图案背景填充等。

选中需设置的单元格，切换到"开始"功能卡，许多设置命令都可以直接找到。进一步的设置可以单击"单元格"组的"格式"下拉菜单的"设置单元格格式"，在"设置单元格格式"对话框中对单元格格式作详细设置，如图4-2所示。

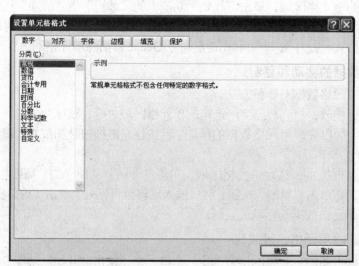

图4-2　设置单元格格式对话框

2．调整行高和列宽

（1）先选定一行或若干行，切换到"开始"功能卡，然后单击"单元格"组的"格式"按钮，在下拉菜单中选"行高"，打开行高设置对话框，输入行高的数值（单位磅），并单击确定按钮即完成行高调整。

（2）列宽的调整与行高相似，通过单击单击"单元格"组的"格式"按钮，在下拉菜单中选"列宽"进行设置。

如果在编辑时单元格内出现若干个"#"，并不意味着该单元格中的数据已被破坏或丢失，只是表明单元格的宽度不够，改变列的宽度后，就可以看到单元格的实际内容了。

（3）利用鼠标拖动：将鼠标移至两行号的分隔线上，此时鼠标指针变为双箭头的形状，按住鼠标左键，根据行高大小的显示值，拖动鼠标至合适的位置释放，即可完成行高的调整；列宽的调整与行高相似。

3. 自动套用表格格式

先选取要格式化的区域，切换到"开始"功能卡，然后单击"样式"组的"套用表格格式"按钮，在打开的列表中选择所需的样式，在弹出对话框中设定"表数据的来源"区域，单击"确定"按钮。

套用表格格式之后，工作表会进入筛选状态，即各标题字段的右侧会出现下拉按钮，要取消这些下拉按钮，可以单击"开始"功能卡"编辑"组中的"排序和筛选"按钮，在下拉列表中选"筛选"命令。另外，在套用表格格式之后，也可以根据需要再对表格进行格式设置。

4. 使用格式刷

使用格式刷进行格式复制，操作方法与 Word 2010 一样。

5. 设置条件格式

先选取要设置条件格式的区域，切换到"开始"功能卡，然后单击"样式"组的"条件格式"下拉按钮，在打开的列表中选择所需的格式命令，并设置相应格式。

6. 单元格的合并

先选取要合并的单元格区域，切换到"开始"功能卡，然后单击"对齐方式"组的"合并后居中"下拉按钮，在打开的列表中选择所需的合并命令。

4.2.7　项目实训一　《学生信息表》的建立、编辑及格式化

一、实训目的

1. 学会工作表的建立；
2. 学会工作表中各种数据的输入；
3. 学会工作表中编辑数据的操作方法；
4. 学会工作表的格式化操作；
5. 学会工作表的添加、删除、更名、复制和移动等。

二、实训要求与操作步骤

1. 新建工作表

操作要求：

（1）新建一个工作簿文件"elsx1.xlsx"，保存在 D 盘下以自己班级+学号（后两位）命名的文件夹中，如"15 护理 08"。

（2）在工作表 Sheet1 中输入数据，并将"Sheet1"重命名为"学生信息表"，操作结果如图 4-3 所示。

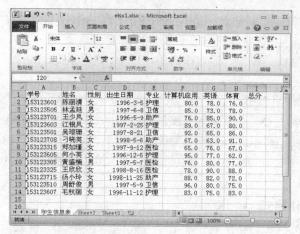

图 4-3　项目实训一　工作表的建立

操作步骤如下。

（1）启动 Excel 2010：单击"开始"→"程序"→"Microsoft Excel 2010"。

（2）在 Sheet1 工作表中输入内容（见图 4-3）。

① 文本输入

纯文本的输入：双击（或单击）单元格 A1，输入"学号"并回车，此时文本在单元格中左对齐，以同样方法输入其他文字。

纯数字文本的输入：双击单元格 A2，输入"'153123601"并回车，按同样方法输入其他学号。（注意：输入纯数字文本时，必须先输入西文字符的单引号"'"。）

② 数值型数据的输入：双击单元格 F2，输入"80"，此时数字在单元格中右对齐；按同样的方法输入其他数据。

③ 日期型数据的输入：双击单元格 D2，输入"1997-3-5"，按同样方法输入其他日期。

④ 设置"性别"列的选择性输入：单击 C2 单元格，执行"数据"功能卡"数据工具"组的"数据有效性"命令，在"数据有效性"对话框中，单击"设置"选项卡，在有效性条件栏"允许"选择"序列"，在"来源"文本区输入"男，女"，单击"确定"按钮。

（3）命名工作表为"学生信息表"：用鼠标右单击工作表标签"Sheet1"，在弹出的对话框选"重命名"，输入"学生信息表"，按 Enter 键确认；或直接用鼠标双击工作表标签"Sheet1"，也可重命名。

（4）保存文件：单击"文件"→"保存"，打开"另存为"对话框，"保存位置"栏中选择 D 盘下个人文件夹，如"15 护理 08"，"文件名"输入"elsx1.xlsx"，"保存类型"选"Excel 工作簿"。

2. 编辑工作表中的数据

操作步骤如下。

（1）删除"性别"列

① 鼠标单击"性别"所在的列号 C。

② 单击"开始"功能卡"单元格"组的"删除"按钮，在下拉菜单中选"删除工作表列"。

（2）在"体育"与"总分"之间插入一列"评级"

① 选择"总分"所在的 H 列，或选择 H 列中的任意单元格。

② 单击"开始"功能卡"单元格"组的"插入"按钮，在下拉菜单中选"插入工作表列"，此时插入一个新的 H 列，原来的 H 列变为 I 列。

③ 在 H1 单元格中输入"评级"并回车。

（3）将护理专业学生的姓名、出生日期和各科成绩复制到 Sheet2 表中（操作后效果如图 4-4 所示）。

① 鼠标从行号 1 拖拽到行号 2，按住 Ctrl 键不放，单击行号 5、9、14，即选中所有护理专业学生的数据。

② 单击"开始"功能卡"剪贴板"组的"复制"按钮。

③ 单击工作表标签"Sheet2"。

④ 选定单元格 A1，单击"开始"功能卡"剪贴板"组的"粘贴"按钮。

⑤ 单击工作表 Sheet2 的列号 A，按住 Ctrl 键不放，再单击列号 D，列号 H 和列号 I，即选中所有无关的列。

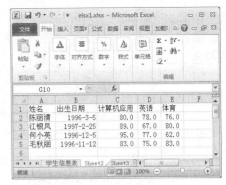

图 4-4　复制工作表

⑥ 单击"开始"功能卡"单元格"组的"删除"按钮，在下拉菜单中选"删除工作表列"，删除学号列、专业列、评级列和总分列；单击本选项组的"格式"按钮，在下拉菜单中选"自动调整列宽"，调整各列为最合适列宽。

3. 对"学生信息表"进行格式设置，并复制一份"备份表"（见图 4-5）

操作步骤如下。

（1）插入表格标题行，输入标题，合并后居中。

① 选择"学生信息表"第 1 行任意单元格，单击"开始"功能卡"单元格"组的"插入"按钮，在下拉菜单中选"插入工作表行"。

② 在 A1 中输入标题"2015 级学生部分科目成绩表"，按 Enter 键确认。

③ 选定单元格区域（A1:I1）。

④ 单击"开始"功能卡"对齐方式"组的"合并后居中"按钮。

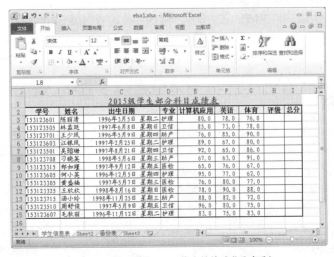

图 4-5　项目实训一　工作表的格式化和复制

（2）设置标题字符格式：选定标题文字"2015 级学生部分科目成绩表"，单击"开始"功能卡"字体"组的"字体"下拉列表，选择"楷体-GB2312"，"字号"为 16，加粗，"下划线"为双下划线，"颜色"为红色。

（3）设置表格标题的底纹。

① 选定标题单元格，单击"开始"功能卡"单元格"组的"格式"按钮，在下拉菜单中

选"设置单元格格式",打开该对话框。

② 在"填充"选项卡中,设置"背景色"为无颜色,"图案样式"为第 1 行第 5 列,"图案颜色"为黑色,单击"确定"按钮。

(4)将列标题(字段名)区域设置加粗,居中;(A3:D15)区域字体设置为"楷体-GB2312",居中。

① 选定单元格区域(A2:I2),单击"开始"功能卡"字体"组的"加粗"和"居中"按钮。

② 选定单元格区域(A3:D15),在"开始"功能卡"字体"组,字体设为"楷体-GB2312",单击"居中"按钮。

(5)数字、日期格式的设置如下。

① 选定单元格区域(E3:G15),单击"开始"功能卡"数字"组的"增加小数位数"和"减少小数位数"按钮,设置"小数位数"为1。

② 选定单元格区域(C3:C15),单击"开始"功能卡"数字"组的"日期"下拉列表,选择"长日期"。

(6)设置列标题(字段名)填充色为"橙色,淡色 80%":选定各列标题区域(A2:I2),单击"开始"功能卡"字体"组的"填充"按钮,在下拉列表中选"橙色,淡色 80%"。

(7)设置表格内框为细单线,外框为粗匣框线。

选定表格区域(A2:I15),单击"开始"功能卡"字体"组的"框线"下拉按钮,在菜单中选"所有框线",再次单击"框线"下拉按钮,在菜单中选"粗匣框线"。

(8)将整张"学生信息表"内容复制为"备份表"。

① 用鼠标单击工作标签"学生信息表"后右击鼠标,在弹出的快捷菜单中,选择"移动或复制工作表"命令,弹出"移动或复制工作表"对话框。

② 在"移动或复制工作表"对话框中选插入或移动工作表的位置,如:Sheet3,并选定"建立副本"复选框,单击"确定"按钮。

③ 双击工作表标签"学生信息表(2)",输入"备份表",按 Enter 键确认,即工作表"学生信息表"内容复制了一张名为"备份表",插在 Sheet3 之前。

(9)保存文件并关闭 Excel 2010:先单击快速访问工具栏的"保存"按钮,再单击"文件"→"退出"。

三、实训小结

(1)在 Excel 2010 中,若要对某工作表重新命名,可双击_____。

(2)先用鼠标单击 C4 单元格,然后按住 Shift 键,再单击 G5 单元格;按住 Ctrl 键,单击 D11 单元格,则选定的区域有_____个单元格。

(3)输入纯数字文本时,必须先输入西文字符的"_____"。

(4)在 Excel 2010 中,选定第 4、5、6 3 行,在"开始"功能卡执行"插入"→"工作表行"命令后,则插入_____行。

(5)在 Excel 2010 中,设置表格的框线,可在"设置单元格格式"对话框中,先选_____样式,再确定应用在"外边框""内边框"或"全部"。

(6)详细的单元格格式设定,应通过"_____"功能卡,单击"字体""对齐方式""数字"3 个选项组之一的"_____"按钮,在"设置单元格格式"对话框中进行。

4.2.8 数据计算

Excel 提供了丰富的计算公式、函数以及引用方式,工作表的数据分析和处理简便快捷,当数据源发生变化时，计算结果会自动更新。

1. 使用公式

公式由一个或多个单元格地址、数据、算术运算符、关系运算符、文本运算符、函数及括号组成，在数据编辑栏键入。先选定存放计算结果的单元格，在编辑栏输入"="号，然后再输入公式，最后按回车键或用鼠标单击编辑栏中的"√"按钮确认。

2. 单元格的引用

（1）引用运算符

① 冒号（:）：指引用由两对角的单元格围起来的单元格区域。

② 逗号（,）：指逗号前后单元格同时引用。

③ 空格：指引用两个或两个以上单元格区域的重叠部分。

（2）引用类型

Excel 2010 提供了 3 种不同的引用类型：相对引用、绝对引用和混合引用。

① 相对引用：是指当公式在复制时，公式中的引用单元格地址会随之改变。

② 绝对引用：是指被引用的单元格与引用的单元格的位置关系是绝对的，公式将不随位置的改变而变化。在 Excel 2010 中，是通过在行号和列号前面都添加"$"符号来实现的。

③ 混合引用：一种介于相对引用和绝对引用之间的引用，也就是说引用的单元格的行和列之中一个是相对引用，另一个是绝对引用。

（3）单元格地址的引用

① 引用跨工作表的单元格：工作表名! 单元格地址。

② 引用跨工作簿的单元格：[工作簿名]工作表! 单元格地址。

3. 名称的定义和使用

选定要命名的单元格区域，单击"名称框"，输入定义的名称，然后按回车键。也可以单击"公式"功能卡 "定义的名称"组的"定义名称"按钮，在"新建名称"对话框设定参数。

单元格区域命名后，就可以在同一工作簿的不同工作表中直接引用，实现跨工作表数据区域的快捷调用。

4. 使用函数

一般采用函数向导的输入方法，选择要存放计算结果的单元格，单击"公式"功能卡的"函数库"组的"插入函数"或各分类函数按钮，选择需要的函数。也可以直接单击数据编辑栏左侧的"插入函数"按钮 f_x，打开"插入函数"对话框，选择所需函数并设定各项参数。

有关工作表计算的命令，基本上都在"公式"功能卡，如图 4-6 所示。

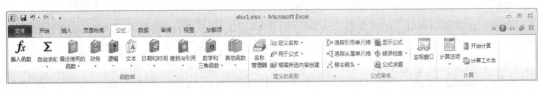

图 4-6　"公式"功能卡

以下是一些常用函数的使用方法：

（1）求和函数 SUM

用途：返回某一单元格区域中所有数字之和。

语法：SUM(Number1，Number2，...)

参数：Number1，Number2，...为需要求和的数值（包括逻辑值及文本表达式）、区域或引用。

　　参数表中的数字、逻辑值及数字的文本表达式可以参与计算，其中逻辑真值被转换为1，数字文本被转换为数字。

实例：如果A1=1、A2=2、A3=3，则公式"=SUM(A1：A3)"返回6；公式"=SUM("3"，2，True)"也返回6，因为"3"被转换成数字3，而逻辑值True被转换成数字1。

（2）条件函数IF

用途：执行逻辑判断，它可以根据逻辑表达式的真假，返回不同的结果，从而执行数值或公式的条件检测任务。

语法：IF(Logical_Test，Value_If_True，Value_If_False)

参数：Logical_Test计算结果为True或False的任何数值或表达式；Value_If_True是Logical_Test为True时函数的返回值，如果Logical_Test为True并且省略了Value_If_True，则返回True，而且Value_If_True可以是一个表达式；Value_If_False是Logical_Test为False时函数的返回值，如果Logical_Test为False并且省略Value_If_False，则返回False，Value_If_False也可以是一个表达式。

实例：公式"=IF(C2>=85, "A", IF(C2>=70, "B", IF(C2>=60, "C", IF(C2<60, "D"))))"，其中第二个IF语句同时也是第一个IF语句的参数。同样，第三个IF语句是第二个IF语句的参数，以此类推。例如，若第一个逻辑判断表达式C2>=85成立，则D2单元格被赋值"A"；如果第一个逻辑判断表达式C2>=85不成立，则计算第二个IF语句"IF(C2>=70)"；以此类推直至计算结束，该函数广泛用于需要进行逻辑判断的场合。

（3）求平均值函数AVERAGE

用途：计算所有参数的算术平均值。

语法：AVERAGE (Number1，Number2，...)

参数：Number1、Number2、...是要计算平均值的参数。

实例：如果A1：A5区域的数值分别为100、70、92、47和82，则公式"=Average(A1：A5)"返回78.2。

（4）统计函数COUNT

用途：返回数字参数的个数。它可以统计数组或单元格区域中含有数字的单元格个数。

语法：COUNT (Value1，Value2，...)

参数：Value1，Value2，...是包含或引用各种类型数据的参数，其中只有数字类型的数据才能被统计。

实例：如果A1=90、A2=人数、A3=""、A4=54、A5=36，则公式"=Count(A1:A5)"返回3。

（5）数据项统计函数COUNTA

用途：返回参数组中非空数据项的数目。利用函数COUNTA可以计算数组或单元格区域中的非空值单元格个数。

语法：COUNTA(Value1，Value2，...)

参数：Value1，Value2，...所要计数的值，在这种情况下的参数可以是任何类型，它们包括空格但不包括空白单元格。如果参数是数组或单元格引用，则数组或引用中的空白单元格将被忽略。如果不需要统计逻辑值、文字或错误值，则应该使用COUNT函数。

实例：如果 A1=6.28、A2=3.74，其余单元格为空，则公式"=COUNTA (A1:A7)"的计算结果等于 2。

（6）条件统计函数 COUNTIF

用途：计算区域中满足给定条件的单元格的个数。

语法：COUNTIF(Range，Criteria)

参数：Range 为需要统计的符合条件的单元格数目的单元格区域；Criteria 为参与计算的单元格条件，其形式可以为数字、表达式或文本（如 36、">160"和"男"等）。其中数字可以直接写入，表达式和文本必须加引号。

实例：假设 A1:A5 区域内存放的文本分别为女、男、女、男、女，则公式"=COUNTIF (A1:A5，"女")"返回 3。

（7）求最大值函数 MAX

用途：返回数据集中的最大数值。

语法：MAX (Number1，Number2，...)

参数：Number1，Number2，... 是一组要求解最大值的数值。

实例：如果 A1=71、A2=83、A3=76、A4=49、A5=92、A6=88、A7=96，则公式"=MAX (A1:A7)"返回 96。

（8）求最小值函数 MIN

用途：返回给定参数表中的最小值。

语法：MIN (Number1，Number2，...)

参数：Number1，Number2，... 是一组要求解最小值的数值。

实例：如果 A1=71、A2=83、A3=76、A4=49、A5=92、A6=88、A7=96，则公式"=MIN(A1:A7)"返回 49；而=MIN(A1:A5，0，-8)返回-8。

（9）取整函数 INT

用途：将任意实数向下取整为最接近的整数。

语法：INT(Number)

参数：Number 为需要处理的任意一个实数。

实例：如果 A1=16.24、A2= -28.389，则公式"=Int (A1)"返回 16，"=Int(A2)"返回-29。

（10）四舍五入函数 ROUND

用途：按指定位数四舍五入某个数字。

语法：ROUND (Number，Num_Digits)

参数：Number 是需要四舍五入的数字；Num_Digits 为指定的位数，Number 按此位数进行处理。

　　如果 Num_Digits 大于 0，则四舍五入到指定的小数位；如果 Num_Digits 等于 0，则四舍五入到最接近的整数；如果 Num_Digits 小于 0，则在小数点左侧按指定位数四舍五入。

实例：如果 A1=65.25，则公式"=ROUND (A1，1)"返回 65.3；"=ROUND (82.149，2)"返回 82.15。

（11）条件求和函数 SUMIF

用途：根据指定条件对若干单元格、区域或引用求和。

语法：SUMIF(Range，Criteria，Sum_Range)

参数：Range 为用于条件判断的单元格区域，Criteria 是由数字、逻辑表达式等组成的判定条件，Sum_Range 为需要求和的单元格、区域或引用。

实例：某单位统计工资报表中职称为"中级"的员工工资总额。假设工资总额存放在工作表的 F 列，员工职称存放在工作表 B 列。则公式为"=SUMIF(B1:B1000，"中级"，F1:F1000)"，其中"B1:B1000"为提供逻辑判断依据的单元格区域，"中级"为判断条件，就是仅仅统计 B1:B1000 区域中职称为"中级"的单元格，F1:F1000 为实际求和的单元格区域。

（12）数值排位函数 RANK

用途：返回一个数值在一组数值中的排位（如果数据清单已经排过序了，则数值的排位就是它当前的位置）。

语法：RANK (Number，Ref，Order)

参数：Number 是需要计算其排位的一个数字；Ref 是包含一组数字的数组或引用（如果是单元格地址，应使用绝对引用，其中的非数值型参数将被忽略）；Order 为一数字，指明排位的方式。如果 Order 为 0 或省略，则按降序排列的数据清单进行排位。如果 Order 不为零，Ref 当作按升序排列的数据清单进行排位。

函数 RANK 对重复数值的排位相同。但重复数的存在将影响后续数值的排位。如在一列整数中，若整数 60 出现两次，其排位为 5，则 61 的排位为 7（没有排位为 6 的数值）。

实例：如果 A1=78、A2=45、A3=90、A4=12、A5=85，则公式 "=RANK (A1，$A$1：$A$5)" 填充后返回 3、4、1、5、2。

4.2.9 项目实训二 《学生信息表》的数据计算与设置

一、实训目的

（1）学会单元格地址的引用方法。
（2）学会公式的使用方法。
（3）学会常用函数（如 SUM、AVERAGE、IF、MAX、COUNTIF 等）的用法。
（4）学会按条件要求进行格式设置。

二、实训要求与操作步骤

1. 利用公式和函数计算每个学生的总分（保留一位小数），并评级。
操作步骤如下。
（1）在"学生信息表" I3 单元格中用 SUM 函数计算"陈丽清"的总分。
① 启动 Excel 2010，打开项目实训一保存的工作簿文件 elsx1.xlsx；选中"学生信息表"中的"I3"单元格。
② 单击"函数库"组的"插入函数"（见图 4-6），或单击单元格编辑栏左侧的"插入函数"按钮，打开"插入函数"对话框，如图 4-7 所示。
③ 从"选择类别"框中选择"常用函数"，在"选择函数"列表框中选择"SUM"，单击"确定"按钮，出现"函数参数"对话框，如图 4-8 所示。
④ 在参数框中输入单元格区域（E3:G3），或单击参数框右侧的"折叠"按钮，将对话框暂时折叠，在显露出的工作表中选择单元格区域（E3:G3）作为求和区，再单击折叠后的输入框右侧按钮，恢复"函数参数"对话框。
⑤ 单击"确定"按钮，在单元格中即显示计算结果，编辑栏中显示公式"=SUM(E3:G3)"。

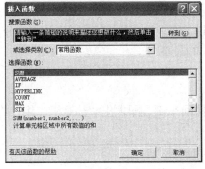
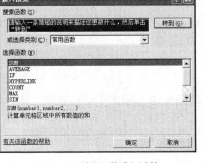

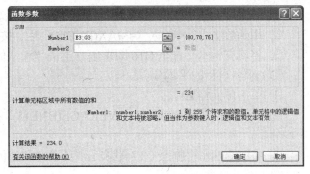

图 4-7　利用函数进行计算　　　　　　　　图 4-8　确定计算区域

⑥ 单击单元格 I3，在"开始"功能卡"数字"组，单击"增加小数位数"或"减少小数位数"按钮，设置按一位小数的数字格式显示。

　本操作也可以直接输入公式计算，双击 I3 单元格，输入公式"=SUM（E3:G3）"，然后按 Enter 键；公式中必须使用西文半角的标点符号。

（2）使用填充柄计算其他学生的总分。

① 选定单元格 I3，鼠标移至单元格右下角。

② 按住鼠标左键，将填充柄拖至 I15 单元格并释放，即完成每个学生的总分计算。

（3）用 IF 函数对每个学生评级。

① 单击单元格 H3。

② 输入"=IF(I3>=255,"优秀","合格")"后，按回车键。

③ 将填充柄拖至 H15 单元格并释放。

2. 求出各科目的最高分和平均分，对总分进行排名，求出优秀率（优秀率=优秀人数/总人数），将总分小于 225 的分数用红色加粗表示，最后结果如图 4-9 所示。

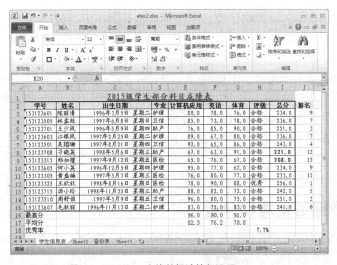

图 4-9　表格数据计算与设置

操作步骤如下。

（1）分别在单元格 A16、A17、A18 输入"最高分"、"平均分"和"优秀率"。

（2）求各科目的最高分数。

① 单击单元格 E16。

② 用函数法或直接输入"=MAX(E3:E15)"后，按回车键，即求出"计算机应用"的最高分。

③ 将填充柄水平拖至 G16 即求出"英语"和"体育"的最高分。

（3）求各科目的平均分。

① 单击单元格 E17。

② 用函数法或直接输入"=AVERAGE(E3:E15)"后，按回车键，即求出"计算机应用"的平均分。

③ 将填充柄水平拖至 G17 即求出"英语"和"体育"的平均分。

（4）统计排名。

① 在"总分"之后增加"排名"字段，单击单元格 J3。

② 输入"=RANK(I3,$I$3:$I$15)"，按回车键。

③ 将填充柄垂直拖至 J15，统计出排名结果。

（5）求出优秀率。

① 单击单元格 H18。

② 输入"=COUNTIF(H3:H15,"优秀") / COUNTA(H3:H15)"，按回车键。

③ 在"开始"功能卡"数字"组，单击"%百分比"按钮和"增加小数位数""减少小数位数"按钮，设置一位小数显示。

（6）设置总分小于 225 的分数用红色加粗表示。

① 选定总分单元格区域 I3:I15。

② 在"开始"功能卡"样式"组，单击"条件格式"按钮，在下拉菜单选"突出显示单元格规则"→"小于"，在"小于"对话框设置"225"，"红色文本"。

（7）单击"文件"→"另存为"，打开"另存为"对话框，以"elsx2.xlsx"为文件名，保存在个人文件夹中。

三、实训小结

（1）在 Excel 2010 中进行表格计算，用鼠标双击计算结果存放的_____后，可在_____直接输入公式，或单击编辑栏左侧的"_____"按钮，在"插入函数"对话框选择计算函数和设定计算范围。

（2）在编辑栏中描述公式时，出现的标点符号应全部使用_____标点。

（3）用_____直接拖曳，可快速完成同类计算。

（4）在编辑栏中直接输入公式时，应先输入"_____"符号。

（5）按条件要求进行格式设置时，应先选定数据区域，然后单击"_____"功能卡"_____"组的"_____"命令，按要求选择有关命令进行设置。

（6）在 Excel 2010 中，单元格引用类型有"_____"、"_____"和"_____"。

4.2.10　数据的管理和分析

Excel 2010 提供了强大的数据管理和分析功能，可以将工作表中连续的数据区域视为一张数据库表，从而对工作表中的数据进行输入、编辑、排序、筛选、汇总等操作。

1. 记录单

记录单（数据清单）是 Excel 2010 中进行大量数据管理和分析的对象，特别适用于列数较多的工作表。它是工作表中带有表头的局部二维表，记录单中的列相当于数据库中的字段，第一行为各字段的标题，以下的行相当于数据库中的记录。一个记录单应满足以下条件。

（1）应先在工作表数据清单中的第一行中创建列标题（字段名），并且不可有相同的列标题。

（2）同一列中所有单元格的数据格式应保持一致。

（3）数据清单中不可有空行或空列。

记录单命令的添加操作与使用方法如下。

① 记录单命令的调用。

单击快速访问工具栏右侧的小三角按钮，从下拉菜单中选"其他命令"选项，打开"Excel 选项"对话框，在"快速访问工具栏"选项卡的"从下列位置选择命令"下拉列表框中选择"不在功能区中的命令"选项，然后在下方的命令列表选择"记录单"，单击"添加"和"确定"按钮，记录单命令按钮出现在快速访问工具栏。

② 使用记录单输入数据。

在工作表中的第一行创建列标题，选中列标题的下一行数据清单区域，单击快速访问工具栏"记录单"按钮，出现与工作表标签对应的记录单对话框，单击对话框中的"新建"按钮，在各字段名后的文本框中输入数据，即可添加新记录。

③ 使用记录单编辑数据。

单击"上一条""下一条"按钮可以查看各记录，并可直接在文本框中修改；单击"删除"按钮，可以删除当前找到的记录；利用"条件"按钮可以查找符合一定条件的记录。

2. 数据排序

排序是指将工作表中的数据按照要求的次序重新排列。在排序过程中，每个关键字均可按"升序"，即递增方式，或"降序"，即递减方式进行排序。以升序为例，数字从最小的负数到最大的正数进行排序；字母按 A-Z 的拼音字母排序；空格在升序与降序中始终排在最后。

（1）简单排序：选定要排序的有效数据列的任意单元格，单击"开始"功能卡"编辑"组的"排序和筛选"按钮，在下拉菜单选"升序"或"降序"按钮，对工作表选中的数据列进行简单排序。

（2）多条件排序：选定有效数据清单的任意单元格，单击"开始"功能卡"编辑"组的"排序和筛选"按钮，在下拉菜单选"自定义排序"按钮，打开"排序"对话框，通过"排序"对话框，添加多级排序条件，可对数据清单进行多条件排序。如果要还原数据清单，可单击快速访问工具栏"撤销排序"按钮。

在"数据"功能卡的"排序和筛选"组，也可以找到排序的相关命令。

3. 筛选数据

筛选是把满足条件的记录显示出来，不满足条件的记录暂时隐藏。使用筛选功能可以从大量的数据记录中检索到所需的信息，实现的方法是使用"自动筛选"或"高级筛选"，其中"自动筛选"是进行简单条件的筛选；"高级筛选"是针对复杂的条件进行筛选。

（1）自动筛选：选定有效数据区域，单击"开始"功能卡"编辑"组的"排序和筛选"按钮，在下拉菜单选"筛选"按钮，单击每列标题右边的筛选箭头 ▾ ，选择或输入筛选条件。

如果想恢复被隐藏的记录，只需单击"编辑"组的"排序和筛选"按钮，在下拉菜单选"清除"按钮即可；如果想取消"筛选"功能，移去列标题的"筛选"下拉箭头，则再次单击"编辑"组的"排序和筛选"按钮，在下拉菜单选"筛选"按钮。

（2）高级筛选：如果要对多个列应用较为复杂的筛选条件，必须使用高级筛选方式。

先在数据区域外的空白处设定筛选条件，单击"数据"功能卡"排序和筛选"组的"高级"按钮，打开"高级筛选"对话框进行设置。

4. 对数据分类汇总

分类汇总是对数据清单中的数据按类别分别进行求和、求平均等汇总的一种基本的数据分析方法。它不需要建立公式，系统自动创建公式、插入分类汇总与总计行，并自动分级显示数据。分类汇总分两步进行，第一步是对汇总依据的关键列进行排序，把相同类别的数据放在一起，即完成一个分类的操作，第二步是把已经分好类的数据按照要求分别求出各类数据的总和、平均值等。

（1）先将数据清单分类汇总的关键列排序，再打开"数据"功能卡"分级显示"组的"分类汇总"对话框进行设置，选择已排序的分类字段、汇总方式、汇总项等。

（2）打开"分类汇总"对话框，单击"全部删除"命令按钮，可撤销分类汇总。

5. 数据透视表

排序可以使数据重新排列分类，筛选能将符合条件的数据查询出来，分类汇总能对数据有一个总的分析，这3项工作都是从不同的角度来对数据进行分析。而数据透视表能一次完成以上三项工作，它是一种交互的、交叉制表的报表，是一个基于已有的数据清单（或外部数据源）按照不同角度（如转换行）进行数据分析的方法。

（1）选择数据清单中的任意单元格，单击"插入"功能卡下"表格"组中的"数据透视表"按钮，在下拉菜单中选"数据透视表"命令，打开"创建数据透视表"对话框，如图4-10所示。

（2）在"请选择要分析的数据"中"表/区域"的内容为系统默认的整张工作表数据区域，也可以自行设定数据引用区域。选择"现有工作表"作为数据透视表的显示位置，设定显示区域，单击"确定"按钮，在当前工作表中生成一个"数据透视表"框架，同时出现的还有"数据透视表字段列表"框，如图4-11所示。

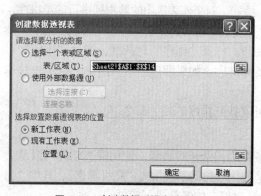

图4-10 创建数据透视表对话框

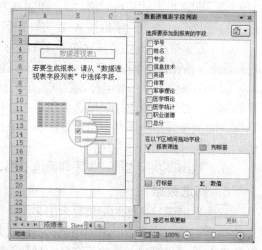

图4-11 数据透视表设计界面

（3）在数据透视表设计界面，选择添加并拖动分类字段到设计框架的"行标签"或"列标签"区域，统计字段按钮到"数值"区域，即可快速生成数据透视表。

插入点置于数据透视表设计框架内，功能区将自动出现"数据透视表工具"的"选项"和"设计"两张功能卡，使用这两张功能卡提供的命令，可以对生成的数据透视表做进一步的设置。

如果要生成数据透视图，可以通过单击功能区"数据透视表工具/选项"功能卡下"工具"组中的"数据透视图"按钮，直接生成数据透视图，也可以通过选择功能区中"插入"功能卡下"表格"组中的"数据透视表"按钮，在下拉菜单中单击"数据透视图"命令实现。

当源数据修改时，应选定数据透视表数据区中任意单元格，单击"数据透视表工具"选项卡，在"数据"组，单击"刷新"按钮，完成数据透视表的更新。

4.2.11　项目实训三　《学生成绩表》的数据管理与分析

一、实训目的

1. 学会利用记录单输入与编辑数据。
2. 学会数据排序、筛选及分类汇总。
3. 学会数据透视表的建立和修改。

二、实训要求与操作步骤

1. 使用记录单建立如图 4-12 所示的数据清单。

操作步骤如下。

（1）启动 Excel 2010，新建一个工作簿文件 elsx3.xlsx。

（2）在如图 4-12 所示的 A1-K1 单元格输入列标题（字段名），将"Sheet1"改为"成绩表"。按 4.2.10 所述的记录单命令调用方法，将记录单命令调用到快速访问工具栏。

（3）使用记录单添加数据。

① 插入点置于数据清单区域（A1:K2），如图 4-12 所示。

	A	B	C	D	E	F	G	H	I	J	K
1	学号	姓名	专业	信息技术	英语	体育	军事理论	医学概论	医学统计	职业道德	总分
2	153123601	陈丽清	护理	80	78	76	80	78	76	80	548.0
3	153123505	林孟廷	卫信	85	73	78	85	73	78	85	557.0
4	153123701	王少凤	助产	76	85	90	76	85	90	76	578.0
5	153123603	江银凤	护理	89	67	80	89	67	80	89	561.0
6	153123501	吴璿珊	卫信	92	65	86	92	65	86	92	578.0
7	153123708	刁晓英	助产	67	63	91	67	63	91	67	509.0
8	153123315	郑如瑾	医检	65	76	67	65	76	67	65	481.0
9	153123605	何小英	护理	95	77	62	95	77	62	95	563.0
10	153123305	黄盛楠	医检	76	80	77	76	80	77	76	542.0
11	153123325	王欣欣	医检	78	90	88	78	90	88	78	590.0
12	153123715	汤小玲	助产	88	82	72	88	82	72	88	572.0
13	153123510	周舒俊	卫信	96	80	75	96	80	75	96	598.0
14	153123607	毛秋丽	护理	83	75	83	83	75	83	83	565.0
15											

图 4-12　数据清单

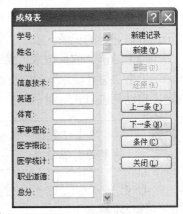

② 单击快速访问工具栏"记录单"按钮，出现警示对话框，直接单击"确定"按钮，弹出"成绩表"记录单对话框，即可配合 Tab 键在各字段名右侧的文本框中输入数据，如图 4-13 所示。单击对话框中的"新建"按钮，输入数据出现在工作表中，即可继续添加新记录，全部输入完毕后单击"关闭"按钮，用函数法计算"总分"。

（4）使用记录单编辑查看数据。

① 在记录单对话框，单击"上一条""下一条"按钮，可查看各记录，并进行修改编辑。

② 单击"删除"按钮，可以删除当前找到的记录。

③ 查找"总分大于或等于 560"的记录：单击"条件"按钮，在"总分"文本框中输入">=560"的条件，然后单击"下一条""上一条"按钮查看符合该条件的记录。

图 4-13　使用记录单添加和编辑数据

2. 数据排序。

先将工作簿文件 elsx3.xlsx 中的"成绩表"中的数据复制到工作表 Sheet2 中，排序操作在工作表 Sheet2 进行，以进行比较。

操作步骤如下。

按"专业"升序排序,专业相同者的按"总分"降序排列。

(1)在工作表Sheet2中选定有效数据区域(A1:K14)。

(2)单击"数据"功能卡"排序和筛选"组的"排序"按钮,打开"排序"对话框。

(3)在"排序"对话框中,选择"主要关键字"为"专业",排序方式为"升序";单击"添加条件"按钮,选择"次要关键字"为"总分",排序方式为"降序",如图4-14所示。

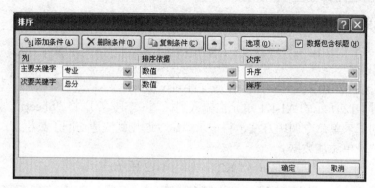

图4-14 排序对话框

(4)单击"确定"按钮,比较排序后的结果与"成绩表"中的数据在排列上的不同。

3. 数据筛选。

在"成绩表"中筛选总分前三名的记录,再筛选"信息技术"成绩90分以上的记录。

操作步骤如下。

(1)筛选出总分前三名的记录。

① 选定要筛选的"成绩表"数据清单中有效数据区域,或选定数据清单中的任意单元格。

② 单击"数据"功能卡"排序和筛选"组的"筛选"按钮,此时,在每列标题(字段名)右边将插入一个下拉筛选箭头 。

③ 单击"总分"列的筛选箭头,打开下拉列表,选择"数字筛选"→"10个最大的值",打开"自动筛选前10个"对话框,分别选择"最大""3""项",单击"确定"按钮,即可显示总分前三名的记录。

(2)筛选"信息技术"成绩90分以上的记录。

单击"信息技术"列的筛选箭头,打开下拉列表,选择"数字筛选"→"大于",打开"自定义自动筛选方式"对话框,分别设置"大于""90",单击"确定"按钮。

　　单击"数据"选项卡"排序和筛选"组的"筛选"按钮,可以取消"自动筛选",恢复原数据清单。

4. 数据分类汇总:使用分类汇总求各专业学生的平均总分,并显示和清除分类汇总的结果。

操作步骤如下。

(1)使用分类汇总功能求各专业学生的平均总分。

① 将数据清单按"专业"排序。

② 选定数据清单的有效数据区域,或选定数据清单中的任意单元格。

③ 单击"数据"功能卡"分级显示"组的"分类汇总"按钮,弹出"分类汇总"对话框。

④ 在"分类汇总"对话框中,"分类字段"选择已排序的分类字段"专业","汇总方式"选

择"平均值","选定汇总项"选择"总分",如图 4-15 所示。

　　⑤ 单击"确定"按钮,就可在工作表看到汇总结果。

　　(2) 显示分类汇总。单击数据清单左边的层次号 1、2、3,或单击"-""+"以显示总计结果、各专业分类汇总结果和所有的详细数据。

　　(3) 清除分类汇总。

　　① 在含有分类汇总的数据清单中,单击任意单元格。

　　② 单击"数据"功能卡"分级显示"组的"分类汇总"按钮,弹出"分类汇总"对话框。

　　③ 在"分类汇总"对话框中单击"全部删除"按钮,即可恢复原排序后的数据清单。

　　5. 建立数据透视表,并按要求编辑。

　　操作步骤如下。

　　建立"数据透视表",如图 4-16 所示。统计各专业学生"信息技术""英语""体育""总分"4 项的成绩汇总。

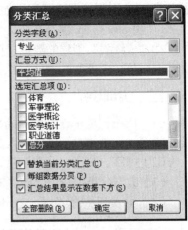

图 4-15　分类汇总对话框

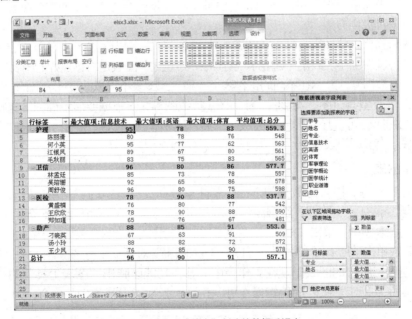

图 4-16　由"成绩表"创建的数据透视表

　　① 在"成绩表"中选择单元格区域(A1:K14),或选定数据清单中的任意单元格,单击"插入"功能卡"表格"组的"数据透视表"按钮,打开"创建数据透视表"对话框(见图 4-10)。

　　② "选择一个表或区域"使用默认值,"透视表的位置"选"新工作表"。

　　③ 若选区域不对,可使用折叠按钮重新选定单元格区域。单击"确定"按钮,打开"数据透视表字段列表"框架设计窗口(见图 4-11)。

　　④ 在透视表设计窗口,勾选"姓名"、"专业"字段并置于"行标签",勾选"信息技术""英语""体育""总分"等字段并置于"Σ 数值"栏。

　　⑤ 在"Σ 数值"栏,将"信息技术""英语""体育"3 个"求和项"改为"最大值","总分"改为"平均值"。

　　⑥ 切换到"数据透视表工具/设计"功能卡,在"数据透视表样式"组选"数据透视表样

式浅色 8",得到数据透视表,如图 4-16 所示。

⑦ 将 elsx3.xlsx 保存在个人文件夹下。

由"成绩表"创建的数据透视表同时显示了各专业各门课程的最高分、各专业的总分平均值、各学生各门课程的成绩和总分。

三、实训小结

(1)使用记录单建立数据清单,应先在工作表中输入_____,插入点置于数据区,才能正常通过记录单对话框中录入数据。

(2)排序、筛选、分类汇总等操作,都是通过功能卡"_____"调用。

(3)数据分类汇总前,应先对分类字段进行"_____"操作。

(4)分类汇总操作后,要恢复原数据清单样式,可再次单击"_____"功能卡"_____"组的"_____"按钮,在_____对话框中单击"全部删除"。

(5)数据透视表可同时完成"_____""_____""_____"分析功能。

4.2.12 使用图表分析数据

图表是对工作表数据的图形化表示,它使抽象的数据变得形象化,使得数据显示更加直观,数据信息的表达更加鲜明生动。

常见的图表有嵌入式图表与独立式图表两种。"嵌入式"图表是将图表看作一个图形对象插入到工作表中,可以与工作表数据一起显示或打印。"独立式"图表是将创建好的图表放在一张独立的工作表中,与数据分开显示在不同的工作表上。独立式图表不可以改变图表区的位置和大小。

常用的图表类型有饼图、条形图、柱形图、折线图等,应根据要展示的内容选择图表类型,如:进行数据的比较可选择柱形图、曲线图;展示比例构成可选择饼图;寻找数据之间的关联可选择散点图、气泡图等。

1. 创建图表

(1)选定数据源:图表源数据的选择中要注意选择数据表中的"有用数据",要通过分析选择真正的与图表有关的数据。数据源的选择要注意鼠标和键盘 Ctrl 键的配合。

(2)选定图表类型:单击"插入"功能卡"图表"组合适的图标类型命令按钮,选择下拉列表的一种图表或单击"所有图表类型",打开"插入图表"对话框进行选择,然后单击"确定"。

图表创建后,所选的图表出现在工作表中,并在功能区弹出"图表工具"的"设计""布局""格式"3 张功能卡。图表的编辑操作可以在这三张功能卡找到相关命令,如图 4-17 所示。

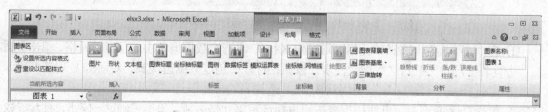

图 4-17 图表编辑工具功能卡

2. 编辑与格式化图表

生成的图表用户可以根据自己的需要进行修改与调整,将鼠标移动到图表的对应部位时,会弹出提示框解释对应内容。

如果对默认的各种格式不满意,可以进行修改,右击需要修改的图表对象,在弹出的快捷菜单中,选择不同对象对应的"格式"命令,可以打开该对象对应的格式设置对话框,在其中进行修改即可，也可以在"图表工具"的"设计""布局""格式"功能卡下进行调整。

（1）选择嵌入式图表与独立式图表：选中图表，单击"图表工具"的"设计"功能卡"位置"组的"移动图表"按钮，在打开的"移动图表"对话框进行设置。

（2）图表类型、图表选项的更改：选中图表，然后在"图表工具"的"布局""格式"功能卡下，执行相应的命令。

（3）数据系列的删除、添加：选中图表，单击"图表工具"的"设计"功能卡"数据"组的"选择数据"按钮，在打开的"选择数据源"对话框进行设置。

4.2.13　工作簿的查看与保护

1. 工作簿的查看

对于数据量较少的工作表，可以很容易地看到整个工作表的内容，但是对于大型表格来说，要想在同一窗口中，同时查看整个表格的数据内容就显得费力了。采用冻结窗口和拆分窗口的功能，可以有效解决这一问题。

（1）冻结窗口：冻结窗口主要有三种形式：冻结拆分窗格、冻结首行和冻结首列。冻结拆分窗格是指滚动工作表其他部分时，同时保持行和列不动；冻结首行是指滚动工作表其他部分时保持首行不动；冻结首列是指滚动工作表其他部分时保持首列不动。

设置冻结窗口可以通过选择"视图"功能卡"窗口"组中的"冻结窗格"按钮，用下拉列表中的相关命令来设置。

（2）拆分窗口：拆分窗口可以将当前活动的工作表拆分成多个窗格，并且在每个被拆分的窗格中都可以通过滚动条来显示整个工作表的每个部分。

选定拆分分界位置的单元格，单击"视图"功能卡"窗口"组中的"拆分"按钮，在选定单元格的左上角，系统将工作表窗口拆分成 4 个不同的窗口。利用工作表右侧及下侧的 4 个滚动条，可以清楚地在每个部分查看整个工作表的内容。

要撤销拆分，可以通过再次单击功能区"视图"功能卡"窗口"组中的"拆分"按钮，使它处于非选中状态，或者在拆分框上双击鼠标来实现。

2. 工作簿的保护

设置保护工作簿或工作表，可以防止他人偶然或恶意更改、移动或删除重要数据。

（1）保护工作簿：工作簿文件进行各项操作完成后，选择"快速访问工具栏"中的"保存"命令（如果是已保存过的工作簿文件，选择"文件"菜单中的"另存为"命令），弹出"另存为"对话框，确定保存文件位置和文件名后，单击该对话框下方的"工具"按钮，选择"常规选项"命令，在"常规选项"对话框中可以给工作簿设置打开密码和修改密码。当下次要打开或修改这个工作簿时，系统就会提示要输入密码，如果密码不对，则不能打开或修改工作簿。

如果要撤销工作簿的保护，在"保存选项"对话框中，删除密码框中的所有"*"号即可。

为工作簿设置密码，还可以单击"文件"菜单中的"信息"命令，在下拉列表选"保护工作簿"，从下拉菜单选"用密码进行加密"，再按提示操作。

如果要保护工作簿的窗口或结构，可单击"审阅"功能卡"更改"组中的"保护工作簿"按钮，弹出"保护结构和窗口"对话框，在此对话框中设置保护密码，勾选保护内容，单击"确定"按钮。

（2）保护工作表：选择要进行保护的工作表，如"Sheet1"，单击"审阅"选项卡，在"更改"组单击"保护工作表"按钮，在"保护工作表"对话框，选中或清除其中复选框来保护工作表元素的访问，并输入取消工作表保护时的密码，再单击"确定"按钮。

工作表被保护后，当在被锁定的区域内输入内容时，系统会提示警告框，用户无法输入内容。

（3）工作簿的隐藏：对于多工作簿的比较编辑，在选定某一工作簿的工作表后，单击"视图"功能卡"窗口"组中的"隐藏"按钮，即可把该工作簿隐藏起来，工作簿被隐藏后，表标签看不见了，但工作簿内的数据仍然可以使用。单击"视图"功能卡"窗口"组中的"取消隐藏"按钮，即可取消对该工作簿的隐藏。

4.2.14 项目实训四 《学生成绩表》的图表加工与保护

一、实训目的

（1）学会图表的创建、编辑和格式化的方法。

（2）学会保护工作簿结构的设置。

二、实训要求与操作步骤

1. 图表创建与加工

操作要求：

打开原先创建的 elsx2.xlsx，切换工作表标签到"学生信息表"，根据如图 4-18 所示的效果创建图表。

操作步骤如下。

（1）用鼠标选择数据区域（B2:B15），按住 Ctrl 键，再选数据区域（E2:G15）。

（2）单击"插入"功能卡"图表"组的"柱形图"按钮，在下拉列表选"三维柱形图"的第一种样式。对弹出的图表进行位置和大小的调整，置于工作表（A19:J34）区域。

（3）选定图表，在"图表工具/设计"功能卡的"图表布局"组，单击"布局 3"按钮。

（4）单击"图表标题"2 次，或右击"图表标题"，在下拉菜单选"编辑文字"，输入"学生成绩表"。

（5）选定"学生成绩表"文本框，切换到"图表工具/格式"功能卡，在"艺术字样式"组单击"文本效果"按钮，在下拉列表选"发光变体"第 2 行第 1 列样式。

（6）切换到"图表工具/布局"功能卡，在"标签"组单击"图例"按钮，选"在顶部显示图例"。

（7）在"图表工具/布局"功能卡，单击"背景"组的"图表背景墙"按钮，打开"其他背景墙选项"对话框，选择"图片或纹理填充"，在"纹理"的下拉列表选第 2 行第 5 列"白色大理石"样式，单击"关闭"按钮。

（8）选定整个图表，切换到"图表工具/格式"功能卡，在"形状样式"组单击"形状填充"按钮，在下拉列表选"主题颜色"第 2 行第 9 列颜色。

完成上述操作步骤后的效果如图 4-18 所示。

选定图表，在"图表工具/设计"功能卡的"位置"组，单击"移动图表"按钮，打开对话框，选择放置图表的位置为"新工作表"，单击确定按钮。此时，工作表标签增加一张"Chart1"，图表移动到该工作表中。

（9）将"Chart1"更名为"图表"，另存为"elsx4.xlsx"。

2. 设置保护工作簿的结构与撤销保护

单击"审阅"功能卡"更改"组中的"保护工作簿"按钮，弹出"保护结构和窗口"对话框，勾选保护内容"结构"，设置保护密码（个人学号），单击"确定"按钮。

要撤销工作簿结构的保护，可单击"审阅"功能卡"更改"组中的"保护工作簿"按钮，弹出"撤销工作簿保护"对话框，输入保护密码（个人学号），单击"确定"按钮。

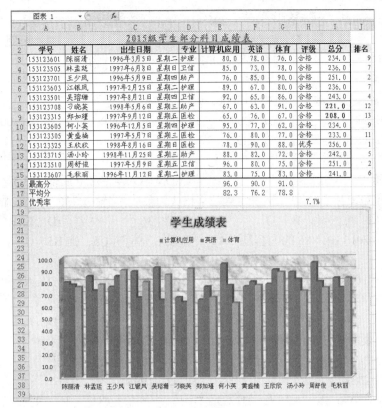

图 4-18　学生成绩表

三、实训小结

（1）分散选择数据区域，可使用鼠标操作和"＿＿＿＿＿＿"键配合。

（2）图表建立后，选定图表，功能区自动弹出"＿＿＿＿＿＿"功能卡。

（3）数据清单中与图表相关的数据改变后，图表区将随之"＿＿＿＿＿＿"。

（4）常见的图表有＿＿＿＿＿与＿＿＿＿＿图表两种。

（5）如果要设置工作簿保护，应单击"＿＿＿＿＿"功能卡"＿＿＿＿＿"组的"＿＿＿＿＿"，打开"保护结构和窗口"对话框进行相关设置。

4.3　Excel 2010 知识点检测

1. 在 Excel 2010 中，通过"页面设置"对话框的（　　　）选项卡设置页眉和纸张边缘的距离。

　　A. 页眉/页脚　　　　B. 工作表　　　　C. 页边距　　　　D. 页面

2. 在 Excel 2010 工作表左上角，行号和列号交叉处的按钮作用是（　　　）。

　　A. 选中行号　　　　B. 选中整个工作表　　C. 选中列号　　　　D. 无作用

3. 在 Excel 2010 工作簿中，有关移动和复制工作表的说法正确的是（　　　）。

　　A. 工作表可以移动到其他工作簿内，不能复制到其他工作簿内

　　B. 工作表中只能在所有工作簿内复制不能移动

　　C. 工作表中只能在所有工作簿内移动不能复制

　　D. 工作表可以移动到其他工作簿内，也可复制到其他工作簿内

4. 在工作表的某一单元格中，输入'2013-10.28，则该单元格内保存的是（　　　）。

    A. 公式　　　　　B. 字符串　　　　　C. 数值　　　　　D. 日期

5. 在工作表的某个单元格内直接输入 8-25，Excel 2010 认为这是一个（　　　）。

    A. 日期　　　　　B. 字符号　　　　　C. 时间　　　　　D. 数值

6. 在单元格中输入数字字符串 0130001（学号）时，应输入（　　　）。

    A. 013001　　　　B. "0130001　　　　C. '0130001　　　　D. 0130001'

7. 若在 Excel 2010 单元格中输入 3/5，应（　　　）。

    A. 输入 0 和空格后输入 3/5　　　　　　　B. 输入'3/5

    C. 直接输入 3/5　　　　　　　　　　　　D. 输入空格和 0 后输入 3/5

8. 在 Excel 2010 中，A1 单元格设定其数字格式为整数，当输入 "36.51" 时，显示为（　　　）。

    A. 36.51　　　　　B. 37　　　　　C. 36　　　　　D. ERROR

9. 在 Excel 2010 中，A5 的内容是 "A5"，拖动填充柄至 C5，则 B5、C5 单元格的内容分别为（　　　）。

    A. B5 和 C5　　　　B. B6 和 C7　　　　C. A6 和 A7　　　　D. A5 和 A6

10. 如果某单元格显示为若干个 "#" 号（如#######），这表示（　　　）。

    A. 公式错误　　　　B. 数据错误　　　　C. 列宽不够　　　　D. 行高不够

11. 在工作表的某一单元格中，输入=2013-2-18，则该单元格内显示（　　　）。

    A. =2013-2-18　　　　　　　　　B. 2013 年 2 月 18 日

    C. 2013-2-18　　　　　　　　　　D. 1993

12. 在 Excel 2010 中，"A2:D2 B1:C3" 表示选中的单元格是（　　　）。

    A. A2，B1，C3，D2

    B. B1，C1，A2，B2，C2，D2，B3，C3

    C. B2，C2

    D. B1，C2，A2，D2，B3，C3

13. 如果将 B3 单元格中的公式 "=C3+$D5" 复制到同一工作表的 D7 单元格中，该单元格公式为（　　　）。

    A. =C3+$D5　　　B. =C7+$D9　　　C. =E7+$D5　　　D. =E7+$D9

14. 在 Excel 2010 中，公式 "=SUM（1，"-5"，TRUE）" 的返回值是（　　　）。

    A. -2　　　　　　B. -3　　　　　C. 错误　　　　　D. 1

15. 在 Excel 2010 的记录单对话框中，无法进行（　　　）。

    A. 插入记录的操作　　　　　　　　B. 删除记录的操作

    C. 添加记录的操作　　　　　　　　D. 查找记录的操作

16. Excel 2010 的记录单操作，不能实现对数据清单记录的（　　　）。

    A. 添加　　　　　B. 修改　　　　　C. 排序　　　　　D. 删除

17. Excel 2010 的分类汇总操作中的分类指的是按照某字段的值对记录分组，则（　　　）。

    A. 该字段必须是数值类型的　　　　B. 该字段必须是字符类型的

    C. 该字段必须是逻辑型的　　　　　D. 必须先将该字段排序

18. 数据列表的筛选操作是（　　　）。

    A. 按指定条件保留若干个记录，其余记录被隐藏

    B. 按指定条件保留若干字段，其余字段删除

    C. 按指定条件保留若干记录，其余记录删除

    D. 按指定条件保留若干个字段，其余字段被隐藏

19. 在单元格中输入（　　），使该单元格显示 0.25。
  A. 5/20   B. =5/20   C. "5/20"   D. = "5/20"

20. 在单元格中输入公式=3 ˆ 2+4 ˆ 2 的结果为（　　）。
  A. 3 ˆ 2+4 ˆ 2 B. 24   C. 25   D. 14

21. 在 Excel 2010 中，"A1，C2" 代表（　　）单元格。
  A. A1，A2   B. C1，C2
  C. A1，A2，B1，B2，C1，C2 D. A1，C2

22. Excel 2010 的筛选功能包括（　　）和高级筛选。
  A. 直接筛选 B. 自动筛选 C. 简单筛选 D. 间接筛选

23. 在 Excel 2010 中，选择数据清单中满足条件的数据显示在工作表上，其他数据隐藏是通过选择（　　）命令完成的。
  A. "分类汇总" B. "记录单" C. "有效性" D. "筛选"

24. 在 Excel 2010 中，创建图表的第一步为选择（　　）。
  A. 图表存放的位置   B. 图表选项
  C. 图表的数据源   D. 图表类型

25. 如果要将工作表中符合某一条件的单元格数目统计出来，应使用函数（　　）。
  A. IF   B. COUNTIF C. SUMIF D. COUNT

26. 一个 Excel 应用文档就是（　　）。
  A. 一个 "工作簿"   B. 一个 "工作表" 和一个统计图
  C. 一个 "工作表"   D. 若干个 "工作簿"

工作任务 4　住院费数据处理和批量打印通知单

任务要求

（1）对病员住院费数据进行加工处理。

（2）利用 "邮件合并" 功能批量打印住院费用通知单。

操作步骤如下。

1. 住院费数据处理

（1）在个人文件夹下建立工作簿文档 "工作任务 4.xlsx"，并在工作表 "Sheet1" 录入数据清单，如图 4-19 所示。将 "Sheet1" 更名为 "住院费"。

（2）将单元格区域(A1:H1)合并及居中，设置标题 "2015 年×月×日××××医院病人住院费用登记表" 为楷体 16 号字，字体颜色黑色，标题单元格填充背景颜色为自定义 RGB（255，200，0），图案颜色黑色，图案样式为第 1 行第 6 列（6.25%）。

（3）将单元格数据区域(A2:H15)的框线设置为外框为双线，内框为最细的单线。效果如图 4-19 所示。

（4）用函数法计算 "合计" 项，将 "住院费" 工作表复制到 "Sheet2"，工作表 "Sheet2" 更名为 "住院费图表"。

（5）在工作表 "住院费图表" 中使用分类汇总功能求不同职业病人住院费 "合计" 项总和，并插入图表；将 "住院费" 工作表（除去标题行）复制到 "Sheet3"，工作表 "Sheet3" 更名为 "批量打印"，保存 "工作任务 4.xlsx"，并退出 Excel 2010。样表如图 4-20 所示。

2. 批量打印住院费通知单

（1）在个人文件夹下建立 Word 字处理文档 "工作任务 4.docx"，按如图 4-21 所示样式录入文字和表格（不包括邮件合并工具栏及命令按钮说明），并作相应设置。

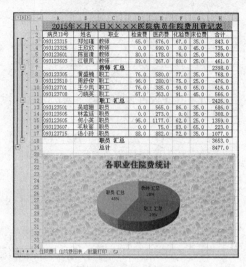

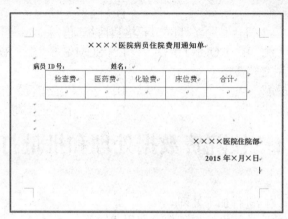

图 4-19 住院费数据清单样式

图 4-20 住院费图表样式

图 4-21 住院费通知单

（2）将页面设置为页边距上下左右各为 1.5cm，纸张大小为 32 开，纸张方向为横向。

（3）切换到"邮件"功能卡，单击"开始邮件合并"组的"开始邮件合并"按钮，在下拉菜单选"邮件合并分布向导"，打开"邮件合并"任务窗格。

（4）连续单击"邮件合并"任务窗格下方的"下一步"两次，在"使用现有列表"栏单击"浏览"，弹出"选取数据源"对话框。

（5）在"选取数据源"对话框中找到并打开个人文件夹下的"工作任务 4.xlsx"，在"选取表格"对话框中选"批量打印"工作表。

（6）将插入点定位在"病人 ID 号："之后，单击"邮件"功能卡"编写和插入域"组的"插入合并域"按钮，在"插入合并域"下拉列表中选"病人 ID 号"。

（7）将插入点分别定位在"姓名"等字段名对应位置，重复上一步操作，选相应字段名，完成本文档与"批量打印"工作表对应字段的合并。

（8）将插入点定位在最后一行的段落标记，单击"插入"功能卡"页"组的"分页"按钮。

（9）单击"邮件"功能卡"完成"组的"完成并合并"按钮，在下拉列表中选"编辑单个文档"在"合并到新文档"对话框中设定"全部"，单击"确定"按钮。

（10）将合并后的新文档命名为"住院费批量打印.docx"，保存到个人文件夹。

（黄仲开）

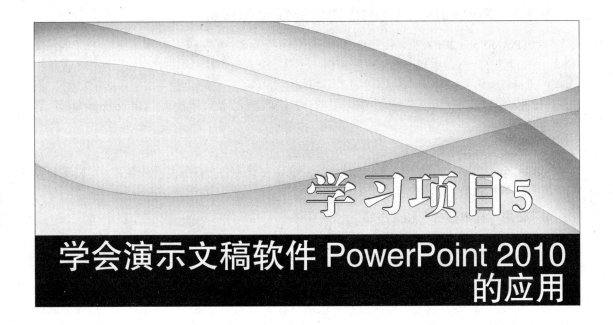

学习项目5
学会演示文稿软件 PowerPoint 2010
的应用

5.1　PowerPoint 2010 概述

　　PowerPoint 2010 是美国微软公司办公自动化 Microsoft Office 2010 中的组件之一，它支持 Microsoft Windows 以及 Apple 的 Mac OS X 操作系统，是一款专门用于制作演示文稿的图形应用程序。利用该软件可轻松创建具有文字、图片、图表、声音、视频等多媒体信息结合在一起的电子版幻灯片，如设计制作专家报告、教师授课、产品演示、广告宣传、会议交流、论文答辩等的演示幻灯片，制作的演示文稿文档既可以通过计算机屏幕或投影机播放，又可以在互联网上交互演示、交流。

　　PowerPoint 2010 制作的演示文稿，每一页就是一张幻灯片，每张幻灯片都是演示文稿中既相互独立又相互联系的内容，制作好的文档还可保存为视频格式。随着办公自动化技术的普及，PPT 的应用越来越广。

5.2　PowerPoint 2010 操作要点及应用

5.2.1　PowerPoint 2010 的启动、工作窗口、退出

　　PowerPoint 2010 的启动与退出方法与 Word 2010、Excel 2010 类似，工作界面窗口中的快速访问工具栏、标题栏、状态栏和功能区与 Word 2010、Excel 2010 的基本类似，不同的是编辑窗口分成幻灯片编辑区、备注窗格、幻灯片/大纲窗格、视图按钮 4 个部分。

　　幻灯片编辑区居于屏幕中部的大部分区域，是对演示文稿进行编辑和处理的区域，在演示文稿的建立和修改活动中，所有操作都应该是面向当前工作区中的当前幻灯片的；备注窗格用来编辑幻灯片的一些备注文本；幻灯片/大纲窗格显示的是各个页面的标题内容或幻灯片缩略图，可以通过此区域快速地把某一页面变成当前页面，以便进行编辑。

5.2.2　PowerPoint 2010 文档的创建和保存

启动 PowerPoint 2010 时，系统建立的临时文档名为"演示文稿 1""演示文稿 2""演示文稿 3"，并自动在幻灯片编辑区新建一张空白"标题"版式幻灯片。单击"文件"按钮，在下拉菜单中选择"新建"，可以在右侧窗格的"可用的模板和主题"列表中选择"空白演示文稿""最近打开的模版""样本模板""主题""根据现有内容新建"以及在线搜索"Office.com 模板"等多种创建方法。

1．建立"空白演示文稿"

创建一个空白演示文稿，用这种方法创建的演示文稿不包含任何内容和格式，可以设计具有个性化、风格独特的演示文稿。

2．使用"样本模板"和"主题"

利用系统提供的"样本模板"和"主题"，可以快速创建有一定风格和配色方案的幻灯片。选择"样本模板"创建的是一组幻灯片，而用"主题"创建的是一张幻灯片。

3．根据现有内容新建

单击"根据现有内容新建"，将打开"根据现有演示文稿新建"对话框，可以在其中选择已有的演示文稿进行重新编辑。

4．在线搜索"Office.com 模板"

Office.com 模板库里有许多免费模板，利用联机模板功能，只需要选定主题关键词，即可下载调用满意的模板。

PowerPoint 2010 演示文稿保存的操作方法与 Word 2010 类似，所不同的是：默认扩展名为".pptx"，如果在"另存为"对话框的"保存类型"中选择"PowerPoint 放映"，则保存的扩展名是".ppsx"，以后双击该文件，直接进入放映，按 Esc 键直接退出，不再进入演示文稿的编辑窗口；如果设置自动放映并配上声音，制作好的演示文稿还可另存为"Windows Media 视频"格式（扩展名是".wmv"）。

5.2.3　PowerPoint 2010 视图的切换

PowerPoint 2010 提供了 4 种视图显示方式，它们之间的切换可通过执行"视图"功能卡下的"演示文稿视图"组相应命令实现，也可通过单击状态栏上的视图按钮来实现。

1．普通视图

是 PowerPoint 2010 的默认视图，用于撰写或设计演示文稿。它将工作区分为 3 个窗格：最大的窗格显示一张单独的幻灯片，可以在此编辑幻灯片的内容。所有的窗格可以通过选中边线并拖动边框来调整大小，显示在左边的窗格显示所有幻灯片的滚动列表和文本的大纲。靠近底部的窗格采用简单的文字处理方式，可输入演讲者的备注。

2．幻灯片浏览视图

按次序排列的各张幻灯片，呈现演示文稿的整体效果，并可轻松地调整幻灯片的先后次序、增加或删除幻灯片、设置每张幻灯片的放映方式和时间。如果设置了切换效果，在幻灯片的下方会出现带有相应切换效果的图标和符号。

3．备注页视图

显示一幅能够编辑演讲者备注的打印预览，根据需要可以移动备注页上的幻灯片和文本框的边界，也可以添加更多的文本框和图形，但是不能改变该视图中幻灯片的内容。

4. 阅读视图

仅显示标题栏、阅读区、状态栏，用于放映演示文稿的制作效果。

此外，单击状态栏右侧的"幻灯片放映"按钮，将从当前幻灯片开始放映演示文稿，全屏放映演示文稿的演示效果，每单击一次鼠标，即可更换下一张幻灯片。当所有的幻灯片放映结束时，再次单击鼠标，即可返回到编辑窗口。

5.2.4　编辑演示文稿

1. 幻灯片中文字的编辑和格式设置

在幻灯片视图中，对幻灯片的文字处理是采用文本框的方式，可以按照幻灯片版式提供的文本框布局直接进行文字输入；或不受版式限制，在幻灯片中插入一个新的文本框进行文字输入。在文本框编辑状态，功能区弹出"绘图工具/格式"功能卡，利用该功能卡提供的命令，可以对文本框和文字内容进行各种编辑操作和格式设置，具体操作方法与 Word 2010 基本相同。

2. 编辑幻灯片

在幻灯片浏览视图中，可以很方便地对幻灯片进行插入、删除、移动、复制等操作。

（1）选择幻灯片：在幻灯片浏览视图中，要编辑幻灯片，首先要选择幻灯片，可仿照 Windows 7 中关于文件的选择方法。

（2）插入新幻灯片：选定要插入新幻灯片的位置，单击"开始"功能卡"幻灯片"组的"新建幻灯片"按钮插入新幻灯片，插入后可以单击"版式"按钮，选择合适的幻灯片版式。快捷键"Ctrl+M"也可以插入一张新幻灯片。

（3）删除幻灯片：在幻灯片浏览视图或幻灯片/大纲窗格中，选定要删除的幻灯片，按 Delete 键即可。

（4）移动和复制幻灯片：用鼠标直接拖动选定的幻灯片到指定位置，即可完成对幻灯片的移动操作，还可仿照 Windows 7 中关于文件的移动和复制方法。

（5）重用幻灯片：利用该功能，可以在当前演示文稿插入其他演示文稿中的幻灯片。具体方法为：在导航窗格的幻灯片浏览窗格，定位插入点，单击"开始"功能卡"幻灯片"组的"新建幻灯片"下拉按钮，在打开的下拉列表中选择"重用幻灯片"命令，打开"重用幻灯片"窗格，点击"浏览"按钮，可从幻灯片库或其他文件，找到需插入的幻灯片，单击即可完成重用插入。

5.2.5　在幻灯片中插入多媒体对象

在 PowerrPoint 2010 中可以插入两种类型的多媒体对象，一种是 PowerPoint 2010 剪辑管理器中提供的多媒体对象，另一种是来自外部文件的多媒体对象。

绝大部分幻灯片版式中，都能见到带有虚线或影线标记边框的框，统称占位符，这些框能容纳标题和正文，以及图表、表格、图片、视频等多媒体对象。

在插入对象之前，占位符中是一些提示性的文字，单击占位符内的任意位置，将显示虚线框，可直接在框内输入文本内容或插入对象；若想在占位符以外的位置插入图片、艺术字等对象，则可以直接在功能区单击"插入"功能卡的命令按钮插入，然后利用鼠标拖动来调整位置。

1. 插入图片、剪贴画

切换到"插入"功能卡，单击"图像"组中的"图片"按钮，在"插入图片"对话框中，选择图片文件即可。

单击"图像"组中的"剪贴画"按钮，或通过单击版式占位符中的剪贴画按钮，利用打开的"剪贴画"任务窗格，搜索剪辑管理器中需要的剪贴画，实现剪贴画的插入。

选中插入的图片或剪贴画，功能区分别弹出"图片工具/格式"和"绘图工具/格式"功能卡，利用功能卡提供的命令，可以对图片或剪贴画进行适当的修饰，如旋转、调整亮度、设置对比度、改变颜色、应用样式等。

2. 插入艺术字

切换到"插入"功能卡，单击"文本"组中的"艺术字"按钮，在弹出的下拉列表中选择一种样式，即可在幻灯片中插入一个艺术字文本框，艺术字的编辑方法与 Word 2010 完全相同。

3. 添加声音

切换到"插入"功能卡，单击"媒体"组中的"音频"按钮，在下拉菜单中选择"文件中的音频"或"剪贴画音频"，在"插入音频"对话框选择声音文件，或在"剪贴画"任务窗格，搜索剪辑管理器中声音，实现声音的插入，此时幻灯片上会出现一个喇叭图标和播放控制条，可以测试播放效果。

选中喇叭图标，功能区弹出"音频工具"的"格式"和"播放"两张功能卡，利用功能卡提供的命令，可以对喇叭图标进行编辑和简单的播放剪辑操作。

4. 插入视频

切换到"插入"功能卡，单击"媒体"组中的"视频"按钮，在下拉菜单中选择"文件中的视频"或"剪贴画视频"，在"插入视频文件"对话框选择视频文件，或在"剪贴画"任务窗格，搜索剪辑管理器中动画视频，实现视频的插入。此时幻灯片上会出现第一帧视频画面，如果是视频文件，还会出现播放控制条，用来测试播放效果。

选中视频画面，功能区弹出"视频工具"的"格式"和"播放"两张功能卡，利用功能卡提供的命令，可以对视频播放窗口进行外观编辑和简单的播放剪辑操作。

5. 插入表格

单击幻灯片版式中占位符上的"插入表格"按钮，弹出"插入表格"对话框，设置列数和行数，单击"确定"按钮。或在"插入"功能卡，单击"表格"按钮插入表格，表格的编辑方法与 Word 2010 相同。

6. 插入图表

单击幻灯片版式中占位符上的"插入图表"按钮，或在"插入"功能卡，单击"插图"组的"图表"按钮，弹出"插入图表"对话框，选择图标类型，单击"确定"按钮。此时，幻灯片编辑区出现默认图表，并会自动启动 Excel 2010，打开默认的"Microsoft Power Point 中的图表"工作表，重新编辑数据区的数据，幻灯片图表会自动更新。

除重新编辑数据区的数据得到需要的图表外，还可以由 Excel 2010 工作表直接导入。

① 在"Microsoft Power Point 中的图表"工作表窗口的"数据"选项卡，单击"获取外部数据"下的"自其他来源"下拉按钮，选"来自 XML 数据导入"项。

② 在"选取数据源"窗口，单击右下角"XML 文件"按钮，选"所有文件"，在导航窗格找到 Excel 工作簿文档，单击"打开"按钮。

③ 在弹出的"选择表格"对话框，选择需要的工作表，单击"确定"按钮，会弹出"导入数据"对话框，在"数据的存放位置"栏下选择"新工作表"，单击"确定"按钮，插入"Sheet2"工作表。

④ 返回演示文稿窗口，单击"图表工具"的"设计"功能卡，在"数据"组单击"选择数据"按钮，弹出"选择数据源对话框"，切换到"Sheet2"工作表窗口，选定数据区域，单击"确定"按钮，关闭"Microsoft Power Point 中的图表"工作表窗口，完成按新导入数据创建图

标的操作。

选中幻灯片中的图表，功能区弹出"图表工具"的"设计"、"布局"和"格式"三张功能卡，利用功能卡提供的命令，可以对图表进行各种编辑操作。

7. 插入 SmartArt 图形

单击幻灯片版式中占位符上的"插入 SmartArt 图形"按钮，或在"插入"功能卡，单击"插图"组的"SmartArt"按钮，弹出"选择 SmartArt 图形"对话框，选择一种图形，单击"确定"按钮，即可输入图形中所需的文字。

选中文本框，切换到"开始"功能卡，单击"段落"组的"转换为 SmartArt"按钮，在弹出的样式库中选择一种 SmartArt 图形，即可将幻灯片文本转换为 SmartArt 图形。

选中幻灯片中的图形，功能区弹出"SmartArt 工具"的"设计"和"格式"两张功能卡，利用功能卡提供的命令，可以对图形进行各种编辑操作。

5.2.6　项目实训一　《新特药简介》的创建与编辑

一、实训目的

（1）学会 PowerPoint 2010 的启动与退出。
（2）学会电子演示文稿的建立。
（3）学会幻灯片的编辑及多媒体对象的插入操作。
（4）学会幻灯片的放映操作。

二、实训要求与操作步骤

操作要求：

创建"新特药简介"演示文稿，如图 5-1 所示。

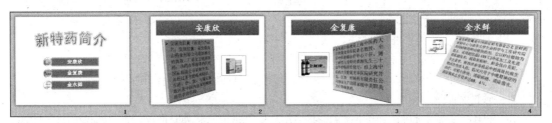

图 5-1　创建与编辑"新特药简介"演示文稿

操作步骤如下。

（1）启动 PowerPoint 2010，创建空演示文稿。

① 单击"开始"→"所有程序"→"Microsoft Office PowerPoint 2010"，启动 PowerPoint 2010，这时在标题栏显示"演示文稿 1"，编辑区出现一张空白的"标题幻灯片"。

② 将新建的演示文稿命名为"pptsx1.pptx"，保存到个人文件夹。

（2）制作标题幻灯片（第一张）。

① 选中"单击此处添加标题"文本框占位符，输入"新特药简介"，在"开始"功能卡设置字体为"黑体"，字号为"88 磅"，加粗。

② 切换到"绘图工具/格式"功能卡，单击"艺术字样式"组的"文本效果"，在下拉菜单中选"转换"→"跟随路径"第一种样式。单击"艺术字样式"组的"其他"按钮，在"应用于所选文字"列表中选第 4 行第 1 列样式。

③ 单击"单击此处添加副标题"文本框占位符，分三行输入"安康欣、金复康、金水鲜"，

文本框占位符设置居中对齐，字体为"楷体"，字号为"48 磅"，加粗。单击"开始"功能卡"段落"组的"转换为 SmartArt"按钮，在弹出的样式库中选择第 1 行第 3 列图形。

④ 选中 SmartArt 图形，分别单击左侧图片占位符，在"插入图片"对话框搜索相关图片并插入。

⑤ 选中图形，在"开始"功能卡，单击"绘图"组的"形状效果"按钮，在下拉菜单中选择"预设 7"；分别选中图形中的图片，单击"绘图"组的"形状轮廓"按钮，在"主题颜色"中选"蓝色"。

（3）制作第二张幻灯片。

① 切换到"开始"功能卡，单击"幻灯片"组的"新建幻灯片"按钮，在弹出的"Office 主题"中选择"两栏内容"，插入第二张幻灯片。

② 选中"单击此处添加标题"文本框占位符，输入"安康欣"。

③ 打开有关文字素材文档，复制"安康欣"的简介；选中第二张幻灯片左侧"单击此处添加文本"占位符，粘贴"安康欣"的简介到幻灯片中。

④ 在右侧"单击此处添加文本"占位符中，单击"插入来自文件的图片"图标，在"插入图片"对话框搜索"安康欣"图片并插入。

⑤ 选定标题框，切换到"开始"功能卡，设置字体为楷体，字号 54，加粗，居中。

⑥ 在"开始"功能卡的"绘图"组，单击"快速样式"按钮，在样式库中选第 6 行第 2 列样式。

⑦ 选定文本框，在"开始"功能卡，设置字体为宋体，字号 28，适当调整文本框大小；单击"项目符号"右侧的小三角按钮，在下拉列表中选择要添加的项目符号"➤"。

⑧ 选定文本框，在"开始"功能卡的"绘图"组，单击"形状效果"按钮，在下拉菜单中选择"预设 9"；单击"形状填充"按钮，在下拉菜单中选择"主题颜色"第 1 行第 7 列。

⑨ 选定"安康欣"图片，单击"形状轮廓"按钮，在下拉菜单中选择"主题颜色"第 1 行第 7 列，"粗细"选 2.25 磅。

（4）制作第三、第四张幻灯片。

① 切换到"视图"功能卡，单击"演示文稿视图"组的"幻灯片浏览"按钮。

② 选中第二张幻灯片，按 Ctrl+C 组合键复制，再按 Ctrl+V 组合键两次，创建两张与第二张样式一致的幻灯片。

③ 选中第三张幻灯片，单击"视图"功能卡"演示文稿视图"组的"普通视图"按钮，切换到编辑窗口。

④ 将第三张幻灯片标题改为"金复康"，文本内容改为"金复康"简介。删除原来图片，在占位符中单击"插入来自文件的图片"图标，在"插入图片"对话框搜索"金复康"图片并插入，按图 5-1 样式调整图片位置和文本框大小。

⑤ 选定第三张幻灯片文本框，在"开始"功能卡的"绘图"组，单击"形状效果"按钮，在下拉菜单中选择"预设 12"；单击"形状填充"按钮，在下拉菜单中选择"主题颜色"第四行第十列；选定"金复康"图片，单击"形状轮廓"按钮，在下拉菜单中选择"主题颜色"第四行第十列，"粗细"选 2.25 磅。

⑥ 将第四张幻灯片标题改为"金水鲜"，文本内容改为"金水鲜"简介。用上一步同样方法插入"金水鲜"图片，调整图片位置和文本框大小，样式如图 5-1 所示。

⑦ 选定第四张幻灯片文本框，在"开始"功能卡的"绘图"组，单击"形状效果"按钮，在下拉菜单中选择"预设 11"；单击"形状填充"按钮，在下拉菜单中选择标准色"浅绿"；选定"金水鲜"图片，单击"形状轮廓"按钮，在下拉菜单中选择标准色"浅绿"，粗细选"2.25 磅"。

（5）幻灯片的放映。

① 使用"阅读视图"观看：切换到"视图"功能卡，单击"演示文稿视图"组的"阅读视图"按钮。

② 使用"幻灯片放映"功能卡：在"幻灯片放映"功能卡，分别单击"开始放映幻灯片"组的"从头开始"和"从当前幻灯片开始"按钮，全屏放映演示文稿，单击一次鼠标切换到下一张幻灯片，当所有的幻灯片放映结束时，再次单击鼠标，即可返回到编辑窗口；比较两种操作的放映效果。按快捷键 F5 也可以从第一张开始进入全屏放映。

（6）保存演示文稿：单击"文件"→"保存"，或单击快速工具栏中的"保存"按钮，将制作好的演示文稿"pptsx1.pptx"保存下来。

三、实训小结

（1）PowerPoint 2010 的各种视图中，可用于对单张幻灯片进行文本编辑的视图是_____；可以对幻灯片进行移动、删除、添加、复制，但不能编辑幻灯片中具体内容的视图是_____。

（2）在使用 PowerPoint 2010 的幻灯片放映演示文稿过程中，要结束放映，可操作的方法有_____和_____。

（3）编辑演示文稿时，插入新幻灯片的快捷键是_____。

（4）用 PowerPoint 2010 创建的文档称为_____，其扩展名为_____。

（5）观看幻灯片制作后的放映效果有_____和_____两种方法。

5.2.7　美化幻灯片外观

1. 使用母版

母版是一张特殊的幻灯片的底版，一般分为幻灯片母版、讲义母版和备注母版，其中幻灯片母版是最常用的一种，它可以控制除了标题幻灯片以外的所有的幻灯片的格式。设置了母版的格式，就意味多张幻灯片有了统一的外观。

在"视图"功能卡，单击"母版视图"组的"幻灯片母版"按钮，功能区出现"幻灯片母版"功能卡，工作窗口自动切换到幻灯片母版编辑状态，窗口左侧有母版和版式列表。右键单击"任何幻灯片都不使用"的版式，在快捷菜单中选择"删除版式"，只保留有用的母版和版式，以免过多的版式造成混乱。

在幻灯片母版的编辑区，可调整各占位符的位置，设置各占位符中内容的字体、字号、颜色，改变项目符号的样式，插入文字、图片、图形、页眉页脚、编号、日期、动画和艺术字，改变背景色等。修改编辑完毕后单击"幻灯片母版"功能卡中的"关闭母版视图"按钮，可查看到相应版式的幻灯片都已按照母版进行了修改。

在修改幻灯片母版背景颜色时，屏幕上将打开"设置背景格式"对话框，若设置后单击"关闭"按钮，则新设置的背景颜色只作用于当前修改的相应版式的幻灯片；若单击"全部应用"按钮，则新设置的背景颜色作用于全部幻灯片。

2. 使用主题

主题由背景颜色、线条、文本的格式等多种搭配组成。通过在幻灯片中应用主题，可以快速地设置整个演示文稿有专业时尚的外观。

选定要应用主题的幻灯片，切换到"设计"功能卡，选择"主题"组中的一种主题样式右单击，在弹出的下拉菜单中选择"应用于选定幻灯片"或"应用于所有幻灯片"，即可将主题应用到当前幻灯片或所有幻灯片上。

如果对默认的主题样式不满意，还可以在"设计"功能卡自定义主题。

（1）单击"主题"组的"主题颜色"按钮，从下拉菜单中选择"新建主题颜色"，打开"新建主题颜色"对话框，按需要设置后在"名称"文本框输入主题颜色名称，单击"保存"按钮。

（2）单击"主题"组的"主题字体"按钮，从下拉菜单中选择"新建主题字体"，打开"新建主题字体"对话框，按需要设置后在"名称"文本框输入主题字体名称，单击"保存"按钮。

（3）单击"主题"组的"主题效果"按钮，从下拉菜单中选择需要使用的效果样式，该效果将作用于线条和填充颜色。

（4）单击"主题"组的"其他"按钮，从下拉菜单中选择"保存当前主题"，在打开的"保存当前主题"对话框输入主题文件名，单击"保存"按钮。

自定义主题创建后，在"设计"功能卡"主题"组的"其他"菜单中的"自定义"栏可看到创建的主题。

3. 设置幻灯片的背景

为了给幻灯片增添个性化的效果，可以用不同的颜色、图片、图案或纹理作为背景。幻灯片背景设置，既可以在幻灯片母版应用，也适用于单张的普通幻灯片。

选中需要添加或更改背景的幻灯片，切换到"设计"功能卡，在"背景"组单击"背景样式"按钮，选择一种内置背景样式右单击，从快捷菜单中执行适当的命令。

如果内置背景样式不符合要求，可在"背景"组单击"背景样式"按钮后，选择"设置背景格式"，在打开的"设置背景格式"对话框进行设置。

4. 使用版式

版式是指幻灯片的各种对象在幻灯片上的排列方式。

单击"开始"选项卡→"幻灯片"组→"幻灯片版式"按钮，打开"**Office** 主题"下拉列表，或者右击该幻灯片，在弹出的快捷菜单中选择"版式"命令，也会在其级联菜单中列出的版式，从中选择所需版式。

5.2.8 项目实训二 《新特药简介》的外观美化

一、实训目的与要求

学会演示文稿的外观设计

二、实训要求与操作步骤

1. 设计幻灯片母版，如图 5-2 所示。

操作要求：

（1）删除"任何幻灯片都不使用"的版式。

（2）在"由幻灯片 1-4 使用"的母版，插入标志图形，并设置幻灯片的页脚。

（3）在"由幻灯片 2-4 使用"的母版，设置字符格式、添加项目符号，并设置背景。

操作步骤如下。

（1）启动 PowerPoint 2010，打开"pptsx1.pptx"演示文稿。

（2）打开幻灯片母版视图，删除不用的幻灯片版式：单击"视图"功能卡"母版视图"组的"幻灯片母版"按钮，在窗口左侧的母版和版式列表中，右键单击"任何幻灯片都不使用"的版式，在快捷菜单中选择"删除版式"，只保留"由幻灯片 1-4 使用""由幻灯片 1 使用""由幻灯片 2-4 使用" 3 张幻灯片版式。

（3）在"由幻灯片 1-4 使用"母版插入标志图形，并设置幻灯片的页脚。

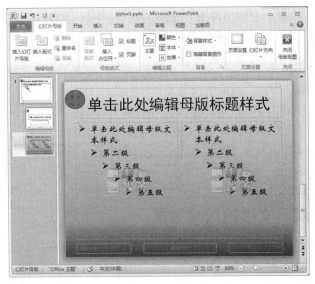

图 5-2　幻灯片母版设计

①　单击窗口左侧母版和版式列表中的"由幻灯片 1-4 使用"母版，切换到"插入"功能卡，单击"插图"组的"形状"按钮，在"最近使用的形状"图形库选"基本形状"的"笑脸"，在母版标题区的左上角拖动鼠标画出笑脸图形，并调整大小和位置。

②　在"插入"功能卡，单击"文本"组的"页眉页脚"按钮，在"页眉页脚"对话框中，单击"幻灯片"选项卡，勾选"日期和时间"，单选"自动更新"，勾选"幻灯片编号""页脚"，并在"页脚"栏下输入"新特药简介"，选择"标题幻灯片中不显示"，单击"全部应用"按钮。

（4）在"由幻灯片 2-4 使用"母版，设置字符格式、添加项目符号，并设置背景。

①　选定"单击此处编辑母版文本样式"所在的文本框。

②　在"开始"功能卡的"字体"组，设置字体为"华文新魏"，字号"28"。

③　在"开始"功能卡的"段落"组，单击"项目符号"按钮，在下拉列表框中，选择"➢"图形。

④　选定另一个"单击此处编辑母版文本样式"所在的文本框，重复上述②、③操作步骤。

⑤　在"幻灯片母版"功能卡，单击"背景"组的快速对话框启动按钮，打开"设置背景格式"对话框，选择"渐变填充"，预设颜色选"茵茵绿原"，方向选"线性向下"，位置设"80%"，单击"关闭"。

（5）关闭幻灯片母版视图：在"幻灯片母版"功能卡，单击"关闭母版视图"按钮，回到幻灯片编辑状态。此时除了第一张幻灯片，其余三张都有相同的格式，适当调整 2-4 张幻灯片各个对象的大小和位置。

2．使用主题设置标题幻灯片（第一张）：选择标题幻灯片（第一张），单击"设计"功能卡，在"主题"组的主题样式库中，找到并右击"凤舞九天"样式，在下拉菜单中选择"应用于选定幻灯片"。外观设置后的效果样式如图 5-3 所示。

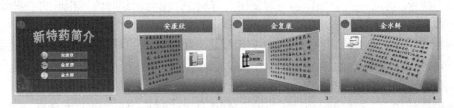

图 5-3　《新特药简介》外观设置后效果

3．将美化外观后的演示文稿另存为"pptsx2.pptx"，再一次放映，观看设计效果。

三、实训小结

（1）在 PowerPoint 2010 中，_____由背景颜色、线条、文本的格式等多种元素搭配组成，在幻灯片中设计中应用它，可以快速地设置单张或所有幻灯片有专业时尚的外观。

（2）用"设计"功能卡中的"背景样式"命令，所选的背景可以改变演示文稿中的_____幻灯片。

（3）在 PowerPoint 2010 中，设置了_____的格式，可以使多张幻灯片有统一的外观。

（4）要使所创建的演示文稿具有统一的风格，可以通过设置演示文稿的_____、_____和_____来实现。

5.2.9　设置演示文稿的放映效果

演示文稿设计完成后，最终要面向观众放映。通过设置超链接、幻灯片切换、添加动画、自定义放映等，可以大大提高放映控制效果。

1. 使用超链接技术

在幻灯片中插入超链接，在放映时可以建立幻灯片之间、幻灯片与 Web 页或其他应用程序之间的跳转。

（1）创建超链接：在普通视图中选择要进行链接的对象，然后切换到"插入"功能卡，在"链接"组中单击"超链接"按钮，弹出"插入超链接"对话框，在"链接到"列表框选择链接的类型，或右击选中的对象，在快捷菜单中选"超链接"命令，也会弹出"插入超级链接"对话框，建立"现有文件或网页"、"本文档中的位置"、"新建文档"或"电子邮件地址"的链接。

（2）添加动作按钮实现超链接：PowerPoint 2010 提供了一些最常用的动作按钮，例如换页到下一张幻灯片或跳转到起始幻灯片进行放映等。动作也可以从屏幕上的任何对象启动，并且可以决定是当鼠标移至项目上时还是单击时开始执行动作。

切换到"插入"功能卡，在"插图"组单击"形状"按钮，选择下拉列表最后一行 "动作按钮"适用的按钮图标，在幻灯片编辑区适当的位置上拖动鼠标，画出一个按钮，松开鼠标左键时弹出"动作设置"对话框，进一步选择以下设置。

① 超级链接到：在当前幻灯片放映时转到某一特定的幻灯片。例如可以切换到第一张、下一张或最后一张幻灯片，甚至可以转换其它演示文稿的放映等。

② 运行程序：单击"浏览"按钮，查找程序位置。

如果选中了"播放声音"复选框，可以从下拉列表中选择想要播放的声音文件，放映时单击"动作"按钮时，就会同时有声音播放。

设置完成后，单击对话框的"确定"按钮。右单击动作按钮图标，在快捷菜单中选"编辑文本"，可以在动作按钮图标添加文字。如果不选择内置"动作"，也可以采用超链接的设置方式，使操作更为简单便捷。

（3）编辑和删除超链接：用鼠标右击已建立超级链接的对象，在弹出的快捷菜单上选择"编辑超链接"命令。此时系统会根据创建时使用的方法，弹出与创建时内容相近的"编辑超链接"对话框，或"动作设置"对话框，可以重新编辑超链接。

若要删除已建立的超级链接，用鼠标右击已建立超级链接的对象，在弹出的快捷菜单上选择"取消超链接"命令。

2. 设置幻灯片切换特效

设置幻灯片切换，可以使演示文稿中的幻灯片从一张切换到另一张具有特殊过渡效果，使演示文稿的放映变得更有趣、更生动、更具吸引力。

PowerPoint 2010 有几十种切换效果可供使用，可为某张独立的幻灯片或同时为多张幻灯片设置切换方式，控制幻灯片切换速度、换页方式和换页声音等。

选中要添加切换效果的幻灯片，单击"切换"功能卡，在"切换到此幻灯片"组中选择一种切换方案，在"效果选项"做更细的方案设置，在"计时"组，还可以进一步设置"换片方式""声音""全部应用""持续时间"等。

3. 添加幻灯片对象的动画效果

对于幻灯片上的文本、形状、声音、图像或其他对象，都可以添加动画效果，以达到突出重点、控制信息流程和增加演示文稿趣味性的目的。例如，文本可以逐字或逐行出现，也可以通过变暗、逐渐展开和逐渐收缩等方式出现。设置动画的操作步骤如下。

① 在幻灯片普通视图中，选择需要设置动画效果的对象。

② 单击"动画"功能卡，在"动画"组中选择一种动画效果，在"效果选项"做更细的效果设置；在"高级动画"组，单击"添加动画"按钮可以进一步设置"进入""强调""退出""动作路径"等；单击"触发"按钮可以设置由另一个对象控制触发动画；单击"动画窗格"按钮，在弹出的对话框，可以对已设置的动画作综合设置，如播放控制效果、删除动画效果、更改对象播放顺序等；在"计时"组，可以设置"开始""持续时间""延迟"等。

③ 添加了动画效果的对象会出现"0""1""2""3"…编号，表示各对象动画播放的顺序。单击"高级动画"组"动画窗格"按钮，在弹出的对话框，单击底部的"重新排序"的 2 个按钮和，可以调整编号排序。

4. 幻灯片的放映控制

（1）放映控制启动放映的方式有以下几种。

① 按 F5 键，从演示文稿的第一张幻灯片开始放映。

② 单击"幻灯片放映"功能卡的"从头开始"或"从当前幻灯片开始"。

③ 单击状态栏右侧的"幻灯片放映"按钮，从当前幻灯片开始放映。

放映时，按 Home 键，可移至第一张幻灯片；按 End 键，可移至最后一张幻灯片；要中途结束幻灯片放映，按 Esc 键；单击鼠标左键或按键盘下移键"↓"，可切换到下一张；在放映过程中按 F1 键，可以查看到提示演示文稿中操控方法的列表。

在幻灯片放映过程中，在幻灯片左下方有 4 个导航快捷按钮，分别是"上一张"按钮、"画笔"菜单按钮、"控制播放"菜单按钮、"下一张"按钮，可以在放映时操作控制。如要使用屏幕画笔，则鼠标左键单击"画笔"菜单按钮，在弹出的快捷菜单中选择"笔"（画出细线条）、"荧光笔"（放一个透明的浅色在选定项目上），按住鼠标左键并拖动鼠标就可以绘图。

（2）设置放映。

① 自定义放映：如果同一个演示文稿要放映给不同层次的观众看，可以利用自定义放映功能，选择演示文稿中部分幻灯片进行放映。

切换到"幻灯片放映"功能卡，单击"自定义放映"按钮，在弹出的"自定义放映"对话框中单击"新建"按钮，弹出"定义自定义放映"对话框，在"演示文稿中的幻灯片"框中选取要添加到自定义放映的幻灯片，添加后还可使用箭头改变幻灯片的次序，设定完成后单击"确定"按钮，就可以在"自定义放映"对话框中单击"放映"按钮直接播放。

② 设置放映时间：在"切换"功能卡的"计时"组，可以设置单张或全部幻灯片的换片时间；在"幻灯片放映"功能卡的"设置"组，单击"排练计时"或"录制幻灯片演示"按钮，也可以设置幻灯片的换片时间；幻灯片的播放时间设置后，再配合放映方式设置，可以实现自

动循环放映。

③ 设置放映方式：在"幻灯片放映"功能卡的"设置"组，单击"设置幻灯片放映"按钮，打开"设置放映方式"对话框，分别在"放映类型""放映选项""放映幻灯片""换片方式"4栏作相应设置，实现个性化放映。

④ 使用演示者视图：使用双显卡的台式计算机或笔记本电脑连接投影机放映时，系统默认2个屏幕处于复制状态，即显示相同内容。要实现演讲者能够在本机屏幕查看备注信息和操作控制按钮，而投影机全屏放映的功能，先在放映状态中按"Win+P"组合键，弹出设置投影机及计算机屏幕的一组按钮，单击其中的"扩展"按钮，然后退出播放，切换到"幻灯片放映"功能卡，在"监视器"组选中"使用演示者视图"复选框，可将当前屏幕扩展至投影机，再次放映就可显示不同内容。

5.2.10　打包与打印演示文稿

（1）打包演示文稿：制作好的演示文稿在其他计算机播放时，如遇版本不同、未安装PowerPoint 2010软件、缺少幻灯片中使用的字体等，将导致无法放映或放映效果不佳。如果制作好的演示文稿打包，将各种有关文件都整合到一个文件夹中，一起拷贝到放映的计算机，即可解决这一个问题。

打包演示文稿的操作步骤如下。

① 打开要打包的演示文稿。

② 在功能区单击"文件"菜单，选择"保存并发送"→"将演示文稿打包成CD"命令，单击"打包成CD"按钮，在弹出的"打包成CD"对话框中输入打包后将要生成的文件夹名称。

③ 单击"选项…"按钮，从"选项"对话框中可以选择包含的文件、链接的文件、嵌入的字体，还可以设置保护文件的密码以及选择演示文稿在播放器中的播放方式等。设置完成后，单击"确定"返回原对话框。

④ 单击"复制到文件夹"或"复制到 CD"按钮，在弹出的对话框中作相应设定，单击"确定"按钮。

打包好的文档，直接刻录成CD光盘，就可以在没有PPT的计算机或者PPT版本不兼容的计算机上自动播放了。

（2）转换为视频：PPT文档转换成视频，就不用担心别的计算机或者不同的操作系统上面PPT演示不了，不但方便还可以起到保护源文件的作用。转换为视频的操作步骤如下。

① 打开要转换的演示文稿。

② 在功能区单击"文件"菜单，选择"保存并发送"→"创建视频"命令。

③ 在"创建视频"对话框设置分辨率、放映每张幻灯片的秒数后，单击"创建视频"按钮。

④ 在"另存为"对话框设置保存位置、文件名后，单击"保存"按钮。

如果在转换前，对演示文稿设置好幻灯片切换、添加动画、录制旁白、添加背景音乐、自动循环等，可以制作出效果很好的视频文档。

（3）演示文稿的打印：如果在演讲之前将演示文稿打印成讲义分发给观众，可以大大提高演讲效果。演示文稿打印的操作步骤如下。

① 打开要打印的演示文稿，切换到"设计"选项卡，单击"页面设置"组中的"页面设置"按钮，在打开的"页面设置"对话框，确定纸张的大小、要打印的幻灯片的编号范围和幻灯片内容的打印方向，单击"确定"按钮。

② 单击"文件"菜单按钮，在左侧窗格中选择"打印"菜单项，在窗口中间的"打印"相关设置项，根据需要进行打印设置，窗口右侧预览区显示设置后的打印效果。

③ 打印设置完成后，确认打印机连接正常并开机，单击在窗口中部上方的"打印"按钮。

5.2.11　项目实训三　设置《新特药简介》的演示效果

一、实训目的

学会超链接、动态特技效果的设置。

二、实训要求与操作步骤

1.　为演示文稿"pptsx2.pptx"建立超级链接。

操作要求：

（1）打开演示文稿"pptsx2.pptx"，对第 1 张幻灯片的文本"安康欣、金复康、金水鲜"分别建立超级链接，放映时用鼠标单击该文字，可直接转到对应的幻灯片上。

（2）在第二张至第四张幻灯片下方设置动作按钮，跳回到第一张。

（3）单击第一张幻灯片的艺术字"新特药简介"，跳转到"工作任务 3.doc"文档上。

操作步骤如下。

（1）为第一张幻灯片的文本"安康欣、金复康、金水鲜"创建超链接。

① 打开"pptsx2.pptx"演示文稿，选定第一张幻灯片的"安康欣"文本框，单击"插入"功能卡的"超链接"按钮，弹出"插入超链接"的对话框。

② 选择"链接到"列表框中的"本文档中的位置"选项，在"请选择文档中的位置"列表框中的选择与之要建立超级链接的幻灯片，即第二张"安康欣"幻灯片，单击"确定"按钮。

③ 分别选定第一张幻灯片的"金复康"、"金水鲜"文本框，用同样的方法链接到第二、第三张幻灯片。

（2）为第二、三、四张幻灯片添加"开始"动作按钮，链接到第一张幻灯片。

① 选定第二张幻灯片，单击"插入"功能卡的"形状"按钮，选择下拉列表最后一行的"动作按钮"的"动作按钮—开始"。

② 移动鼠标到幻灯片的右下角，按住鼠标左键，拖动鼠标画出动作按钮，松开鼠标即弹出"动作设置"对话框。

③ 选择"单击鼠标"选项卡，选中"超链接到"设置为"第一张幻灯片"，单击"确定"按钮。

④ 右单击该动作按钮，在弹出的快捷菜单中单击"复制"。

⑤ 选定第三张幻灯片，在幻灯片的右下角右单击，在弹出的快捷菜单中单击"粘贴"。

⑥ 同样地，选定第四张幻灯片再一次"粘贴"。

（3）将第一张幻灯片的艺术字"新特药简介"链接到"工作任务 3.docx"文档上。

① 选定第一张幻灯片的艺术字"新特药简介"。

② 单击"插入"功能卡的"超链接"按钮，弹出"插入超链接"的对话框。

③ 选择"链接到"列表框中的"现有文件或网页"选项，单击"当前文件夹"选项，在"查找范围"列表框中选择个人文件夹，选中在学习项目 3 编辑的文档"工作任务 3.docx"，然后单击"确定"按钮。

（4）将设置超链接后的演示文稿另存为"pptsx3.pptx"，放映观察超链接控制效果。

2.　设置第一至第四张幻灯片各对象的动画效果

（1）打开"pptsx3.pptx"演示文稿，选定第一张幻灯片的艺术字"新特药简介"，单击"动画"功能卡"动画"组的"淡出"效果按钮；选定"安康欣""金复康""金水鲜"组合的 SmartArt

图形，单击"动画"功能卡"高级动画"组的"添加动画"按钮，选择下拉列表 "进入"栏的"翻转式由远及近"动画效果。

（2）分别选定第二、三、四张幻灯片的标题文本框、药品介绍文本框和图片，用上述方法自由设置各对象的动画效果，并在"计时"组设置合适的"持续时间"、"延迟"时间和"开始：上一动画之后"。

（3）选中任意一张幻灯片，单击"动画"功能卡"高级动画"组的"动画窗格"按钮，打开"动画窗格"对话框，对幻灯片中各对象的动画效果作详细设置，放映观察不同设置的动画播放效果。

3. 设置第一至第四张幻灯片切换效果

（1）选定第一张幻灯片，单击"切换"功能卡"切换到此幻灯片"组的"其他"按钮，选择下拉列表"动态内容"栏的"旋转"切换效果，单击"效果选项"按钮，选择下拉菜单 "自右侧"动作效果。

（2）在"切换"功能卡的"计时"组，设置"持续时间"为"2 秒"，"换片方式"为"设置自动换片时间"为"3 秒"，单击"全部应用"按钮。

（3）放映观察各种设置的切换效果。

4. 设置放映背景音乐

选定第一张幻灯片，切换到"插入"功能卡，单击"媒体"组中的"音频"按钮，在下拉菜单中选择"文件中的音频"，在"插入音频"对话框选择教师提供的"夜的钢琴曲.mp3"声音文件，此时幻灯片上会出现一个喇叭图标和播放控制条，将喇叭图标拖放至右下角，测试播放效果。

选中喇叭图标，在功能区单击"音频工具"的"播放"功能卡，在"音频选项"的"开始"栏选"跨幻灯片播放"，勾选"放映时隐藏""循环播放，直到停止""播完返回开头"命令。

5. 设置循环自动放映

切换到"幻灯片放映"功能卡，单击设置组的"设置幻灯片放映"按钮，弹出"设置放映方式"对话框，在"放映类型"栏选"演讲者放映"，在"放映幻灯片"栏选"全部"，在"放映选项"栏选"循环放映，按 ESC 键终止"，在"换片方式"栏选"如果存在排练时间，则使用它"，再次放映比较播放效果，按"ESC"键退出。

将设置后的演示文稿另存为"pptsx4.pptx"。

6. 转换为视频文件

（1）在功能区单击"文件"菜单，选择"保存并发送"→"创建视频"命令。

（2）在"创建视频"对话框设置"计算机和 HD 显示"，放映每张幻灯片的秒数为"05.00"，单击"创建视频"按钮。

（3）在"另存为"对话框设置保存位置为个人文件夹，文件名为"pptsx4.wmv"，单击"保存"按钮。

（4）启动视频播放器，播放"pptsx4.wmv"，观察放映效果。

三、实训小结

（1）幻灯片中的对象_____、_____、_____等均可插入超链接。

（2）超链接既可跳转到本文档的_____幻灯片上，还可跳转到任何_____或某个_____上。

（3）通过在幻灯片上插入_____，可以快捷地设置超链接到"第一张""最后一张""下一张""上一张"幻灯片。

（4）如果要设定演示文稿自动连续放映，则应在"＿＿＿＿"功能卡，设置"＿＿＿＿"组的＿＿＿＿的时间。

5.3　Office 2010 组件间的集成应用

Office 2010 中的 Word、Excel、PowerPoint 三大程序组件，能很好地在一个集成环境中协同工作。在实际使用时，利用 Office 2010 组件间集成应用功能，就可以在 Word、Excel、PowerPoint 程序之间高效地导入导出、嵌入和链接信息，建立数据信息关联，实现程序之间的信息共享。

5.3.1　导出或导入

导出和导入是将用某种程序组件创建的文件转换成另一种程序组件能够解释的格式。在程序之间转换的只是文件格式——文件编码信息的方式。所谓导出文件，就是以目的程序的文件格式保存该文件。而导入文件，是以源程序的文件格式保存该文件。

1. 将 PowerPoint 2010 的文字导出到 Word 2010 文档

通过将演示文稿导出到字处理文档中，可创建基于已有的 PowerPoint 演示文稿的 Word 文档，具体步骤如下。

（1）打开 PowerPoint 演示文稿。

（2）单击"文件"选项菜单，选"保存并发送"下的"创建讲义"命令，单击"创建讲义"按钮，弹出"发送到 Microsoft Word"对话框。

（3）选择对话框"只使用大纲"选项，单击"确定"按钮，这时会自行启动 Word 程序，演示文稿中的文字导出到 Word 中的新文档。

（4）单击 Word 程序的"文件"选项菜单，选"另存为"命令，将该文件保存为 Word 文档。

2. 将 Excel 工作表数据导入到 PowerPoint 数据表

若 PowerPoint 2010 图表中的"数据表"中数据来自于 Excel 工作表，也可运用剪贴板技术将 Excel 工作表数据导入到 PowerPoint 数据表中，具体步骤如下。

（1）打开数据来源所在的 Excel 工作表，选中要导入的数据区域，右单击从快捷菜单选"复制"按钮，或使用 Ctrl+C 快捷键，选中的数据被复制到剪贴板上。

（2）在 PowerPoint 2010 中，调整"Microsoft Power Point 中的图表"的工作表数据区域，将光标定位至该区域，右单击从快捷菜单选"粘贴"按钮，或使用 Ctrl+V 组合键进行粘贴，Excel 数据即被导入到 PowerPoint 数据表中。

5.3.2　嵌入

嵌入是将源文档中的对象复制到目的文档中，嵌入的对象保持与它嵌入的程序之间的联系，但不保持与源文档的联系。要编辑嵌入的对象，在目的文档中双击该对象，可将创建该对象的源程序打开。

在 Excel 工作表中嵌入 Word 文档文字的方法两种。

（1）使用"开始"功能区中的"选择性粘贴"命令。

① 在 Word 文档中选中一段文字，右单击从快捷菜单选"复制"按钮，或使用 Ctrl+C 快捷键，选中的文字被复制到剪贴板上。

② 打开 Excel 工作簿，在目标工作表上，单击要嵌入文字的单元格。

③ 在 Excel 工作窗口，单击"开始"选项卡下"剪贴板"组的"粘贴"下拉按钮，从展开

的下拉菜单中单击"选择性粘贴"命令，弹出"选择性粘贴"对话框。

④ 在对话框的"方式"栏中选中"Microsoft Word"文档对象，并选择"粘贴"选项，单击"确定"按钮。Word 文本嵌入到 Excel 工作表中，双击该对象，将 Word 的源程序打开，可按字处理方法编辑文本。

（2）使用"插入"功能区中的"对象"命令。

① 打开 Excel 工作簿，在工作表上，选定一单元格。

② 单击"插入"选项卡→"文本"组→"对象"按钮，弹出"对象"对话框。

③ 若要直接键入文档文字，选中"新建"选项卡。

④ 在"对象类型"框中选中"Microsoft Word 文档"，然后单击"确定"按钮。

⑤ 从选定单元格开始键入文档文字。

如果要直接调入 Word 文档文件，第（3）步应改选"由文件创建"选项卡，然后通过"浏览"找到 Word 文档，从选定单元格开始嵌入文档文字。

5.3.3　链接

链接是将源文档中的对象复制到目的文档中，并保持与源程序的直接连接。如果源文档中的信息变化了，目的文档中的信息自动更新。

将 Excel 工作表图表链接到 PowerPoint 演示文稿中的方法如下。

（1）打开 Excel 工作簿，选中创建好的图表，右单击从快捷菜单选"复制"按钮，或使用 Ctrl+C 快捷键，选中的图表被复制到剪贴板上。

（2）打开 PowerPoint 演示文稿，插入新幻灯片。

（3）在 PowerPoint 工作窗口，单击"开始"选项卡下"剪贴板"组的"粘贴"下拉按钮，从展开的下拉菜单中单击"选择性粘贴"命令，弹出"选择性粘贴"对话框。

（4）在对话框的左侧选择"粘贴链接"选项，单击"确定"按钮。Excel 工作表图表就被链接到幻灯片上。双击该对象，将 Excel 的源程序打开，可编辑图表数据。

5.3.4　数据关联

数据关联是指在目标文档中与源数据文档的数据表建立联系。可满足文本内容基本相同，只是具体数据有变化又需大批量打印的应用，如信封、请柬、学生成绩单、获奖证书、准考证等。

在 Word 文档中关联调用 Excel 工作表数据的方法如下。

（1）在 Word 中，编辑文本内容，预留关联数据填充位置。

（2）将页面的页边距、纸张大小、纸张方向按实际需要进行设置。

（3）切换到"邮件"功能卡，单击"开始邮件合并"组的"开始邮件合并"按钮，在下拉菜单选"邮件合并分布向导"，打开"邮件合并"任务窗格。

（4）连续单击"邮件合并"任务窗格下方的"下一步"2 次，在"使用现有列表"栏单击"浏览"，弹出"选取数据源"对话框。

（5）在"选取数据源"对话框中找到并打开存放关联数据的 Excel 工作表。

（6）将插入点定位在每一个数据填充位置，逐一单击"邮件"功能卡"编写和插入域"组的"插入合并域"按钮，在"插入合并域"下拉列表中选相应的字段名（列标题），完成 Word 文档与 Excel 工作表数据的关联合并。

（7）将插入点定位在最后文本一行的段落标记，单击"插入"功能卡"页"组的"分页"按钮。

（8）单击"邮件"功能卡"完成"组的"完成并合并"按钮，在下拉列表中选"编辑单个文档” 在“合并到新文档”对话框中设定“全部”，单击“确定”按钮。

5.4　PowerPoint 2010 知识点检测

1. 将 PowerPoint 2010 演示文稿另存为 PowerPoint 97-2003 版的幻灯片放映类型文件，其扩展名是（　　　）。

 A．pps   B．ppsx   C．avi   D．ppt

2. 无法将一张幻灯片中所有对象全部选中的操作是（　　　）。

 A．按 Ctrl+A 组合键

 B．按住 Shift 键，再单击每一个对象

 C．单击每一个对象

 D．鼠标从幻灯片的左上角拖曳到右下角

3. PowerPoint 2010 的阅读视图中，可以（　　　）。

 A．插入幻灯片   B．删除幻灯片   C．浏览幻灯片   D．添加文本框

4. 下列操作中，不是退出 PowerPoint 2010 的操作是（　　　）。

 A．单击“文件”下拉菜单中的“退出”命令

 B．单击“文件”下拉菜单中的“关闭”命令

 C．按 Alt+F4 组合键

 D．双击 PowerPoint 2010 的窗口的“控制菜单”图标

5. PowerPoint 2010 演示文稿的默认扩展名是.（　　　）。

 A．.ppt   B．.xlsx   C．.docx   D．.pptx

6. PowerPoint 2010 中可以对幻灯片进行移动、删除、添加、复制、设置切换效果，但不能编辑幻灯片中具体内容的视图是（　　　）。

 A．普通视图   B．幻灯片浏览视图

 C．幻灯片放映视图   D．阅读视图

7. 在 Office 2010 集成应用方法中，（　　　）方法可实现源文档中信息变化了，目的文档中的信息也会自动更新。

 A．嵌入   B．导入或导出   C．同步   D．链接

8. PowerPoint 2010 中，下列有关在应用程序间复制数据的说法中错误的是（　　　）。

 A．只能使用复制和粘贴的方法来实现信息共享

 B．可以将幻灯片内容复制到 Word 2010 中

 C．可以将幻灯片内容移动到 Excel 2010 工作簿中

 D．可以将幻灯片内容拖动到 Word 2010 中

9. 在 PowerPoint 2010 的（　　　）下，可以用拖动方法改变幻灯片的顺序。

 A．阅读视图   B．备注页视图

 C．幻灯片浏览视图   D．幻灯片放映

10. 在 PowerPoint 2010 中，设置动画效果可以采用（　　　）功能卡的命令。

 A．设计   B．动画   C．切换   D．视图

11. 如果要在第三张幻灯片之前插入新幻灯片，则应选择（　　　）幻灯片为当前幻灯片。

 A．第三张   B．第一张   C．第四张   D．第二张

12. 在编辑演示文稿时，要在幻灯片中插入表格、剪贴画或照片等图形，应在（　　　）中

进行。

    A. 备注页视图   B. 幻灯片浏览视图 C. 普通视图   D. 大纲视图

13. PowerPoint 2010 中，有关修改图片，下列说法错误的是（   ）。

    A. 裁剪图片是指保存图片的大小不变，而将不希望显示的部分隐藏起来

    B. 当需要重新显示被隐藏的部分时，还可以通过裁剪工具进行恢复

    C. 如果要裁剪图片，单击选定图片，再单击"图片工具格式"功能卡中的裁剪按钮

    D. 按住鼠标右键向图片内部拖动时，可以隐藏图片的部分区域

14. 当在幻灯片中插入了声音后，幻灯片中将出现（   ）。

    A. 链接说明   B. 一段文字说明   C. 喇叭图标   D. 链接按钮

15. 要使每张幻灯片的标题具有相同的字体格式、有相同的图标，应通过（   ）快速地实现。

    A. 选择"视图"功能卡的"幻灯片母版"命令

    B. 选择"设计"功能卡的"主题"组命令

    C. 选择"插入"功能卡的"文本框"命令

    D. 选择"开始"功能卡的"字体"命令

16. PowerPoint 2010 中，有关幻灯片母版的说法中错误的是（   ）。

    A. 可以更改占位符的大小和位置

    B. 可以设置占位符的格式

    C. 只有标题区、对象区、日期区、页脚区

    D. 可以更改文本格式

17. 使用"设计"功能卡中的"背景"命令和"主题"命令，（   ）。

    A. 只能改变当前选取的一张幻灯片

    B. 只能改变当前选取的若干张幻灯片

    C. 只能改变当前文稿的全部幻灯片

    D. 能改变当前文稿的一张或部分乃至全部幻灯片

18. 在演示文稿中，插入超链接中所链接的目标，不能是（   ）。

    A. 另一个演示文稿   B. 同一个演示文稿的某一张幻灯片

    C. 幻灯片中的某个对象   D. 其他应用程序的文档

19. 幻灯片放映时的"超链接"功能，指的是转去（   ）。

    A. 另一张幻灯片中的某个对象   B. 另一个演示文稿的某一张幻灯片

    C. 幻灯片中的某个对象   D. 放映其他文档或本文档的另一张幻灯片

20. 如要终止幻灯片的放映，可直接按（   ）键。

    A. Ctrl+C   B. Esc   C. End   D. Alt+F4

21. 放映幻灯片有多种方法，在默认状态下，以下（   ）可以不从第一张幻灯片开始放映。

    A. "幻灯片放映"功能卡下的"广播幻灯片"命令

    B. 状态栏的"幻灯片放映"按钮

    C. "视图"功能卡下的"幻灯片浏览"命令

    D. 在"资源管理器"中，鼠标右击演示文稿文件，在快捷菜单中选择"显示"命令

22. 设置一张幻灯片放映时间的命令是（   ）。

    A. "幻灯片放映"功能卡的"设置幻灯片放映"命令

    B. "动画"功能卡的"持续时间"命令

    C. "幻灯片放映"功能卡的"排练计时"命令

D. "插入"功能卡的"日期和时间"命令

23. "动画"功能卡的"动画窗格"命令,可以设置放映时,(　　　)。
  A. 前后两张幻灯片的切换方式
  B. 单击幻灯片内某对象便能转到另一张幻灯片
  C. 单击幻灯片内一个按钮图形便能发出指定的声音
  D. 一张幻灯片内若干对象出现的时间顺序

24. "幻灯片放映"功能卡中的"自定义幻灯片放映"命令,可以设定放映时(　　　)。
  A. 有哪些幻灯片参加放映及其放映顺序
  B. 前后两张幻灯片转换的速度
  C. 幻灯片内各个对象显现出来的先后顺序
  D. 是全屏幕显示还是在窗口内显示

25. 对于演示文稿中不准备放映的幻灯片可以用(　　　)功能卡下的"隐藏幻灯片"命令隐藏。
  A. 切换　　　　　　B. 幻灯片放映　　　C. 视图　　　　　　D. 设计

26. 在 PowerPoint 2010 中,对于已创建的多媒体演示文稿可以用(　　　)命令转移到其他未安装 PowerPoint 2010 的机器上。
  A. 文件→保存并发送→将演示文稿打包成 CD
  B. 复制
  C. 文件→保存并发送→发布幻灯片
  D. 文件→保存并发送→创建讲义

27. 关于 PowerPoint 2010 的描述,错误的是(　　　)。
  A. 在"页眉和页脚"功能中,可以插入能自动更新的日期
  B. 要在一页中打印多张幻灯片,可选择打印内容为"大纲"
  C. 在幻灯片中插入视频文件后,实际上是一个链接,该视频并没有嵌入到演示文稿中
  D. 更改母版文本区的字体,可以改变使用该母版的幻灯片中相应文字的字体

28. 关于 PowerPoint 2010 的描述,错误的是(　　　)。
  A. 要在另一台计算机上播放演示文稿,必须在复制该演示文稿的同时复制它所链接的文件
  B. 在幻灯片中插入声音,如果声音文件容量较大,将被链接到演示文稿中
  C. 在幻灯片中插入图片后,如果图片文件容量较大,将被链接到演示文稿中
  D. 在幻灯片中插入视频文件,该视频不会被嵌入,而是链接到演示文稿中

工作任务 5　制作医院宣传幻灯片

任务要求

  上网搜索"三甲医院",选择一家三甲医院网站,下载该医院的介绍(重点为医院简介、组织机构、门诊服务、住院服务、联系方式)和相关图片,并到其他网站下载(或由教师提供)一首 MP3 音乐和图片,按以下要求制作一组医院宣传幻灯片。

  操作要求:

  (1)在个人文件夹下新建一文档,命名为"工作任务 5.pptx",打开该文档进行编辑。

  (2)演示文稿至少由 6 张幻灯片组成:标题、医院简介、组织机构、门诊服务、住院服务、

联系方式。

（3）选择下载的医院图标和合适图片置于母版上，在左侧或右侧设置文本框，内部文字"医院简介、组织机构、门诊服务、住院服务、联系方式"设置为楷体，18号字，分别超链接到对应的幻灯片上，并在母版右下角设置编号。

（4）在第一张标题幻灯片上，医院名称和"一切为了病人"要求用艺术字，式样和动画效果自选；插入MP3音乐，并设置自动跨幻灯片播放。

（5）在第二张至第六张幻灯片中间下方设置"第一张""上一张""下一张""最后一张"4个链接动作按钮，幻灯片中相应的文本格式自定。

（6）在第二张至第六张幻灯片左上方插入自选图形"圆角矩形标注"，添加文字分别为"医院简介、组织机构、门诊服务、住院服务、联系方式"，自选图形和文字的格式自定。

（7）第三张幻灯片用组织结构图，操作提示如下。

① 切换到"插入"功能卡，单击"SmartArt"按钮，在"选择SmartArt图形"对话框选"层次结构"，选择"组织结构图"，单击"确定"。

② 选定并删除第二层的文本框。

③ 右单击删除后的第二层左侧第一个文本框，在下拉菜单选"添加形状"下的"在后面添加形状"。

④ 再次右单击第二层左侧第一个文本框，在下拉菜单选"添加形状"下的"在下方添加形状"。

⑤ 重复③的操作，共添加4个下属。

⑥ 分别选定第二层的第二、三、四个图形，按③、④步骤的操作，完成组织结构图的设置。

⑦ 在各图形框内填入相应文字。

⑧ 选定组织结构图，在"SmartArt工具/设计"功能卡，单击"SmartArt样式"组的"其他"按钮，在下拉列表中选"三维"栏的"嵌入"样式。

（8）在第一和第三张幻灯片插入图片。

（9）设定幻灯片各对象动画效果和幻灯片切换方式，实现自动放映。

（10）将演示文稿转换为视频文件。

（11）制作好的医院宣传演示文稿参考样式如图5-4所示。

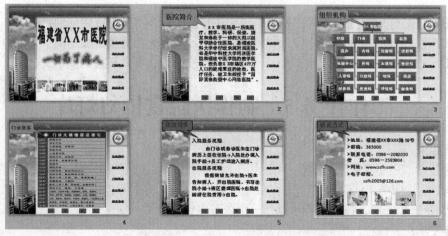

图5-4 医院宣传演示文稿参考样式

（黄仲开）

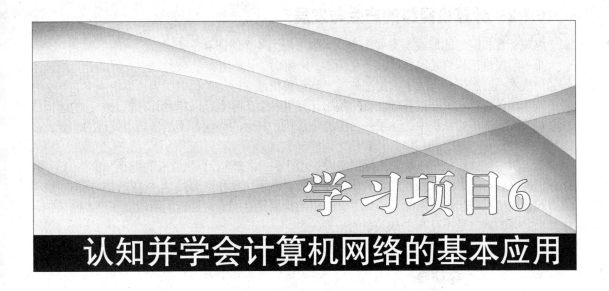

学习项目6
认知并学会计算机网络的基本应用

6.1　计算机网络基本知识

6.1.1　计算机网络的概述

随着计算机技术的迅猛发展，计算机应用已逐渐渗透到社会发展的各个领域，单机操作已经满足不了社会发展的需要，社会资源的信息化、分布式处理以及资源共享等各种应用的需求推动通信技术和计算机技术的发展和结合，计算机网络由此产生。

人们对网络并不陌生，比如电话网、有线电视网、电力线网等。到了 20 世纪的最后 10 年，人们惊喜地发现：电话、电视及计算机正在迅速融合，曾经独立发展的电信网络、有线电视网络和计算机网络将合而为一（三网合一）。为了提高信息社会的生产力，提供一种全社会的、经济的、快速的存取信息的手段是十分必要的，而这将由计算机网络来实现。

1. 计算机网络的定义

所谓计算机网络是指把若干台地理位置不同，且具有独立功能的计算机，用通信线路和通信设备互相连接起来，以实现彼此之间的数据通信和资源共享的一种计算机系统。

2. 计算机网络的组成

计算机网络是由计算机、计算机外部设备、通信设备、通信线路等组成的。计算机和计算机外部设备负责资源的存储与处理，通信设备和通信线路负责数据通信，我们把计算机网络中计算机和计算机外部设备这部分称为资源子网，而计算机网络中的通信设备和通信线路就称为通信子网。因此，一个计算机网络是由资源子网和通信子网构成的（见图 6-1）。资源子网负责信息处理，通信子网负责网中的信息传递。

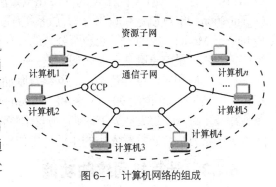

图 6-1　计算机网络的组成

6.1.2 计算机网络的产生与发展

纵观计算机网络的形成与发展历史，大致可分为4个阶段：

第一阶段是远程终端联机阶段（见图6-2）。那时，人们开始将彼此独立发展的计算机技术与通信技术结合起来，完成了数据通信技术与计算机通信网络的研究，为计算机网络的产生做好了技术准备，奠定了理论基础。该阶段的计算机网络实际上是以单台计算机为中心的远程终端联机系统。这样的系统中，除了一台中心计算机，其余的终端都不具备自主处理的功能，在系统中主要存在的是终端和中心计算机之间的通信。

第二阶段是计算机——计算机网络阶段（见图6-3），随着计算机性能的提高和价格的下降，许多机构已经有能力配置独立的计算机。为了实现信息交换和资源共享，这些机构将不同地理位置的计算机互联起来，由此发展到了计算机与计算机之间直接通信的阶段。在该类网络中，计算机之间的地位是不存在主从关系的平等关系。

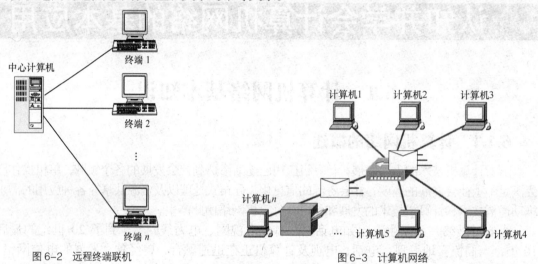

图6-2 远程终端联机   图6-3 计算机网络

20世纪60年代美国研究出 ARPA 网与分组交换技术。ARPA 网是计算机网络技术发展中的一个里程碑，它的研究成果对促进网络技术的发展起到了重要的作用，并为 Internet 的形成奠定了基础。

第三阶段是标准化互联阶段，由于计算机网络的优越特性，众多机构建立了自己的计算机网络系统，然而这些计算机网络在实现技术上却存在较大的差别，由此造成不同网络之间不能实现互联。随着计算机网络的发展，使具有不同体系结构的计算机网络实现互连成为人们追求的新目标。伴随 ARPA 网出现的 TCP/IP 模型和国际标准化组织（International Standardization Organization，ISO）制定和颁布的"开放系统互联参考模型"（OSI/RM，Open System Interconnection/Reference Model）成为国际社会所公认的计算机网络标准的基础。

第四阶段是信息高速公路阶段，这一阶段计算机网络发展的特点是：互联、高速、智能与更为广泛的应用。由世界范围内的网络互联而成的 Internet 成为覆盖全球的、最大的信息共享平台。中国也于20世纪90年代初接入 Internet，20世纪90年代末至今，计算机网络普及和网络应用技术进入了爆发式发展时期。随着网络技术的进一步发展，网络应用将会以更快的步伐进入到千家万户，必然对人类的生活、工作和社会的进步产生更加深刻的影响。

6.1.3 计算机网络的功能

计算机网络的功能主要体现在3个方面：数据通信、资源共享、分布式处理。

1. 数据通信

这是计算机网络最基本的功能，主要完成计算机网络中各个节点之间的系统通信。用户可以在网上传送电子邮件、发布新闻消息、进行电子购物、电子贸易、远程电子教育等。

2. 资源共享

网络上的计算机不仅可以使用自身的资源，也可以共享网络上的资源。所谓的资源是指构成系统的所有要素，包括软、硬件资源，如计算处理能力、大容量磁盘、高速打印机、绘图仪、数据库、文件和其他计算机上的有关信息。因而资源共享增强了网络上计算机的处理能力，提高了软硬件的利用率。

3. 分布式处理

这是近年来计算机应用研究的重点课题之一。通过算法将大型的综合性问题，交给不同的计算机分别同时进行处理。用户可以根据需要，合理选择网络资源，就近快速地进行处理，使整个系统的性能大为增强。

4. 提高计算机的可靠性和可用性

（1）网络中每台计算机可通过网络相互成为后备机。一旦某台计算机出现故障，它的任务就可由其他计算机代为完成，提高了系统的可靠性。

（2）均衡网络中计算机的负荷，提高每台计算机的可用性。

6.1.4　计算机网络的分类

计算机网络的分类标准很多，可以依据网络的覆盖范围、交换方式、传输介质和通信方式等划分。最常用的计算机网络分类方法是依据覆盖范围分类。

（1）按计算机网络地理分布范围分类，可以分成局域网、城域网和广域网。

① 局域网（Local Area Network，LAN）：局域网是在较小的范围内组建的网络，它覆盖的范围通常是几十米到几千米，如一个办公室、一栋楼房、一个园区、一个单位等。局域网的主要特点是覆盖的地理范围小、数据传输速率高、误码率低、有利于实现排它性的区域资源共享等。局域网有完备而成熟的局域网技术。

② 城域网（Metropolitan Area Network，MAN）：城域网的规模通常限制在一座城市内，覆盖的范围从几十千米到几百千米。在一个城市内通过城域网可以将政府部门、大型企业、机关、部门等连接起来，可以实现大量用户的信息传递。

③ 广域网（Wide Area Network，WAN）：广域网覆盖的范围从数百千米到数千千米，甚至上万千米，可以是一个地区、一个国家，其至是全世界。最大的广域网是 Internet 网。

（2）按网络的交换方式划分，可分为电路交换、报文交换、分组交换；

（3）按所采用的拓扑结构划分，可以分为星形、总线形、环形、树形和网状形；

（4）按信道的带宽可划分为窄带网和宽带网；

（5）按用途的不同可划分为科研网、教育网、商业网、企业网。

6.2　数据通信基本概念

数据通信是指数字计算机或其他数字终端设备之间通过通信信道进行的数据交换。数据通信的质量有两个最主要的指标。

（1）数据传输速率，用"比特/秒"（bit/s）来表示。

（2）误码率，它表示一段时间内接收到的错误比特数与转输的总比特数之比。

6.2.1 模拟通信与数字通信

1. 传输信号分类

通信系统中传输的信号可分为连续变化的和离散变化的 2 类。

（1）模拟信号是一种连续的电信号。例如，电话线上传送的电波。模拟信号是随时间变化的电流、电压或电磁波等。

（2）数字信号则是一系列离散的电脉冲，可以利用其某一瞬间的状态来表示要传输的数据。

2. 通信信道分类

按照信道中传输的是模拟信号还是数字信号，可以相应地把通信信道分为模拟信道和数字信道。数据通信可以通过模拟信道实现（见图 6-4），也可以通过数字信道来实现。数据通信利用模拟信道来实现时，数据终端设备（DTE）产生的数字信号首先要转换成模拟信号在信道中传输，这个转换过程称为调制。执行调制功能的变换器称为调制器（Modulator）。

图 6-4 利用模拟信道进行数据通信

通过信道传送获取接收端的模拟电信号又要经过一个称为解调器（Demodulator）的反变换器转换成数字终端设备所能按收的数字信号。

大多数情况下，通信是双向的，调制器和解调器合在一个装置中，这就是调制解调器（Modem）。

6.2.2 多路复用技术

多路复用技术是利用一条传输线路传送多路信号的技术。主要有：频分多路复用（FDM）和时分多路复用（TDM）。

6.2.3 数据交换技术

在数据通信系统中，网络中的 2 个设备之间需要经过中间节点转发数据，这种中间节点参与的通信称为交换。包括以下两种：电路交换和分组交换。

1. 电路交换

电路交换的通信一般要经历 3 个阶段，建立电路阶段、传输数据阶段、电路拆除阶段。

（1）电路交换优点：通信实时性强，适用于交互式会话类通信，比较适用于成批数据的传送。

（2）电路交换缺点：一旦建立连接后，即使两个站点间没有数据要传输，网络资源也没法供其他用户使用；建立线路的时间比较长，如果传递的信息很短，则线路的利用率很低。

2. 分组交换

计算机通信都采用分组交换方式，分组交换是一种"存储—转发"式的交换，数据以短的分组形式转送。

计算机通信时传送的是报文（Message），报文是指由被传递的数据、源地址、目的地址和其他控制信息组成的数据块。把一个长的报文拆分成若干个小的段落，称为分组。

分组交换不需要事先建立物理通路，只要前方线路空闲，就以分组为单位发送，中间节点接收到一个分组后可以直接转发，而不必等到所有的分组都收到以后再转发，提高了交换速度。接收端收到所有分组后，再按原来的顺序"组装"成原来的报文。

6.3　计算机网络技术基础

6.3.1　传输介质

1. 构建计算机网络必须解决的三个主要问题

（1）计算机之间采用什么样的传输介质连接。

（2）计算机之间用什么样的拓扑结构连接。

（3）计算机之间采用什么样的协议进行数据的交换。

2. 传输介质

传输介质是网络中节点之间的物理通路，是数据传输系统中发送装置和接收装置间的物理媒体，它对网络数据通信质量有极大的影响。目前，常用的网络传输介质可分为有线和无线两种：有线介质包括双绞线、同轴电缆、光纤等；无线介质包括微波、红外线、卫星通信等。

（1）双绞线：由两根绝缘金属线缠绕而成，这样的一对线作为一条通信链路，由四对双绞线构成双绞线电缆。

目前双绞线分为屏蔽双绞线（Shielded Twisted Pair，STP）和非屏蔽双绞线（Unshielded Twisted Pair，UTP）两类，非屏蔽双绞线如图 6-5 所示。

两者的差别在于屏蔽双绞线在双绞线和外皮之间增加了一个铅箔屏蔽层，目的是提高双绞线的抗干扰性能，但其价格是非屏蔽双绞线的 2 倍以上。屏蔽双绞线主要用于安全性要求较高的网络环境中，如军事网络和股票网络等，而且使用屏蔽双绞线的网络为了达到屏蔽的效果，要求所有的接口和配套设施均需使用屏蔽设备，否则就达不到真正的屏蔽效果，所以整个网络的造价会比使用非屏蔽双绞线的网络高出很多，因此至今一直未被广泛使用。

在双绞线的两端压接 RJ-45 接头（水晶头），如图 6-6 所示。然后把双绞线一端插入计算机的网卡，一端插入网络设备比如交换机，就可以把计算机连入网络。

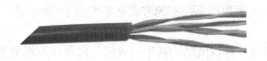

图 6-5　非屏蔽双绞线

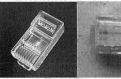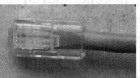

图 6-6　RJ-45 接头

双绞线点到点的通信距离一般不能超出 100m。目前，计算机网络上的双绞线有三类线（最高传输速率为 10Mbit/s）、五类线（最高传输速率为 100Mbit/s）、超五类线和六类线（传输速率至少为 250Mbit/s）、七类线（传输速率至少 600Mbit/s）。

（2）同轴电缆：是网络中应用十分广泛的传输介质之一（见图 6-7）。由内、外 2 个导体构成，内导体可以由单股或多股线组成，外导体一般由金属编织网线组成。内、外导体之间有绝缘材料，其阻抗为 50Ω。同轴电缆分为粗缆和细缆，粗缆用 DB-15 连接器，细缆用 BNC 和 T连接器。

（3）光缆：光纤电缆简称光缆，是网络传输介质中性能最好、应用前途最广泛的一种（见图6-8）。

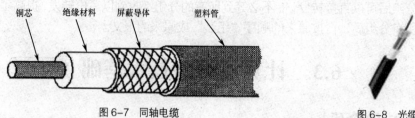

铜芯　　绝缘材料　　屏蔽导体　　　塑料管

图6-7　同轴电缆　　　　　　　　　　　　　　　图6-8　光缆

光缆由两层折射率不同的材料组成。内层是具有高折射率的玻璃单根纤维体组成，外层包一层折射率较低的材料。光缆的传输形式分为单模传输和多模传输，单模传输优于多模传输。所以，光缆分为单模光缆和多模光缆，单模光缆传送距离为几十千米，多模光缆为几千米。光缆的传输速率可达到每秒几百兆位。光缆用 ST 或 SC 连接器。

（4）无线传送：传输介质还可以用无线的方法来实现。目前常用的有卫星通信、红外线与激光、微波。

在局域网中最常见的无线传输介质是微波，微波与通常的无线电波不一样，它是定向传播，无法像某些低频波那样沿着地球表面传播，由于地球表面是曲面，再加上高大建筑物和气候的影响，微波在地面上传播距离有限，一般在 40～60km 范围内。

直接传播信号的距离与天线的高度有关，天线越高距离越远。超过一定距离就要用中继站来"接力"。

微波通信具有通信容量大、传输质量高、初建费用小等优点，但它最大的缺点是保密性差。

6.3.2　网络传输协议

计算机网络是由多个互连的节点组成的，节点之间需要不断地交换数据与控制信息。要做到有条不紊地交换数据，每个节点都必须遵守一些事先约定好的规则。这些规则明确地规定了所交换数据的格式和时序。这些为网络数据交换而制定的规则、约定与标准被称为网络协议。在计算机网络中，为了使计算机或终端能够正确地传输信息，必须有一套关于信息顺序、信息格式和信息内容的约定，这一整套约定称为通信协议（Protocol）。目前常见的通信协议有：TCP/IP、NFS、SNA、OSI 和 IEEE802。其中 TCP/IP 是任何要连接到 Internet 上进行通信的计算机必须使用的。为了降低协议设计的复杂性，大多数网络按层的方式来组织。不同的网络，其层的数量、各层的内容和功能都不尽相同。

层和协议的集合称为网络体系结构。它是构成计算机网络的各个组成部分以及计算机网络本身所必须实现的功能的一组定义、规定和说明。国际标准化组织 ISO 于 1978 年设立了一个分委员会，专门研究网络通信的体系结构，制定了"开放系统互连"（OSI，Open System Interconnection）参考模型。OSI 定义了异种机连网标准的框架结构，且得到了世界的公认。OSI 中"系统"是指计算机、外部设备、终端、传输设备、操作人员以及相应软件。"开放"是指按照参考模型建立的任意两系统之间的连接和操作。当一个系统能按 OSI 模式与另一个系统进行通信时，就称该系统为开放系统。

OSI 将整个网络的通信功能分成 7 个层次，包括低三层——物理层、数据链路层和网络层；高四层——传输层、会话层、表示层和应用层。每层间均有相应的通信协议，称作同层协议，相邻层之间的通信约束称作接口。

6.3.3　网络互联技术

1. 网络互联的类型

包括局域网与局域网、局域网与广域网、广域网与广域网等的互联。

2. 网络互联要解决的两个主要问题

（1）一是网络之间至少要有一条通信链路。

（2）二是在保持原网络结构和服务内容的基础上提供协议转换的功能。

3. 网间连接设备

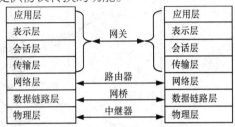

图 6-9　网络互联设备与 OSI 模型

在 OSI 参考模型中，由于网络间的通信是根据不同层划分的，同层间可相互通信，因此根据连接层不同，网间连接设备可以分为中继器、网桥、路由器和网关（见图 6-9）。

（1）中继器（Repeater）：中继器完成物理层的互联，具有信号再生与放大的作用。当一个网段已超过最大距离时，可用中继器来延伸，从而使整个网络的范围得到扩充。IEEE802 标准规定最多允许 4 个中继器接 5 个网段。

集线器（Hub）是一种特殊的中继器，有多个端口，作为多个网络电缆段的中间转接设备而将多个网段连接起来，能对信号起再生与放大作用。

（2）网桥（Bridge）：网桥是一种在数据链路层实现连接 2 个局域网互联的存储转发设备。它从一个网段接收完整的数据帧，进行必要的比较和验证，然后决定是丢弃还是发送给另外一个网段。

网桥具有隔离网段的功能，在网络上适当使用网桥可以起到调整网络的负载，提高整个网络传输性能的作用。

（3）路由器（Router）：是在网络层用来连接多个同类或不同类的网络（局域网或广域网）的一种存储转发设备。

路由器具有选择路径的功能，当多于两个网络互联时，节点之间可供选择的路径往往不止一条，因此需要路由器为节点间传送的分组信息选择一条最佳路径。

（4）网关（Gateway）：网关实现的网络互联发生在网络层之上，它是网络层以上的互联设施的总称。之所以称为设施，是因为网关不一定是一台设备，有可能是在一台主机中实现网关功能的一个软件。

网关可用来连接不同类的网络，包括异种局域网的互联，局域网与广域网的互联。

6.4　局域网

6.4.1　局域网的特点和组成

局域网（LAN）指的是在一较小范围内（如一间实验室或办公室、一栋大楼、一个校园）的各种计算机、终端与外部设备连接起来所形成的局部区域网。局域网的特点有以下 4 个方面。

（1）网络覆盖范围较小。

（2）站点数目有限。

（3）局域网通常由某个组织单独拥有。

（4）局域网与广域网相比具有较高的数据传输速率、较低的时延和较小的误码率。

局域网系统的硬件设备有：服务器、中心交换机、二级交换机、路由器、防火墙和工作站等（见图6-10）。

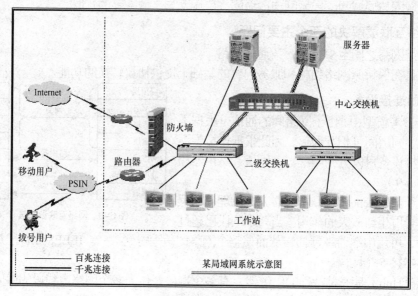

图6-10 局域网示意图

6.4.2 局域网类型

1. 令牌环网

令牌环网（Token Ring）由一组用传输介质串联成一个环的站点组成，它最早是由 IBM 公司开发的，现在一般也只使用在 IBM 主机的网络中，在其他网络中则用得有限。

2. ATM

异步传输方式（Asynchronous Transfer Mode，ATM）是一种基于信元（Cell）的交换和复用技术，信元长度固定为53bytes。多数 ATM 网络中的传输速率高达 155Mbit/s，ATM 现在主要应用于主干网的连接。

ATM 在传输数据时有极强的实时性，适用于信息传输容量差异很大的网络，可以满足视频图像和实时通信的要求。

3. 以太网

现在最常用的局域网是以太网（Ethernet），现阶段它是构建局域网最便宜、最灵活的选择。1985 年 IEEE 802 委员会颁布了 802.3 以太网标准，它使用 CSMA／CD（带有冲突检测的载波侦听多路访问）的访问控制方法。

6.4.3 局域网的拓扑结构

把网络单元定义为节点，2 个节点间的连线称为链路。这样从拓扑学的观点来看，计算机网络可以说是由一组节点和链路组成的。网络节点和链路组成的几何图形就是网络拓扑结构。

计算机网络的拓扑结构有很多种，常见的主要有如下 5 种：总线型、星型、树型、环型和网状型。

1. 总线型结构

总线型拓扑结构是互联网的最简单形式，实现起来也最便宜。只用一条电缆把网络中的所有计算机连接在一条线上，而不用任何有源电子设备来放大和改变信号，如图 6-11 所示。该总线端必须有端接，若不进行端接，将会使总线上的信号无终止地反射到总线的每端，这种反射可能会产生各种网络错误。

总线型结构连接简单，扩充或删除一个节点相当容易，不需停止网络的正常工作，节点的故障不会引起系统的崩溃，由于节点都连接在一根总线上，共用一个数据通路，因此信道的利用率高，资源共享能力强。但总线型结构也有其缺点：总线本身的故障对系统是毁灭性的。网络上信息的延迟时间是不确定的，因此不适合于实时通信，而且总线上一般没有控制网络的设备，因而需要对总线上的信号传输的冲突做出对策。

最普通的总线型拓扑形式是 10Base2，也称为细缆，使用 RG58 型电缆。10Base2 最大区段距离是 185 米。另一种总线型拓扑是 10Base5 也称为粗缆，使用 RG6 电缆，该电缆比 RG58 更粗，更难以操作。

2. 星型结构

星型结构是以中央节点为中心，把若干个外围节点连接起来的辐射互联结构，如图 6-12 所示。中央节点一方面作为星型网络的控制开关，另一方面作为通用的数据处理设备。各工作站之间的数据通信必须通过中央节点，中央节点出现故障将导致整个网络系统彻底崩溃，如果外围节点过多，中央节点的负载就大幅度增加。

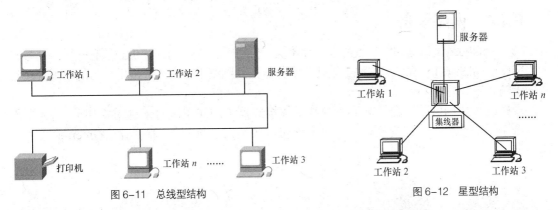

图 6-11　总线型结构　　　　　　　　图 6-12　星型结构

目前采用的最普通星型结构是 10Base-T。10Base-T 是一种运行在 3 类非屏蔽双绞线（UTP）上的 Ethernet 网络。最新的星型结构是 100Base-T，它的数据速率是每秒 100 兆 bit。这种网络要求 5 类 UTP 电缆。

3. 环型结构

环型结构是一种闭合的总线结构。网络中各节点通过中继器连接到闭环上，多个设备共享一个环。任意 2 个节点间都要通过环路互相通信，单条环路只能进行单向通信，如图 6-13 所示。为了提高通信效率，可以设置 2 条环路实现双向通信。环型结构易于实现高速通信和长距离通信。环路中各节点的地位和作用是相同的，环型结构网络的缺点是当节点发生故障时整个网络就不能正常工作。由于环型结构网络独特的优势，它被广泛应用到分布式处理中。

这种网络由 IBM 公司研制成功，称为令牌环网（Token Ring）。

4. 树型结构

树型结构就像一棵"根"朝上的树，如图 6-14 所示，与总线结构相比，主要区别在于总线结构中没有"根"。树型结构具有容易扩张、故障也容易分离的优点。使用于军事单位、政府部门等上、下界限相当严格的部门。树型结构的缺点是整个网络对根的依赖性很大，一旦网络根发生故障，整个系统就不能正常工作。

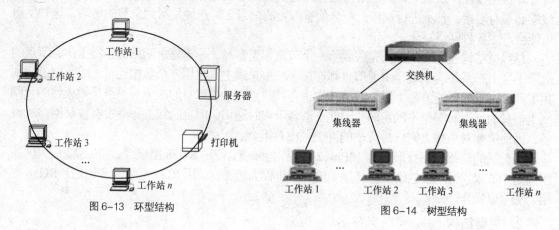

图 6-13　环型结构

图 6-14　树型结构

5. 网状型结构

在网状型结构中，网络的每台设备有多条线路连接到网络，这种连接不经济、不易扩充，只有对网络的可靠性要求很高时才会采用。它的安装复杂，但系统可靠性高，容错能力强。网状拓扑结构也用于 Internet 骨干网上，使用路由算法来计算发送数据的最佳路径。

6.4.4　网络设备

局域网的网络设备随网络规模的大小而不同，但每一台连网的计算机必须有一块网络接口卡（NIC），如图 6-15 所示。它将工作站或服务器连到网络上，用来完成电信号的匹配和实现数据传输。

规模最小的局域网可能只需要一台共享式集线器（HUB）即可（见图 6-16），而大型网络需要主干交换机、二级交换机、三级交换机或集线器、远程访问路由器、Internet 接入路由器等。

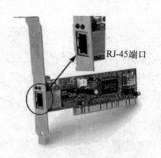

图 6-15　网卡

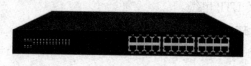

图 6-16　集线器

6.4.5　服务器与工作站

在计算机网络中，通常需要使用专门的计算机对网络进行管理，这台专门的计算机称为服务器。服务器一般采用高性能的微型机、小型机或大型主机，并配有大容量硬盘和较大容量内存，服务器中安装有大量的网络软件，为工作站提供服务。

工作站一般选用普通的 PC 机，工作站可以有自己的操作系统，能独立工作，通过运行工作站网络软件，访问服务器的共享资源，并与网络上的其他计算机通信。

6.4.6　网络操作系统

与单台计算机需要操作系统类似，在计算机网络中也需要操作系统，这一操作系统安装在服务器上，称为网络操作系统。网络操作系统（Network Operating System，NOS）是具有网络功能的操作系统。它除具有通用操作系统的功能外，还应具有网络的支持功能，能管理整个网络的资源。

相对单机操作系统而言，网络操作系统具有如下特点：复杂性、并行性、安全性、提供多种网络服务功能。

6.5　Internet 的基础知识

6.5.1　Internet 的产生和发展

Internet 的中文标准名称为"因特网"，是一个由全世界许许多多的网络互联组成的一个网络集合。

Internet 起源于 20 世纪 60 年代的 ARPANET，ARPANET 是美国国防部建立的科研用的计算机网络。

20 世纪 80 年代初，美国国防部高级研究计划署（ARPA）和美国国防部通信局研制成功了 TCP/IP 协议并在 ARPANET 上得到实现，使得 TCP/IP 协议在世界流行起来，从而诞生了真正的 Internet。

1.　Internet 的发展阶段

（1）实验研究阶段（1969—1985 年）：1969 年，美国国防部高级研究计划署（ARPA），建立美国国防科研用网 ARPANET。

（2）学术性网络（1986—1995 年）：1986 年，美国国家科学基金会（NSF）建立了以 ARPANET 为基础的学术性网络，即 NSFNET。1995 年 NSFNET 结束了作为 Internet 主干网的历史使命，从学术性网络转化为商业网络。

（3）商业化网络（1996 年以后）：以商业化后达到 5 000 万用户为例，电视用了 13 年，收音机用了 38 年，电话更长，而 Internet 只用了 4 年时间。Internet 正在以超过摩尔定理的速度发展。

（4）高速信息网络：从 1992 年美国政府的"国家信息基础设施 NⅡ"，1993 年西方七国的"全球信息基础设施 GⅡ"开始，全球又进入高速信息网络技术的研究。

2.　信息高速公路

国家信息基础设施（National Information Infrastructure，NⅡ）是硬件、软件、技能的综合，即一个由通信网、计算机、信息资源、用户信息设备与人构成互联互通、无所不在的信息网络。国家信息基础设施可以把人、家庭、学校、图书馆、医院、政府与企业——联系起来，可以获得各种各样公用和专用的信息资源，可以传送音频、数据、图文、视像和多媒体等各种形式的信息，它使人与人以及人与计算机和业务机构之间的联系更加便利。所以人们常用信息高速公路作为它的同义词。

一个国家若是发展了高速公路，而公路上没有或缺少货源，那么这样的高速公路是没有经济和社会效益的。而信息高速公路的货源主要就是国家（地球）空间数据和以此数据为空间框架的各种政治、经济、文化、科技和社会信息。

20 世纪 90 年代以来，发达国家都加快了国家信息基础的建设，建设自己的信息高速公路，拓展自己的信息基础设施。当 Internet、通信网络和新闻媒介网络走向数字化统一的时候，信息基础设施将决定一个国家的国际竞争能力，也将决定一个国家创新系统的整体效率。

1969 年美国开始进行第一代 Internet 研究，在历经 20 多年的发展之后，由于用户量的激增和自身技术的限制，Internet 无法满足高带宽占用型应用的需要，如多媒体实时图像传输、视频点播、远程教学等技术的广泛应用。在这样的背景下，1996 年美国率先发起下一代高速互联网络及其关键技术研究，其中有代表性的是美国国家科学基金会设立的 NGI（Next Generation Internet）研究计划和由 100 多所大学加盟的 Internet2 计划，建设了一个独立的高速网络试验床 Abilene，并于 1999 年 1 月开始提供服务。目前，Internet2 的 Abilene 网络规模覆盖全美，线路的传输速率为 622 Mbit/s，最高传输速率为 2.5 Gbit/s。

3. IPv6 与 Internet 2

IPv6 指的是网际协议版本 6，目前使用最为广泛的网际协议是 IPv4，它不久将被 IPv6 取代。IPv4 有 32 位地址长度，理论上能编址 1 600 万个网络、40 亿台主机。但采用 A、B、C 三类编址方式后，可用的网络地址和主机地址的数目大打折扣，以致目前的 IP 地址近乎枯竭。IPv6 将把地址长度扩展至 128 位，是 IPv4 地址空间的近 1 600 亿倍。以 IPv6 为技术基础和标志性技术的下一代互联网（Internet 2）在以 IPv6 为基础的下一代互联网上不但可以实现由 IPv4 网络所提供的全部通信业务，还能体现 IPv6 价值和发展前景的创新业务，并将集中体现更大、更快、更安全、更及时、更方便、更好管理和更有效等特征。Internet 2 的应用将使真正的数字化生活来临，人们可以随时随地用任何一种方式高速上网，任何可能的东西都会成为网络化生活的一部分。

与现在使用的互联网相比，下一代互联网有以下不同。

（1）更大：下一代互联网将逐渐放弃 IPv4，启用 IPv6 地址协议（两者的区别有点像电话号码的升级），几乎可以给家庭中的每一个可能的家电产品分配一个 IP 地址，让数字化生活变成现实。

（2）更快：下一代互联网将比现在的网络传输速度提高 1 000 倍以上，它的基础带宽可能会是 40G 以上。

（3）更安全：目前的计算机网络因为种种原因，在体系设计上有一些不够完善的地方，下一代互联网将在建设之初就从体系设计上充分考虑安全问题，使网络安全的可控性、可管理性大大增强。

下一代互联网与第一代互联网的区别不仅存在于技术层面，也存在于应用层面。例如，目前网络上的远程教育、远程医疗，在一定程度上并不是真正的网络教育或远程医疗。由于网络基础条件的原因，大量还是采用了网上、网下结合的方式，对于互动性、实时性极强的课堂教学，还一时难以实现。而远程医疗更多地只是远程会诊，并不能进行远程的手术，尤其是精细的手术治疗，几乎不可想象。但在下一代互联网上，这些都将成为最普通的应用。位于夏威夷等的 11 家全球天文台已经连接了 Internet 2，阿姆斯特丹的天文学家可以精确地调整天文望远镜，并通过 Internet 2 提供的先进的电话会议技术与全球同行讨论观察结果。而华盛顿特区的外科医生也已经可以用第二代互联网对在其他地区的手术进行实时指导。

6.5.2 Internet 中国网的基本情况

我国目前在接入 Internet 网络基础设施已进行了大规模投入，例如建成了中国公用分组交换数据网 CHINAPAC 和中国公用数字数据网 CHINADDN。覆盖全国范围的数据通信网络已初具规模，为 Internet 在我国的普及打下了良好的基础。

中国科学院高能物理研究所最早在 1987 年就开始通过国际网络线路接入 Internet。1994 年我国正式进入 Internet，通过国内四大骨干网联入国际 Internet，从而开通了 Internet 的全功能服务。

我国的国家信息基础设施（CNII）计划到 2020 年建成，并制订了"应用主导、面向市场、联合共建、资源共享、技术创新、竞争开放"的 24 字方针。目前我国已初步建成了光缆、微波和卫星通信所构成的通达各省、自治区、直辖市的主干信息网络，但是其速度和密度均未达到信息高速公路的要求。创建和发展国家地球空间数据基地设施成为"十五"时期的重大项目。

1. 我国的四大骨干网络

（1）中国公用计算机互联网（China Public Computer Network，ChinaNET）由信息产业部负责组建，其骨干覆盖全国各省市、自治区，以营业商业活动为主，业务范围覆盖所有电话能通达的地区，如图 6-17 所示。2003 年 3 月，信息产业部将南方 21 省资源、原 ChinaNET 品牌划归中国电信，电话民网接入号码为 16300 和 16388；北方 10 省资源划归中国网通，其互联网业务为"宽带中国 China169"，电话上网接入号为 16900。

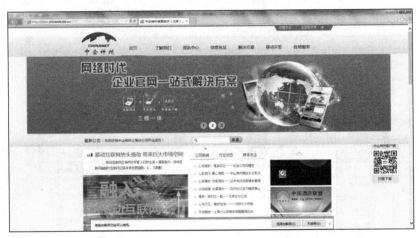

图 6-17　中国公用计算机互联网主页

ChinaNET 与公用电话分组交换网、中国公用分组交换网、中国公用数字数据网、帧中继网等互联，国际线路带宽的总容量占全国互联网出口总带宽的 80%，已达 20 975Mbit/s，是接入 Internet 网最理想的选择。

（2）中国国家计算机与网络设施（The National Computer and Networking Facility of China，NCFC）也称中国科技网（CSTNET），是由中国科学院主持，联合北京大学、清华大学共同建设的全国性的网络，其主页如图 6-18 所示。该工程于 1990 年 4 月启动，1993 年正式开通与 Internet 的专线连接，1994 年 5 月 21 日完成了我国最高域名 cn 主要服务器的设置。目前已连接了 100 多个以太网，3 000 多台计算机，1 万多个用户，主要通过光纤、DDN 和数字电缆等多种方式互联。国际线路带宽的总容量为 155Mbit/s，可以提供全方位 Internet 功能。

（3）中国教育和科研计算机网（China Education and Research Network，CERNET）是 1994 年由国家投资建设，教育部负责管理，清华大学等高等学校承担建设和管理运行的全国性学术计算机互联网络，其主页如图 6-19 所示。它主要面向教育和科研单位，是全国最大的公益性互联网络。国际线路总带宽已达 447Mbit/s，CERNET 具有雄厚的技术实力，是我国互联网研究的排头兵，在全国第一个实现了与国际下一代高速网 Internet2 互联。

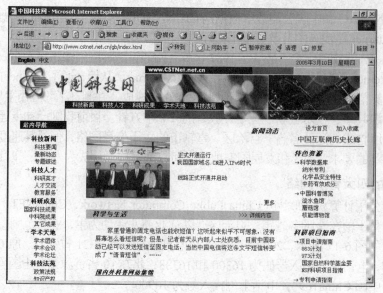

图6-18　中国科技网主页

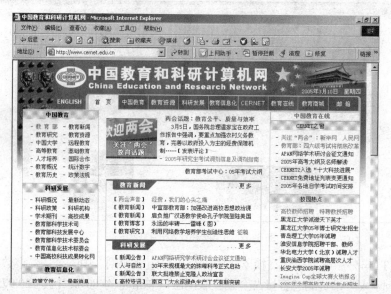

图6-19　中国教育和科研计算机网主页

CERNET 分以下 4 级管理（见图 6-20）。

① 全国网络中心：设在清华大学，负责全国主干网的运行管理。

② 地区网络中心和地区主结点：分别设在清华大学、北京大学、北京邮电大学、上海交通大学、西安交通大学、华中科技大学、华南理工大学、电子科技大学、东南大学、东北大学等10 所高校，负责地区网的运行管理和规划建设。

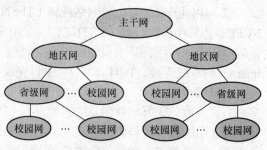

图6-20　CERNET 的 4 级管理

③ 省教育科研网：设在 36 个城市的 38 所大学，分布于全国除台湾省外的所有省、市、自治区。

④ 校园网。

（4）中国国家公有经济信息通信网（China Golden Bridge Network，ChinaGBN）又称金桥网，其主页如图 6-21 所示，是为配合中国的四金工程（金税——银行、金关——海关、金卫——卫生部、金盾——公安部），自 1993 年开始建设的计算机网络，是国民经济信息化的基础设施，面向政府、企业、事业单位、社会公众提供数据通信和信息服务。

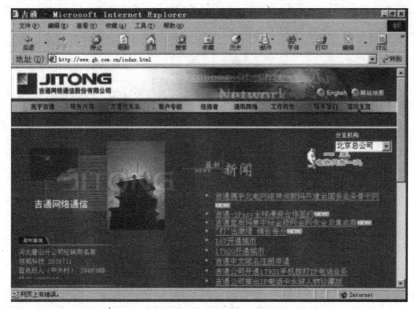

图 6-21　ChinaGBN 主页

ChinaGBN 是以卫星综合数字业务网为基础，以光纤、无线移动等方式形成天地一体的网络结构，使天上卫星网和地面光纤网互联互通，互为备用，可以覆盖全国各省市和自治区。

随着我国国民经济信息化建设迅速发展，拥有连接国际出口的互联网已由上述四家发展成十大网络运营商（即十大互联网络单位，见表 6-1），有 200 家左右有跨省经营资格的网络服务提供商（ISP）。

2.　我国国际出口带宽分布

CNNIC 中国互联网统计报告披露了我国的互联网基础资源。截至 2015 年 12 月，我国 IPv4 地址数量为 3.37 亿个，拥有 IPv6 地址 20594 块/32；域名总数为 3102 万个，其中".CN"域名总数达到 1636 万个；网站总数为 423 万个，年增长 26.3%；国际出口宽带为 5392116Mbps，年增长 30.9%。我国网络运营商的情况如表 6-1 所示。

表 6-1　　　　　　　　　　　　　我国网络运营商参考表

网络名称	运营单位	联网时间	业务性质
中国科技网（CSTNET）	中国科学院	1994 年 4 月	科研
中国公用计算机互联网（ChinaNET）	中国电信	1995 年 5 月	商业
中国教育和科研计算机网（CERNET）	教育部	1995 年 11 月	教育和科研
中国国家公有经济信息通信网（ChinaGBN）	吉通公司	1994 年	商业
中国联通互联网（UNINET）	联通公司	1999 年 4 月	商业
中国移动互联网（CMNET）	中国移动	2000 年 5 月	商业
中国国际经济贸易互联网（CIETNET）	中国国际电子商务中心	2000 年 11 月	公益
中国卫星集团互联网（CSNET）	中国卫星集团	2000 年 12 月	商业

3. 中国的互联网建设

我国在实施国家信息基础设施 CNⅡ计划的同时，也积极参与了国际下一代互联网的研究和建设。1998 年由 CNRNet 牵头，以现有的网络设施和技术力量为依托，建设了中国第一个 IPv6 试验床，两年后开始分配 IP 地址；2000 年中国高速互联研究试验网络 NSFCNET 开始建设，NSFCNet 采用密集波分多路复用技术，已分别与 CERNet、CSTNet、以及 Internet2 和亚太地区高速网 APAN 互联，其拓扑结构如图 6-22 所示。

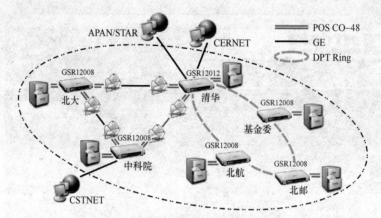

图 6-22　中国高速互联研究试验网拓扑结构

2004 年 12 月 25 日，中国第一个下一代互联网暨中国下一代互联网示范工程核心网（CERNET2）正式开通，标志着我国下一代互联网建设全面拉开序幕，并在世界下一代互联网发展上取得先机。

6.5.3　Internet 的特点

1. 开放性

任何人随时随地可连入 Internet，没有时间和空间的限制，没有地理上的距离限制。

2. 共享性

网络用户在网络上可以随意查看别人的网页或访问电子广告牌，从中寻找自己需要的信息和资料。

3. 平等性

任何一个上网的用户都是平等的，没有高低贵贱之分。

4. 低廉性

目前，在 Internet 上的许多信息和资源都是免费的，网络服务供应商（ISP）一般也采用低价策略占领市场。

6.5.4　TCP/IP

TCP/IP（Transmission Control Protocol/Internet Protocol）是一个网络协议族，其中网际协议（IP）和传输控制协议（TCP）为最核心的两个协议。

Internet 的其他网络协议都要用到这 2 个协议提供的功能，因而称整个 Internet 协议族称为 TCP/IP 协议族，简称 TCP/IP。

IP 是 TCP/IP 体系中的网际层协议，负责分组数据的传输；TCP 是 TCP/IP 体系中的运输层协议，负责数据的可靠传输。

TCP/IP 协议族应用层中的几个常用协议：

（1）Telnet（Remote Login）：远程登录。

（2）FTP（File Transfer Protocol）：文件传输协议。

（3）SMTP（Simple Mail Transfer Protocol）：简单邮件传输协议。

（4）POP3（Post Office Protocol 3）：第三代邮局协议。

（5）HTTP（HyperText Transfer Protocol）：超文本传输协议。

（6）NNTP（Network News Transfer Protocol）：网络新闻传输协议。

6.5.5 IP 地址

如果把整个 Internet 看成一个单一的、抽象的网络，IP 地址也就是给每个连接在 Internet 上的主机分配的一个在全世界范围内唯一的 32 位的标识符，相当于通信时每个计算机的名字或通信地址。IP 地址由 32 位表示，包含 4 个字节。为了表示方便，通常将每个字节用其等效的十进制数字表示，每个字节间用圆点"."分隔。例如，IP 地址可以是"10000000 00001011 00000011 00011111"或者"128.11.3.31"。

IP 地址是层次性的地址，分为网络地址和主机地址两个部分。处于同一处网络内的各主机，其 IP 地址中的网络地址部分是相同的，主机地址部分则标识了该网络中的某个具体节点，如工作站、服务器、路由器等。IP 地址可记为：

IP 地址={〈网络地址〉,〈主机地址〉}

IP 地址分为 5 类：A 类、B 类、C 类、D 类和 E 类。其中 A 类、B 类、C 类地址是主类地址，D 类地址为组播（Multicast）地址，E 类地址保留给将来使用的预留地址，如图 6-23 所示。

A 类地址的网络地址空间占 7 位，可提供使用的网络号是 126 个（2^7-2）。减 2 的原因是：由于网络地址全部用 0 组成的 IP 地址是保留地址，意思是"本网络"；而网络号为 127（即 01111111）保留作为本机软件回路测试（Loopback Test）之用。A 类地址可提供的主机地址为 16777214（$2^{24}-2$），这里减 2 的原因是：主机地址全 0 表示"本主机"，而全 1 表示"所有"，即该网络上的所有主机，A 类地址适用于拥有大量主机的大型网络。

A 类

前面固定位（0）	网络地址（7 位）	主机地址（24 位）

B 类

前面固定位（10）	网络地址（14 位）	主机地址（16 位）

C 类

前面固定位（110）	网络地址（21 位）	主机地址（8 位）

D 类

前面固定位（1110）	组播地址（28 位）

E 类

前面固定位（11110）	预留地址（27 位）

图 6-23 IP 地址的分类

B 类地址的网络地址空间占 14 位，允许 16384（2^{14}）个不同的 B 类网络。B 类地址的每一个网络的最大主机数是 65534（$2^{16}-2$），一般用于中等规模的网络。

C 类地址的网络空间占 21 位，允许 2097152（2^{21}）个不同的 C 类网络。C 类地址的每一个网络最大主机数是 254（2^8-2），用于规模较小的局域网。

与电话号码类似，在电话号码中有些号码是有特殊用途的，不能分配给普通的电话使用，IP 地址也有一些地址有特殊用途，不能分配给计算机使用。

用来标识互联网中的主机，但少数 IP 地址有特殊用途，不能分配给主机，在使用 IP 地址时要注意值 0 与 1 有特殊的意义，可参考表 6-2。

表6-2　　　　　　　　　　　特殊的 IP 地址

Net-ID	Host-ID	含义
0	0	在本网络上的本主机
0	Host-ID	在本网络上的某个主机
全1	全1	只在本网络上进行广播
Net-ID	全1	对 Net-ID 上的所有主机广播
127	任意	用作 Loopback Test（回送测试）

网络号不能以 127 开头，不能全为 0，也不能全为 1；主机号不能全为 0，也不能全为 1。
IP 地址由网络地址与主机地址组成，这种二级划分体制存在以下几种弊端。

1. IP 地址利用率低下

一个 C 类地址的理论主机地址数为 2^8-2，即 254 个；一个 B 类地址的理论主机地址数为 $2^{16}-2$，即 65 534 个；一个 A 类地址的理论主机地址数为 $2^{24}-2$，即 16 777 214 个。很少有人能够把这些主机地址用完，这种划分方法造成 IP 地址极大的浪费。

2. 网络设置不够灵活

二级网络划分体制划分的网络的大小和规模是不可变的，电信部门给予一个网络地址，自身不能再做改变，不能再在网络下根据需要划分二级网络，在网络管理上灵活度很差。

3. 造成路由表的体积太大，网络运行效率大受影响

二级划分体制的网络由于网络只有一级，所以对路由器而言，网络数量越多，路由表的规模就越大，则路由器的路由负担就越重。

造成 IP 二级划分体制弊端的根本原因是网络规模的不可变性。改变这一弊端的方式就是网络下面再自主划分子网，IP 地址组成由"网络地址位+主机地址位"变为"网络地址位+子网地址位+主机地址位"的三级体制，甚至是子网下面可以再划分子网的多级体制，子网的规模可以自由控制，这样就提高了网络建制的灵活性。这种划分体制能够充分利用有限的 IP 资源。划分子网后的 IP 地址组成如表 6-3 所示。

表6-3　　　　　　　　　　　划分子网后的 IP 地址

网络地址位	主机地址位	
	子网地址位	子网主机地址位
（划分子网后的）网络地址位	（划分子网后的）主机地址位	

TCP/IP 是通过子网掩码来表明本网是如何划分子网的。子网掩码也是一个 32 位二进制数，用圆点分隔成 4 段。其标识方法是，IP 地址中网络和子网部分用二进制数 1 表示；主机部分用

二进制数 0 表示。A、B、C 三类 IP 地址的缺省子网掩码如下：A 类：255.0.0.0；B 类：255.255.0.0；C 类：255.255.255.0。

对划分了子网的网络不能采用缺省子网掩码，而必须根据子网划分的情况来确定。例如，某公司申请了一个 C 类网络地址 210.43.192.0，该公司下属 4 个部门，每个部门都需要设置为独立的子网。为此将该 C 类网络地址的主机地址空间的前两位划出作为子网地址空间，此时具有 22 个子网，每个子网要容纳的主机数为 262，相应的子网掩码为 255.255.255.192（11111111 11111111 11111111 11000000）。将子网掩码和 IP 地址进行"与"运算，就可以区分一台计算机是在本地网络还是远程网络上。如果 2 台计算机 IP 地址和子网掩码"与"运算后结果相同，则表示 2 台计算机处于同一网络内。

1993 年 IETF 公布了 IP 地址的无分类编址方法，它的正式名称是无分类域间路由选择 CIDR（Classless Inter-Domain Routing），正式文档为 RFC1517～1520。现在 CIDR 已成为 Internet 建议标准协议。

CIDR 消除了传统的 A 类、B 类和 C 类地址以及划分子网的概念，它使用"网络前缀"（Network-Prefix）来代替分类地址中的网络号和子网号。

CIDR 使用"斜线记法"（Slash Notation），它在 IP 地址后面加上一个斜线"/"，然后写上网络前缀所占的比特数。例如，133.58.25.38/18 表示在这个 32 位的 IP 地址中，前 18 位表示网络地址，而后 14 位为主机地址。

6.5.6　域名系统

用户可能对域名系统 DNS（Domain Name System）的概念还很陌生，但如果用户目前已经接入了 Internet，那么实际上已经在与域名系统打交道了。例如，发送 E-mail 时所用到的电子邮件地址，或者使用文件传输 FTP 登录到一台主机时都要依赖于域名。

在 Internet 上，对于众多的以数字表示的一长串 IP 地址，人们记忆起来是很困难的。为此，便引入了域名的概念。通过为每台主机建立 IP 地址与域名之间的映射关系，用户在网上可以避开难以记忆的 IP 地址，而使用域名来唯一标识网上的计算机。域名和 IP 地址之间的关系就像是某人的姓名和他身份证号码之间的关系；显然，记忆某人的姓名比记忆身份证号码容易得多。

在 Internet 早期，整个网络上的计算机数目只有几百台，那时使用一个对照文件，列出所有主机名称和其对应的 IP 地址，用户只要输入主机的名称，计算机就可以很快地将其转换成 IP 地址。

随着 Internet 规模的扩大，网上主机的数目也迅速增加，仅使用一台域名服务器来负责域名到 IP 地址的转换已不可行，一是该域名服务器的负荷过重，再者如果该服务器出现故障，域名解析将全部瘫痪。因此，自 1983 年起，Internet 开始采用一种树状、层次化的主机命名系统，即域名系统 DNS。

域名系统 DNS 是一个遍布在 Internet 上的分布式主机信息数据库系统，采用客户机/服务器的工作模式。域名系统的基本任务是将文字表示的域名，如 www.metahouse.com，"翻译"成 IP 协议能够理解的 IP 地址格式，如 123.23.43.121，也称为域名解析。域名解析的工作通常由域名服务器来完成。

域名系统是一个高效、可靠的分布式系统。域名系统确保大多数域名在本地与 IP 地址进行解析，仅少数需要向上一级域名服务器请求，使系统高效运行。同时域名系统具有可靠性，即使某台计算机发生故障，解析工作仍然能够进行。

域名系统是一种包含主机信息的逻辑结构，它并不反映主机所在的物理位置。同 IP 地址一样，Internet 上主机的域名具有唯一性。

1. 域名系统的分级结构

要把计算机接入 Internet，必须获得网上唯一的 IP 地址和对应的域名。按照 Internet 上的域名管理系统规定，入网的计算机应具有类似于下列结构的域名（不是固定的）。

计算机主机名机构名网络名顶级域名：同 IP 地址格式类似，域名的各部分之间也用"."隔开。例如，中国科学院高能物理研究所的主机域名为 ibm330.ihep.ac.cn。

其中，ibm330 表示这台主机的名称；ihep 表示中科院高能物理所；ac 表示科研院所；cn表示中国。

域名系统负责对域名进行转换，为了提高转换效率，Internet 上的域名采用了一种由上到下的层次关系。在最顶层的称为顶级域名。

顶级域名目前采用两种划分方式：以所从事的行业领域作为顶级域名；以国别作为顶级域名。以行业领域作为顶级域名的行业如表 6-4 所示。

表 6-4   行业领域的顶级域名

.com——商业	.edu——教育机构	.gov——政府机构
.mil——军事部门	.org——民间团体等组织	.net——网络服务机构

此外，还有像 arts（文娱）、firm（商号）、info（信息）、Web 等的顶级域名。Internet 组织为各个国家和地区都分配了一个国别的顶级域名。通常用两个字母来表示（见表 6-5）。

表 6-5   部分国家和地区的顶级域名

国家和地区代码	国家和地区名	国家和地区代码	国家和地区名
au	澳大利亚	in	印度
br	巴西	it	意大利
ca	加拿大	jp	日本
cn	中国	kr	韩国
ge	德国	sg	新加坡
fr	法国	tw	中国台湾地区
hk	中国香港地区	uk	英国

美国没有自己的国别顶级域名，通常所见到的是采用行业领域的顶级域名。相对于国别顶级域名，行业领域的顶级域名称为国际域名。

顶级域名由 Internet 网络中心负责管理。在国别顶级域名下的二级域名由各个国家自行确定。我国顶级域名 cn 由中国网络信息中心（China interNet Network Information Center，CNNIC）负责管理，在 cn 下可由经国家认证的域名注册服务机构注册二级域名。我国将二级域名按照行业类别或行政区域来划分。行政区域二级域名适用于各省、自治区、直辖市，共 34 个，采用省市名的简称，如 bj 为北京市，sh 为上海市，gd 为广东省等。自 2003 年开始，在我国国家顶级域名 cn 下也可以直接申请注册二级域名，由 CNNIC 负责管理。

可见，Internet 域名系统是逐层、逐级由大到小地划分的（见图 6-24），这样既提高了域名解析的效率，同时也保证了主机域名的唯一性。

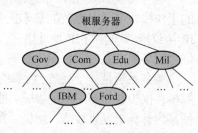

图 6-24   DNS 域名系统

2. 域名解析过程

域名和 IP 地址之间是一一对应的关系。域名系统 DNS 是 TCP/IP 协议中应用层的服务，IP 地址是在网络层中的信息，而 IP 地址是 Internet 上唯一、通用的地址格式，所以当以域名方式访问某台远程主机时，域名系统首先将域名"翻译"成对应的 IP 地址，通过 IP 地址与该主机联系，并且以后的所有通信都将用到 IP 地址。例如，当你使用 Telnet 在一台主机上登录时，既可以使用域名作为登录名，也可以使用其 IP 地址，两者的效果是相同的。

一般情况下，当用户申请了域名，该域名的使用将是长期不变的，而 IP 地址由于机构调整、网络重新规划等原因可能会经常发生变动。为了保证两者对主机识别的同一性，域名系统要能够跟踪这种变化，并进行两者之间的翻译，即使 IP 地址发生了变化，通过域名仍能找到原来的主机。这一工作是由域名服务器来完成的。它还能够保证电子邮件正确地投递给收信人，保证用户所键入的每一个 URL（统一资源定位符）都能够发送到正确的 Web 服务器上。

在 Internet 中，域名系统是一个分布式的主机信息数据库，采用客户机/服务器（Client/Server）机制。域名系统数据库是一种类似于 UNIX 文件系统的树状结构。域名服务器除了负责域名到 IP 地址的解析外，还必须具有与其他域名服务器传送消息的能力。一旦自己不能进行域名到 IP 地址的解析，也能够知道如何去联络其他的域名服务器。

因此，域名服务器的组织也采用层次化的分级结构。每个域名服务器只对域名系统一部分进行管理，即只包括整个域名数据库的一部分信息。例如，根服务器用来管理顶级域名，不负责对顶级域名下面的三级域名进行转换，但根服务器一定能够找到所有二级域名服务器。

这样，当用户使用域名访问网上的某台主机时，首先由本地域名服务器负责解析，如果查到匹配的 IP 地址，返回给客户端，否则本地域名服务器再以客户端的身份向上一级域名服务器发出请求，上一级的域名服务器会在本级管理域名中进行查询，如果找到则返回，否则再向更高一级域名服务器发出请求。依次地，直到最后找到目标主机的 IP 地址。图 6-25 所示为域名解析的过程。例如，计算机 ntsvr 要访问另外一台计算机 videosvr.cctv.com.cn，则由本地域名服务器开始依次向上查找，在顶级域名.cn 下找到.com.cn，再向下依次找到 cctv.com.cn 和目标主机 videosvr.cctv.com.cn，最终将解析后的 IP 地址返回给 ntsvr。

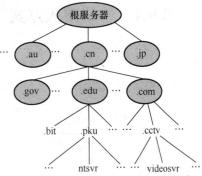

图 6-25 域名解析的过程

为了提高解析效率，减少查询开销，每个域名服务器都维护一个高速缓存，存放最近解析过的域名和对应的 IP 地址。这样当用户下次再查找该主机时，可以跳过某些查找过程，直接从本地域名服务器中查找到该主机地址，大大缩短了查找时间，加快查询过程，同时也减轻了根域名服务器的查找负担。

6.5.7 统一资源定位符

URL（Uniform Resource Localtion，URL）是一种标准化的命名方法，通过各种不同的协议，对 Internet 上任何地方的信息都用 URL 定位或访问。通俗地讲，URL 是 Internet 中用来描述信息资源的字符串，主要用在各万维网（World Wide Web，WWW）客户和服务程序上。采用 URL 可以用统一的格式来描述各种信息资源，包括文件、服务器地址和目录等。

URL 的格式为：协议名://用户名:密码@主机地址:端口号/文件路径，例如：HTTP://www.fjtu.edu.cn/index.html，这里没有用户名、密码和端口号，表示使用系统默认的匿名用户及默认的端口（80）。

URL 由三部分组成：第一部分是协议（或称为服务方式）；第二部分是该资源的主机地址（域名或 IP 地址），有时也包括端口号、用户名和密码；第三部分是主机资源的具体地址，如目录和文件等。

6.6　连接 Internet

Internet 服务提供商（Internet Service Provider，ISP）是众多企业和个人用户接入 Internet 的驿站和桥梁。当计算机连接 Internet 时，它并不直接连接到 Internet，而是采用某种方式与 ISP 提供的某一种服务器连接起来，通过它再接入 Internet。

根据经营业务的范围不同，ISP 有很多类型。其中，主干网 ISP 从事高速长距离回路的接入服务，通常采用大型高速路由器和转接器来提供服务。

目前，中国经营主干网的 ISP 只有 9 家，即九大骨干网，它们拥有自己的国际信道和基本用户群。其他的 Internet 服务提供商属于二级 ISP，这些 ISP 基本上都是经 CHINANET 接入 Internet。按其提供的增值业务 ISP 大致可分为 2 类，一类以接入服务为主的接入服务提供商（Internet Access Provider，IAP），另一类以信息内容服务为主的内容服务提供商（Internet Content Provider，ICP）。随着 Internet 在我国的迅速发展，提供 Internet 服务的 ISP 也越来越多。

从通信介质角度来看，Internet 接入方式有专线接入和拨号接入；从组网架构角度来看，接入方式可分为单机接入和局域网接入。

6.6.1　单机接入方式

单机接入的方式分为 3 种，分别是：专线接入、拨号（SLIP/PPP）接入、终端仿真接入（即联机服务），如图 6-26 所示。图的左上方部分示意个人计算机通过局域网接入 Internet；右上方部分示意个人计算机通过电话拨号接入 Internet；右下方部分示意个人计算机通过联机服务系统接入 Internet。

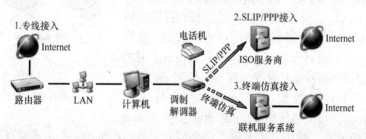

图 6-26　单机接入的三种方式

单机接入到 Internet，在使用前需要向所连接的 ISP 申请一个账号。用户向 ISP 申请账号成功后，该 ISP 会告诉用户合法的账号名与密码，同时 ISP 还会向用户提供以下信息：

（1）电子邮件地址，打开电子信箱的密码。

（2）接收电子邮件服务器的主机名和类型。

（3）发送电子邮件服务器的主机名。

（4）域名服务器的 IP 地址。

（5）拨号使用的电话号（或 ISDN，ADSL 接入号）。

（6）其他服务器的 IP 地址。

这里仅介绍其中的电话拨号接入方式（SLIP/PPP 方式）。这种方式适合业务量不太大但又希望以主机方式连入 Internet 的用户使用，是个人用户经常采用的一种连接方式。为此，用户需要配备调制解调器、电话线、普通通信软件，并需附加 SLIP/PPP 的 TCP/IP 软件。

当用户以 SLIP/PPP 方式入网时，用户先通过 Modem 拨号呼叫服务提供商的宿主机。宿主机在监听到用户的请求后，要求用户输入正确的账号和口令，然后检查程序，设置网络接口，同时在用户的计算机上启动相应的 SLIP/PPP 程序，并在用户机上设置相应的网络接口。这样，用户机就与 Internet 建立起直接联系，作为 Internet 的一个主机，用户就能够从自己的计算机上直接获取 Internet 提供的服务。

用户与宿主机建立起联系后，宿主机在启动 SLIP/PPP 程序时要给用户机分配一个 Internet 地址。地址的分配分为固定和动态 2 种。固定方式指用户的计算机使用一个固定的网络地址，用户每次上网都使用该地址获取网络服务。用户即使不上网，该地址也不能分配给别人使用。动态方式是指用户的计算机并没有固定的网络地址。每次用户请求入网时，宿主系统分配一个空闲地址给这个用户。如果用户退出网络，他所占用的地址宿主系统可能分配给其他刚上网的用户使用。用户每次上网所使用的网络地址可能不尽相同。

如果想通过校园网接入 Internet，则需要向校园网网络管理中心申请注册。使用网卡将计算机与校园网通信线路相连，并对主机进行静态 IP 地址或动态 IP 地址的配置。

6.6.2　局域网接入方式

通过局域网接入 Internet 有 2 种方式：专线接入和使用代理服务器接入。

下面分别介绍这两种接入方式。

1. 专线接入

所谓专线接入指通过相对固定不变的通信线路（例如 DDN，ADSL，帧中继）接入 Internet，以保证局域网上的每一个用户都能正常使用 Internet 上的资源。

这种接入方式是通过路由器使局域网接入 Internet。路由器的一端接在局域网上，另一端则与 Internet 上的连接设备相连接，此时的局域网就变成 Internet 上的一个子网。

2. 使用代理服务器接入

通过局域网的服务器，由一根电话线或资料专线将服务器与 Internet 连接，局域网上的每台主机通过服务器的代理，共享服务器的 IP 地址访问 Internet，这种方式需要有代理服务器（Proxy Server）。代理服务器是一种非常重要的 Internet 接入技术。其功能就是代理网络用户去取得网络信息。形象地说，它就是网络信息的中转站。

代理服务器处在客户机和服务器之间，对于远程服务器而言，代理服务器是客户机，它向服务器提出各种服务申请；对于客户机而言，代理服务器则是服务器，它接受客户机提出的申请并提供相应的服务。也就是说，客户机访问 Internet 时所发出的请求不再直接发送到远程服务器，而是被送到了代理服务器上，代理服务器会检查本机的缓冲区内有无需要的信息，若有就直接发送给客户机，否则就向远程的服务器提出相应的申请，接收远程服务器提供的数据并保存在自己的缓冲区内，然后用这些数据对客户机提供相应的服务。

代理服务器的主要功能。

（1）为工作站提供访问的代理服务，使多个不具有 IP 地址的工作站通过代理服务器使用 Internet 服务。

（2）提供缓存功能，可提高 Internet 的浏览速度。

（3）用作防火墙，为网络提供安全保护措施。使用代理服务器的网络，只有作为代理服务器的那一台计算机与 Internet 相连，代理服务器将内部网络与 Internet 隔开，使客户机的内部资源不会受到外界的侵犯。

常用的代理服务器软件有 Sygate、Wingate、MS Proxy Server 等。

6.7 Internet 的服务与应用

6.7.1 信息浏览（WWW 服务）

WWW（World Wide Web）被译为全球信息网、万维网，简写为 Web。WWW 是以超文本标记语言（HyperText Markup Language，HTML）与超文本传输协议（HyperText Transfer Protocol，HTTP）为基础，能够以十分友好的接口提供 Internet 信息查询服务的多媒体信息系统。这些信息资源分布在全球数以万计的 WWW 服务器（或称 Web 站点）上，并由提供信息的专门机构进行管理和更新。用户通过一种称为 Web 浏览器的软件，就可浏览 Web 上的信息，并可单击标记为"链接"的文本或图形，随心所欲地转换到世界各地的其他 Web 站点，访问其上丰富的信息资源。

WWW 系统的结构采用客户机/服务器工作模式，所有的客户端和 Web 服务器统一使用 TCP/IP 协议，统一分配 IP 地址，使得客户端和服务器的逻辑连接变成简单的点对点连接，用户只需要提出查询要求就可自动完成查询操作。

可以形象地将 WWW 视为 Internet 上一个大型图书馆，Web 上某一特定信息资源的所在地（称为 Web 节点或 Web 站点，通常都对应某一 Web 服务器）就像图书馆中的一本本书，而"Web"则是书中的某一页，即 Web 节点的信息资源是由一篇篇称为 Web 页的文档组成的。多个相关 Web 页合在一起便组成了一个 Web 站点，用户每次访问 Web 时，总是从一个特定的 Web 站点开始的。每个 Web 站点的资源都有一个起始点，即处于顶层的 Web 页，就像一本书的封面或目录，通常称为主页或首页（即站点起始页），如图 6-27 所示。

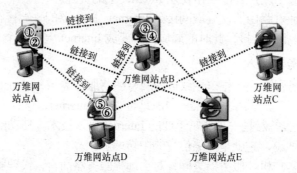

图 6-27　Web 页组成结构及超链接

WWW 上的 Web 页采用超文本（Hypertext）格式，即每份 Web 文档除包含其自身信息外，在 Web 页面当中还包含指向其他 Web 页的超级链接（Hyperlink，或简称链接 Link），图 6-27 中点击站点 A 页面中的超链接①可跳转到站点 B，点击站点 B 页面中的超链接③可跳转到站点 E……可以将链接理解为指向其他 Web 页的"指针"，由链接指向的 Web 页可以是在近处的一台计算机上，也可能是远在万里之外的一台计算机上，但对用户来说，通过单击超链接，所需的信息立刻就显现在眼前，非常方便。需要说明的是，现在的超级文本已不仅仅只含有文本，还增加了多媒体内容，故有的也把这种增强的超级文本称为超媒体。

在 Internet 中的 WWW 服务器上，每一个信息资源，如一个文件等都有统一的且在网上唯一的地址，该地址称为全球统一资源定位点（Uniform Resource Locator，URL）地址。URL 用来确定 Internet 上信息资源的位置，它采用统一的地址格式，以方便用户通过 WWW 浏览器查阅 Internet 上的信息资源。URL 地址的组成如下：资源类型、存放资源的主机域名及端口和网页路径，如图 6-28 所示。

当URL省略路径与资源文件名时，表示将定位于Web站点的主页。

HTTP（超文本传输协议）是Web服务器与浏览器间如何传送所要求的文件的协议。它是在客户机/服务器模型上发展起来的信息分布方式。HTTP以客户机和服务器彼此互相发送消息的方式进行工作。客户通过程序向服务器发出请求，并访问服务器上的数据，服务器通过设定的公用网关接口CGI程序返回数据，如图6-29所示。

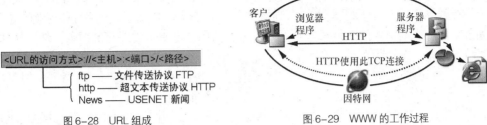

图6-28　URL组成　　　　　　　　　图6-29　WWW的工作过程

（1）信息搜索与浏览：WWW上的Web页是采用超文本标注语言（HTML）编制的。用HTML创建的Web文档一般包含链接以及文本、图形、图像、声音或视频等各种各样的信息。HTML文档本身是文本格式（扩展名为.html或.htm），用任何一种文本编辑器都可以对它进行编辑，也有更方便的专用于创建HTML文档的所见即所得创作工具，比如Microsoft Frontpage 2000等。

Web浏览器是用于搜索、查找、查看网络上信息的一种带图形交互式界面的应用软件，Web浏览器读取Web站点上的HTML文档，并根据此类文档中的描述，组织并显示相应的Web页面。现在最流行的浏览器是美国微软公司的Internet Explorer和美国网景公司的Netscape。

搜索引擎是一种专门用于定位和访问Web信息，获取自己希望得到的资源的导航工具，搜索引擎通过采用分类查询方式或主题查询方式获取特定的信息。搜索引擎并不真正搜索Internet，它搜索的是预先整理好的网页索引数据库。当用户查某个关键词的时候，所有在页面内容中包含了该关键词的网页都将作为搜索结果被搜出来。在经过复杂的算法进行排序后，这些结果将按照与搜索关键词的相关度高低依次排列。常用的搜索引擎有中文Yahoo、Google、百度等。

例如，要查找电影《泰山》有关的网页，可先设定分类搜索"电影"，然后按搜索词"泰山"进行查找。否则直接按搜索词"泰山"进行查找，如图6-30所示。会找到我国山东省的"泰山"等信息。

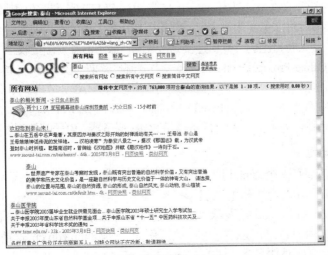

图6-30　直接查询"泰山"

145

（2）网页保存：浏览 Web 页时，通常会找到许多有用的信息，这些信息可以保存起来，以便日后使用。可以保存整个 Web 页，或者只保存其中的部分内容（如文本、图片或链接等）。

① 将当前页存储到硬盘中。选择"文件"菜单中的"另存为"命令，弹出"保存 HTML 文档"对话框；指定用于保存当前页的文件名、文件夹和保存类型等。保存类型可以是 HTML 文件或文本文件。

浏览器保存的仅仅是当前网页中的文本和布局信息，图片以及其他图形元素都不保存。重新显示保存的 Web 页时只显示文本与布局信息，并不显示其中的图形、声音和视频图像等。

如果要保存当前页中的图片或其他图形元素，请用右键单击要保存的对象。然后从弹出的快捷菜单中选择"图片另存为"命令。

② 不打开链接而直接保存。可以右击该链接，然后从弹出的快捷菜单中选择"目标另存为"命令。可以用这种方法下载当前页中某一项的副本而不必将其打开。

③ 将信息从当前页复制到文档中。要将信息从当前页复制到文档中，请选择要复制的信息。如果复制的是整页内容，请单击"编辑"菜单的"全选"命令。然后从"编辑"菜单中选择"复制"命令，接着打开待显示信息的文档并单击要放置的位置，最后在文档的"编辑"菜单中单击"粘贴"命令。

④ 搜索当前页中的文本。要在当前页中搜索指定的文本，请选择"编辑"菜单的"查找（在当前页）"命令，弹出"查找"对话框。然后从"查找内容"文本框键入要搜索的文本，再单击"查找下一个"按钮。将 Web 页图片设为桌面墙纸，请从 Web 页中用右键单击图片，然后从快捷菜单中选择"设置为墙纸"命令。

6.7.2　电子邮件

1. 电子邮件概述

电子邮件（Electronic Mail，E-mail）是一种利用计算机网络交换电子信件的通信手段，它是 Internet 上使用最多、最受欢迎的服务之一。电子邮件将邮件发送到收信人的邮箱中，收信人可随时进行读取。电子邮件不仅使用方便，而且还具有传递迅速和费用低廉的优点。电子邮件不仅能传递文字信息，还可以传递图像、声音、动画等多媒体信息。

电子邮件系统采用客户机/服务器工作模式，由邮件服务器端与邮件客户端 2 部分组成。邮件服务器端包括接收邮件服务器和发送邮件服务器 2 类。发送邮件服务器又被称为 SMTP（Simple Mail Transfer Protocol）服务器，当发信方发出一份电子邮件时，SMTP 服务器依照邮件地址送到收信人接收邮件服务器中。接收邮件服务器为每个电子邮箱用户开辟了一个专用硬盘空间，用于暂时存放对方发来的邮件。当收件人将自己的计算机连接到接收邮件服务器并发出接收指令后，客户端通过邮局协议 POP3（Post Office Protocol Version3）或交互式邮件存取协议 IMAP（Interactive Mail Access Protocol）读取电子信箱内的邮件。当电子邮件应用程序访问 IMAP 服务器时，用户可以决定是否在 IMAP 服务器中保留邮件副本。而访问 POP3 服务器时，邮箱中的邮件被拷贝到用户的计算机中，不再保留邮件的副本。目前，多数接收邮件服务器是 POP3 服务器。电子邮件收发过程如图 6-31 所示。

2. 电子邮件地址

每一个电子邮箱都有一个 Email 地址。Internet 上的所有 Email 地址统一格式如下：

收信人邮箱名@邮箱所在主机的域名

其中，符号"@"读作"at"，表示"在"的意思。收信人邮箱名就是用户在向电子邮件服务机构注册时获得的用户名，它必须是唯一的。例如，sss@hnu.edu.cn 就是一个用户的 E-mail 地址。它表示湖南大学邮件服务器上的用户 sss 的 E-mail 地址。

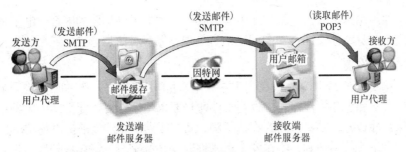

图 6-31 电子邮件收发过程

3. 电子邮件客户端软件

常用的电子邮件客户端软件有 Microsoft 公司的 Outlook Express、高通的 Eudora 以及国内开发的非商业软件 Foxmail。图 6-32 为进入 Foxmail 电子邮件系统的主界面如图 6-32 所示。

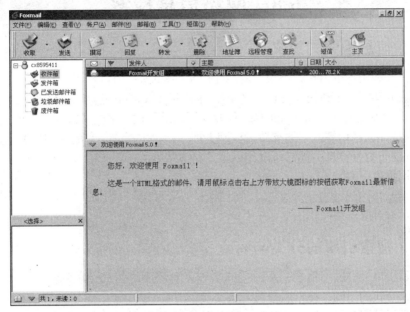

图 6-32 Foxmail 电子邮件主界面

目前，电子邮件客户端软件几乎可以运行在任何硬件与软件平台上。它们所提供的功能基本相同，都可以完成以下操作：建立和发送电子邮件；接收、阅读和管理邮件；账号、邮箱和通信簿管理。

其中 Foxmail 能实现多用户、多账户、多 POP3 支持，能进行自动拨号，能设置邮件过滤功能，除了直接查看 HTML 格式外，还能阅读和收发 Big5 码的邮件，具有远程管理信箱、恢复误删的信件等能力。最新的版本还具备数字签名和加密功能，以及强大的反垃圾邮件功能，能准确识别垃圾邮件和非垃圾邮件，并将垃圾邮件直接分拣入垃圾信箱中。

4. 电子邮件的格式

电子邮件由 2 部分组成，即信封和内容。[RFC 822]只规定了邮件内容中的首部（header）格式，而对邮件的主体（body）部分则让用户自由撰写。首部包含发件人的地址、邮件发送的日期和时间、收件人的地址、邮件的主题等。用户写好首部后，邮件系统将自动地将信封所需的信息提取出来并写在信封上；所以用户不需要填写电子邮件信封上的信息。

在邮件的信封上最重要的就是收件人的地址，电子邮件系统的传输程序根据邮件信封上的信息来传送邮件。用户在从自己的信箱中读取邮件时才能见到邮件的内容。电子邮件系统不但可传输各种文字信息，而且能传输图像、语音与视频等多种信息。

5. 邮件账号设置

要发送与接收电子邮件，首先必须拥有一个合法的邮件账号。当前邮件账号主要有 2 种类型：收费邮件账号和免费邮件账号。收费邮件账号要求使用者每年要交纳一定费用，一般邮箱较大，安全保密性较好，如单位内的收费邮箱、新浪收费邮箱。当前提供免费邮件的服务商较多，各大门户网站都能申请到，不过安全保密性较差，经常有一些垃圾邮件入侵。

当从邮件服务提供商处申请到邮件账号后，即可获得提供接收邮件服务器主机名和发送邮件服务器主机名，将自己的邮件账号与 Outlook Express、Foxmail 等客户端软件相链接，就可以发送和接收电子邮件。当然也可以直接进入服务提供商网站，输入用户名和密码，直接使用邮件系统。

6.8 网络信息检索

6.8.1 信息检索的意义

通过检索和利用各种信息，不仅可以深化所学的知识，而且可以开阔视野，拓宽知识面，也为自学前人的知识、不断更新知识以及从事科学研究和发明创造奠定基础。

Internet 是信息的海洋，通过 Internet 获取知识，是现代大学生必备的一项技能，要善于利用 Internet 获取知识，依靠网络的支持，在网上搜索，自主探究，完成对知识的"发现"。

在 Internet 上查找信息，通常可以用以下几种方法。

（1）利用搜索引擎。

（2）利用综合性网站的分类信息。

（3）利用各种网络资源指南来查询信息。

6.8.2 搜索引擎的分类与特点

网络搜索引擎又称网络检索引擎，它是 WWW 环境中的信息检索系统。

根据搜索方式的不同，搜索引擎可分为 2 类。

（1）分类目录服务可以帮助用户按一定的结构条理清晰地找到自己感兴趣的内容。

（2）关键字检索服务可以查找包含一个或多个特定关键字或词组的 WWW 站点。

现在在 Internet 上最常见的搜索方式是关键字检索，比如我国最大的检索服务提供商百度提供的服务。

6.8.3 搜索引擎百度的使用

百度搜索简单方便。用户登录到百度网站后，只需要在搜索框内输入需要查询的内容，敲回车键，或者鼠标点击搜索框右侧的百度搜索按钮，就可以得到最符合查询需求的网页内容。

如果需要得到更精确的搜索结果，可以输入多个词语搜索（不同字词之间用一个空格隔开），就可以获得更精确的搜索结果。

例如，想了解上海人民公园的相关信息，在搜索框中输入"上海人民公园"获得的搜索效果会比输入"人民公园"得到的结果更好。

6.8.4 科技文献检索

在进行科学研究时，有许多综合性文献检索工具可以利用，这些工具包括科学引文索引

（SCI）、工程索引（EI）、科学文摘（SA）等。它们都是当今科学技术领域中比较著名的文献检索工具，收录了多种出版类型的文献资料。

6.9　网络信息安全

6.9.1　网络信息安全概述

信息安全不是一个新问题，在军事、经济、社会活动中都存在信息安全性问题，而计算机网络的出现使信息安全问题更加突出。有人会无意识地非法访问并修改某些敏感信息，致使网络服务中断。有人出于各种目的有意地窃取机密信息，破坏网络的正常工作。

网络信息安全已经超出了计算机这个学科，是一门涉及计算机科学、网络技术、通信技术、密码技术、信息安全技术、应用数学、数论、信息论等多种学科的综合性学科。

1．网络安全基本要素

从目前对网络安全构成威胁的情况来看，网络安全包括系统安全和信息安全2个部分。

（1）系统安全：主要指网络硬件设备、操作系统和应用软件的安全。

（2）信息安全：主要指各种信息的存储安全和信息的传输安全，具体体现在对网络资源的保密性（Confidentiality）、完整性（Integrity）和可用性（Availability）的保护（简称CIA三要素）。

2．安全威胁的因素

安全威胁是指对安全的一种潜在侵害，威胁的实施称为攻击。对网络信息安全构成威胁的因素主要来自于以下几个方面。

（1）黑客的攻击。

（2）管理的欠缺。

（3）网络缺陷。

（4）系统的安全漏洞。

3．安全威胁的类型

（1）信息泄露。

（2）信息破坏。

（3）拒绝服务。

4．网络安全隐患的防范及处理措施

（1）健全管理机制：

① 制定安全的操作规则，防止未授权存取。

② 管理好口令，防止泄密。

③ 实施访问审核。

④ 实行安全日志记录，记录系统的访问情况。

⑤ 及时备份重要数据。

（2）一些常用的防范措施：

① 安装补丁程序，操作系统的漏洞很容易被黑客利用，可以通过下载最新的系统补丁进行修补。

② 提高IE浏览器的访问级别，有的病毒或黑客程序是通过浏览器下载到计算机上，通过提高IE的安全访问级别有助于阻止恶意代码的执行。

③ 安装防火墙，关闭没有使用到的 TCP/IP 端口。

④ 关闭不必要的服务，计算机所提供的服务越多，系统的漏洞也就越多，被入侵的可能性就越大。

⑤ 安装反病毒软件，并注意及时升级反病毒软件。

⑥ 安装有效的网络木马、间谍软件或恶意软件的清理软件，并随时检查清理。

⑦ 上网时不随意透露任何个人信息，特别是不要向任何人透露自己的密码。

⑧ 如果是单位用户，还可安装防火墙（Firewall）或入侵检测系统。

6.9.2 计算机病毒与防范

《中华人民共和国计算机信息系统安全保护条例》中明确定义了计算机病毒（Computer Virus），病毒指"编制者在计算机程序中插入的破坏计算机功能或者破坏数据，影响计算机使用并且能够自我复制的一组计算机指令或者程序代码"。与医学上的"病毒"不同，计算机病毒不是天然存在的，是某些人利用计算机软件和硬件所固有的脆弱性编制的一组指令集或程序代码。它能通过某种途径潜伏在计算机的存储介质（或程序）里，当达到某种条件时即被激活，通过修改其他程序的方法将自己的精确拷贝或者可能演化的形式放入其他程序中。从而感染其他程序，对计算机资源进行破坏，所谓的病毒就是人为造成的，对其他用户的危害性很大。

1. 计算机病毒的特点

（1）传染性：计算机病毒不但本身具有破坏性，更有害的是具有传染性，一旦病毒被复制或产生变种，其速度之快令人难以预防。传染性是病毒的基本特征。在生物界，病毒通过传染从一个生物体扩散到另一个生物体。在适当的条件下，它可得到大量繁殖，并使被感染的生物体表现出病症甚至死亡。同样，计算机病毒也会通过各种渠道从已被感染的计算机扩散到未被感染的计算机，在某些情况下造成被感染的计算机工作失常甚至瘫痪。与生物病毒不同的是，计算机病毒是一段人为编制的计算机程序代码，这段程序代码一旦进入计算机并得以执行，它就会搜寻其他符合其传染条件的程序或存储介质，确定目标后再将自身代码插入其中，达到自我繁殖的目的。只要一台计算机染毒，如不及时处理，那么病毒会在这台电脑上迅速扩散，计算机病毒可通过各种可能的渠道，如软盘、硬盘、移动硬盘、计算机网络去传染其他的计算机。当您在一台机器上发现了病毒时，往往曾在这台计算机上用过的软盘已感染上了病毒，而与这台机器相联网的其他计算机也许也被该病毒染上了。是否具有传染性是判别一个程序是否为计算机病毒的最重要条件。

（2）潜伏性：有些病毒像定时炸弹一样，让它什么时间发作是预先设计好的。比如黑色星期五病毒，不到预定时间用户一点都觉察不出来，等到条件具备的时候立刻就爆发开来，对系统进行破坏。潜伏性的第二种表现是指计算机病毒的内部往往有一种触发机制，不满足触发条件时，计算机病毒除了传染外不做什么破坏。触发条件一旦得到满足，有的在屏幕上显示信息、图形或特殊标识，有的则执行破坏系统的操作，如格式化磁盘、删除磁盘文件、对数据文件做加密、封锁键盘以及使系统死锁等。

（3）破坏性：计算机中毒后，可能会导致正常的程序无法运行，把计算机内的文件删除或受到不同程度的损坏。通常表现为：增、删、改、移。

（4）隐蔽性：计算机病毒具有很强的隐蔽性，有的可以通过病毒软件检查出来，有的根本就查不出来，有的时隐时现、变化无常，这类病毒处理起来通常很困难。

2. 计算机病毒的类型

（1）引导型病毒：1987 年出现的计算机病毒主要是引导型病毒，具有代表性的是"小球"

和"石头"病毒。当时的计算机硬件较少，功能简单，一般需要通过软盘启动后使用。引导型病毒利用软盘的启动原理工作，它们修改系统启动扇区，在计算机启动时首先取得控制权，减少系统内存，修改磁盘读写中断，影响系统工作效率，在系统存取磁盘时进行传播。

1989年，引导型病毒发展到可以感染硬盘，典型的代表有"石头2"。

（2）文件型病毒：1989年，可执行文件型病毒出现，它们利用DOS系统加载执行文件的机制工作，代表为"耶路撒冷""星期天"病毒。病毒代码在系统执行文件时取得控制权，修改DOS中断，在系统调用时进行传染，并将自己附加在可执行文件中，使文件长度增加。

1990年，发展为复合型病毒，可感染COM和EXE文件。

（3）混合型病毒：指具有引导型病毒和文件型病毒寄生方式的计算机病毒，所以它的破坏性更大，传染的机会也更多，杀灭也更困难。这种病毒扩大了病毒程序的传染途径，它既感染磁盘的引导记录，又感染可执行文件。当染有此种病毒的磁盘用于引导系统或调用执行染毒文件时，病毒都会被激活。因此在检测、清除复合型病毒时，必须全面彻底地根治，如果只发现该病毒的一个特性，把它只当作引导型或文件型病毒进行清除。虽然好像是清除了，但还留有隐患，这种经过消毒后的"洁净"系统更有攻击性。这种病毒有Flip病毒、新世际病毒、One-half病毒等。

（4）宏病毒：1996年，随着Windows操作系统的Word软件功能的增强，使用Word宏语言也可以编制病毒，这种病毒使用类Basic语言，编写容易，感染Word文档等文件，在Excel和AmiPro出现的相同工作机制的病毒也归为此类，由于Word文档格式没有公开，这类病毒查解比较困难。

3. 新型病毒介绍

（1）网络蠕虫（Network Worm）：1995年随着网络的普及，病毒开始利用网络进行传播，它们只是以上几代病毒的改进。非DOS操作系统中，"蠕虫"是典型的代表，它不占用除内存以外的任何资源，不修改磁盘文件，利用网络功能搜索网络地址，将自身向下一地址进行传播，有时也在网络服务器和启动文件中存在。

（2）网络木马（Trojan）：木马病毒源自古希腊特洛伊战争中著名的"木马计"而得名，顾名思义就是一种伪装潜伏的网络病毒，等待时机成熟就"出来害人"。

网络木马也称为特洛伊木马（Trojan Horse），网络木马是当今对网络用户威胁最大的一种病毒，它运行在被感染的计算机（俗称"肉鸡"）中，黑客在网络上通过木马的控制端程序监控被感染的计算机，伺机获取计算机的各种信息，如网络银行的账号和密码，并以此获利。

一般的木马程序都包括客户端和服务器端两个程序，其中客户端是用于攻击者远程控制植入木马的机器，服务器端程序即是木马程序。

由于攻击者通过服务器端和客户端程序的"里应外合"，可以远程监控被感染的计算机，因此可以获得用户输入的账户名、密码等信息，也可以窃取用户计算机内存放的文件。

4. 计算机病毒的危害性

计算机病毒会造成计算机资源的损失和破坏，不但会造成资源和财富的巨大浪费，而且有可能造成社会性的灾难，随着信息化社会的发展，计算机病毒的威胁日益严重，反病毒的任务也更加艰巨了。1988年11月2日下午5时1分59秒，美国康奈尔大学的计算机科学系研究生，23岁的莫里斯（Morris）将其编写的蠕虫程序输入计算机网络，致使这个拥有数万台计算机的网络被堵塞。这件事就像是计算机界的一次大地震，引起了巨大反响，震惊全世界，引起了人们对计算机病毒的恐慌，也使更多的计算机专家重视和致力于计算机病毒研究。1988年下半年，我国在统计局系统首次发现了"小球"病毒，它对统计系统影响极大，此后由计算机病毒发作而引起的"病毒事件"接连不断，20世纪末发现的"CIH""美丽莎"等病毒更是给社会造成了很大损失。计算机病毒造成的危害主要有以下几种。

（1）破坏文件或数据，造成用户数据丢失或毁损。

（2）非法运行在计算机内存中，占用计算机的资源，降低计算机的性能。

（3）破坏操作系统或计算机主板上的 BIOS 信息，造成计算机无法启动。

（4）抢占系统网络资源，造成网络阻塞或系统瘫痪。

5. 计算机病毒的主要传播途径

计算机病毒的传染性是计算机病毒最基本的特性，病毒的传染性是病毒赖以生存繁殖的条件，如果计算机病毒没有传播渠道，则其破坏性小，扩散面窄，难以造成大面积流行。计算机病毒必须要"搭载"到计算机上才能感染系统，通常它们是附加在某个文件上。

计算机病毒的传播主要通过文件拷贝、文件传送、文件执行等方式进行，文件拷贝与文件传送需要传输媒介，文件执行则是病毒感染的必然途径，Word、Excel 等宏病毒通过 Word、Excel 调用间接地执行，因此，病毒传播与文件传输媒体的变化有着直接关系。据有关资料报道，计算机病毒的出现是在 20 世纪 70 年代，那时由于计算机还未普及，所以，病毒造成的破坏和对社会公众造成的影响还不是十分大。1986 年巴基斯坦"智囊病毒"的广泛传播，则把病毒对 PC 机的威胁实实在在地摆在了人们的面前。1987 年"黑色星期五"大规模肆虐于全世界各国的 IBM PC 及其兼容机之中，造成了相当大的病毒恐慌。这些计算机病毒如同其他计算机病毒一样，最基本的特性就是它的传染性。通过认真研究各种计算机病毒的传染途径，有的放矢地采取有效措施，必定能在对抗计算机病毒的斗争中占据有利地位，更好地防止病毒对计算机系统的侵袭。计算机病毒的主要传播途径如下。

（1）通过移动存储设备进行传播：许多文件均通过移动存储设备相互拷贝、安装，这样病毒就能通过移动存储设备传播。

（2）通过计算机网络进行传播：现代通信技术的巨大进步已使空间距离不再遥远，数据、文件、电子邮件可以方便地在各个网络工作站间通过电缆、光纤或电话线路进行传送，工作站的距离可以短至并排摆放的计算机，也可以长达上万千米，正所谓"相隔天涯，如在咫尺"，但也为计算机病毒的传播提供了新的"高速公路"。计算机病毒可以附着在正常文件中，当用户从网络另一端得到一个被感染的程序，并在某计算机上未加任何防护措施的情况下运行它，病毒就传染开来了。这种病毒的传染方式在计算机网络连接很普及的国家是很常见的，国内计算机感染一种"进口"病毒已不再是什么大惊小怪的事了。在我们信息国际化的同时，我们的病毒也在"国际化"。大量的国外病毒随着互联网络传入国内。

6. 防范病毒的措施

提高系统的安全性是防病毒的一个重要方面，但完美的系统是不存在的，过于强调提高系统的安全性将使系统多数时间用于病毒检查，系统失去了可用性、实用性和易用性，另一方面，信息保密的要求让人们在泄密和抓住病毒之间无法选择。加强内部网络管理人员以及使用人员的安全意识，很多计算机系统常用口令来控制对系统资源的访问，这是防病毒进程中，最容易和最经济的方法之一。另外，安装杀毒软件并定期更新也是预防病毒的重中之重。

（1）定期对重要数据和文件进行备份。计算机中的重要资料必须备份，以防止硬盘数据被破坏后带来不可估量的损失。

（2）及时修补操作系统和软件的漏洞。经常升级操作系统和应用软件的安全补丁，尽量到官方网站去下载最新的安全补丁，以防患于未然。

（3）安装杀毒软件。安装专业的防病毒软件和防火墙软件，并随系统启动一同加载，并定期查杀计算机。将软件的各种防病毒监控功能始终打开，可以很好地保证计算机的安全。

（4）设置较复杂的用户密码。许多网络病毒通过猜测简单密码方式攻击系统。因此，使用复杂的密码，将大大提高计算机的安全系数。

（5）建立良好的使用习惯。例如，对一些来历不明的邮件及其附件不要轻易打开，不要上一些不太了解的网站，不要执行从 Internet 下载的未经杀毒处理的软件等，这些必要的习惯会使您的计算机更安全。

6.9.3　信息安全政策法规和道德规范

1. 信息安全政策法规

信息安全政策法规包括：《中华人民共和国信息系统安全保护条例》、《中华人民共和国计算机信息网络国际联网管理办法》、《全国人大常委会关于维护互联网安全的决定》、《计算机信息网络国际互联网安全保护管理办法》、《计算机信息系统国际联网保密管理规定》、《互联网信息服务管理办法》、《国家信息化领导小组关于加强信息安全保障工作的意见》和《计算机信息系统安全专用产品检测和销售许可证管理办法》。

2. 使用网络应遵守的道德规范

（1）不要利用国际互联网危害国家安全、泄露国家秘密。
（2）未经允许，不得进入国家事务、国防建设、尖端科学技术领域的计算机信息系统。
（3）不要利用国际互联网制作、复制、查阅和传播损坏国家利益、他人利益的信息。
（4）不要利用国际互联网传播不良信息。
（5）不要故意制作或者传播计算机病毒以及其他破坏性程序。
（6）不要攻击他人的计算机系统及通信网络。
（7）不要通过网络侵犯他人的知识产权。

6.10　网络安全技术

6.10.1　数据加密技术

采用加密技术可以隐藏和保护需要保密的消息，使未授权者不能提取信息。为了了解加密技术，我们先说明几个简单的概念。

明文：未经处理的原始信息。

加密算法：以密钥为参数，对明文进行多种置换和转换的规则和步骤，变换结果为密文。

密钥：加密与解密算法的参数，直接影响对明文进行变换的结果。

密文：对明文进行变换的结果。

解密算法：加密算法的逆变换，以密文为输入、密钥为参数，变换结果为明文。

为帮助理解上述概念，我们来看下面的例子，在下面的例子中要把"OK"通过计算机网络进行传送。

明文：0110 1111　　0110 1011（要传送的"OK"的 ASCII 码）
密钥：加　　11
密文：0111 0010　　0110 1110
解密：减　　11

数据加密技术可以分为 3 类，即对称密码体系、非对称密码体系和不可逆加密。

1. 对称密码体系

对称密码体系是使用单个密钥对数据进行加密或解密，计算量小、加密效率高。但是此类算法在分布式系统上使用较为困难，主要是密钥管理困难，从而使用成本较高，安全性能也不易保证。这类算法的代表是在计算机网络系统中广泛使用的 DES 算法。

对称密码体系特点是加密和解密时所用的密钥是相同的，在一个对称密码系统中，我们不能假定加密算法和解密算法是保密的，因此密钥必须保密（见图 6-33）。

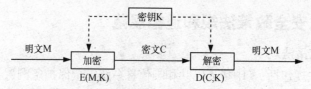

图 6-33　对称密码体系加解密过程示意图

对称密码体系主要的问题是，由于加解密双方都要使用相同的密钥，因此在网络安全中，发送、接收数据之前，必须完成密钥的分发。

2. 非对称密码体系

非对称密码体系也称公钥密码体系，其特点是有两个密钥（即公用密钥和私有密钥），只有两者搭配使用才能完成加密和解密的全过程。由于不对称算法拥有两个密钥，它特别适用于分布式系统中的数据加密，在 Internet 中得到广泛应用。其中公用密钥在网上公布，为数据发送方对数据加密时使用，而用于解密的相应私有密钥则由数据的接收方妥善保管。假如 A 和 B 要使用公钥密码技术发送加密信息，其过程如下。

（1）A 查找 B 的公钥。

（2）A 采用公钥加密算法以 B 的公钥作为加密密钥对原始信息进行加密。

（3）A 通过非安全信道将密文发送给 B。

（4）B 收到密文后，使用自己持有的私钥对其解密，还原出明文。过程如图 6-34 所示。

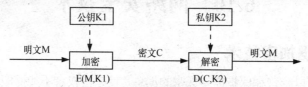

图 6-34　公钥密码体系加解密过程示意图

公钥密码体系的优点是通信双方事先不需要通过保密信道交换密钥，密钥持有量大大减少。但公钥密码算法一般比较复杂，加解密速度慢。

3. 不可逆加密

不可逆加密算法的特点是加密过程中不需要密钥，并且经过加密的数据无法被解密，只有同样的输入数据经过同样的不可逆加密算法才能得到相同的加密数据。不可逆加密不存在密钥保管和分发问题，适合于分布式网络系统上使用，但是其加密计算机工作量相当可观，所以通常用于有限的数据量加密，例如计算机系统中的口令就是利用不可逆算法加密的。近来随着计算机系统性能的不断改善，不可逆加密的应用逐渐增加。在计算机网络中应用较多的有 RSA 公司发明的 MD5 算法和由美国国家标准局建议的可靠不可逆加密标准。

6.10.2　数字签名技术

"数字签名"（Digital Signature）是不对称加密的另一用法称谓，即数据源使用其私有密钥对数据校验和（Checksum）或其他与数据内容有关的变量进行加密，而数据接收方则用相应的公用密钥解读"数字签字"，并将解读结果用于对数据完整性的检验。也就是说数字签名是利用"私钥"通过某种特殊的算法在一个电子文档的后面加上一个简短的、独特的字符串，其他人可以使用配对的"公钥"根据这个字符串来验证电子文档的真实性和完整性。这个加在电子文档后的字符串，我们称之为数字签名。

数字签名要达到确认发送者身份和验证信息完整性的功能，必须满足以下三个要求：接收方可以通过数字签名确认发送方的真实身份；其他人不能伪造数字签名或篡改发送的信息；发送方不能抵赖自己的数字签名。

1. 数字签名流程

（1）发送方利用散列函数对原始报文进行运算，得到一个固定长度的字符串，称为报文摘要。

（2）发送方用自己私钥加密报文摘要，形成数字签名。

（3）将数字签名作为报文的附件加在报文的后面发送给接收方。

（4）接收方收到报文后，进行以下操作：使用发送方的公钥将加密后的摘要解密；利用散列函数重新计算原报文的摘要；将解密后的摘要和自己用相同散列函数生成的摘要进行比较，若两者相等，说明报文在传递过程中没有被篡改，否则，就认为收到的报文不可信。

2. 数字签名的作用

（1）信息的完整性。

（2）信源确认。

（3）不可抵赖性。

数字签名技术是将摘要信息用发送者的私钥加密，与原文一起传送给接收者。接收者只有用发送者的公钥才能解密被加密的摘要信息，然后用散列函数对收到的原文产生一个摘要信息，与解密的摘要信息对比。如果相同，则说明收到的信息是完整的，在传输过程中没有被修改，否则说明信息被修改过，因此数字签名能够验证信息的完整性。

6.10.3 数字证书技术

数字证书就是互联网通讯中标志通讯各方身份信息的一系列数据，提供了一种在 Internet 上验证用户身份的方式，其作用类似于司机的驾驶执照或日常生活中的身份证。它是由一个权威机构——CA 机构，又称为证书授权中心（Certificate Authority）发行的，人们可以在网上用它来识别对方的身份。数字证书是一个经证书授权中心数字签名的包含公开密钥拥有者信息以及公开密钥的文件。最简单的证书包含一个公开密钥、名称以及证书授权中心的数字签名。

数字证书常用于发送安全电子邮件、访问安全站点、网上证券、网上招标采购、网上签约、网上办公、网上缴费、网上税务等网上安全电子事务处理和安全电子交易活动。

一般来讲，用户要携带有关证件到各地的证书受理点，或者直接到证书发放机构即 CA 中心填写申请表并进行身份审核，审核通过后交纳一定费用就可以得到装有证书的相关介质（磁盘或 Key）和一个写有密码口令的密码信封。

域名型的证书申请的时候，无须递交书面审查资料，仅需进行域名有效性验证，网上申请。而企业型证书需要进行严格的网站所有权的真实身份验证，证书标示企业组织机构详情，强化信任度。增强型证书除了进行严格的网站所有权的真实身份验证之外，还加入第三方验证，证书标示增强组织机构详情，强化信任度。

用户在进行需要使用证书的网上操作时，必须准备好装有证书的存储介质。如果用户是在自己的计算机上进行操作，操作前必须先安装 CA 根证书。一般所访问的系统如果需要使用数字证书会自动弹出提示框要求安装根证书，用户直接选择确认即可；当然也可以直接登陆 CA 中心的网站，下载安装根证书。操作时，一般系统会自动提示用户出示数字证书或者插入证书介质（IC 卡或 Key），用户插入证书介质后系统将要求用户输入密码口令，此时用户需要输入申请证书时获得的密码信封中的密码，密码验证正确后系统将自动调用数字证书进行相关操作。使用后，用户应记住取出证书介质，并妥善保管。当然，根据不同系统数字证书会有不同的使用方式，但系统一般会有明确提示，用户使用起来都较为方便。

6.10.4 防火墙技术

一般来说，防火墙是设置在被保护网络和外部网络之间的一道屏障，以防止发生不可预测的、潜在破坏性的侵入。它可以通过监测、限制、更改跨越防火墙的数据流，尽可能地对外部屏蔽内部网络的信息、结构和运行状况，以此来实现网络的安全保护，如图 6-35 所示。

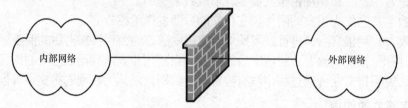

图 6-35 防火墙示意图

一个防火墙可以是一个实现安全功能的路由器、个人计算机、主机或主机的集合等，通常位于一个受保护的网络对外的连接处，若这个网络到外界有多个连接，那么需要安装多个防火墙系统。

1. 防火墙的功能

（1）控制进出网络的信息流向和信息包。
（2）提供对系统的访问控制。
（3）提供使用和流量的日志和审计。
（4）增强保密性。使用防火墙可以阻止攻击者获取攻击网络系统的有用信息。
（5）隐藏内部 IP 地址及网络结构的细节。
（6）记录和统计网络利用数据以及非法使用数据。

2. 防火墙的优点

（1）限定人们从一个特别的控制点进入或离开。
（2）保证对主机的应用安全访问。
（3）防止入侵者接近用户的其他防御设施。
（4）有效防止破坏者对客户机和服务器所进行的破坏。
（5）监视网络。

3. 防火墙的局限性

（1）不能防范由于内部用户所造成的威胁。
（2）很难防止受到病毒感染的软件或文件在网络上传输。
（3）防火墙很难防止数据驱动式攻击。

6.11 网络新技术

6.11.1 无线网络技术

1. 无线局域网基础

无线局域网（WLAN）是计算机网络与无线通信技术相结合的产物。是利用无线通信设备和无线传输介质进行通信的局域网。它不受电缆束缚，可移动，省去了有线局域网中布线和变更线路费时、费力的麻烦。能够满足各类便携设备的接入要求。

提到无线局域网大家首先会想到 Wi-Fi，Wi-Fi 全称为 Wireless Fidelity 是计算机和智能设备以无线方式互相连接的认证标准。

2. 无线局域网的相关设备

（1）无线网卡

接入局域网需要网卡，要接入无线局域网就需要无线网卡，USB 接口的无线网卡如图 6-36 所示。

（2）无线 AP

AP 全称 Access Point（无线接入器、无线接入点），如图 6-37 所示。通过它能把拥有无线网卡的计算机接入到网络中来。无线 AP 相当于一个无线集线器（HUB），接在有线交换机或路由器上，主要是提供无线工作站对有线局域网和从有线局域网对无线工作站的访问，在访问接入点覆盖范围内的无线工作站可以通过它进行相互通信。通俗地讲，无线 AP 是无线网和有线网之间沟通的桥梁。由于无线 AP 的覆盖范围是一个向外扩散的圆形区域，因此，应当尽量把无线 AP 放置在无线网络的中心位置，而且各无线客户端与无线 AP 的直线距离最好不要太长，以避免因通讯信号衰减过多而导致通信失败。

（3）无线路由器

无线路由器如图 6-38 所示。从名称上我们就可以知道这种设备具有路由的功能，无线路由器是单纯型 AP 与路由器的一种结合；它借助于路由器功能，可实现家庭无线网络中的 Internet 连接共享，实现 ADSL 和小区宽带的无线共享接入。另外，无线路由器可以把通过它进行无线和有线连接的终端都分配到一个子网，这样子网内的各种设备交换数据就非常方便。

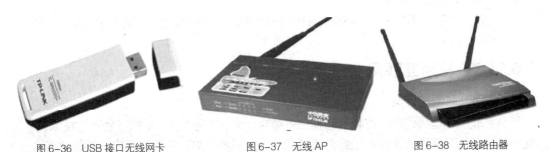

图 6-36　USB 接口无线网卡　　　　图 6-37　无线 AP　　　　图 6-38　无线路由器

3. 组建无线局域网

现在家庭的上网设备多种多样，不仅有计算机还有平板电脑、手机和智能家电等，有些上网设备只能使用无线连接，因此，组建无线局域网就很有必要。可以利用无线路由器组建一个无线局域网，如图 6-39 所示。

6.11.2　Web 2.0

Web2.0 是相对于 Web1.0 的新时代。指的是一个利用 Web 的平台，由用户主导而生成的内容互联网产品模式，为了区别传统由网站雇员主导生成的内容而定义为第二代互联网，即 Web2.0。

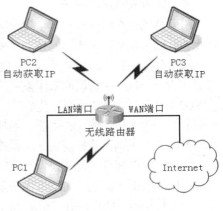

图 6-39　无线局域网示意图

1."Web 2.0"的概念

2001 年秋天互联网公司泡沫的破灭是互联网的一个转折点。许多人断定互联网被过分炒作,事实上网络泡沫和相继而来的股市大衰退看起来像是所有技术革命的共同特征。2004 年身为互联网先驱的 O'Reilly 副总裁 Dale Dougherty 指出,伴随着令人激动的新程序和新网站间惊人的规律性,互联网不仅远没有"崩溃",甚至比以往更重要。更进一步说,那些得以活过泡沫破裂的公司之间似乎拥有某种相同点。有专家认为互联网泡沫破裂标志着互联网的一个转折点,因而导致了诸如"Web 2.0"这种运动。"Web 2.0"的概念由此诞生了。

Web2.0 更注重用户的交互作用,用户既是网站内容的浏览者,也是网站内容的制造者。所谓网站内容的制造者是说互联网上的每一个用户不再仅仅是互联网的读者,同时也成为互联网的作者;不再仅仅是在互联网上冲浪,同时也成为波浪制造者;在模式上由单纯的"读"向"写"以及"共同建设"发展;由被动地接收互联网信息向主动创造互联网信息发展,从而更加人性化。

2. Web 2.0 的特点

Web2.0 以去中心化、开放、共享为显著特征。

(1)用户分享。在 Web2.0 模式下,可以不受时间和地域的限制分享各种观点。用户可以得到自己需要的信息也可以发布自己的观点。

(2)信息聚合。信息在网络上不断积累,不会丢失。

(3)以兴趣为聚合点的社群。在 Web2.0 模式下,聚集的是对某个或者某些问题感兴趣的群体,可以说,在无形中已经产生了细分市场。

(4)开放的平台,活跃的用户。平台对于用户来说是开放的,而且用户因为兴趣而保持比较高的忠诚度,他们会积极的参与其中。

3. Web 2.0 的主要技术

主要包括:博客(BLOG)、RSS、百科全书(Wiki)、网摘、社会网络(SNS)、P2P、即时信息(IM)等。

6.11.3 移动互联网

1. 移动互联网的定义

移动互联网就是将移动通信和互联网二者结合起来,成为一体。是指互联网的技术、平台、商业模式和应用与移动通信技术结合并实践的活动的总称。4G 时代的开启以及移动终端设备的凸显必将为移动互联网的发展注入巨大的能量。

2. 移动互联网的应用

(1)移动社交将成客户数字化生存的平台:在移动网络虚拟世界里面,服务社区化将成为焦点。社区可以延伸出不同的用户体验,提高用户对企业的黏性。

(2)移动广告将是移动互联网的主要盈利来源:手机广告是一项具有前瞻性的业务形态,可能成为下一代移动互联网繁荣发展的动力因素。

(3)手机游戏将成为娱乐化先锋:随着产业技术的进步,移动设备终端上会发生一些革命性的质变,带来用户体验的跳跃,如加强游戏触觉反馈技术等。可以预见,手机游戏作为移动互联网的"杀手锏"盈利模式,无疑将掀起移动互联网商业模式的全新变革。

(4)手机电视将成为时尚人士新宠:手持电视用户主要集中在积极尝试新事物、个性化需求较高的年轻群体,这样的群体在未来将逐渐扩大。

(5)移动电子阅读填补狭缝时间:因为手机功能扩展、屏幕更大更清晰、容量提升、用户身份易于确认、付款方便等诸多优势，移动电子阅读正在成为一种流行趋势迅速传播开来。

（6）移动定位服务提供个性化信息：随着随身电子产品日益普及，人们的移动性在日益增强，对位置信息的需求也日益高涨，市场对移动定位服务需求将快速增加。

（7）手机搜索将成为移动互联网发展的助推器：手机搜索引擎整合搜索概念、智能搜索、语义互联网等概念，综合了多种搜索方法，可以提供范围更宽广的垂直和水平搜索体验，更加注重提升用户的使用体验。

（8）手机内容共享服务将成为客户的黏合剂：手机图片、音频、视频共享被认为是未来手机业务的重要应用。

（9）移动支付蕴藏巨大商机：支付手段的电子化和移动化是不可避免的必然趋势，移动支付业务发展预示着移动行业与金融行业融合的深入。

（10）移动电子商务的春天即将到来：移动电子商务可以为用户随时随地提供所需的服务、应用、信息和娱乐，利用手机终端方便便捷地选择及购买商品和服务。

在最近几年里，移动通信和互联网成为当今世界发展最快、市场潜力最大、前景最诱人的2大业务。它们的增长速度是任何预测家未曾预料到的。这一历史上从来没有过的高速增长现象反映了随着时代与技术的进步，人类对移动性和信息的需求急剧上升。越来越多的人希望在移动的过程中高速地接入互联网，获取急需的信息，完成想做的事情。所以，移动与互联网相结合的趋势是历史的必然。移动互联网正逐渐渗透到人们生活、工作的各个领域，短信、铃图下载、移动音乐、手机游戏、视频应用、手机支付、位置服务等丰富多彩的移动互联网应用迅猛发展，正在深刻改变信息时代的社会生活，移动互联网经过几年的曲折前行，终于迎来了新的发展高潮。

6.11.4　物联网

1. 物联网

顾名思义，物联网就是物物相连的互联网。物联网英文名为 The Internet of Things。物联网的核心和基础仍然是互联网，是在互联网基础上的延伸和扩展的网络，其用户端延伸和扩展到了任何物品与物品之间，进行信息交换和通信。因此，物联网的定义是通过射频识别（RFID）、红外感应器、全球定位系统、激光扫描器等信息传感设备，按约定的协议，把任何物品与互联网相连接，进行信息交换和通信，以实现对物品的智能化识别、定位、跟踪、监控和管理的一种网络。

物联网在国际上又称为传感网，这是继计算机、互联网与移动通信网之后的又一次信息产业浪潮。世界上的万事万物，小到手表、钥匙，大到汽车、楼房，只要嵌入一个微型感应芯片，把它变得智能化，这个物体就可以"自动开口说话"。再借助无线网络技术，人们就可以和物体"对话"，物体和物体之间也能"交流"，这就是物联网。

2. 物联网的特点

和传统的互联网相比，物联网有如下特征。

（1）全面感知。利用 RFID、传感器、二维码等，能够随时随地采集物体的动态信息。

（2）可靠传输。物联网技术的重要基础和核心仍旧是互联网，通过各种有线和无线网络与互联网融合，将感知的物体信息实时准确地传送。

（3）智能处理。利用计算机技术，及时地对海量数据进行信息控制，真正达到人与物、物与物的沟通。

3. 物联网的应用

物联网用途广泛，遍及智能交通、环境保护、政府工作、公共安全、平安家居、智能消防、工业监测、环境监测、路灯照明管控、景观照明管控、楼宇照明管控、广场照明管控、老人护理、个人健康、花卉栽培、水系监测、食品溯源、敌情侦查和情报搜集等多个领域。

国际电信联盟 2005 年发布的报告曾描绘"物联网"时代的图景：当司机出现操作失误时汽车会自动报警；公文包会提醒主人忘带了什么东西；衣服会"告诉"洗衣机对颜色和水温的要求等。物联网可在物流领域内应用，比如一家物流公司应用了物联网系统的货车，装载超重时汽车会自动告诉用户已超载了，并且说明超载多少，空间还有多少剩余，并告诉用户轻重货怎样搭配；当搬运人员卸货时，一只货物包装可能会大叫"你扔疼我了"，或者说"亲爱的，请你不要太野蛮可以吗？"；当司机在和别人扯闲话，货车会装作老板的声音怒吼"该发车了！"

物联网把新一代 IT 技术充分运用在各行各业之中，具体地说，就是把感应器嵌入和装备到电网、铁路、桥梁、隧道、公路、建筑、供水系统、大坝、油气管道等各种物体中，然后将"物联网"与现有的互联网整合起来，实现人类社会与物理系统的整合，在这个整合的网络当中，存在能力超级强大的中心计算机群，能够对整合网络内的人员、机器、设备和基础设施实施实时管理和控制，在此基础上，人类可以以更加精细和动态的方式管理生产和生活，达到"智慧"状态，提高资源利用率和生产力水平，改善人与自然间的关系。

6.11.5　云计算

1.　云计算的定义

云计算（Cloud Computing）是基于互联网的相关服务的增加、使用和交付模式，即通过互联网按需、易扩展的方式来获取所需的服务。

2.　云计算的特征

互联网上的云计算服务特征和自然界的云、水循环具有一定的相似性，因此，"云"是一个相当贴切的比喻。云计算服务具有如下特征。

（1）超大规模。目前许多的云运营商经营的云有几十万至上百万台的服务器，计算能力非常强大，比如 Google 公司的云计算有 100 多万台服务器。

（2）按需自助服务。用户可以根据自身的需要从云资源池中购买资源，通过计量服务。

（3）虚拟化。用户可以不知云内部结构的情况和资源的实际位置，随时随地用终端设备接入网络就可快速获得服务和资源。

（4）性价比高。云建设需要庞大的服务器，一般选址在电力丰富的地方，确保运行的能源成本低；云资源的公用性和通用性提升了资源的利用率和效益；云中心的自动化、规模化管理使得数据中心的维护、管理成本显著降低；客户接入的终端仅需低廉的节点即可降低接入设备的投入；云强大的计算机能力和云中各种软件的功能服务减少了用户的硬件、软件的投入；客户的服务按需购买不存在闲置浪费的情况。上述特点有力地提升了用户云计算服务的性价比。

（5）可被监控与测量的服务。为加强网络的优化管理和对用户服务按需定制，云计算机服务必须是能被监控与测量的。

（6）高扩张性。云计算机可根据用户规模和应用的增长情况来调整云规模的大小，减少用户终端的处理负担。云计算把强大的计算机能力和应用功能的软件集中在一起来为用户服务，对用户终端的处理能力要求明显下降。

（7）降低了用户对于 IT 专业知识的依赖。用户无需在本地计算机上大量配置硬件和安装软件，只需购买服务即可，使得云计算的操作员不需要非常专业的 IT 专业知识就可获得较好的服务。

3.　云计算的服务形式

云计算主要包括以下 3 个层次的服务：基础设施即服务（IaaS），平台即服务（PaaS）和软件即服务（SaaS）。

（1）IaaS（Infrastructure-as-a-Service）：基础设施即服务。消费者通过 Internet 可以从完善的计算机基础设施获得服务。例如：硬件服务器租用。

（2）SaaS（Software-as-a-Service）：软件即服务。它是一种通过 Internet 提供软件的模式，用户无需购买软件，而是向提供商租用基于 Web 的软件来管理企业经营活动。例如：阳光云服务器。

（3）PaaS（Platform-as-a- Service）：平台即服务。PaaS 实际上是指将软件研发的平台作为一种服务，以 SaaS 的模式提交给用户。因此，PaaS 也是 SaaS 模式的一种应用。但是，PaaS 的出现可以加快 SaaS 的发展，尤其是加快 SaaS 应用的开发速度。例如：软件的个性化定制开发。

6.12　计算机网络实训操作

实训一　使用 Internet Explorer 浏览网页

一、实训目的与要求

1. 掌握利用 Internet Explorer 浏览网页的操作方法。
2. 掌握保存网页的内容和图片的方法。
3. 掌握使用收藏夹保存当前网页地址的方法。
4. 了解如何设置 IE 浏览器的选项。

二、实训内容与操作步骤

1. 启动和退出 IE 浏览器

启动：直接在桌面上双击 IE 浏览器图标即可打开浏览器窗口，如图 6-40 所示。

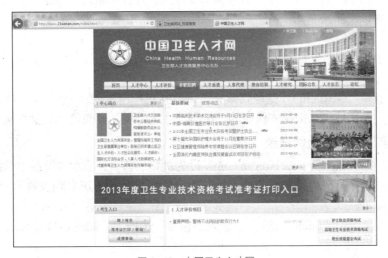

图 6-40　中国卫生人才网

退出：直接点 IE 浏览器右上角的⊠符号即可。

2. 网页的浏览和保存

操作要求：打开中国卫生人才网首页（"http://www.21wecan.com/index.html"），进入中国卫生人才网网站，并把其中首页的图片保存在 E 盘以学生学号命名的文件夹下（学生自己动手创建）。

操作步骤如下。

（1）在 IE 浏览器的地址栏中输入"http://www.21wecan.com"，并回车；进入首页后，选"文件"菜单中的"另存为"，便可把当前网页保存下来。

（2）找到某一幅感兴趣的图片。

（3）右击 Web 网页中要保存的图片，在弹出的快捷菜单中选择"图片另存为"命令，将弹出"保存图片"对话框。

（4）在该对话框中用户可设置图片的保存位置、名称及保存类型等。设置完毕后，单击"保存"按钮。

3. 设置字体"编码"和"文字大小"，查看网页的源代码

操作要求如下。

（1）进入中国卫生人才网网站首页后，把浏览器编码设置成繁体中文，观察网页发生的变化，并把网页保存在 E 盘以学生学号命名的文件夹下。

（2）进入搜狐网站（www.sohu.com），把浏览器"文字大小"设置"最大"，观察网页发生的变化，并把网页保存在自己的文件夹下。

（3）把中国卫生人才网网站首页的 HTML 文件以文本文件的格式保存在 E 盘以学号命名的文件夹下。

操作步骤如下。

（1）在 IE 网址中输入"www.sohu.com"进入搜狐网站，选"查看"菜单中的"编码"可设置网页中字体的编码。

（2）选"文字大小"可改变网页字体的大小。

（3）进入中国卫生人才网网页，选"查看"菜单中的"源文件"可看网页中的 HTML 代码。

4. 收藏夹的使用

操作要求：把中国卫生人才网网站添加到收藏夹，并在收藏夹中新建一个文件夹，把刚添加的网址移动到该文件夹下。

操作步骤如下。

（1）打开中国卫生人才网网站，选"收藏"菜单中的"添加收藏夹"便可把中国卫生人才网的网页保存起来。

（2）选"收藏"菜单中的"整理收藏夹"，便可打开"整理收藏夹"对话框，单击"创建文件夹"创建一个文件夹，把刚才保存的"中国卫生人才网"网页拖入该文件夹中。

5. 设置首页和清理上网记录

操作要求：把"http://www.21wecan.com"设为浏览器首页；清除浏览器中以往浏览网页的记录；设置"网页保存在历史记录中的天数"为"1 天"，清除"IE 临时文件"，包括 Cookies。

操作步骤如下。

选"工具"菜单中"Internet 选项"，进入"常规"选项卡，如图 6-41 所示，即可完成相应的操作。

6. Internet 安全设置

操作要求：为不同区域的 web 内容指定安全设置。

（1）Internet 区域的安全级别设定为"高"。

（2）本地"Intranet"区域的安全级别设定为"低"。

（3）"受信任的站点"区域的安全级别设定为"中低"，"受信任的站点"包括清华大学、厦门大学、福州大学、福建师范大学等网站。

（4）"受限制的站点"区域的安全级别设定为"中"，"受限制的站点"包括网易、新浪等。操作步骤如下。

（1）单击"工具"→"Internet选项"→"安全"选项卡，如图6-42所示。

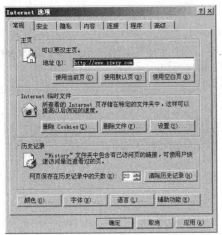

图6-41　Internet 选项　　　　　　图6-42　Internet 安全设置

（2）若用户要对 Internet 区域及本地 Intranet（企业内部互联网）设置安全级别，可选中"请为不同区域的 Web 内容指定安全级别"列表框中相应的图标。

（3）在"该区域的安全级别"选项组中单击"默认级别"按钮，拖动滑块既可调整默认的安全级别。

（4）若用户要自定义安全级别，可在"该区域的安全级别"选项组中单击"自定义级别"按钮，将弹出"安全设置"对话框。

（5）在该对话框中的"设置"列表框中用户可对各选项进行设置，将弹出"警告"对话框。

（6）若用户要设置受信任的站点和受限制的站点的安全级别，可单击"请为不同区域的 Web 内容指定安全级别"列表框中相应的图标。单击"站点"按钮，将弹出"可信站点"/"受限站点"对话框。

（7）用户可在"将该 Web 站点添加到区域中"文本框中输入可信/受限站点的网址，单击"添加"按钮，即将其添加到"Web 站点"列表框中。

（8）可选中某 Web 站点的网址，单击"删除"按钮，可将其删除。

7. 隐私设置

在 Internet 浏览过程中，用户要注意保护自己的隐私，对于个人信息不要轻易让他人获得。通过 IE 浏览器，用户可以进行隐私保密策略的设置。

操作要求如下。

（1）设置允许中国卫生人才网网站的所有 Cookies。

（2）设置拒绝"第三方 cookies"的高级隐私策略。

（3）阻止除"中国卫生人才网"外其他所有 Web 网站的弹出式窗口。

操作步骤如下。

在 IE 浏览器窗口，选择"工具"→"Internet 选项"→"隐私"选项卡，如图6-43所示。

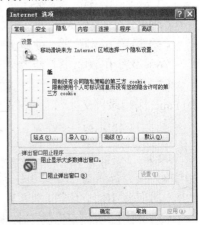

图6-43　Internet 隐私设置

（1）在该选项卡的"设置"选项组中，用户可以拖动滑块，设置隐私的保密程度。单击"导入"按钮，可导入 IE 的隐私首选项；单击"高级"按钮，可打开"高级隐私策略设置"对话框。

（2）在该对话框中，用户可对隐私信息进行高级设置。

（3）单击"默认"按钮，可使用默认的隐私策略设置。

（4）在"站点"选项组中，单击"编辑"按钮，可打开"每站点的隐私操作"对话框。

（5）在该对话框中，用户可在"Web 站点地址"文本框中输入要拒绝/允许使用 Cookie，单击"拒绝"/"允许"按钮，即可将其添加到"管理的 Web 站点"列表框中；选择"管理的 Web 站点"列表框中的某个站点地址，单击"删除"按钮，即可将其删除，若要全部删除，可单击"全部删除"按钮。

（6）在"弹出窗口阻止程序"选项组中，选中"阻止弹出窗口"，单击"设置"按钮，打开"弹出窗口阻止程序设置"对话框，即可完成对特殊网站的"阻止弹出窗口"的设置。

8. Internet 高级选项设置

操作要求如下。

（1）设置 IE 浏览器，使得浏览 Internet 网页时不播放动画。

（2）设置 IE 浏览器，使得浏览 Internet 网页时不播放声音。

操作步骤如下。

用户在打开 IE 浏览器后，可以单击"工具"→"Internet 选项"，打开"Internet 选项"窗口，选择"高级"选项卡，找到"多媒体"部分，在相应选项前面把"√"去掉即可。其他一些高级设置，一般也在"高级"选项卡中完成，如图 6-44 所示。

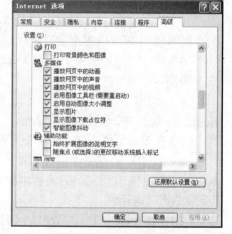

图 6-44　Internet 高级设置

9. IE 浏览器使用综合操作训练

在熟练掌握上述使用方法后，请同学们以中国卫生人才网网站为例，完成下述对浏览器的设置操作和信息保存。

操作要求如下。

（1）设置 IE 浏览器，使链接加下划线的方式为"悬停"。

（2）设置 IE 浏览器，使浏览 Internet 网页时不扩展图像的说明文字。

（3）设置 IE 浏览器，使主页地址为"http://www. 21wecan.com"。

（4）将中国卫生人才网网站主页添加到收藏夹，命名为"zzwzy"。

（5）设置 IE 浏览器，使得浏览 Internet 网页时下载完成后不发出通知。

（6）设置 IE 浏览器，使得浏览 Internet 网页时禁止脚本调试。

（7）浏览中国卫生人才网网站，将首页页面上的图片另存到 E 盘学生以学号自建的目录下的 Paper 子目录，文件名为"picture"，保存类型为"位图（*.bmp）"。

三、实训小结

（1）要保存网页中的某张图片，应先找到图片，然后右键点击要保存的图片，选择右键菜单中的_____命令，即可保存图片。

（2）使用 IE 浏览器的"收藏"菜单中的_____可帮助用户记录自己喜欢、常用的网站。

（3）利用 IE 浏览器的"工具"菜单中_____，进入_____选项卡即可把某个网站设置为浏览器的首页。

（4）利用 IE 浏览器的"工具"菜单中的"Internet 选项"，进入_____选项卡即可设置 Internet 安全级别。

（5）要阻止 IE 浏览器的弹出式窗口，应选择"工具"→"Internet 选项"→"隐私"选项卡中的_____选项组中设置。

讨论与思考

1. 你认为哪些 Internet 安全设置比较重要？

2. 怎么限制浏览的内容？

3. 如何设置隐私保护？

4. 如何解决使用 IE 浏览器时遇到的乱码问题？

实训二 电子邮箱的申请与电子邮件的收发

一、实训目的与要求

（1）了解什么是电子邮件，电子邮件的作用以及在网络应用中的重要性。

（2）学会申请免费信箱。掌握电子邮件收发的两种方式。

二、实训内容与操作步骤

1. 申请一个免费的电子邮箱

操作步骤如下。

要想收发电子邮件，首先要有自己和对方的电子邮件地址，就像现实生活中收发信件需要地址一样。如果用户想要一个免费的 E-mail 地址，国内有许多站点提供，如网易电子邮局（www.163.com）、263 电子邮局（www.263.net）。下面就以网易电子邮箱的申请为例。

IE 的地址栏中输入"www.163.com"，进入网易主页，如图 6-45 所示。

点击右上角的"申请"按钮后，将出现如图 6-46 所示的画面，主要是每个网站的一些服务条款，只有无条件接受所有服务条款，才能继续申请，条款的内容用户要认真看清楚，如果认为自己无法遵守，可以点击"不同意"，这时将退出申请。

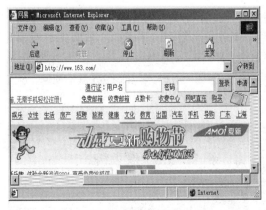

图 6-45 网易主页

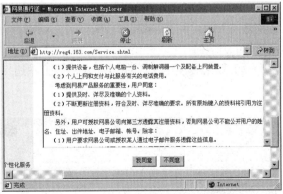

图 6-46 网易邮箱申请界面 1

如果单击了"我同意"按钮，将会进入下一步，如图 6-47 所示，这时要选择一个用户名，用户名的要求下方已经列出。因为申请的人太多，经常会出现您选择的用户名已经被别人注册，这时系统会提示再选择一个用户名。

把用户名选择好以后，单击"确定"按钮，会进入下一个界面，如图 6-48 所示，在这个界面里，需要填写一些个人基本资料，其中有"*"的是必须填写的项。

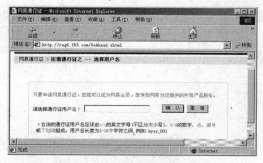

图 6-47　网易邮箱申请界面 2

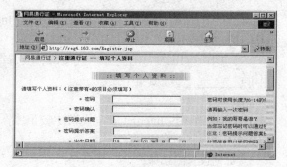

图 6-48　网易邮箱申请界面 3

把所有的信息填写完成后，单击"确定"按钮，这时系统会告诉申请者邮箱申请成功，如图 6-49 所示，只要点击"立即激活"按钮，邮箱就能正常使用了。

2. 利用申请的邮箱尝试电子邮件的发送与接收

操作步骤如下。

（1）在如图 6-45 所示的界面中，输入刚才申请的用户名和密码，然后单击"登录"按钮，系统将进入你的邮箱，如图 6-50 所示。

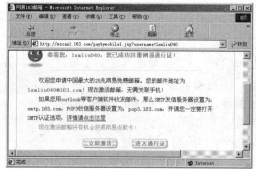

图 6-49　网易邮箱申请成功界面

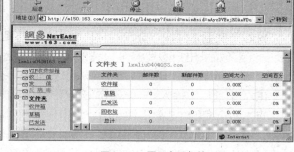

图 6-50　网易电子邮箱

（2）因为这个邮箱是刚申请的，所以里面并没有邮件，如果有邮件的话，可单击"收件箱"，系统将进入收件箱，如图 6-51 所示。进入收件箱后，可以点击每封电子邮件的主题来查看别人发给你的邮件。

（3）如果要发电子邮件给别人，单击左边"发信"选项，将进入写邮件界面。如图 6-52 所示。

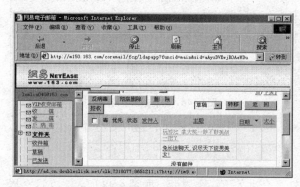

图 6-51　网易电子邮箱的收件箱

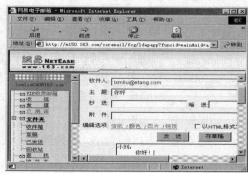

图 6-52　写邮件界面

图6-51中，"收件人"用来输入收件人电子邮箱地址，如"hello2010@163.com"，"抄送"用来输入接收邮件副本的人的地址，如果要将邮件发送给多个人，则在多个地址之间用分号";"隔开，"主题"用来输入邮件主题。在"发送"按钮下方有一个文本框，是用来写信件的内容，当你把所有的内容写完后，点击"发送"按钮，系统将会把邮件准确的发送到收件人的邮箱里，如图6-53所示。

3. 在电子邮件中添加附件

操作步骤如下。

（1）如果在发信的时候想把文件也发送给对方，只要点击"附件"文本框后面的"添加/编辑"按钮，将会出现附件发送界面，如图6-54所示。

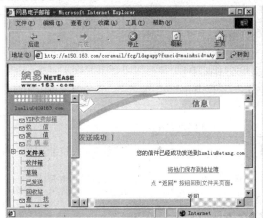

图6-53 邮件发送成功界面

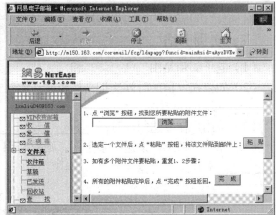

图6-54 附件发送界面

（2）单击"浏览"按钮，将会出现如图6-55所示对话框，选择你要发送的文件。

（3）单击"打开"按钮，将会出现如图6-56所示界面。

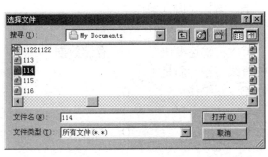

图6-55 选择文件对话框

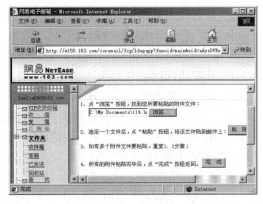

图6-56 发送附件界面

（4）单击"粘贴"按钮，将会出现如图6-57的界面。

如果还要发送其他的文件，则重复以上步骤（1）～（4）；如果所有的文件都粘贴好了，则单击"完成"按钮，系统将回到发送信件的界面，如图6-58所示，这时"附件"文本框中则会显示刚才粘贴的附件大小及文件类型。

单击"发送"按钮，邮件将会准确发送出去，并且能把刚才粘贴的附件也发送给对方。

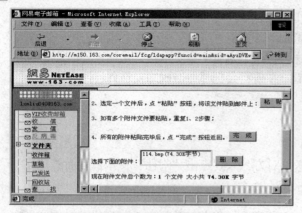

图 6-57　粘贴完成后的界面

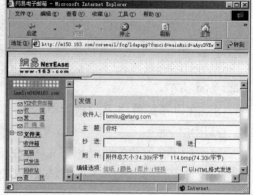

图 6-58　粘贴"附件"后的发信界面

三、实训小结

（1）电子邮箱是由＿＿＿＿＿＿＿和＿＿＿＿＿＿＿2 部分组成的。

（2）如果在发信的时候想把文件也发送给对方，只要点击＿＿＿＿＿＿＿＿文本框后面的＿＿＿＿＿＿＿按钮即可完成。

（3）当用户在发送邮件时，＿＿＿＿＿＿＿和＿＿＿＿＿＿＿是必不可少的。

（4）如果要将邮件发送给多个人，则应利用＿＿＿＿＿＿＿，同时在多个地址之间用＿＿＿＿＿＿＿隔开。

6.13　计算机网络知识点检测

1. 在同一幢办公楼连接的计算机网络是（　　　）。

　　A. 互联网　　　　　　　B. 局域网　　　　　　C. 城域网　　　　　　D. 广域网

2. 从计算机网络的结构来看，计算机网络主要由（　　　）组成。

　　A. 无线网络和有线网络　　　　　　　　B. 交换网络和分组网络

　　C. 数据网络和光纤网络　　　　　　　　D. 资源子网和通信子网

3. 计算机网络最基本的功能是（　　　）和资源共享。

　　A. 数据通信　　　　B. 存储容量大　　　C. 传输速度快　　　D. 存储数据

4. 下列抗干扰能力最强、数据传输率最高的有线传输介质是（　　　）。

　　A. 微波　　　　　　B. 同轴电缆　　　　C. 双绞线　　　　　D. 光纤

5. IP 是 TCP/IP 体系中的（　　　）协议。

　　A. 网络接口层　　　B. 网际层　　　　　C. 传输层　　　　　D. 应用层

6. 网络的管理和使用主要取决于（　　　）

　　A. 网卡　　　　　　B. 通信介质　　　　C. 网络拓扑结构　　D. 网络操作系统

7. 下面关于域名系统的说法，（　　　）是错误的。

　　A. 域名是唯一的

　　B. 域名服务器 DNS 用于实现域名地址与 IP 地址的转换

　　C. 一般而言，网址与域名没有关系

　　D. 域名系统的结构是层次型的

8. Internet Explorer 是（　　）。

    A. 拨号软件　　　　　B. Web 浏览器　　　　C. HTML 解释器　　D. Web 页编辑器

9. Internet 上的 www 服务基于（　　）协议。

    A. HTTP　　　　　　B. FTP　　　　　　　C. SMTP　　　　　　D. TOP3

10. 关于电子邮件的概念，错误的说法是（　　）。

    A. 用户可以通过任何与 Internet 连接的计算机访问自己的邮箱

    B. 用户不可以通过自己的邮箱向自己发送邮件

    C. 用户可以不通过自己的邮箱向别人发送邮件

    D. 一次发送操作可以将一封电子邮件发送给多个接收者

11. 以下（　　）被认为是最有代表性的关键词搜索引擎网址。

    A. http://www.yahoo.com　　　　　　　B. http://www.sohu.com.cn

    C. http://www.google.com　　　　　　　D. http://www.cnki.net

12. 计算机网络的组成中，资源子网和通信子网分别负责网络中的（　　）。

    A. 信息处理和信息传递　　　　　　　B. 数据存储和信息传递

    C. 信息传递和信息处理　　　　　　　D. 数据处理和信息传递

13. HTTP 是 TCP/IP 体系中的（　　）协议。

    A. 应用层　　　　　　B. 网络层　　　　　　C. 网络接口层　　　D. 传输层

14. 在局域网中以集中方式提供共享资源并对这些资源进行管理的计算机称为（　　）。

    A. 工作站　　　　　　B. 主机　　　　　　　C. 服务器　　　　　D. 终端

15. 以下（　　）是文件传输协议。

    A. POP3　　　　　　B. HTTP　　　　　　C. Telnet　　　　　D. FTP

16. 当从 Internet 获取邮件时，用户的电子信箱是设在（　　）。

    A. 用户的计算机上　B. 发信给用户的计算机上

    C. 根本不存在电子信箱　　　　　　　D. 用户的 ISP 的服务器上

17. 下列四项中，合法的 IP 地址是（　　）。

    A. 192.168.0.1　　B. 170.256.11.8　　C. 192.168.0　　　D. 80，198，85.2

18. 下面叙述不正确的是（　　）。

    A. 分组交换是一种"存储—转发"式的交换

    B. 电路交换的通信实时性强，适用于交互式会话类通信

    C. 分组交换时，数据是以短的分组形式转送

    D. 电路交换也是一种"存储—转发"式的交换

19. TCP/IP 协议族中，（　　）协议负责分组数据的传输。

    A. FTP　　　　　　　B. TCP　　　　　　　C. IP　　　　　　　D. TELNET

20. 在数据通信中，调制解调器（Modem）中"调制"的含义是（　　）。

    A. 实现模拟信号与数字信号的相互转换

    B. 实现数字信号放大

    C. 实现数字信号转换成模拟信号

    D. 实现模拟信号转换成数字信号

21. 关于域名系统的叙述中，不正确的是（　　）。

    A. DNS 对域名与 IP 的对应关系采用分层结构管理

    B. 一般而言，网址与域名有较大关系

    C. 域名可以不唯一

D. 域名与 IP 地址间的映射对应关系通过 DNS 自动转换

22. （   ）不是局域网必备的硬件设备。

    A. 网线与 RJ-45 接头   B. 网卡

    C. Modem   D. Hub 或交换机

23. 以太网支持 10 Base-T 物理层标准，其中数字 10 表示的含义是（   ）。

    A. 传输速率 10kbit/s   B. 传输速率 10bit/s

    C. 传输速率 100Mbit/s   D. 传输速率 10Mbit/s

24. 对于家庭计算机用户而言，若采用 PPP 拨号方式接入 Internet，下列（   ）是不必要的。

    A. 调制解调器   B. 家用电话线   C. Internet 账号   D. 路由器

25. 以下关于计算机病毒的叙述中，错误的是（   ）。

    A. 计算机病毒不是生物病毒

    B. 计算机病毒是一个标记或命令

    C. 计算机病毒是人为编写的以影响计算机功能为目的的程序

    D. 计算机病毒会破坏文件和数据

26. 以下 IP 地址中（   ）不可能是 B 类地址。

    A. 160.33.88.55   B. 150.66.80.8   C. 126.110.2.6   D. 190.55.7.5

27. 网络类型按通信范围分为（   ）。

    A. 局域网、城域网、广域网   B. 电力网、局域网、广域网

    C. 局域网、以太网、广域网   D. 中继网、局域网、广域网

28. 下列关于 TCP/IP 叙述不正确的是（   ）。

    A. TCP 是 TCP/IP 体系中的传输控制协议

    B. TCP/IP 采用网络接口层、网际层、传输层三层模型

    C. IP 是 TCP/IP 体系中的网际层协议

    D. IP 是 Internet 中采用的标准网络协议

29. 下面关于防范病毒的措施，不正确的叙述是（   ）。

    A. 应选定安装指定的杀毒软件才有效   B. 应及时修补操作系统和软件的漏洞

    C. 不应随意打开陌生邮件   D. 应定期对数据和文件进行备份

30. （   ）不是计算机网络的主要功能。

    A. 增大容量   B. 数据通信   C. 资源共享   D. 分布式处理

31. 以下关于信息安全的叙述中，错误的是（   ）

    A. 信息安全具体体现在对网络资源的保密性、完整性和可用性的保护

    B. 网络环境下信息系统的安全性比独立的计算机系统更脆弱

    C. 信息安全主要指各种信息的存储安全和信息的传输安全

    D. 为确保网络上信息的传输安全，只需对网上的计算机用户采用身份验证即可

32. OSI 参考模型中负责数据格式交换的是（   ）。

    A. 网络层   B. 数据链路层   C. 会话层   D. 表示层

33. 实现网络层互联的设备是（   ）。

    A. 网关   B. 路由器   C. 网桥   D. 中继器

34. 局域网中常采用价格低廉，数据传输率较低的有线传输介质是（   ）。

    A. 双绞线   B. 光纤   C. 微波   D. 同轴电缆

35. 局域网的网络硬件主要包括服务器、工作站、网卡和（   ）。

    A. 网络协议   B. 网络操作系统   C. 传输介质   D. 网络拓扑结构

36. IP 地址由网络号和主机号两部分组成，用于表示 A 类地址的主机地址长度是（   ）位二进制数。

    A. 8   B. 16   C. 24   D. 32

37. 一台计算机中了特洛伊木马病毒后，下列说法错误的是（   ）。

    A. 计算机上的数据可能被他人篡改

    B. 计算机上的有关密码可能被他人窃取

    C. 病毒会定时发作，以破坏计算机上的信件

    D. 没有上网时，计算机上的信息不会被窃取

38. 20 世纪 80 年代，国际标准化组织颁布了（   ），促进了网络互联的发展。

    A. OST/RM   B. FTP   C. SNMP   D. TCP/IP

39. 与双绞线相比，光纤传输介质不具备的优点是（   ）。

    A. 光纤可在单位时间内传输比双绞线更多的信息

    B. 光纤传输信号的误码率低

    C. 光纤的价格比较便宜

    D. 光纤不会引起电磁干扰也不会被干扰

40. 下面关于电子邮件的叙述正确的是（   ）。

    A. 电子邮件只能传输文本

    B. 电子邮件只能传输文本和图片

    C. 电子邮件可以传输文本、图片、视像、程序等

    D. 电子邮件不能传输图片

41. 中国教育和科研计算机网络是（   ）。

    A. CHINANET   B. CSTNET   C. CERNET   D. CGBNET

42. 万维网引进了超文本的概念，超文本指的是（   ）。

    A. 包含多种文本的文本   B. 包含图像的文本

    C. 包含多种颜色的文本   D. 包含链接的文本

43. 在计算机网络中，"带宽"这一术语表示（   ）。

    A. 数据传输的宽度   B. 数据传输的速率

    C. 计算机位数   D. CPU 主频

44. 下列（   ）网络不属于局域网范畴。

    A. 总线网   B. 令牌环网   C. 令牌总线网   D. 电话交换网

45. 计算机网络中的所谓"资源"是指硬件、软件和（   ）资源。

    A. 通信   B. 系统   C. 数据   D. 资金

46. 对于个人机用户来说，接入 Internet 主要采用的方式是（   ）。

    A. WWW   B. FTP   C. PPP   D. BBS

47. 在 Internet 主机域名结构中，代表商业组织机构的子域名称是（   ）。

    A. com   B. gov   C. org   D. edu

48. 下列电子邮件地址书写正确的是（   ）。

    A. 263.net@DXG   B. DXG@263.Net   C. DXG.263.net   D. 263.net.DXG

49. 如果想成为 Internet 用户，必须要找一家能提供 Internet 服务的公司，它的英文缩写是（   ）。

    A. ISP   B. Web   C. IP   D. SP

50. 主机域名 netlab.fudan.edu.cn 由多个子域组成，其中表示主机名的是（   ）。

    A. netlab   B. fudan   C. edu   D. cn

工作任务6 搜索新药信息并发送邮件给老师

糖尿病是危害广大人民群众身心健康的常见病、多发病。主要是由遗传因素、免疫功能紊乱、微生物感染及其毒素、自由基毒素、精神因素等各种致病因子作用于机体导致胰岛功能减退、胰岛素抵抗（Insulin Resistance，IR）等而引发的糖、蛋白质、脂肪、水和电解质等一系列代谢紊乱综合征，可分为四类，包括1型（胰岛素依赖型）、2型（非胰岛素依赖型）、其他型和妊娠糖尿病。临床上以高血糖为主要特点，典型病例可出现多尿、多饮、多食、消瘦等表现，即"三多一少"症状。

现西药降血糖药物分为6大类，以降低血糖为目的。主要作用是：增加胰岛素分泌；抑制糖原分解；抑制或延缓葡萄糖在胃肠道的吸收；增加胰岛素的敏感性，减轻胰岛素抵抗；补充胰岛素。6大类药物为磺脲类、双胍类、葡萄糖苷酶抑制剂、噻唑烷二酮类、非磺脲类胰岛素促分泌类和其他（如长效胰高糖素样肽-1等）。

随着人民生活水平的日益提高，糖尿病的发病率日渐升高，其药物治疗方法也在不断发展。充分认识各种类型的治疗糖尿病的药物的机理及适用范围，可使患者减少糖尿病并发症及不良反应。为此，针对治疗糖尿病的药物研究从未间断，新药的诞生屡有发生。为了掌握更多、更准确的信息，请同学们利用掌握的相关知识搜索有关治疗糖尿病的新药信息（特别留意中药），下载保存并利用邮件发送到老师指定的邮箱。

操作要求如下。

（1）利用国内专门查找药品信息的网站查找。

（2）通过多种搜索引擎搜索相关信息。

操作步骤如下。

（1）注意关键词的选择（特别留意外文关键词）。

（2）注意多个关键词的检索方法。

（3）检索到的相关资料应首先进行加工处理，排除重复、虚假等相关信息，然后进行压缩处理再传送到老师指定的电子邮箱。

（曾少俊）

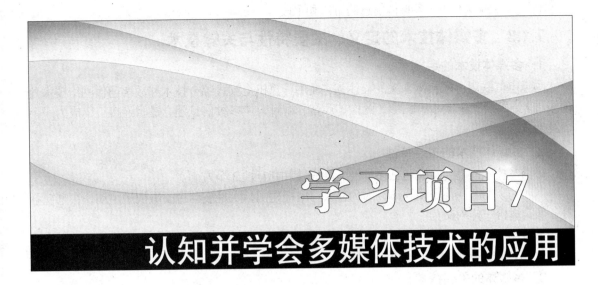

学习项目7
认知并学会多媒体技术的应用

7.1 多媒体技术知识要点

7.1.1 媒体的概念与分类

1. 媒体的概念

媒体（Medium）这个术语有 2 种含义，即媒质和媒介。一种是指存储信息的介质（媒质），如磁盘、磁带、光盘等；另一种是指信息的表现形式或载体（媒介），如文本、音频、视频、动画、图形、图像等。

在"多媒体技术"这个术语中的"媒体"指的是信息的表现形式，即媒介。

2. 媒体的类型

媒体的类型多种多样，根据国际电信联盟（ITU）的定义，媒体可以分为 5 种类型。

（1）感觉媒体（Perception Medium）：是指能够直接作用于人的感觉器官，使人产生直接感觉（视、听、嗅、味、触觉）的媒体，如眼睛看到的图形、图像、动画、文本，耳朵听到的语言、音乐等都属于感觉媒体。

（2）表示媒体（Presentation Medium）：是指为了加工、处理和传输感觉媒体而人为研究和构造出来的中间媒体，包括各种编码，如语言编码、电报码、条形码、图像编码以及文本编码等。

（3）显示媒体（Display Medium）：是指使电信号和感觉媒体之间产生转换作用的媒体。分为两类，一类是输入显示媒体，如话筒、摄像机、光笔以及键盘等；另一类是输出显示媒体，如扬声器、显示器和打印机等。

（4）存储媒体（Storage Medium）：是指用于存储表示媒体的介质。如磁盘、光盘、磁带、半导体存储器、纸张等。

（5）传输媒体（Transmission Medium）：是指传输表示媒体的物理载体。如同轴电缆、光纤、双绞线、电磁波等。

7.1.2 多媒体的定义

多媒体（Multimedia）是指融合 2 种以上媒体的人—机交互式信息交流和传播媒体。"多媒体"一词可以从两个方面来理解：一方面是指多种信息媒体的表现和传播形式；另一方面是指人们利用计算机技术处理多媒体信息的方法和手段。

7.1.3 多媒体技术的定义、主要特性与关键技术

1. 多媒体技术的定义

国际电信联盟对多媒体含义的描述为：使用计算机交互式综合技术和数字通信网络技术处理多种表示媒体——文本、图形、图像、声音和视频，使多种信息建立逻辑连接，集成为一个交互式系统。

2. 多媒体技术的主要特性

多媒体技术的主要特性包括多样性、集成性和交互性 3 个方面。

目前的家用电视不是多媒体，因为在人与电视之间，人是被动者而电视是主动者，电视不具备像计算机一样的交互性。

多媒体咨询台、交互式电视、交互式视频游戏、计算机支持的多媒体会议系统、多媒体课件以及展示系统等都属于多媒体的范畴。

3. 多媒体的关键技术

多媒体的传统关键技术主要有以下几类：数字化技术、数据压缩技术、大规模集成电路（VLSI）制造技术、数据存储技术、实时多任务操作系统、网络与通信技术。

7.1.4 常见媒体类型及特点

1. 文本（Text）

文本是以文字和各种专用符号表达的信息形式，主要用于对知识的描述性表示，主要有非格式化文本和格式化文本两种形式。非格式化文本文件：只有文本信息没有其他任何有关格式信息的文件，又称为纯文本文件，如".TXT"文件。格式化文本文件：带有各种文本排版信息等格式信息的文本文件，如".DOC"文件。

2. 图像（Image）

图像也叫位图（Bitmap）图像，是指由输入设备捕捉的实际场景画面，或以数字化形式存储的任意画面。它本质上是一组像素点阵的记录信息，记载着构成图案的各个像素的颜色和亮度等。它主要指 BMP、GIF、TGA、TIF 和 JPEG 文件格式的静态图像。图像的分辨率越高，组成图像的点阵越大，存储容量就越大。

3. 图形（Graphic）

图形也称矢量图（Vector Graphic），它们是由诸如直线、曲线、圆或曲面等几何图形（称为图形）形成的从点、线、面到三维空间的黑白或彩色几何图。图形用一组指令集合来描述图形的内容，如描述构成该图的各种图元位置维数、形状等。描述对象可任意缩放不会失真。

4. 音频（Audio）

音频有时也泛称声音，除语音、音乐外，还包括各种音响效果。常用的格式有：WAV（波形音频文件）格式、MIDI（数字音频文件）格式和 MP3 格式等。

5. 视频（Video）

视频是电视专用的图像信息，计算机中的数字视频就是数字化的电视信号。

6. 动画（Animation）

动画是利用人的视觉暂留特性，快速播放一系列连续运动变化的图形图像，通过动画可以把抽象的内容形象化。动画从其表现空间上可以分为二维动画和三维动画。

7.1.5　多媒体系统组成

多媒体系统是指利用计算机技术和多媒体技术来处理和控制多媒体信息的系统。一个多媒体系统应由多媒体硬件和多媒体软件 2 个部分组成，其基本构成如表 7-1 所示。

表 7-1	多媒体系统组成	
软件系统	多媒体应用软件	第七层
	多媒体创作软件	第六层
	多媒体素材处理软件	第五层
	多媒体系统软件（多媒体操作系统、多媒体驱动软件）	第四层
硬件系统	多媒体 I/O 控制卡及接口	第三层
	多媒体计算机主机及相关硬件（如压缩、解压缩专用芯片）	第二层
	多媒体外围设备	第一层

7.1.6　常用多媒体硬件

多媒体硬件系统由多媒体计算机主机、多媒体接口卡、多媒体外部设备、光盘存储器等组合而成。一个常见的多媒体硬件系统基本框图如图 7-1 所示。

1.　多媒体外部设备按功能分类

多媒体外部设备工作方式一般为输入和输出。按功能分可分为如下 4 类。

（1）视频、音频、图像输入设备：摄像机、录像机、扫描仪、传真机、数码相机、话筒等。

（2）视频、音频、图像输出设备：显示器、电视机、DVD 播放器、打印机、投影电视、投影仪、音响等。

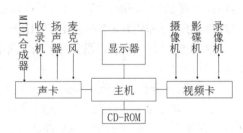

图 7-1　多媒体硬件系统基本框图

（3）人机交互设备：键盘、鼠标、触摸屏、绘图板、光笔及手写输入设备等。

（4）辅助存储设备：磁盘、光盘、U 盘等。

2.　常用的多媒体外部设备及接口卡

如音频卡、视频卡、光盘存储器、扫描仪、数码相机、数码摄像机等。

（1）音频卡是计算机进行声音处理的适配器，它用于处理音频信号，又称为声卡，作用是实现声波和数字音频信号的相互转换。

（2）视频卡是一种对模拟视频进行捕捉并转换为数字视频的部件，是多媒体视频信号处理平台，主要功能是对实时视频图像作数字化、冻结、存储、输出处理。

（3）扫描仪（scanner）是利用光电技术和数字处理技术，以扫描方式将图形或图像信息转换为数字信号的装置。分为平面扫描仪、滚筒式扫描仪和手持式扫描仪，还有较少见的三维实体扫描仪。扫描仪对原稿进行光学扫描，然后将光学图像传送到光电转换器中变为模拟电信号，又将模拟电信号变换成数字电信号，最后通过计算机接口送至计算机中。

扫描仪的主要技术指标有分辨率、色彩数、灰度级和扫描速度。

（4）光盘（Compact Disc，CD）通过光学方式来记录和读取二进制信息，是一种大容量信息存储介质。光盘存储器由光盘驱动器和光盘片组成。

衡量一个光盘存储器的性能技术指标包括：存储容量、数据传输率、平均存取时间、误码率和平均无故障时间等。

光盘类型很多，按照光盘上多媒体信息的存储类型分类，如表 7-2 所示。

表 7-2 光盘分类表

光盘格式	光盘名称	存储信息类型	容量
CD-DA	音频光盘	声音	74min
CD-ROM	数据光盘	文字、图形、图像、声音、视频	650～700MB
Video-CD	视频光盘	MPEG-1 格式音、视频	74min
DVD	数字通用光盘	MPEG-2 格式音、视频	4.7～17GB 或 133min

① CD-ROM：CD-ROM 是只读型光盘存储器，只能读取光盘中的数据，不能修改它。CD-ROM 盘片主要有音频光盘（CD-DA）、VCD 影碟（CD-Video）和 CD-ROM 数据光盘等。

单倍速 150KB/s，表示光盘驱动器每秒从盘片中读出的数据量为 150KB。光驱的读取速度以 150KB/s 数据传输率的单倍速为基准，如 24 速光驱其数据传输率为 24×150KB/s=3.6MB/s。

② CD-R 和 CD-RW：CD-R 为可记录光盘，特点是写入的信息不能改写，但可以多次读取。CD-RW 为可重写光盘，又称擦写式光盘刻录机，可多次重复读写。

③ DVD：称为数字通用光盘，是目前最为常用的光盘产品。DVD 的读取速度也是以单倍速的位数关系表示的，它的单倍速为 1 350KB/s，是 CD-ROM 单倍速的 9 倍。比如 16 倍速的 DVD，其数据传输速率为 16×1 350KB/s。常见的 DVD 刻录规格主要有：DVD-RAM、DVD-R/RW、DVD+R/RW 和 DVD Dual 等 4 种。

CD 光盘与 DVD 光盘采用的标准不同，缺乏互换性，故 CD-ROM 驱动器不能读出 DVD 盘片的内容。

④ 蓝光光盘：蓝光（Blue‑ray）或称蓝光盘（Blue‑ray Disc，缩写为 BD），它是利用波长较短（405nm）的蓝色激光读取和写入数据，是 DVD 之后的下一代最先进的大容量光盘格式。在速度上，蓝光的单倍 1X 速率为 36Mbps，即 4.5MB/S，允许 1X～12X 倍速的记录速度，及每秒 4.5MB/S～54MB/S 的记录速度。

7.1.7 常用多媒体软件

常见的多媒体软件及其中的典型代表如下。

（1）文字处理软件：Word、WPS。

（2）图像处理软件：PhotoShop、Fireworks、PageMaker、Windows 画图、ACDSee。

（3）图形制作软件：Auto CAD、CorelDRAW。

（4）动画制作软件：Flash、3DS Studio Max、MAYA、Cool 3D。

（5）音频处理软件：Cool Edit Pro、GoldWave、Windows 录音机、千千静听、格式工厂。

（6）视频处理软件：Premiere、Ulead MediaStudio、Windows Movie Maker、绘声绘影。

（7）多媒体平台软件：Authorware、Director、Toolbook（洪图多媒体创作系统）、方正奥思、PowerPoint。

7.1.8 多媒体技术的应用

多媒体技术的应用领域极其广泛，渗透到了社会生活的各个领域。比如：教育与培训、多媒体电子出版物、娱乐、多媒体通信、虚拟现实技术与增强现实技术等。

"慕课"是一种互联网技术和多媒体技术相结合的"大型开放式网络课程"（Massive Open Online Courses，MOOC）。MOOC 平台整合多种社交网络工具和多种形式的数字化资源（如教学视频资源），形成多元化的学习工具和丰富的课程资源，用户可以通过网络进行在线课程学习、测试和考试，并进行互动和交流。

电子出版物的内容可分为电子图书、辞书手册、文档资料、报刊、教育培训、娱乐游戏、宣传广告、信息咨询、简报等，许多作品是多种类型的混合。

三维游戏、虚拟现实、数字音乐以及数字视频 DVD 等，都是娱乐中应用多媒体的例子。

"多媒体计算机+电视+网络"将形成一个极大的多媒体通信环境，将构成继电报、电话、传真之后的第四代通信手段，向社会提供全新的信息服务。

虚拟现实技术：虚拟现实（Virtual Reality，VR）是利用计算机生成的一种模拟环境（如飞机驾驶、分子结构世界等），通过多种传感设备使用户"投入"到该环境中，实现用户与该环境直接进行自然交互的技术。多媒体技术不包括触觉、味觉等感知对象，处理对象主要是二维的，而虚拟现实则发展了计算机多媒体技术，在输入/输出方法上也由普通键盘和二维鼠标发展为三维球、三维鼠标、数据手套及数据衣等。

增强现实技术：增强现实技术（Augmented Reality，AR）是利用计算机生成一种逼真的视、听、力、触和动等感觉的虚拟环境，通过各种传感设备使用户"沉浸"到该环境中，实现用户和环境直接进行自然交互。它是一种全新的人机交互技术，利用这样一种技术，可以模拟真实的现场景观，它是以交互性和构想为基本特征的计算机高级人机界面。

7.1.9　多媒体素材常见的文件格式

（1）文本素材：.txt、.doc、.wri、.rtf、.hlp 等。

（2）声音素材：.wav、.mid、.mp3、.wma、.cda、.ra、.aif、.m4a 等。

（3）图像素材：.bmp、.gif、.jpg、.tif、.png、.psd、.wmf、.pcd、.dxf、.pcx 等。

（4）动画素材：.gif、.swf、.flc、.fli、.avi 等。

（5）视频素材：.avi、.mov、.mpg、.dat、.asf、.wmv、.rm、.rmvb、.flv、.mts、.mp4 等。

媒体元素文件格式和文件类型对应如表 7-3 所示。

表 7-3　　　　　　　　　　　媒体元素文件格式和文件类型

媒体类型	扩展名	文件类型	媒体类型	扩展名	文件类型
文本	txt	纯文本文件	动画	gif	图形交换格式文件
	doc	Word 文档		flc	Autodesk 的 Animator 文件
	wps	WPS 文件		fli	Autodesk 的 Animator 文件
	wri	写字板		swf	Falsh 动画文件
	rtf	格式文件		mmm	Windows Multimedia Movie 文件
	hlp	帮助文件	视频	avi	Windows 视频文件
图形图像	bmp	Windows 位图文件		mov	Quick Time 视频文件
	jpg	JPEG 压缩的位图文件		mpg	MPEG 视频文件
	gif	图形交换格式文件		dat	VCD 视频文件
	pcx	Zsoft 位图文件	声音	wav	标准 Windows 声音文件
	tif	标记图像格式文件		wma	Windows Media Audio 文件
	eps	Post Script 图像文件		mid	Midi 文件
其他	wrl	VRML 虚拟现实对象文件		mp3	MPEGLayer Ⅲ声音文件
	ram（ra,rm）	RealAudio 和 RealVideo 的流媒体文件		au（snd）	Sun 平台声音文件
				aif	Macintosh 平台声音文件

7.1.10 声音处理基础

1. 声音信号数字化

由于计算机中存储和处理的都是二进制数据，而我们感官所感觉到的各种感觉媒体，如声音、视频等，都是以模拟信号来表示的，因此，模拟音频和视频都需要经过模/数转换后，才能存储在计算机中，而计算机中的数字音频和视频，则需要经过数/模转换才能还原。模/数转换就是将模拟信号转换成数字信号的数字化处理技术。

（1）模拟的声音信号数字化过程有 3 个步骤：采样、量化和编码。示意图如图 7-2 所示。这个过程所用到的主要硬件设备叫作模数转换器。

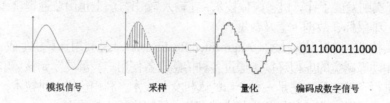

图 7-2 声音的采样、量化和编码

① 采样频率：指将模拟声音波形转换为数字时，每秒钟所抽取声波幅度样本的次数，频率以 Hz（赫兹）为单位，采样频率越高，对声音波形的表示越精确，声音的保真度越好。标准的采样频率为 11.025kHz（语音效果）、22.05kHz（音乐效果）、44.1kHz（高保真效果）。

② 量化：把采样后在幅度轴上连续取值（模拟量）的每一个样本转换为离散值（数字量）表示，即在幅度轴上对信号数字化。

③ 编码：将采样和量化处理后的声音信号采用一定的压缩编码算法（如 PCM、ADPCM、MP3、RA 等）进行压缩，以减少数据量，再按照某种规定的格式将数据组织成文件。编码实质上是按一定格式记录采样和量化后的数字数据。

（2）数字音频质量的取决因素：采样频率、量化位数和声道数。

① 采样频率：指一秒钟时间内采样的次数。采样频率越高，对声音波形的表示越精确，声音的保真度越好。频率以 Hz（赫兹）为单位，标准的采样频率为 11.025kHz（语音效果）、22.05kHz（音乐效果）、44.1kHz（高保真效果）。

② 量化位数：是描述每个采样点样值的二进制位数，也称量化精度，表示的是声音振幅的量化精度。量化以位（bit）为单位，量化精度越高，音质越细腻，声音的质量越好，需要的存储空间也越多。常用的量化位数为 8 位、12 位、16 位、24 位和 32 位。

③ 声道数：指一次采样所记录产生的声音波形个数，有单声道、双声道（立体声）、六声道（5.1 环绕立体声）之分。记录声音时，如果每次生成一个声道数据，称为单声道。每次生成两个声波数据，称为立体声。声道数越多，所占用的存储容量也越多。立体声比单声道更具空间感。

2. 数字音频文件（未压缩）的存储量大小

数字音频存储量（B）=采样频率（Hz）×量化位数（bit）×声道数×时间（s）/8

例如采样频率为 44.1kHz，量化位数选用 16 位，则录制 1 分钟的立体声，需要的数据量=44100×16×2×60/8B

3. 常见的声音文件格式

常见的声音文件格式包括：WAV 格式、MIDI 格式、MP3 格式、WMA 格式、CD-DA 格式。此外，还有 Real audio（*.RA/*.RM）、AIFF（*.AIF/*.AIFF）等。

（1）WAV 文件来源于对声音模拟波形的采样。在波形声音的数字化过程中若使用不同的采样频率，将得到不同的采样数据。以不同的精度把这些数据以二进制码存储在磁盘上，就产生了声音的 WAV 文件。WAV 文件支持多种采样的频率和样本精度的声音数据，并支持声音数据文件的压缩。

（2）MIDI 是乐器数字化接口的缩写，它采用数字方式对乐器所奏出来的声音进行记录（每个音符记录一个数字），然后，播放时再对这些记录通过 FM 或波表合成。MIDI 文件记录的是一系列指令而不是数字化后的波形数据，所以它占用存储空间比 WAV 文件要小很多。但是 MIDI 文件存储格式缺乏重现真实、自然声音的能力，因此它不能处理除乐器外的其他声音，比如人的声音等。MIDI 文件的扩展名是.mid。

（3）MP3 是目前应用最为广泛的有损压缩数字音频格式，也是网络数字音乐、歌曲的"龙头老大"。MP3 是压缩格式的声音文件，压缩比极大，其标准压缩率高达 10∶1～12∶1。MP3 文件的扩展名是.mp3。

（4）WMA 是 Microsoft 公司开发的一种音频格式，其实它就是 ASF 的音频形式。WMA 与 MP3 一样，正成为网络和 MP3 播放器中的主要音频格式。WMA 文件的扩展名是.wma。

（5）CD-DA 是数字音频光盘的一种存储格式，专门用来记录和存储音乐。CD 是常用音频格式中音质最好的格式之一，它的声音基本上是忠于原声的，是音响发烧友的首选。CD-DA 文件的扩展名是.cda。几乎所有的媒体播放器都支持 CD。

（6）RM 采用音频/视频流和同步回放技术来实现在互联网上提供优质的多媒体信息。

4. 音频格式之间的转换方法

各种数字音频文件具有不同的格式、压缩编码算法和特性，必须有相应的播放软件才能播放对应格式的音频文件。不同音频格式之间的相互转换，需要借助专门的格式转换工具软件，或者利用音频编辑软件。格式工厂是一款功能全面的格式转换器，支持转换几乎所有主流的多媒体文件格式，包括音频、视频和图片等多种格式。视频编辑软件 Cool Edit Pro 2.0 可以将其所打开的音频格式很方便地另存为它所支持的另外一些格式。千千静听也有转换音频格式的功能。

5. 声音文件的获取与处理

（1）声音文件的获取：一种是自己创建，包括通过计算机声卡，从麦克风中采集语音生成的 WAV 文件；通过手机中"录音机"软件录制生成的文件，多数为 AMR、WAV 或 M4A 文件；用连接在计算机上的 MIDI 键盘创作音乐，形成的 MIDI 文件。另一种是利用现成的素材，包括：通过光盘声音素材库提供的声音文件；从网络上下载的各种格式的声音文件；利用专门软件抓取的 CD 或 VCD 光盘中的音乐。

（2）声音文件的处理软件包括：Windows 7 或手机中自带的"录音机"软件、多轨音频编辑软件 Cool Edit Pro、千千静听、格式工厂、酷狗音乐等。

7.1.11　图像处理基础

1. 图像信息数字化

图像信号是基于空间的连续模拟信号，而计算机中只能处理数字信号。要在计算机中处理图像，必须先把真实的图像（照片、画报、图书、图纸等）通过数字化转变成计算机能够接受的显示和存储格式，然后再用计算机进行分析处理。图像信息数字化的过程主要分为采样、量化和编码三个步骤。

（1）采样：指把空间上连续的图像用许多等距的水平线与竖直线分割开来，转换成离散点的过程（像素化），即用空间上部分点的灰度值来表示图像。采样的实质就是要用多少点来描述一幅图像，采样结果质量的高低是用图像分辨率来衡量的。简单来讲，对二维空间上连续的

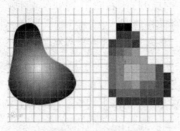

图 7-3　图像的采样

图像在水平和垂直方向上等间距地分割成矩形网状结构，所形成的微小方格称为像素点。一幅图像就被采样成有限个像素点构成的集合，如图 7-3 所示。

（2）量化：将图像像素的灰度值离散化为整数值的过程，它是指要使用多大范围的数值来表示图像采样之后的每一个点。量化的结果是图像能够容纳的颜色总数，它反映了采样的质量。

（3）编码：将量化后的灰度值按适当的编码格式存储起来，便于计算机后续处理。数字化后得到的图像数据十分巨大，必须采用编码技术来压缩其信息量。在一定意义上讲，编码压缩技术是实现图像传输与储存的关键。

在量化时所确定的离散取值个数称为量化级数。为表示量化后各像素的色彩值所需的二进制位数称为量化位数（或颜色深度）。一般常用 8 位、16 位、24 位和 32 位来表示图像的颜色，它决定了彩色图像中可出现的最多颜色总数，或者灰度图像中的最大灰度等级数。颜色深度与显示的颜色数目如表 7-4 所示。量化位数越多，图像色彩越丰富逼真；图像分辨率越高，图像颜色深度越大，图像质量越好，存储容量也就越大。

表 7-4　　　　　　　　　　　颜色深度与显示的颜色数目

颜色深度	颜色总数	图像名称
1	2	单色图像
4	16	索引 16 色图像
8	256	索引 256 色图像
16	65536	HI—Color 图像
24	16672216	True Color 图像（真彩色）

2．图像文件（未压缩）的存储容量大小

图像存储容量（B）=图像水平方向的像素数×垂直方向的像素数×颜色深度/8

例如：一幅分辨率为 640×480 的 256 色图像存储容量=640×480×8/8 字节，一幅分辨率为 800×600 的黑白图像存储容量=800×600×1/8 字节，一幅分辨率为 800×600 的真彩色（24 位）静态图像，存储容量=800×600×24/8 字节。

3．分辨率

分辨率是衡量图像质量的一个重要指标。通常它是以横向和纵向像素点的数量来衡量的，表示成"水平点数×垂直点数"的形式。分辨率也可以用 ppi（pixel per inch）或 dpi（dot per inch）为单位来表示每英寸显示的像素点。

与图像相关的分辨率主要有以下 3 种类型。

（1）显示器分辨率：是指计算机显示器本身的物理分辨率，对 CRT 显示器而言是指屏幕上的荧光粉点，对 LCD 显示器来说是指显示屏上的像素。它描述的是显示器自身的像素点数量，是固有的不可改变的。

显示器分辨率通常用"水平像素数×垂直像素数"的形式表示，如 800×600，1 024×768，1 280×1 024 等，也可以用规格代号表示，如 VGA、XGA 和 SXGA 等。

（2）屏幕分辨率：是指实际显示图像时计算机所采用的分辨率，用户可在"控制面板"的"显示"属性的"设置"下根据需要设置"屏幕分辨率"，或者右击桌面，在快捷菜单中选择"屏幕分辨率"命令。它必须小于或等于显示器分辨率。

（3）图像分辨率：是指在计算机中保存和显示一幅数字图像所具有的分辨率，它和图像的像素有直接的关系。图像分辨率表示的是图片在长和宽上占的点数的单位，一张数码图片的长宽比通常是 4∶3。图像分辨率决定图像的质量。对于同样尺寸的一幅图，如果图像分辨率越高，则组成该图的图像像素数目越多，像素点也越小，图像越清晰、逼真。

显示器分辨率用于确定显示图像的区域大小，而图像分辨率用于确定组成一幅图像的像素数目。具有相同图像分辨率的图像，屏幕分辨率越低，则图像看起来越大，但屏幕上显示的项目少。屏幕分辨率越高，则图像看起来就越小。

4. 图形和图像

图形也称为矢量图，它是指用计算机绘图工具绘制的画面。图形中通常包括直线、曲线、圆、方框、图表等成分。是以数学方法描述的，通过计算机指令来表示的图形。矢量图形不受分辨率影响，可以对图形的各个成分进行任意移动、缩放、旋转和扭曲等变换操作以及以任意分辨率在输出设备上打印出来，而不失真或不遗漏细节。常用的矢量图形文件格式有 PS、HGL、WMF、EPS 和 DXF 等。

静态图像亦称为位图，指的是由扫描仪、数码相机等图像采集设备捕捉实际的画面产生的数字图像，是由像素点阵构成的点阵图。位图图像适用于逼真照片或要求精细细节（如明暗变化、场景复杂和多种颜色等）的图像。位图的绘制过程与图像的复杂程度无关。位图的表现力强，适合任何自然图像，表现细腻，层次多，色彩丰富。常用的位图图像格式有 BMP、JPEG、GIF、PNG 等。

由于图形文件只记录了图形上的特征点信息，而图像文件记录了所有像素点信息，因此，描述同一个几何图形，就储存容量而言图形文件比图像文件小。

图形方法实际上是用数学方法来描述一幅图的，因此图形数据比图像数据更精确、更有效、但图形方法很难表示复杂的彩色照片。

由于图形文件记录的是指令，生成图形时需要时间去执行这些绘图指令，因此显示图形比显示图像慢。

图形技术的关键是图形的制作和再现，图像技术的关键则是图像的扫描、编辑、压缩、解压缩和色彩一致性再现等。

矢量图与位图的比较如表 7-5 所示。

表 7-5　　　　　　　　　　　　　　　　矢量图与位图的对比

类型	文件内容	存储量	显示速度	几何变换	应用特点
矢量图	指令	一般较小，但与图的复杂度有关	图越复杂，需执行的指令越多，显示越慢	不失真	容易编辑
位图	点阵	与图的尺寸有关	一般较快，但与组成图的数量有关	失真	富有表现力，编辑较困难

5. 常见的图像文件格式

常见的图像文件格式有：BMP、GIF、JPEG、TIFF、PNG、PSD。此外，还有 WMF 剪贴画文件格式（*.wmf）、Kodak 照片 CD 文件格式 PCD（*.pcd）、AutoCAD 中的绘图互换格式 DXF（*.dxf）和 Zsoft 公司的 PCX 文件格式（*.pcx）等。

（1）BMP 格式的图像文件扩展名是".bmp"。BMP 是 Microsoft Windows 的图像格式，可以支持 1 位、8 位和 24 位色深，可以不压缩存储或用 RLE 无损压缩方案存储。BMP 文件的优点是处理速度较快，缺点是占用存储空间大。

（2）GIF 格式的图像文件扩展名是".gif"。目前 GIF 格式最大色深为 8 位，最多支持使用 256 种颜色，无法表现更丰富的色彩效果，适合显示色调不连续或具有大面积单一颜色的图形，如导航条、按钮、图标等。

GIF 文件的优点是文件占用存储空间小，下载速度快；GIF 文件使用的 GIF89a 格式可以指定透明区域，将图形存储成背景透明的形式；GIF 文件可以将多张图片存成一个文件，形成动画效果；GIF 图片还可以交错显示，使得用户可以在图片完全下载到浏览器之前得到图片的总体印象。

（3）JPEG 格式的图像文件扩展名是".jpg"。JPEG 文件又称联合图形专家组标准文件，是目前计算机中最常见的图形文件之一。它支持全彩色模式，非常适合保存真彩色的照片。JPEG 色深为 24 位，支持多达 16M 种颜色，使图形的色彩非常丰富。JPEG 是一种高效的压缩图像文件格式，采用的是有损的压缩方式。在绝大多数情况下，使用高质量压缩的真彩色 JPEG 文件要比同样尺寸的 256 色 BMP 文件占用的存储空间小得多。但由于压缩时被删除的资料无法还原，所以 JPEG 文件不适合放大观看或制成印刷品。

（4）PNG 格式的图像文件扩展名是".png"。PNG 图形可以采用无损压缩算法，以真实重现原始图形的信息，同时它又支持真彩色，而图形文件的大小与 JPEG 格式文件没有太大的差别。PNG 最大色深可达 48 位，可以支持多种调色方案，在 PNG 图形中不但可以使用 8 位色、16 位色和 24 位色，甚至还支持 32 位和 48 位等更高质量的颜色。缺点是不支持动画应用效果。

（5）TIFF 格式的图像文件扩展名是".tif"。TIFF 格式是一种多变的图像文件格式标准，支持所有图像类型。它是工业标准的图像存储格式，文件分成压缩和非压缩两大类，可能是目前最复杂的一种图像格式。

（6）PSD 格式的图像文件扩展名是".psd"。它是 Adobe Photoshop 图像处理软件中默认的文件格式。PSD 其实是 Photoshop 进行平面设计的一张"草稿图"，它里面包含有各种图层、通道、遮罩等多种设计的样稿，它是一种支持所有的图像模式（位图、灰度、双色调、索引彩色、RGB、CMYK、Lab 和多通道）、参考线、Alpha 通道、专色通道和图层（包括调整图层、文字图层和图层效果）的图像文件格式。

（7）PS 文件是由 Adobe 公司开发的矢量文件格式，几乎所有的图形应用程序都支持 PS 格式，它是一种页面描述语言，在专业印刷工业领域应用非常广泛。

（8）WMF 格式文件是 Windows 图形文件之一。例如，Word 中的众多剪贴画都是该格式的图形文件，这是 Microsoft 公司开发的矢量文件格式。WMF 文件支持 24 位真彩色，广泛用于保存图形文件和在基于 Windows 的应用程序间的矢量和位图数据交换。

（9）PCD 格式是柯达公司 Photo-CD 技术的专用存储格式。PCD 文件中含有从专业摄影到普通显示用的多种分辨率的图像，所以数据量都非常大。因为采用的是高质量设备，其效果是一流的，而生产成本则较为低廉。许多公司生产的图片库就采用这种格式。

（10）PCX 文件格式是 Zsoft 公司研制开发的，支持黑白图像、16 色和 256 色的伪彩色图像、灰度图像以及 RGB 真彩色图像。它是使用游程编码方法进行压缩的图像文件格式文件，压缩比适中，压缩和解压缩的速度都比较快，这种文件格式主要与商业性 PC-Paint Brush 图像软件一起使用。

6. 图像文件的获取与处理

（1）图像文件的获取：一种是自己绘制，包括从计算机屏幕"抓屏"和利用绘图软件直接绘制等；另一种是利用现成的图像，包括通过扫描仪扫描、数码相机拍照、从网络上下载或光盘图库提供的图像文件等。

（2）图像文件的处理：图像处理软件包括 Windows 7 自带的"画图"、ACDSee、Fireworks、PageMaker、Photoshop CS、SnagIt、光影魔术手等。

7.1.12　动画处理基础

1. 动画的基本概念

动画实际上是由许多幅静态图片组成的，它以一定的速度播放而达到连续的动态效果。

人眼有一种视觉暂留的生物现象，即人观察的物体消失后，物体映像在人眼的视网膜上会保留一个非常短暂的时间(约 0.1s)。动画即利用了人类眼睛的视觉暂留现象，若动画和电影的画面刷新率为 24 帧/s，即每秒放映 24 幅画面，则人眼看到的是连续的画面效果。可以说，动画是一种通过连续画面来显示运动和变化的技术。计算机动画是在传统动画的基础上使用计算机图形技术和图像数字处理技术而迅速发展起来的一门高新技术。

2. 动画的分类

计算机动画按照动画控制方式可分为逐帧动画（Frame-by-Frame Cartoon）和实时动画（Real-Time Cartoon）也称为算法动画）。逐帧动画是指构成动画的基本单位是帧，一幅静态图像称为一帧，很多帧组成一部动画片。实时动画采用各种算法来描述物体的运动控制，并在程序执行时给予实现。制作实时动画的软件比如 Flash 和 Authorware。

按动画的表现空间可分为二维动画（也称平面动画）和三维动画（也称模型动画或 3D 动画）。三维动画是通过计算机构造三维几何造型，并给表面赋予颜色、纹理，然后设计三维形体的运动、变形，调整灯光的强度、位置及移动，最后生成一系列具有真实感的连续动态图像。

3. 动画制作方法和制作软件

动画的制作方法主要有 3 种。

（1）利用编程实现。

（2）利用多媒体创作工具软件（如 Authorware）的动画制作功能。

（3）专门的动画制作软件。

计算机动画的关键技术体现在计算机动画制作的软件及硬件上。动画制作软件主要包括二维动画软件，如 Animator Studio、Flash MX、Fireworks 等和三维动画软件，如 3ds Max、3D Studio Max、Cool 3D、Maya 等。

动画制作软件 Flash 是矢量图形编辑和动画创作专业软件，它的作品具有集成性和交互性的特点，用它可以将音乐、声效、动画方便地融合在一起，以制作出高品质的动画。

4. 常见的动画文件格式

常见的动画文件格式包括：GIF 格式（GIF 动画）、SWF 格式（Flash 动画）、FLIC（FLI/FLC）格式、AVI 格式等。

传统动画是用手工绘制多张连续变化的图片表现一个动画故事，计算机动画则是基于数字公式来进行创作，由算法产生作品。

7.1.13　视频处理基础

1. 视频的概念

视频是由一幅幅静态画面（称为帧）序列组成的，这些画面以一定的速率连续地投射在屏幕上，使观察者具有图像连续运动的感觉，就形成了视频。通常视频图像还伴随着一个或多个音频信号，并能同步播放。

视频与动画都是动态的图像，它们的区别在于帧图像画面产生方式的不同。计算机动画是采用计算机图形技术，借助于编程或动画制作软件生成的一组连续画面；而视频是使用电视摄像设备捕捉的图像。

按照处理方式的不同，视频又分为模拟视频和数字视频。模拟视频的应用有视频矩阵开关、音频/视频扩展器、投影仪和会议室系统等。数字视频的应用有：家庭消费产品 VCD 和 DVD、会议电视、可视电话、数字电视等。

按照视觉效果的不同，视频分为标清（Standard Definition，SD）、高清（High Definition，简称 HD）和超高清（Ultra High Definition，UHD）3 类。标清是视频垂直分辨率在 720 p 以下的一种视频格式，视频宽纵比为 4∶3。高清的标准为：视频垂直分辨率超过 720 p（逐行扫描）或 1 080 i（隔行扫描）；视频宽纵比为 16∶9。它有 3 种显示格式，分别是：720 p（1 280×720 p）、1 080 i（1 920×1 080 i）和 1 080 p（1 920×1 080 p）。1 080 i 和 1 080 p 称为全高清（FULL HD），720 p 称为标准高清。新一代超高清清晰度电视（UHDTV）标准的草案包含 4K 和 8K 2 种规格（它们之间的关系类似于 720p 和 1 080p），最高提供高 16 倍于 1 080 p 电视的清晰度。

在多媒体计算机中，常常使用不同的彩色空间来表示颜色，如计算机显示器显示时采用 RGB 彩色空间；彩色印刷中使用 CMYK 彩色空间；而彩色电视信号则使用 YUV 彩色空间；此外还有便于颜色处理和识别的视觉系统彩色空间 HSI 等。

计算机显示器使用的 RGB 彩色空间又称为加色法系统，R、G、B 分别表示红、绿、蓝三基色，这三种颜色可以按照不同的比例混合出任意颜色。例如 RGB 图像的每个像素用 24 位表示时，R、G、B 各占 8 位，取值范围都是 0~255，当 R、G、B 都为 0 时得到的是黑色，都为 255 时得到的则是白色。

视频信息的数字化采用分量数字化方式，它是以一幅一幅的彩色画面为单位进行的，每幅彩色画面有亮度（Y）和色差（U，V）3 个分量，通过 3 个模/数转换器对 3 个分量分别进行采样、量化和编码，才能得到一幅数字图像。对视频按时间逐帧进行数字化得到的图像序列即为数字视频。

随着各种新兴数字视频标准的亮相，数字视频在不断地拓展新兴的应用领域，并逐步取代原来模拟视频的地位。但模拟视频仍旧继续主导者某些领域，仍然生机勃勃。

常见的视频文件格式如下。

（1）本地影像视频：AVI 格式、DV-AVI 格式、MOV 格式、MPEG/MPG/DAT 格式、MTS 格式。

（2）网络流媒体影像视频：ASF 格式、WMV 格式、RM 格式、RMVB 格式、FLV、MP4。

常用格式介绍如下。

（1）AVI 格式：AVI 格式即音频视频交错格式，就是将视频和音频交织在一起进行同步播放。这种视频格式的优点是图像质量好，可以跨多个平台使用，缺点是体积过于庞大，且具有多种压缩标准。

（2）MPEG 格式：MPEG 是运动图像专家组格式，是压缩视频的基本格式。常见的 VCD、SVCD 和 DVD 等光碟使用的大多数都是 MPEG 文件格式。

（3）MOV 格式：即电影数字视频技术，是美国 Apple 公司开发的一种视频格式，默认的播放器是 QuickTime Player，它具有较高的压缩比率和较好的视频清晰度等特点，最大的优点是跨平台性，即不仅能支持 Mac OS，同样也能支持 Windows 系列操作系统。

（4）RM 格式：是 Real Networks 公司开发的一种流媒体文件格式，是目前主流的网络视频格式。RM 采用一种"边传边播"的方法，即先从服务器上下载一部分视频文件，形式视频流缓冲区后实时播放，同时继续下载，为接下来的播放做好准备。这种"边传边播"的方法避免了用户必须等待整个文件从因特网上全部下载完毕才能观看的缺点。

（5）SWF 格式：是 Micromedia 公司的 Flash 软件支持的矢量动画格式，它采用曲线方程描述其内容，不是由点阵组成内容，因此这种格式的动画在缩放时不会失真，非常适合描述由几何图形组成的动画，如教学演示等。

视频文件格式的转换有 2 种方法。一是利用专门的转换工具软件，如格式工厂，它支持转换几乎所有主流的多媒体文件格式。二是利用视频编辑软件，只要是视频编辑软件能打开的格式，就可以把它另存为或输出为它所支持的另外一些格式，比如 Adobe Premiere Pro。

由于视频文档的编码千差万别，任何一款视频格式转换工具都有可能碰到不能转换的视频文件，这时候可以尝试使用另外的视频格式转换工具。视频转换算法的运算量非常大，很容易导致 CPU 的利用率飙升到 90%以上，因此建议在性能较好、散热较好的计算机上执行视频转换功能，否则高强度的运算有可能导致劣质 CPU 因过热而被烧坏。

2. 多媒体数据压缩技术

数据压缩是通过数学运算将原来较大的文件变为较小文件的数字处理技术，数据解压缩是把压缩数据还原成原始数据或与原始数据相近的数据的技术。

一个好的数据压缩方法必须满足 3 个要求：一是压缩比大；二是实现压缩的算法简单，压缩、解压缩速度快；三是数据解压缩后，恢复效果好，失真度小。

按解压缩后的数据与原数据是否完全一致，数据压缩方法可以分为无损压缩和有损压缩 2 大类。

无损压缩即解压缩后和压缩前的数据完全一致，没有任何失真，但压缩率受到限制，一般为 2∶1～5∶1。它广泛用于文本数据、程序和有特殊要求的图像（如指纹图像、医学图像等）的压缩。

有损压缩利用人类视觉对图像中的某些频率成分不敏感的特性，允许压缩过程中损失一定的信息；虽然不能完全恢复原始数据，但是所损失的部分对理解原始图像的影响较小，却换来了更大的压缩比。它多用于语音、图像和视频数据的压缩。

混合压缩是近年来广泛采用的方法，它利用了各种单一压缩的长处，以求在压缩比、压缩效率与保真度之间取得最佳折中。如 JPEG 和 MPEG 标准就采用了混合编码的压缩方法。

2 种流行的数据压缩国际标准如下。

如今已有压缩编码/解压缩编码的国际标准 JPEG 和 MPEG。

（1）JPEG——多灰度静止图像的数字压缩编码（通常简称为 JPEG 标准）。这是一个适用于彩色和单色多灰度或连续色调静止数字图像的压缩标准。它包括基于 DPCM（差分脉冲编码调制、DCT（离散余弦变换））和 Huffman 编码的 2 个部分。

（2）MPEG 系列——运动图像压缩标准。它是针对视频编码制定标准，即"制定用于运动哪个图像（视频）编码的各种标准"。不局限于压缩，也涉及多媒体数据的采集、加工、存储、发行、传输、保护等一系列技术标准的建立。MPEG 系列标准包括 MPEG-1、MPEG-2、MPEG-4、MPEG-7 和 MPEG-21。

3. 视频文件的获取与处理

（1）视频文件的获取

第一种是利用现成的素材，包括利用计算机生成的动画，如把 FLC 或 GIF 动画格式转换成 AVI 等视频格式；将图像序列组合成视频序列；从网络上下载或视频光盘提供的视频文件等。第二种是通过视频采集卡将传统模拟摄像机、录像机等设备播放的模拟信号采集到计算机中转换成数字视频，并按数字视频文件的格式加以保存。第三种是利用数码摄像机（Digital Video，DV）直接获得无失真的数字视频。

（2）视频文件的处理

视频播放和视频编辑应用程序软件包括：Windows 7 自带的媒体播放器 Windows Media Player、Windows 7 自带的影音制作工具 Windows Movie Maker、Real Player、暴风影音和来自韩国的影音全能播放器 KMPlayer 等。视频编辑软件有 Adobe Premiere Pro、Ulead Video Studio（即绘声绘影）等。

媒体播放器 Windows Media Player 是一个通用的多媒体播放器，可以用于播放当前流行格式制作的音乐 CD、WAV、MP3 和 MIDI 等音频文件，以及 AVI 视频文件、VCD 光盘和 MPEG 电影文件，还可以收听网上广播、复制 CD 等。

Windows Media Player 可以播放的多媒体文件类型如表 7-6 所示。

表 7-6　　　　　　　　　Windows Media Player 可以播放的多媒体文件类型

多媒体文件类型	文件格式（扩展名）
音乐 CD 播放（CD 音频）	.cda
音频交换文件格式（AIFF）	.aif .aifc 和.aiff
Windows Media 音频和视频文件	.asf .asx .wax .wm .wma .wmd .wmp .wmv .wmx .wpl 和.wvx
Windows 音频和视频文件	.avi 和.wav
Windows Media Player 外观	.wmz
AU（UNIX）	.au 和.snd
MP3	.mp3 和.m3u
DVD 视频	.vob
运动图像专家组（MPEG）	.mpeg .mpg .mlv .mp2 .mpa .mpe .mp2v*和.mpv2
音乐器材数字接口（MIDI）	.mid .midi 和.rmi
Macromedia Flash	.swf

7.1.14　多媒体应用系统制作

1. 多媒体应用系统的制作过程

（1）需求分析。

（2）明确开发方法。

（3）脚本设计。

（4）创意设计。

（5）准备多媒体素材。

（6）编程和集成制作。

（7）测试修改。

（8）打包发行。

2. 多媒体创作工具

多媒体创作工具的特点是：可以方便地将声音及图像有机地结合在一起，制作出的作品有声有色，图文并茂，各种素材丰富，剪取方便。作品制作好后可以很方便地进行修改。

（1）媒体创作软件工具：用于建立媒体模型、产生媒体数据。如 3D Studio、Extreme 3D、方正奥思等。

（2）多媒体节目写作工具：提供不同的编辑、写作方式。如 Authorware、Tool book、Director、Flash 等。

（3）媒体播放工具：可在计算机上播出，也能在消费类电子产品中播出。如 Video for Windows 等。

（4）其他各类媒体处理工具：多媒体 CAI 制作工具、Video-CD 制作节目工具、多媒体数据库管理系统等。

美国 Macromedia 公司开发的 Authorware 是一种基于图标和流程图的可视化创作工具，提供了很强的交互式监控和动画制作能力。

Macromedia Director 是一个以时间为基础的多媒体创作工具，制作的节目最像电影和卡通片，Director 具有很强的动画能力。

7.2　多媒体技术实训操作

实训一　音频的基本操作

一、实训目的与要求

（1）学会媒体播放器"Windows Media Player"软件的基本使用方法。

（2）学会"千千静听"修改音频素材格式、采样频率的方法。

二、实训内容与操作步骤

1. 媒体播放器的基本操作

操作要求如下。

（1）用"媒体播放器"打开并播放健康保健系系歌.avi 视频文件。

（2）调整视频文件的播放速度、音量大小，练习暂停、重复播放等基本操作。

（3）关闭视频文件。

操作步骤如下。

（1）选择菜单"开始"→"所有程序"→"Windows Media Player"，启动媒体播放器程序。

（2）选择要播放的多媒体文件：双击"媒体库"中要播放的多媒体文件，或把要播放的多媒体文件直接拖放到右边的"播放列表框"中，如图 7-4 所示。

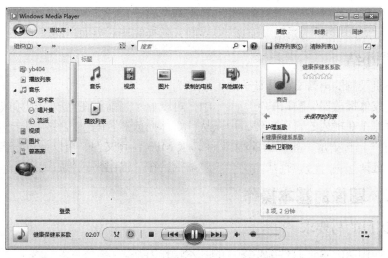

图 7-4　"Windows Media Player"窗口

（3）单击"播放"按钮进行播放。

（4）选择播放的音量、暂停、停止等控制播放，还可以选择是否无序播放、重复播放，选择上一首/下一首歌曲播放等。

（5）播放完关闭 Windows Media Player 应用程序窗口。

2. 千千静听的基本操作

操作要求如下。

（1）用"千千静听"音频播放工具打开并播放"漳州卫职院.mid"文件。

（2）将其转换成 mp3 音频文件"漳州卫职院.mp3"。

（3）转换采样频率为 44 100Hz。

（4）在指定的位置保存文件。

操作步骤如下。

（1）运行"千千静听"，单击"添加"按钮，在"打开"对话框中选择音频文件"漳州卫职院.mid"，单击"播放"按钮进行播放。

（2）右击需要转换的音频文件"漳州卫职院.mid"，在快捷菜单中单击"转换格式"命令，打开"转换格式"对话框，如图 7-5 所示，在"输出格式"后选择"MP3 编码器（lame v3.90.3）v1.02"。

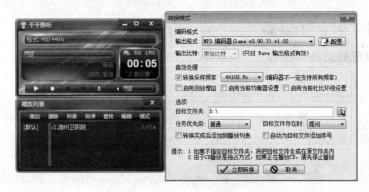

图 7-5　千千静听的格式转换功能

（3）在"音效处理"面板下勾选"转换采样频率"复选框并设置为 44 100Hz。

（4）在"选项"面板下的"目标文件夹"文本框后设置好文件的存放位置。

（5）单击"立即转换"按钮，出现转换界面，转换完毕后界面自动退出。

三、实训小结

（1）录音机录制的声音文件，默认的扩展名为_____。

（2）在"媒体播放器"窗口的_____中，可以显示当前正在播放的视频或可视化效果。

（3）要暂停正在播放的音乐文件，可以从"媒体播放器"的__控件中单击__按钮来实现。

（4）使用"千千静听"将 WAV 音频文件转换 MP3 音频文件，可以通过右击该声音文件，在快捷菜单中选择_____，打开_____对话框，在"输出格式"后选择_____来完成。

实训二　图像的基本操作

一、实训目的与要求

（1）学会使用 ACDSee 软件编辑图片的基本操作方法。

（2）实训内容与操作步骤。

（3）ACDSee 的基本操作。

二、实训内容与操作步骤

操作要求如下。

（1）启动 ACDSee 程序，打开图片"flower.jpg"。

（2）调整图片大小，设置图片高度为 90 像素，宽度为 105 像素。

（3）裁剪图片，去掉图片的有色外框。

（4）将裁剪后的图片做翻转处理，使其和原图对称。

（5）调节图片曝光，使图片颜色更贴近实物，更美观。

（6）将图片制作出手绘素描的效果。

（7）将修改后的图片保存为"花朵.jpg"。

操作步骤如下。

（1）启动 ACDSee v3.1 程序，打开 ACDSee 窗口，如图 7-6 所示。单击"文件"菜单，通过"打开"命令打开图片 flower.jpg，如图 7-7 所示。选择菜单"修改"→"调整大小"命令（或单击工具栏的相应按钮也可完成），在对话框中设置宽度为 105 像素，高度为 90 像素，单击"确定"按钮即可。勿取消"保持外观比率"复选框，否则图片会变形失真。

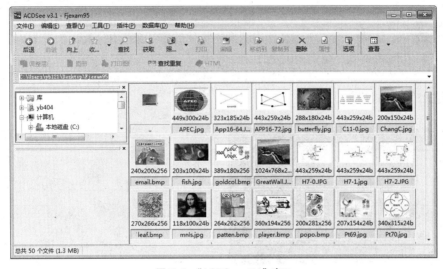

图 7-6 "ACDSee v3.1"窗口

（2）单击"修改"菜单，选择"裁剪"，再用鼠标在图片中拖曳出一块区域，在区域内双击即可将此区域外的部分裁掉，裁剪后效果如图 7-8 所示。

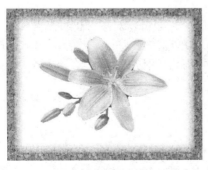

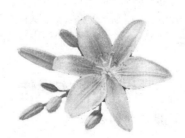

图 7-7 flower.jpg

图 7-8 裁剪后效果图

（3）若需要对称的 2 个物体，可通过翻转去制作。单击"修改"菜单，选择"翻转"，在"批量旋转/翻转图像"对话框中选择第五个按钮进行水平翻转，即得如图 7-9 所示效果，之后单击"确定"按钮即可。通过单击其余按钮，可以设置图片 90°旋转、水平或垂直翻转。

（4）如果图片的亮暗不满足要求或为了某种效果，往往要改变图片的曝光度，在图片编辑器中很容易完成这种操作。单击"修改"菜单，选择"调整图像曝光度"，打开"编辑面板"对话框，如图 7-10 所示，可以调整曝光、色阶、自动色阶、曲线，对色彩进行调节，使之达到更好的视觉效果，具体调整幅度请读者自行调试。调整曝光后的图片效果如图 7-11 所示。

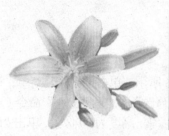
图 7-9　水平翻转效果

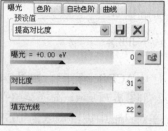
图 7-10　调整曝光对话框

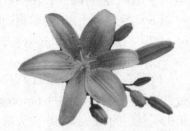
图 7-11　调整曝光后的图片效果

（5）单击"修改"菜单，依次选择"效果"→"边缘"→"边缘检测"选项，图片即得如图 7-12 所示效果。边缘检测的作用是找出图像内物体的主线条，并用相反颜色显示，将中间的填充颜色变暗以得到类似于在天鹅绒上作画的效果。

（6）单击"修改"菜单，依次选择"效果"→"颜色"→"负片"选项，即得到一张漂亮的手绘素描图了，如图 7-13 所示。

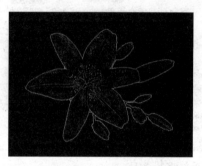
图 7-12　边缘检测

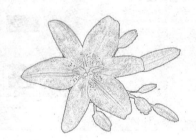
7-13　手绘图片

（7）将编辑好的图片保存为"花朵.jpg"，关闭 ACDSee 窗口和程序。

三、实训小结

（1）在 ACDSee 中，单击__菜单，选择__命令，即可以对图片进行高度和宽度的调整。若要对多幅图片进行统一调整，可以使用_____功能。

（2）在 ACDSee 中，若要制作出两个对称的图片，可以通过_菜单，选择__命令进行编辑。

实训三　视频的基本操作

一、实训目的与要求

学会使用"格式工厂"格式转换软件进行视频文件格式转换的方法。

二、实训内容与操作步骤

准备好一个视频文件"漳州卫职院.wmv"，将其转换为其他的需要的格式。

（1）启动"格式工厂"，打开主界面窗口，如图 7-14 所示。

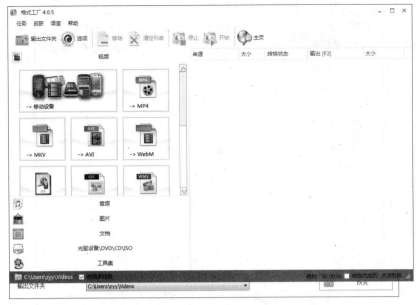

图 7-14　"格式工厂"主界面窗口

（2）在左边窗格中选择"视频"选项，再在功能列表框中单击想要转换的视频格式按钮，比如"->AVI"按钮，弹出"->AVI"对话框。

（3）单击"添加文件"按钮，弹出"打开"对话框。

（4）选择要转换视频格式的文件，在这里选择"漳州卫职院.wmv"，并单击"打开"按钮，返回主界面，即把"漳州卫职院.wmv"添加进来，如图 7-15 所示。

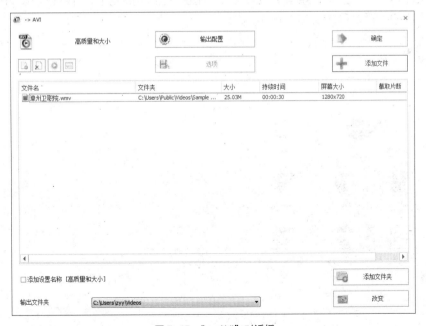

图 7-15　"->AVI"对话框

（5）单击"输出配置"按钮，打开"视频设置"对话框，如图 7-16 所示，调整需要更改的项，单击"确定"按钮，即可返回主界面；可以便捷地设置新视频文件的质量，如果对播放效果要求不高，但需要大幅度降低文件大小，可以选择"低质量"，否则，选择"高质量"。

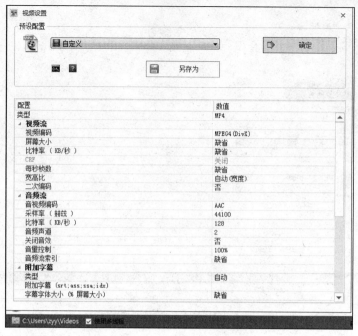

图 7-16 "视频设置"对话框

（6）单击"改变"按钮，可选择输出文件夹，即设置新生成的文件要保存的位置，返回主界面窗口。

（7）单击"确定"按钮，进入格式转换界面，点击顶部工具栏中的"开始"按钮，即可以进行视频文件格式的转换了，如图 7-17 所示。当视频文档转换完毕，可以在预设的输出文件夹中找到新生成的、符合格式要求的视频文档。

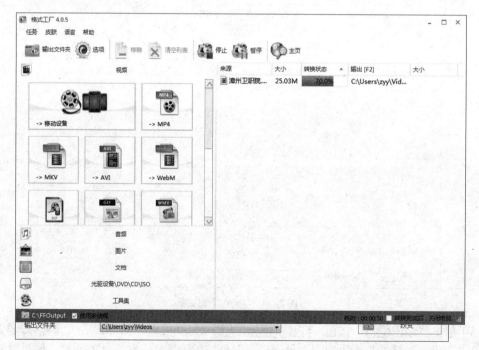

图 7-17 视频文件格式转换

三、实训小结

（1）要修改视频文件的视频编码，可以通过____按钮进入。

（2）单击_按钮，可以设置新生成的视频文件的存储位置。

7.3　多媒体技术知识点检测

一、选择题

1. 多媒体系统由（　　）组成。
   A. 多媒体主机和摄影设备　　　　　　 B. 多媒体硬件和多媒体软件
   C. 多媒体输入设备和输出设备　　　　 D. 多媒体主机和音响设备

2. 根据国际电信联盟（ITU）对媒体的定义，媒体的 5 种类型是（　　　）。
   A. 平面媒体、表示媒体、显示媒体、网络媒体、存储媒体
   B. 平面媒体、广播媒体、网络媒体、数字媒体、显示媒体
   C. 感觉媒体、表示媒体、存储媒体、广播媒体、显示媒体
   D. 感觉媒体、表示媒体、显示媒体、存储媒体、传输媒体

3. 在媒体分类中，（　　）属于显示媒体。
   A. 光纤线　　　　 B. MP3 歌曲　　　 C. 键盘　　　　 D. 硬盘

4. 图像编码、条形码属于（　　）。
   A. 传输媒体　　　 B. 存储媒体　　　 C. 表示媒体　　　 D. 显示媒体

5. 下列属于存储媒体的是（　　）。
   A. 动画　　　　　 B. 视频　　　　　 C. 光盘　　　　　 D. 文本

6. MP3 歌曲的格式是属于（　　）媒体。
   A. 表示　　　　　 B. 传输　　　　　 C. 存储　　　　　 D. 感觉

7. 在计算机内，多媒体数据最终是以（　　）形式存在的。
   A. 二进制代码　　 B. 模拟数据　　　 C. ASCⅡ码　　　 D. 图形

8. 多媒体技术的主要特征包括多样性、集成性和（　　）。
   A. 交互性　　　　 B. 综合性　　　　 C. 显著性　　　　 D. 普遍性

9. 多媒体技术不涉及（　　）。
   A. 生物工程技术　 B. 音频技术　　　 C. 数据压缩技术　 D. 视频技术

10. 常见媒体元素不包括（　　）。
    A. 图像　　　　　 B. 音频　　　　　 C. 数码相机　　　 D. 动画

11. （　　）不属于多媒体输出设备。
    A. 投影仪　　　　 B. 显示器　　　　 C. 话筒　　　　　 D. 打印机

12. （　　）不属于多媒体计算机图像输入设备。
    A. 键盘　　　　　 B. 数码摄像机　　 C. 扫描仪　　　　 D. 数码相机

13. 一张普通 DVD 光盘的存储容量通常是（　　）左右。
    A. 650MB　　　　 B. 1.44MB　　　　 C. 4.7GB　　　　 D. 470MB

14. 以下不同类型的光盘中，容量最大的是（　　）。
    A. 蓝光 DVD　　　 B. CD　　　　　　 C. DVD　　　　　 D. VCD

15. 目前 DVD-ROM 读取速度的数据传输率为 16 倍速，即表明驱动器每秒从盘片中读出的数据量为（　　　）。

A. 1 350×16KB   B. 1 350KB   C. 150KB   D. 150×16KB

16. （　　）是常见的图像处理软件。

    A. 记事本   B. Word   C. Photoshop   D. WPS

17. （　　）是动画制作软件。

    A. Flash   B. PhotoShop   C. Excel   D. Word

18. 多媒体技术的应用中，大型开放网络课程指的是（　　）。

    A. MOOC   B. VR   C. CA   D. AR

19. （　　）不是默认的图像文件格式。

    A. MID   B. BMP   C. JPG   D. PNG

20. 下列不属于文本文件格式的是（　　）。

    A. txt   B. docx   C. rtf   D. pptx

21. （　　）不是音频文件格式。

    A. MID   B. CDA   C. WAV   D. JPG

22. （　　）格式不是视频文件格式。

    A. RMVB   B. AVI   C. MP4   D. WAV

23. （　　）不是视频文件的格式。

    A. MP3   B. RM   C. FLV   D. MOV

24. 下列（　　）是静态图像格式文件的扩展名。

    A. BMP   B. MOV   C. WAV   D. AVI

25. 下列不属于 RGB 模式的基色是（　　）。

    A. 蓝色   B. 红色   C. 黑色   D. 绿色

26. 在颜色模式 RGB 中，RGB（0，255，0）表示（　　）。

    A. 橙色   B. 绿色   C. 红色   D. 蓝色

27. 声音数字化的过程可分为（　　）三个步骤。

    A. 采样、量化、调制   B. 采样、量化、编码

    C. 采样、压缩、量化   D. 采样、量化、解调

28. 声音信号数字化过程的采样可以实现模拟声波连续（　　）的离散化。

    A. 幅度   B. 频率   C. 时间   D. 空间

29. 以下采集的波形声音（　　）的质量最好。

    A. 单声道、8 位量化、22、05KHZ 采样频率

    B. 双声道、16 位量化、44、1KHZ 采样频率

    C. 单声道、16 位量化、22、05KHZ 采样频率

    D. 双声道、8 位量化、44、1KHZ 采样频率

30. 采样频率为 44.1KHZ，16 位量化的双声道立体声，其 1 分钟的数据量约为（　　）。

    A. 44.1×16÷8×2×60 bit   B. 44 100×16÷8×2×60 Byte

    C. 44 100×16÷8×2×60 bit   D. 44.1×16÷8×2×60 Byte

31. 一幅 1024×768 的黑白图像，其存储容量为（　　）字节。

    A. 1 024×768×1   B. 1 024×768×2÷8

    C. 1 024×768×2   D. 1 024×768×1÷8

32. 一幅分辨率为 1280×768 彩色 RGB 图像，每个通道颜色用 8bit 表示，则该图像所占的存储空间为（　　）。

    A. 1 280×768×8×3/8 B   B. 1 280×768×8/8 B

C.　1 280×768×8 B　　　　　　　　　　D.　1 280×768×8×3 B

33.　在计算机图像处理时，图像的空间分辨率是指（　　　）。

　　A.　单位面积的亮度　　　　　　　　　B.　反差

　　C.　灰度　　　　　　　　　　　　　　D.　单位面积的像素

34.　与图像的像素有直接关系的是（　　　）。

　　A.　显示器分辨率　　　　　　　　　　B.　视频垂直分辨率

　　C.　屏幕分辨率　　　　　　　　　　　D.　图像分辨率

35.　图像文件的存储容量与（　　　）无关。

　　A.　像素大小　　　　B.　存储介质　　　　C.　颜色深度　　　　D.　压缩率

36.　下列关于图形的说法正确的是（　　　）。

　　A.　图形是位图　　　　　　　　　　　B.　图形是由像素点阵构成

　　C.　图形与图像无区别　　　　　　　　D.　图形也称为矢量图，放大后不会失真

37.　下列关于图形和图像描述中，错误的是（　　　）。

　　A.　描述一个几何图形，一般情况下图形文件比图像文件小

　　B.　图形比图像更易于进行移动、缩放、旋转等操作

　　C.　图像方法很难表示复杂的彩色照片，但编辑更容易

　　D.　图像是由像素点构成的点阵图

38.　下列有关动画和视频的说法，错误的是（　　　）。

　　A.　动画是借助于编程或动画制作软件生成的一组动态图片序列组成的

　　B.　动画是利用快速变换帧的内容而达到运动的效果

　　C.　视频与动画都是动态的图像

　　D.　视频与动画的区别在于帧图像画面的产生方式的不同

39.　（　　　）不是判断数据压缩方法好坏的标准。

　　A.　压缩算法　　　　　　　　　　　　B.　压缩格式

　　C.　解压恢复效果　　　　　　　　　　D.　压缩比

40.　关于多媒体数据压缩的描述，错误的是（　　　）

　　A.　视频压缩不能采用有损压缩

　　B.　音频文件可以采用有损压缩

　　C.　无损压缩广泛应用与文本、程序和有特殊要求的图像

　　D.　压缩比是衡量数据压缩技术性能好坏的重要指标之一

41.　JPEG 是（　　　）图像压缩标准。

　　A.　视频　　　　　　B.　静态　　　　　C.　动画　　　　　D.　动态

42.　MPEG 是（　　　）图像压缩标准。

　　A.　动态　　　　　　B.　静态　　　　　C.　动画　　　　　D.　视频

43.　Windows 7 提供的媒体播放器可播放（　　　）文件。

　　A.　可执行文件　　　B.　演示文稿　　　C.　文本文件　　　D.　mp4

44.　以下哪种软件不能播放视频文件（　　　）。

　　A.　Windows Movie Maker　　　　　　B.　Windows Media Player

　　C.　Premiere　　　　　　　　　　　　D.　Cool Edit Pro

45.　下列（　　　）是多媒体创作工具。

　　A.　Authorware　　　　　　　　　　　B.　TurboC

　　C.　AutoCAD　　　　　　　　　　　　D.　Photoshop

工作任务 7　制作医院宣传影片

任务要求

1. 上网搜索一家三甲医院作为宣传片的主题，打开该医院的介绍网站，下载相关的文字说明、图片和视频备用。再到音乐网站下载音频文件（例如《感恩的心》《爱的奉献》或者轻音乐等），作为宣传片的背景音乐。

2. 在以自己姓名命名的文件夹下建立若干个子文件夹，把收集到的材料分类存放。例如，可以设置图片类、音频类、视频类、动画类及其他类。

3. 用 ACDSee 软件对图片进行处理，例如添加文字、调整曝光度、调整大小、特殊效果处理等。

4. 制作封面和封底图片，要求主题突出、色调和谐，并标注制作者、制作年份、版权等信息。

5. 用"格式工厂"软件创建视频宣传片，要求添加图片、视频、音频三种类型文件。调整不同类型文件的播放顺序，设置适合的视频过渡效果，播放速度快慢适中。务必使宣传片播放顺畅、和谐，主题突出，起到良好的宣传效果。

6. 编辑完毕以"＊＊医院宣传片"为名保存。

（曾燕燕）

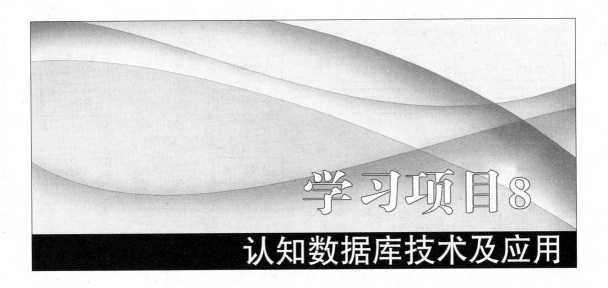

学习项目8

认知数据库技术及应用

8.1 数据库系统概述

20世纪70年代以来,数据库技术得到了迅速发展,已经成为计算机科学与技术的一个重要分支。数据库技术主要研究如何科学地组织和存储数据,如何高效地获取和处理数据。数据库技术的出现使数据管理进入了一个崭新的时代,它能把大量的数据按照一定的结构存储起来,在数据库管理系统的集中管理下,实现数据共享。本节将介绍数据库、数据库管理系统和数据库系统等基本概念。

8.1.1 数据库技术的产生与发展

1. 数据管理的发展

数据管理技术大致经历了人工管理、文件管理、数据库系统管理等阶段。

（1）人工管理阶段：20世纪50年代中期以前,计算机主要用于科学计算,数据管理属于人工管理阶段。这一阶段的特点是：数据与程序不具有独立性,一组数据对应一个应用程序；数据不能长期保存,程序运行结束后就退出计算机系统；一个程序中的数据无法被其他程序使用,因此程序与程序之间存在大量的重复数据（见图8-1）。

（2）文件系统管理阶段：从20世纪50年代后期开始至20世纪60年代中期数据管理属于文件管理阶段,应用程序通过专门管理数据的软件即文件系统来管理数据。在这一阶段中,文件系统为应用程序与数据之间提供了一个公共接口,使程序采用统一的存取方法来存取、操作数据,程序与数据之间不再是直接的对应关系,因而程序和数据有了一定的独立性。但文件系统只是简单地存放数据,数据的存取在很大程度上仍依赖应用程序,不同程序难于共享同一数据文件,数据独立性较差。此外,由于文件系统没有一个相应的数据模型约束数据的存储,因而仍有较高的数据冗余,这又极易造成数据的不一致性（见图8-2）。

（3）数据库系统管理阶段：20世纪60年代后期以来,计算机的各方面应用越来越广泛,需要计算机管理的数据量急剧增长,同时多种应用程序共享数据集合的要求越来越强烈,于是人们开发了一种新的数据管理软件——数据库管理系统（DataBase Management System,DBMS）,运用数据库技术进行数据管理,将数据管理推向了数据库系统管理阶段。数据库技术使数据有了统一的结构,对所有数据实行统一、集中、独立地管理,以实现数据的共享,保证数据的完整性和安全性，提高了数据管理效率。数据库也是以文件方式存储数据的，但它是数据的一种高级组织形式（见图8-3）。

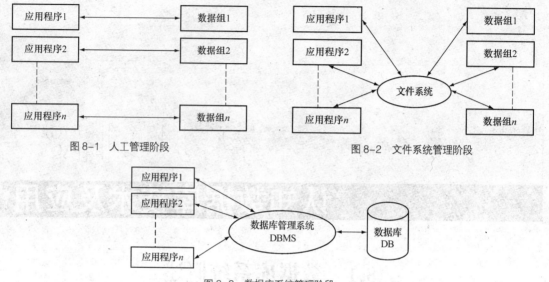

图8-1　人工管理阶段　　　　　　　　　图8-2　文件系统管理阶段

图8-3　数据库系统管理阶段

数据库系统与文件系统的区别是：数据库中数据的存储是按同一结构进行的，不同的应用程序都可以直接操作使用这些数据，应用程序与数据之间保持高度的独立性；数据库系统提供一套有效的管理手段，保证数据的完整性、一致性和安全性，使数据具有充分的共享性；数据库系统还为用户管理、控制数据的操作，提供了功能强大的操作命令，使用户能够直接使用命令或将命令嵌入应用程序中，简单方便地实现数据库的管理、控制操作。

在数据库系统管理阶段，数据已经成为多个用户或应用程序共享的资源，从应用程序中完全独立出来，形成数据库，由DBMS统一管理。

2. 数据库新技术

数据库技术面临着新的挑战，主要体现在数据库系统的环境变化：大量异构数据的集成和网络信息的集成，支持协调工作和工作流管理；数据类型和数据来源的变化，大量数据来源于实时动态的传感器和监测系统的多媒体数据；设计方法和工具的改变，面向对象分析和设计方法的应用等。下面简单叙述近几年来数据库发展的新趋势。

（1）分布式数据库：分布式数据库系统（Distributed DataBase System，DDBS）是在集中式数据库基础上发展起来的，是数据库技术与计算机网络技术、分布处理技术相结合的产物。分布式数据库系统是地理上分布在计算机网络不同结点，逻辑上属于同一系统的数据库系统，能支持全局应用，同时存取两个或两个以上结点的数据。

分布式数据库系统的主要特点如下。

① 数据是分布的：数据库中的数据分布在计算机网络的不同结点上，而不是集中在一个结点，区别于数据存放在服务器上由各用户共享的网络数据库系统。

② 数据是逻辑相关的：分布在不同结点的数据，逻辑上属于同一个数据库系统，数据间存在相互关联，区别于由计算机网络连接的多个独立数据库系统。

③ 每个结点是自治的：每个结点都有自己的计算机软硬件资源、数据库、局部数据库管理系统（Local DataBase Management System，LDBMS），因而能够独立地管理局部数据库。

（2）面向对象数据库：面向对象数据库系统（Object-Oriented DataBase System，OODBS）

是将面向对象的模型、方法和机制，与先进的数据库技术有机地结合而形成的新型数据库系统。它从关系模型中脱离出来，强调在数据库框架中发展类型、数据抽象、继承和持久性；它的基本设计思想是，一方面把面向对象语言向数据库方向扩展，使应用程序能够存取并处理对象，另一方面扩展数据库系统，使其具有面向对象的特征，提供一种综合的语义数据建模概念集，以便对现实世界中复杂应用的实体和联系建模。

（3）多媒体数据库：多媒体数据库系统（Multi-media DataBase System，MDBS）是数据库技术与多媒体技术相结合的产物。在许多数据库应用领域中，都涉及大量的多媒体数据（文字、声音、图形、图像、视频等多种类型数据的有机集成），这些数据与传统的数字、字符等格式化数据有很大的不同，都是一些结构复杂的对象。因此，多媒体数据库需要有特殊的数据结构、存储技术、查询和处理方式。多媒体数据库的研究历史不长，但却是计算机科学技术中方兴未艾的一个重要分支。

（4）数据仓库：随着信息处理技术的高速发展，数据和数据库在急剧增长，数据库应用的规模、范围和深度不断扩大，一般的事务处理已不能满足应用的需要，在大量信息数据基础上的决策支持（Decision Support，DS）、数据仓库（Data Warehousing，DW）技术的兴起满足了这一需求。

8.1.2　数据库系统

数据库系统（DataBase System，DBS）是指引入数据库技术后的计算机系统，能实现有组织地、动态地存储大量相关数据，并提供数据处理和信息资源共享的便利手段。

1. 数据库系统的组成

数据库系统由计算机硬件、数据库管理系统、数据库、应用程序和数据库用户 5 部分组成。

（1）计算机硬件：是数据库系统赖以存在的物质基础，是存储数据库及运行数据库管理系统的硬件资源，主要包括相当速率的 CPU、足够大的内存空间、足够大的外存设备及配套的 I/O 通道等。大型数据库系统一般都建立在计算机网络环境下，因此还需要一些网络设备的支持。

（2）数据库管理系统：是指负责数据库存取、维护、管理的系统软件，是位于用户与操作系统之间的数据管理软件。DBMS 提供对数据库中的数据资源进行统一管理和控制的功能，将用户应用程序与数据库数据相互隔离。它是数据库系统的核心，其功能的强弱是衡量数据库系统性能优劣的主要指标。

（3）数据库：是存储在计算机设备上，结构化的相关数据的集合，包括描述事物的数据本身和相关事物之间的联系。它是数据库系统的工作对象。数据库中的数据面向多种应用，可以被多个用户或者多个应用程序共享，它的结构是独立于应用程序的。对于数据库的数据增删、修改、检索等操作是由 DBMS 进行统一管理和控制的。

（4）应用程序：是指系统开发人员利用数据库系统资源开发的面向某一类实际应用的软件系统。应用程序是以数据库为基础和核心的计算机应用系统，例如学生教学管理系统，人事管理系统等。

（5）数据库用户：是指管理、开发、使用数据库系统的所有人员，通常包括数据库系统管理员、数据库系统开发设计人员和终端用户。数据库管理员全面负责管理和控制数据库系统，确定系统软、硬件配置，给数据库系统开发设计人员提供最佳的软件和硬件环境。数据库系统开发设计人员是应用程序员，负责设计应用系统的程序模块，在数据库系统软件支持下开发各类应用程序。终端用户通过应用程序提供的用户接口界面使用数据库系统，常用的接口方式有菜单驱动、图形显示等，这些接口为用户提供了简明直观的数据表示和方便快捷的操作方法。

2. 数据库系统的特点

数据库系统的主要特点如下。

（1）数据共享：数据库可以被多个用户或应用程序共享，数据的存取往往是并发的，多个用户可同时使用同一个数据库。数据共享是指多个用户可以同时存取数据而不相互影响。

（2）减少数据冗余：数据冗余就是数据重复，数据冗余既浪费存储空间，又容易产生数据的不一致。数据库从全局观念来组织和存储数据，数据已经根据特定的数据模型结构化，在数据库中用户的逻辑数据文件和具体的物理数据文件不必一一对应，从而有效地节省了存储资源，减少了数据冗余，增强了数据的一致性。

（3）采用特定的数据模型：数据库中的数据是有结构的，这种结构由数据库管理系统所支持的数据模型表现出来，数据库系统不仅可以表示事物内部数据项之间的联系，而且可以表示事物与事物之间的联系，从而反映出现实世界事物之间的联系。因此，任何数据库管理系统都支持一种抽象的数据模型。关于数据模型将在下面章节具体介绍。

（4）具有较高的数据独立性：数据独立是指数据与应用程序之间的彼此独立，它们之间不存在相互依赖的关系。应用程序不必随着数据存储结构的改变而变动，这是数据库一个最基本的优点。

在数据库系统中，数据库管理系统通过映象功能，实现了应用程序对数据的逻辑结构与物理存储结构之间的较高的独立性。数据库的数据独立包括 2 个方面。

① 物理数据独立：数据的存储格式和组织方法改变时，不影响数据库的逻辑结构，从而不影响应用程序。

② 逻辑数据独立：数据库逻辑结构的变化（如数据定义的修改、数据间联系的变更等）不影响用户的应用程序。

数据独立性提高了数据管理系统的稳定性，从而提高了程序维护的效益。

（5）增强了数据安全性：数据库系统加入了安全保密机制，可以防止对数据的非法存取；实行集中控制，有利于控制数据的完整性；数据库系统还采取了并发访问控制，保证了数据的正确性。

8.1.3 数据库管理系统功能

数据库管理系统是对数据进行管理的大型系统软件，是数据库系统的核心组成部分。用户在数据库系统中的一切操作，包括数据定义、查询、更新及各种控制，都是通过 DBMS 进行的。DBMS 是 DBS 的核心软件，其主要目标是使数据成为方便使用的资源，易于为各种用户所共享，并增进数据的安全性、完整性和可用性等。

不同 DBMS 要求的硬件资源、软件环境是不同的，其功能也存在差异，但一般来说，DBMS 主要包括如下功能。

1. 数据定义

DBMS 为数据库的建立提供了数据定义语言（Data Description Language，DDL）。用户使用 DDL 定义数据库的结构，包括外模式、模式和内模式及其相互之间的映射，定义数据的完整性约束、保密限制等约束条件。

2. 数据操纵

DBMS 提供数据操纵语言（Data Manipulation Language，DML），实现对数据库检索、插入、修改和删除等基本操作。DML 通常分为 2 类：一类是嵌入宿主语言中使用，例如嵌入 C、COBOL、FORTRAN 等高级语言中，这类 DML 一般本身不能独立使用，称为宿主型 DML；另一类是可以独立性交互使用的 DML，它语法简单，可独立使用，称为自主型或自含型 DML。目前 DBMS 广泛采用的是可独立使用的自含型语言，为用户或应用程序员提供操作使用数据库的语言工具。

3. 数据库管理

DBMS 提供了对数据库的建立、更新、重编、结构维护、恢复及性能监测等管理功能。数据库管理是 DBMS 运行的核心部分，主要包括 2 方面的功能：数据库系统建立、维护功能和系统运行控制功能。所有数据库的操作都要在控制程序的统一管理下进行，以保证运行的正确执行以及数据库的正确有效。

4. 通信功能

DBMS 提供数据库与其他软件系统进行通信的功能。例如，提供与其他 DBMS 或文件系统的接口，将数据库中的数据转换为对方能够接受的格式，或者能接收其他系统的数据。

8.2　数据模型

由于计算机不能直接处理现实世界中的具体事物，所以人们必须事先把具体事物转换成计算机能够处理的数据。在数据库技术中使用数据模型来抽象地表示现实世界中的数据与信息。

8.2.1　数据模型的基本概念

数据库需要根据应用系统中数据的性质、内在联系，按照数据库管理系统的要求来设计和组织。数据模型就是从现实世界到机器世界的一个中间层次。

为了反映事物本身及事物之间的各种联系，数据库中的数据必须有一定的结构，这种结构用数据模型来表示。数据模型是对现实世界中各种事物或实体特征的数字化模拟和抽象，用以表示现实世界中的实体与实体之间的联系，使之能存放到计算机中，并通过计算机软件进行处理。数据模型是描述数据、数据之间联系的结构模式，是数据库系统中用于提供信息表示和操作手段的形式构架。

8.2.2　概念模型

概念模型是对客观事物及其联系的抽象，用于信息世界的建模，它强调其语义表达能力，以及能够较方便、直接地表达应用中各种语义知识。这类模型概念简单、清晰，易于被用户理解，是用户和数据库设计人员之间进行交流的语言。

1. 实体

客观存在并相互区别的事物称为实体（Entity）。一个实体可以是一个具体的人或物，如一个学生，也可以是一个抽象的事物，如一个想法。

（1）属性：实体具有许多特性，实体所具有的特性称为属性（Attribute）。一个实体可用若干属性来描述。例如，学生实体可用学号、姓名、性别和年龄等属性来描述。

每个属性都有特定的取值范围，即值域（Domain）。例如，年龄的值域是不小于零的整数，性别只能取"男"或者"女"。

属性由属性型和属性值构成，属性型就是属性名及其取值类型，属性值就是属性在其值域中所取的具体值。

（2）实体型和实体集：属性值的集合表示一个实体，而属性型的集合表示一种实体的类型，称为实体型。同类型的实体的集合就是实体集。例如，学生（学号，姓名，性别，年龄）就是一个实体型；对于学生来说，全体学生就是一个实体集。

在 Access 2010 中，用"表"来存放同一类实体，即实体集。例如学生表、教师表、成绩表等。Access 2010 的一个"表"包含若干个字段，字段就是实体的属性。字段值的集合组成表中的一条记录，代表一个具体的实体，即每一条记录表示一个实体。

2. 实体联系

实体之间的对应关系称为联系，它反映现实世界事物之间的相互关联。实体间联系的种类是指一个实体集中可能出现的每一个实体与另一个实体集中多少个实体存在联系。两个实体间的联系可以归结为 3 种类型：一对一、一对多和多对多，如图 8-4 所示。

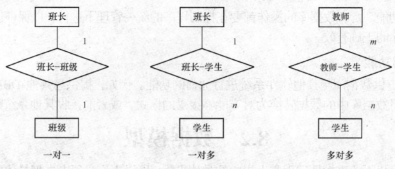

图 8-4　实体间的联系

（1）一对一：在两个不同型实体集中，任一方的一个实体只与另一方的一个实体相对应，称这种联系为一对一。如班长与班级的联系，一个班级只有一个班长，一个班长对应一个班级。

（2）一对多：在两个不同型实体集中，一方的一个实体对应另一方的若干个实体，而另一方的一个实体只对应本方的一个实体，称这种联系为一对多。如班长与学生的联系，一个班长对应多个学生，而本班每个学生只对应一个班长。

（3）多对多：在两个不同型实体集中，两实体集中的任一实体均与另一实体集中的若干个实体对应，称这种联系为多对多。如教师与学生的联系，一位教师为多个学生授课，每个学生也有多位任课教师。

3. E–R 图法

概念模型的表示方法很多，其中最常用的方法是 E-R（Entity Relationship，实体联系）图法。E-R 图的主要成分及其表示方法描述如下。

（1）实体型：用矩形表示，矩形框内写明实体名。

（2）属性：用椭圆形表示，并用无向边将其与相应的实体连接起来。

（3）联系：用菱形表示，菱形框内写明联系名，并用无向边分别与有关实体连接起来，同时在无向边旁标上联系的类型（$1:1$，$1:n$ 或 $m:n$）。

E-R 图法是抽象和描述现实世界的有力工具。用 E-R 图表示的概念模型与具体的 DBMS 所支持的数据模型相独立，是各种数据模型的共同基础，因而比数据模型更一般、更抽象，更接近现实世界。由于篇幅有限这里就不再展开叙述，请读者参考相关参考书。

8.2.3　常用的数据模型

数据模型是数据库系统中一个关键概念，数据模型不同，相应的数据库系统就完全不同，任何一个数据库管理系统都是基于某种数据模型的。数据库系统常用的数据模型有层次模型、网状模型和关系模型 3 种。

1. 层次模型（Hierarchical Model）

用树形结构表示实体及实体之间联系的模型称为层次模型，如图 8-5 所示。树由节点和连线组成，节点表示实体集，连线表示实体之间的联系。通常将表示"一"的数据放在上方，称为父节点；而表示"多"的数据放在下方，称为子节点。

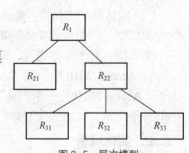

图 8-5　层次模型

层次模型的基本特点如下。

（1）有且仅有一个节点无父节点，称为根节点。

（2）其他节点有且只有一个父节点。

现实世界中许多实体之间的联系本来就呈现出一种自然的层次关系，如行政机构、家族关系等。层次模型可以直接方便地表示一对一联系和一对多联系，但不能用它直接表示多对多联系。

2. 网状模型（Network Model）

用网状结构表示实体及实体之间联系的模型称为网状模型，如图 8-6 所示。网状模型是层次模型的拓展，网状模型的节点间可以任意发生联系，能够表示各种复杂的联系。

网状模型的基本特点如下。

（1）一个以上节点无父节点。

（2）至少有一个节点有多于一个的父节点。

网状结构是一种比层次模型更具有普遍性的结构，它去掉了层次模型的两个限制，允许多个节点没有双亲，允许节

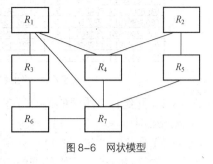

图 8-6　网状模型

点有多个双亲节点，此外它还允许两个节点之间有多种联系（称之为复合联系）。因此，采用网状模型可以更直接地去描述现实世界，而层次模型实际上是网状模型的一个特例。

网状模型可以直接表示多对多联系，这也是网状模型的主要优点。

3. 关系模型（Relational Model）

关系模型是目前最重要的一种数据模型。用二维表结构来表示实体及实体之间联系的模型称为关系模型，具体描述在下一节。

关系模型与层次模型、网状模型的本质区别在于数据描述的一致性，模型概念单一。在关系型数据库中，每一个关系都是一个二维表，无论实体本身还是实体间的联系均用称为 "关系" 的二维表来表示，使得描述实体的数据本身能够自然地反映它们之间的联系。而传统的层次和网状模型数据库是使用链接指针来存储和体现联系的。关系模型是建立在集合论与关系代数基础上的，因而具有坚实的理论基础，与层次模型和网状模型相比，关系模型具有数据结构单一、理论严密、使用方便和易学易用等特点。

8.3　关系数据库

目前绝大多数数据库系统的数据模型，都是采用关系模型，关系模型已成为数据库应用的主流。本节具体介绍关系模型的一些基本概念。

8.3.1　关系模型

人们习惯用表格形式表示一组相关的数据，既简单又直观，如图 8-7 所示的学生表和如图 8-8 所示的班级表都是二维表。这种由行与列构成的二维表，在数据库理论中称为关系；在关系模型中，实体和实体间的联系都是用关系表示的，也就是说，二维表中既存放着实体本身的数据，又存放着实体间的联系。关系不但可以表示实体间一对多的联系，通过建立关系间的关联，也可以表示多对多的联系。

1. 关系的基本概念

（1）关系：一个关系就是一个二维表，每个关系都有一个关系名。在 Access 2010 中，一个关系对应于一个表，关系名则对应于表名。

对关系的描述称为关系模式，一个关系模式对应一个关系的结构，其格式为：

关系名（属性名 1，属性名 2，……，属性名 n）

图 8-7 所示关系的关系模式可表示如下：学生（学号，姓名，性别，出生日期，班级号，电话）。

学号	姓名	性别	出生日期	班级号	电话
0800100101	张房杰	男	1990-1-1	08001001	600601
0800100102	孙斌	男	1989-5-11	08001001	600602
0800100201	王海涛	男	1991-3-22	08001002	600301
0800100202	李欣悦	男	1990-6-6	08001002	600302
0800200101	王芳芳	女	1990-12-8	08002001	600401
0800200102	金喜福	男	1989-2-3	08002001	600402
0800200201	叶微微	女	1991-4-12	08002002	600501
0800200202	江露	女	1990-6-3	08002002	600502

图 8-7 学生表

班级号	班级名	学院号
08001001	信息081	001
08001002	信息082	001
08002001	英语081	002
08002002	英语082	002

图 8-8 班级表

（2）元组：二维表的每一行在关系中称为元组，元组对应存储文件中的一个具体的记录。在 Access 中，一个元组对应表中一条记录。

（3）属性：二维表的每一列在关系中称为属性，每个属性都有一个属性名，属性值则是各个元组属性的取值。属性的取值范围称为域，即不同元组对同一个属性的取值所限定的范围。

在 Access 中，一个属性对应表中一个字段，属性名对应字段名，属性值对应于各个记录的字段值。每个字段的数据类型、宽度等在创建表的结构时设定。

图 8-7 所示表的学号就是属性或者称为字段。

（4）关键字：键是指表中的一个属性或多个属性。关系中能唯一区分、确定不同元组的属性或属性组合，称为该关系的一个关键字。一个关系中能够成为关键字的属性或属性组合可能不是唯一的。

① 主关键字和候选关键字：在关键字中选定一个作为当前唯一标识元组的依据，称为该关系的主关键字，简称主键或主码，其他关键字则可称为候选关键字。一个关系中主关键字是唯一的，而且关键字字段中的值不允许重复或为空。

比如，图 8-7 所示关系中增加一个字段"身份证号"，则"身份证号"和"学号"都是关键字，假如以"学号"作为主关键字，则"身份证号"就可作为候选关键字。

② 外部关键字：一个关系中某个属性或属性组合并非主关键字，但却是另一个关系的主关键字或候选关键字，称此属性或属性组合为本关系的外部关键字或称为外码。关系之间的联系就是通过外部关键字来实现的。

比如，图 8-7 所示关系中的"班级号"不是学生表的主关键字，但是"班级号"却是如图 8-8 所示班级表的主关键字，在学生表中，称"班级号"为外部关键字。班级表和学生表之间就是通过"班级号"这个外部关键字联系的。

2. 关系的基本特点

关系模型看起来简单，但是并不能将日常手工管理所用的各种表格，按照一张表一个关系直接存放到数据库系统中。在关系模型中对关系有一定的要求，关系必须具有以下基本特点。

（1）关系必须规范化，属性不可再分割。规范化是指关系模型中每个关系模式都必须满足一定的要求，最基本的要求是关系必须是一张二维表，每个属性值必须是不可分割的最小数据单元，即表中不能再包含表。

（2）在同一关系中不允许出现相同的属性名。

（3）任意交换 2 个元组（或属性）的位置，不会改变关系模式。

以上是关系的基本性质，也是衡量一个二维表格是否构成关系的基本要素。在这些基本要素中，有一点是关键，即属性不可再分割，也即表中不能套表。

8.3.2 关系运算

利用关系数据库进行查询时，要找到用户感兴趣的数据，需要对关系进行一定的关系运算。关系数据操作就是关系运算，关系运算是从关系中找出所需要的数据。关系运算主要有选择、投影和联接 3 种运算。

1．选择（Selection）

选择运算是从关系中查找符合指定条件的元组的操作。选择运算是从二维表格中选取若干行的操作，在表中则是选取若干条记录的操作，相当于对关系进行水平分解。

例如，从图 8-7 所示的学生关系中选择出性别等于"女"的元组组成新的关系，所进行的查询操作属于选择运算，选择结果如图 8-9 所示。

2．投影（Projection）

投影运算是从关系中选取若干个属性的操作。投影运算从关系中选取若干属性形成一个新的关系，其关系模式中的属性个数比原来的关系模式少。投影是从二维表格中选取若干列的操作，在表中则是选取若干个字段，相当于对关系进行垂直分解。

例如，从图 8-7 所示的学生关系中只查询学生的学号与姓名信息，所进行的查询操作组成新的关系，就属于投影运算，投影结果如图 8-10 所示。

学号	姓名
0800100101	张房杰
0800100102	孙斌
0800100201	王海涛
0800100202	李欣悦
0800200101	王芳芳
0800200102	金喜福
0800200201	叶微微
0800200202	江露

学号	姓名	性别	出生日期	班级号	电话
0800200101	王芳芳	女	1990-12-8	08002001	600401
0800200201	叶微微	女	1991-4-12	08002002	600501
0800200202	江露	女	1990-6-3	08002002	600502

图 8-9　选择结果

图 8-10　投影结果

3．联接（Join）

联接是关系的横向结合。联接运算是将 2 个关系模式的若干属性拼接成一个新关系模式的操作，对应的新关系中，包含满足联接条件的所有元组。联接运算在表中则是将 2 个表的若干字段，按指定条件拼接生成一个新的表。

例如，将图 8-7 所示的学生关系和图 8-8 所示的班级关系联接起来，查询学生的学号、姓名和班级名信息，所进行的查询操作组成新的关系，就属于联接运算，联接结果如图 8-11 所示。

在对关系数据库的查询中，利用关系的投影、选择和联接运算可以方便地分解或构造新的关系。

学号	姓名	班级名
0800100101	张房杰	信息081
0800100102	孙斌	信息081
0800100201	王海涛	信息082
0800100202	李欣悦	信息082
0800200101	王芳芳	英语081
0800200102	金喜福	英语081
0800200201	叶微微	英语082
0800200202	江露	英语082

8.3.3　典型的关系数据库

以关系模型建立的数据库就是关系数据库（Relational DataBase，

图 8-11　联接结果

RDB），关系数据库系统的 DBMS 是关系型数据库管理系统（Relational DataBase Management System，RDBMS）。

目前，商品化的数据库管理系统以关系型数据库为主导产品，技术比较成熟。国际国内的主导关系型数据库管理系统有 Oracle、Sybase、Informix、SQL Server、Access 等。下面简要介绍几种常用的关系型数据库管理系统。

1．Oracle

Oracle （Oracle RDBMS 的简称）是美国 Oracle 公司研制的一种关系型数据库管理系统，是一个协调服务器和用于支持任务决定型应用程序的开放型 RDBMS。它可以支持多种不同的硬件和操作系统平台，从台式机到大型和超级计算机，为各种硬件结构提供高度的可伸缩性，支持对称多处理器、群集多处理器、大规模处理器等，并提供广泛的国际语言支持。Oracle 是一个多用户系统，能自动从批处理或在线环境的系统故障中恢复运行。系统提供了一个完整的软件开发工具 Developer

2000，包括交互式应用程序生成器、报表打印软件、字处理软件以及集中式数据字典，用户可以利用这些工具生成自己的应用程序。Oracle 以二维表的形式表示数据，并提供了 SQL（结构式查询语言），可完成数据查询、操作、定义和控制等基本数据库管理功能。Oracle 属于大型数据库系统，主要适用于大、中、小型应用系统，或作为客户机/服务器系统中服务器端的数据库系统。

2. SQL Server

SQL Server 是美国 Microsoft 公司推出的一种关系型数据库系统。SQL Server 是一个可扩展的、高性能的、为分布式客户机/服务器计算所设计的数据库管理系统，实现了与 Windows NT 的有机结合，提供了基于事务的企业级信息管理系统方案。其主要特点如下：高性能设计，系统管理先进，支持 Windows 图形化管理工具，支持本地和远程的系统管理和配置；强大的事务处理功能，采用各种方法保证数据的完整性；支持对称多处理器结构、存储过程、ODBC，并具有自主的 SQL 语言。SQL Server 以其内置的数据复制功能、强大的管理工具、与 Internet 的紧密集成和开放的系统结构为广大的用户、开发人员和系统集成商提供了一个出众的数据库平台。

3. Access

Access 是美国 Microsoft 公司于 1994 年推出的微机数据库管理系统。它具有界面友好、易学易用、开发简单、接口灵活等特点，是典型的新一代桌面数据库管理系统。

8.3.4 关系数据库数据模型实例

下面以一个简单的高校教学管理数据库管理系统作为实例，贯穿于本章的描述过程。学校有若干学院组成；每个班级有若干学生组成；学院开设多门课程；每个学生修学多门课程。在这个例子中，可以看到，现实世界中存在许多事物，例如，学生、班级、学院、课程等，这些都是客观存在的实体。这些实体并不是孤立存在的，不同的实体之间是有联系的，这种联系也是客观存在的。比如学生和教师通过选修课程建立联系。

1. 实体

该教学管理系统中的关系模型的实体如下。

（1）学院（学院号，学院名）。
（2）班级（班级号，班级名，学院号）。
（3）课程（课程号，课程名，学分，教师号）。
（4）教师（教师号，教师名，学院号，联系电话）。
（5）学生（学号，姓名，性别，班级号，出生日期，电话）。

2. 实体联系

该教学管理系统中的关系模型的实体联系如图 8-12 所示。

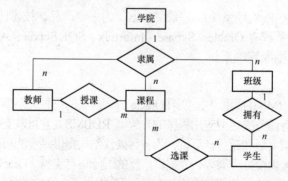

图 8-12 教学管理系统实体联系

8.4　Access 2010 概述

Access 2010 是一个功能强大的关系数据库管理系统，可以组织、存储并管理任何类型和任意数量的数据。本节简单介绍 Access 数据库的基本组成部分，初步认识 Access 2010，并介绍数据库的创建和打开等基本操作。

8.4.1　Access 简介

作为 Microsoft Office 组件之一的 Microsoft Access 是在 Windows 环境下非常流行的桌面型数据库管理系统。使用 Microsoft Access 无需编写任何代码，只需通过直观的可视化操作就可以完成大部分数据管理任务。Microsoft Access 数据库包括许多组成数据库的基本要素。这些要素是存储信息的表、显示人机交互界面的窗体、有效检索数据的查询、信息输出载体的报表、提高应用效率的宏、功能强大的模块工具等。它不仅可以通过 ODBC 与其他数据库相连，实现数据交换和共享，还可以与 Word、Excel 等办公软件进行数据交换和共享，并且通过对象链接与嵌入技术在数据库中嵌入和链接声音、图像等多媒体数据。

Access 采用数据库的方式是在一个单一的 *.MDB 文件中包含应用系统中所有的数据对象（包括数据表对象和查询对象），及其所有的数据操作对象（包括窗体对象、报表对象、宏对象和 VBA 模块对象）。Access 数据库结构示意图如图 8-13 所示。

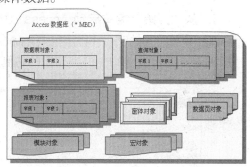

图 8-13　Access 数据库结构

1. 表（Table）

表是数据库的基本对象，是创建其他 6 种对象的基础。表由记录组成，记录由字段组成，表用来存储数据库的数据，故又称数据表，是数据库的核心，为其他对象提供数据，对具有复杂结构的数据，可以使用多个数据表，这些表之间可通过相关字段建立关联。

2. 查询（Query）

查询可以按索引快速查找到需要的记录，按要求筛选记录并能连接若干个表的字段组成新表，从一个或多个表中查找某些特定的记录，运行结果以二维表的形式显示，也可作为窗体、报表等其他对象的数据源。

3. 窗体（Form）

窗体，也可称为表单，是数据库对象中最灵活的一个对象，其数据源主要是表或查询。在窗体中，可以接收、显示和编辑数据表中的数据；可以将数据库中的表链接到窗体中；可以通过在窗体中插入命令按钮，控制程序的执行流程或过程。可以说，窗体是进行交互操作的最好界面。

4. 报表（Report）

报表是表现数据的一种有效方式。报表的功能是将数据库中的数据分类汇总，然后打印出来，以便分析。数据源可以是一个或多个表、查询，建立报表时还可以进行计算，如求和、平均等。

5. 页（Page）

页也称数据页，是 Access 发布的 Web 页，包含与数据库的连接。在信息系统中设计数据访问页是为了使用户能够查看和操作来自 Internet 或 Intranet 的数据，而这些数据是保存在数据库中的。当用户在 Internet Explorer 中显示数据访问页时，正在查看的是该页的副本。

6. 宏（Macro）

宏是指一个或多个操作的集合，其中每个操作实现特定的功能，例如打开某个窗体或打印某个报表。宏可以使某些普通的、需要多个指令连续执行的任务能够通过一条指令自动地完成，而这一条指令就称为宏。

7. 模块（Module）

模块的功能与宏类似，但它定义的操作比宏更精细和复杂，用户可以根据自己的需要编写程序。模块使用 Visual Basic 编程，用 Access 提供的 VBA 语言编写的程序，模块通常与窗体、报表结合起来组成完整的应用功能。

8.4.2　启动和关闭 Access

在 Office 2010 安装完成以后，即可在 Windows 操作系统的"开始"菜单中自动生成一个程序组，该程序组位于"开始"→"程序"→"Microsoft Office"中。

常用的启动 Access 2010 方式有下面几种。

1. 从"开始"菜单启动 Access 2010

选择菜单"开始"→"程序"→"Microsoft Office"→"Microsoft Office Access 2010"，即打开 Access 2010 主窗口，并在窗口的右侧显示出"开始工作"任务窗格，如图 8-14 所示。

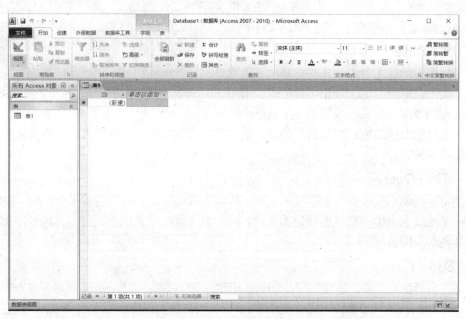

图 8-14　Access 2010 主窗口

2. 用"运行"命令启动 Access 2010

单击"开始"→"运行"，在打开的"运行"对话框的"打开"组合框中输入命令"msaccess"，单击"确定"按钮即可。

3. 通过打开已有的数据库来启动 Access 2010

在 Windows 资源管理器中，双击一个 Access 2010 数据库文件，即可启动 Access 2010，并打开该数据库。

当用户工作完成之后，为避免发生意外事故造成数据丢失或损坏数据库，需要关闭打开的数据库。单击 Access 2010 窗口的"关闭"按钮✕，就关闭了 Access 窗口。

8.5 结构化查询语言（SQL）

SQL 是结构化查询语言（Structured Query Language）的缩写，是关系数据库的标准语言。

8.5.1 SQL 概述

SQL 是 1974 年在 IBM 的关系数据库 SYSTEM R 上实现的语言。它提供给用户一种表示方法说明要查询的结果特性，至于如何查询以及查询结果的形式都由 DBMS 来完成。这种语言由于其功能丰富、方便易学受到用户欢迎。1986 年，SQL 由美国国家标准局（ANSI）及国际标准化组织（ISO）公布作为关系数据库的标准语言。

8.5.2 SQL 的特点

作为关系数据库的标准语言，该语言具有以下特点。

1. 语言功能的一体化

SQL 语言集数据定义 DDL、数据操纵 DML、数据控制 DCL 功能为一体。并且它不严格区分数据定义和数据操纵，在一次操作中可以使用任何语句。

2. 模式结构的一体化

关系模型中唯一的结构类型就是关系表，这种数据结构的单一性，使得对数据库数据的增、删、改、查询等操作都只需使用一种操作符。

3. 高度非过程化的语言

使用 SQL 语言操作数据库，只需提出"做什么"无须指明"怎样做"。用户不必了解存取路径。存取路径的选择和 SQL 语句的具体执行由系统自己完成，从而简化了编程的复杂性，提高了数据的独立性。

4. 面向集合的操作方式

SQL 语言在元组集合上进行操作，操作结果仍是元组集合。查找、插入、删除和更新都可以是对元组集合操作。

5. 两种操作方式、统一的语法结构

SQL 语言既是自含式语言，又是嵌入式语言。作为自含式语言，可作为联机交互式使用，每个 SQL 语句可以独立完成其操作；作为嵌入式语言，SQL 语句可嵌入到高级程序设计语言中使用。

6. 语言简洁、易学易用

SQL 是结构化的查询语言，语言非常简单，完成数据定义、数据操纵和数据控制的核心功能只用了 9 个动词：Create、Drop、Alter、Select、Delete、Insert、Update、Grant、Revoke。SQL 的语法简单，接近英语口语，因此容易学习，使用方便。

8.5.3 SQL 数据查询语句

数据查询是数据库的核心操作，下面简单地介绍 SQL 数据查询 SELECT 语句的常用格式。

常用格式：SELECT　[ALL|DISTINCT]　〈列名表〉

　　　　　　　FROM〈表名〉[,〈表名〉]　[WHERE　〈条件表达式〉]

　　　　　　　[GROUP BY　〈列名 1〉 [HAVING　〈条件表达式〉]

　　　　　　　[ORDER BY〈列名 2〉]　[ASC|DESC]...]

---

① SELECT 子句指明要选取的列，完成投影运算。

② FROM 子句指明要从哪个表中查询数据。

③ WHERE 子句指明要选择满足什么条件的记录。

④ GROUP 子句将结果按"列名 1"的值进行分组，若带有 HAVING 短语，则只有满足指定条件的组才予以输出。

⑤ ORDER 子句将结果表按"列名 2"的值升序（降序）排序，选项 ASC 为升序，DESC 为降序，默认为升序。

8.6　数据库技术知识点检测

1. 数据管理技术的发展分为三个阶段，真正实现了数据共享的是（　　　）管理阶段。

　　A. 文件系统　　　　　B. 数据库　　　　　C. 人工　　　　　D. 数据库系统

2. （　　　）是位于用户与操作系统之间，用来对数据库进行集中统一管理的系统软件。

　　A. DB　　　　　　　B. DBS　　　　　　C. DBA　　　　　D. DBMS

3. 下列说法错误的是（　　　）。

　　A. 数据库具有较高的数据独立性　　　　B. 数据库中的数据可以共享

　　C. 数据库减少了数据冗余　　　　　　　D. 数据库避免了一切数据的重复

4. 下列关于数据库系统的叙述中正确的是（　　　）。

　　A. 数据库系统中数据的一致性是指数据类型一致

　　B. 数据库系统减少了数据冗余

　　C. 数据库系统比文件系统能管理更多的数据

　　D. 数据库系统避免了一切冗余

5. 数据库是（　　　）。

　　A. 数据文件和数据库管理系统

　　B. 一个文本文件

　　C. 存储在某种存储介质上的有组织的、可共享的相关数据的集合

　　D. 多媒体数据的集合

6. 数据库中数据的（　　　），指数据的正确性、有效性和相容性，保证数据处于约束的范围内。

　　A. 完整性　　　　　B. 一致性　　　　　C. 并发控制　　　　D. 安全性

7. 数据库、数据库管理系统和数据库系统分别侧重（　　　）。

　　A. 数据库整个运行系统、数据和系统软件

　　B. 系统软件、数据和数据库的整个运行系统

　　C. 数据、数据库和整个运行系统和系统软件

　　D. 数据、系统软件和数据库整个运行系统

8. 数据库系统的核心是（　　　）。

　　A. 数据库管理系统　　　　　　　　　　B. 数据模型

　　C. 软件工具　　　　　　　　　　　　　D. 数据库

9. 数据库技术的发展历程划分为三代，其中第三代数据库系统支持（　　）数据模型。

    A. 面向对象   B. 关系型   C. 网状型   D. 层次型

10. 若每一个班级可拥有多个学生，而每个学生只可属于一个班级，则班级与学生实体之间存在着（　　）的联系。

    A. 一对一   B. 未知   C. 多对多   D. 一对多

11. 一个教师讲授多门课程，一门课程由多个教师讲授，则教师与课程实体之间是（　　）的联系。

    A. 一对一   B. 一对多   C. 多对多   D. 未知

12. 关系数据库中的数据表（　　）。

    A. 相互联系，不能单独存在   B. 以数据表名称表现其相互间的联系

    C. 完全独立，相互没有关系   D. 既相对独立，又相互联系

13. 二维表由行和列组成，每一行表示关系的一个（　　）。

    A. 属性   B. 字段   C. 集合   D. 记录

14. 下列关于关系模型基本性质的描述，错误的是（　　）。

    A. 同一关系中不能有完全相同的元组

    B. 关系的每一列上，属性值应取自同一值域

    C. 在一个关系中行的顺序无关紧要

    D. 在一个关系中列不可再分，列的顺序也不可改变

15. 将 E-R 图向关系模型的转换中，如果两实体之间是一对多（1：n）的联系，所转换的关系模型的主键由（　　）担任。

    A. 任一方实体的主键   B. 1 端实体的主键

    C. n 端实体的主键   D. 双方实体的主键联合

16. 目前描述概念模型常用的方法是 E-R 图法，下面的图形符号是用于表示（　　）。

    A. 关系   B. 属性   C. 联系   D. 实体

17. （　　）属于信息世界的模型，是现实世界到机器世界的一个中间层次。

    A. 数据模型   B. 关系模型   C. E-R 图   D. 概念模型

18. 描述信息世界中实体的存在及联系而不涉及 DBMS 的是（　　）。

    A. 概念模型   B. 网状模型   C. 关系模型   D. 层次模型

19. 下列（　　）运算可以从一个关系中选择满足给定条件的记录行，组成新的关系。

    A. 选择   B. 连接   C. 自然选择   D. 投影

20. 将两个关系表中的记录按给定条件横向结合，组成一个新的关系表的操作称为（　　）。

    A. 投影   B. 连接   C. 合并   D. 选择

21. 关系数据库系统采用（　　）作为数据的组织方式。

    A. 层次模型   B. 关系模型   C. 面向对象模型   D. 数据表

22. 数据库的类型是按照（　　）来划分的。

    A. 数据模型   B. 文件形式   C. 数据存取方法   D. 记录形式

23. 关系模式：score（学号，课程号，成绩），则（　　）作为 score 关系的主键。

    A. 学号   B. 成绩

    C. 课程号   D. "学号"与"课程号"的集合

24. 有如下两个关系模式：

> Student（学号，姓名，奖学金）
>
> Score（学号，课程号，成绩）

则（　　）是 Score 关系相对于 student 关系的外键。

  A. 学号   B. 学号，课程号   C. 课程号   D. 成绩

25. 下列（　　）是较常用的桌面型数据库软件。

  A. Visual C++   B. SQL Server 2005 C. Access   D. Oracle

26. （　　）都是数据库管理系统。

  ①Visual FoxPro   ②Access   ③SQL Server 2000

  ④Excel   ⑤Oracle   ⑥Photoshop

  A. ②③④   B. ①②③⑤   C. ③④⑤   D. ④⑤⑥

27. 在 Access 中说查询的结果是一个"动态集"，是指每次执行查询时所得的数据集合（　　）。

  A. 都是从数据来源表中随机抽取

  B. 基于数据来源表中数据的改变而改变

  C. 随着用户设置的查询准则的不同而不同

  D. 将更新数据来源表中的数据

28. 下列说法错误的是（　　）。

  A. SQL 语言是关系数据库的标准查询语言

  B. SQL 语言称为结构化查询语言

  C. SQL 语言具有数据查询、数据定义、数据操纵和数据控制功能

  D. SQL 语言可以自动实现关系数据库的规范化

29. SQL 语言是关于数据库的标准语言，它包括数据查询、数据定义、数据操纵和（　　）四部分功能。

  A. 数据修改   B. 数据连接   C. 数据处理   D. 数据控制

30. DBMS 的数据定义功能是通过（　　）实现的。

  A. DBS   B. DB   C. DML   D. DDL

31. SQL 语言最核心、最强大的功能是（　　）。

  A. 数据查询   B. 数据定义   C. 数据操纵   D. 数据控制

32. 使用数据库技术管理数据，首先必须建立一个数据库，其工作过程正确顺序是（　　）。

  ①创建数据库   ②画 E-R 图

  ③数据的收集、分类和组织   ④确定关系数据模型

  A. ②④③①   B. ②③④①   C. ③④②①   D. ③②④①

工作任务8　建立病员住院费用查询信息库

任务要求

1. 到医院了解住院病人需登记的个人信息与费用信息。

2. 根据了解的相关信息，设计需建立的表与字段。

3. 建立相应的住院费用信息库、表及查询。

（曾少俊）

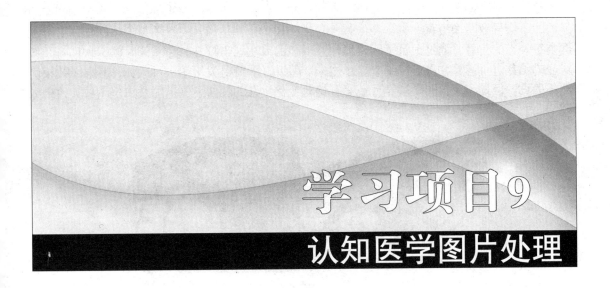

9.1 Photoshop CS5 基础知识

9.1.1 Photoshop 软件概述

Photoshop 是目前世界上最流行、应用最广泛的图像处理软件，由美国 Adobe 公司出品。它是集位图和矢量图绘画、图片编辑、网页图片设计等为一体的优秀软件，功能强大、性能稳定。利用 Photoshop 软件可以实现图像编辑，图像修饰，特效处理，影像合成，创意设计等。在医学领域中，用户可以利用 Photoshop 软件对医学影像进行直方图处理、影像平滑处理、边缘效果增强处理、影像灰阶调节、影像均衡等操作。

9.1.2 图像处理的基本知识

1. 位图和矢量图

计算机中的图像分为两种：位图和矢量图。

（1）位图：也称点阵图，栅格图像，像素图，简而言之，就是最小单位是由像素构成的图，缩放会失真。构成位图的最小单位是像素，位图就是由像素阵列的排列来实现其显示效果的，每个像素有自己的颜色信息，在对位图图像进行编辑操作的时候，可操作的对象是每个像素，可以通过改变图像的色相、饱和度、明度，从而改变图像的显示效果。位图及位图放大效果如图 9-1 所示。

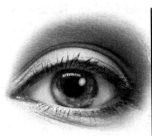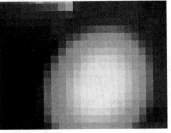

图 9-1 位图放大前后

（2）矢量图：也称向量图，与位图不同，在计算机中放大、缩小矢量图不会影响图像的品质，不会导致图像失真。矢量图依赖于量化公式，也就是说，矢量不是像位图那样记录画面上每一点的信息，而是记录了元素形状及颜色的算法。当打开矢量图的时候，软件对图像对应的函数进行运算，将运算结果显示出来。所以，即使对矢量图进行放大，其显示效果仍然不失真。但是，矢量图无法表现色彩鲜艳且变化复杂的图像。矢量图及矢量图放大效果如图 9-2 所示。

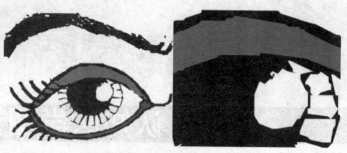

图 9-2　矢量图放大前后

2. 色彩的基本属性

色彩的基本属性包括：色相、亮度、饱和度。

（1）色相：色相是色彩的首要特征，是区别各种不同色彩的最准确的标准。我们用红、黄、蓝这样的名称来区别颜色，这种颜色的差异就是色相。可见，色相指的是不同色彩。

（2）亮度：指的是色彩的相对明暗，是接收到光的物理表面的反射程度。亮度表示的是色彩的明暗程度。所以，亮度越高，色彩越明亮。例如，蓝色较深时，即成深蓝色；蓝色较浅时，即成天蓝色。增加或降低亮度，将使整个图像变亮或变暗。

（3）饱和度：饱和度是指色彩的鲜艳程度，也称色彩的纯度。饱和度取决于该色中含色成分和消色成分（灰色）的比例。含色成分越大，饱和度越大；消色成分越大，饱和度越小。饱和度指色彩的纯洁性，各种单色光是最饱和的色彩，物体的色饱和度与物体表面反色光谱的选择性程度有关，越窄波段的光发射率越高，也就越饱和。

3. Photoshop CS5 中的色彩模式

根据对色彩的记录方式不同，Photoshop CS5 使用多种不同的色彩系统，这就是所谓的色彩模式。在 Photoshop CS5 中，要成功地选择正确的颜色，必须先了解色彩模式。色彩模式直接影响到图像默认颜色通道的数量和图像文件的大小，且决定了用于显示和打印图像的颜色模型。常见的色彩模式如下。

（1）RGB 色彩模式：又叫加色模式，是屏幕显示的最佳颜色，由红、绿、蓝 3 种颜色组成，每一种颜色可以有 0～255 的亮度变化。RGB 色彩组成原理如图 9-3 所示。几乎所有的 Photoshop CS5 图像都是用 RGB 模式进行存储的。因为在 RGB 模式下，Photoshop CS5 所有的滤镜和命令都可以使用。

（2）CMYK 色彩模式：由品蓝、品红、品黄和黄色组成，又叫减色模式。在 Photoshop CS5 中，用 CMYK 模式处理的图像文件都很大，会占用更多的内存和硬盘空间，而且在这种模式下，有些功能（比如滤镜）是无法使用的，因此只有在印刷时才将图像调整为 CMYK 模式。CMYK 色彩组成原理如图 9-4 所示。

（3）Lab 彩色模式：这种模式通过一个光强和两个色调来描述，一个色调叫 a，另一个色调叫 b。它主要影响着色调的明暗。

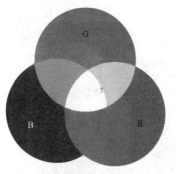

图 9-3　RGB 色彩组成原理

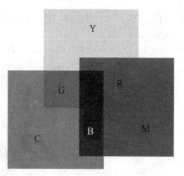

图 9-4　CMYK 色彩组成原理

（4）索引颜色模式：这种模式下，图像像素用一个字节表示。它最多包含有 256 色的色表储存并索引其所用的颜色，它图像质量不高，占空间较少。

（5）灰度模式：即只用黑色和白色显示图像，像素 0 值为黑色，像素 255 为白色。

（6）位图模式：像素不是由字节表示，而是由二进制表示，即黑色和白色由二进制表示，从而占磁盘空间最小。

4. 图像的分辨率

图像的分辨率指图像中存储的信息量，是每英寸图像内有多少个像素，分辨率的单位为 ppi（pixels per inch）。分辨率的高低决定了图像的精细程度。要确定图像使用什么样分辨率，应考虑图像最终发布的媒介。如果制作的图像用于计算机屏幕显示，图像分辨率只需满足典型的显示器分辨率（72ppi 或 96ppi）即可。如果图像用于打印输出，那么必须使用高分辨率（150ppi 或 300ppi），低分辨率的图像打印输出时会出现明显的颗粒和锯齿边缘。

5. 文件格式

在完成对图像的编辑和修改之后，需要将作品保存起来，在存储文件时可以根据需要选择不同的存储格式。图像的文件因软件的不同而不同，每个软件在处理图像时都会使用自己开发的格式，这样才能提高使用效率，所以便形成了各种图像文件的格式。同样的一张图像，可根据编辑软件的不同而存储为不同的格式。Photoshop CS5 中有很多种存储格式，常用的文件存储格式有 PSD 格式、BMP 格式、JPEG 格式、GIF 格式、TIFF 格式、PICT 格式等。

9.1.3　Photoshop CS5 的启动与退出

1. Photoshop CS5 的启动

在计算机中安装了 Photoshop CS5 软件后即可启动此软件。常用的启动方法有以下 2 种。

（1）单击"开始"按钮，在弹出的菜单中选择"程序"再在下一级子菜单中选择"Adobe Photoshop CS5"命令，即可启动 Photoshop CS5。

（2）直接双击桌面上的 Photoshop CS5 快捷图标，这是启动应用程序最方便、最快捷的方法。

2. Photoshop CS5 的退出

Photoshop CS5 的退出常用以下 2 种方法。

（1）单击下拉"文件"菜单，选择"退出"命令，即可退出 Photoshop CS5。

（2）单击窗口右上角上 x 按钮，也可退出 Photoshop CS5。

9.1.4　Photoshop CS5 的工作界面

Photoshop CS5 工作界面由顶端的标题栏、菜单栏、工具栏，左侧的工具箱、工作区，底端的状态栏，右侧的浮动面板组成，如图9-5所示。

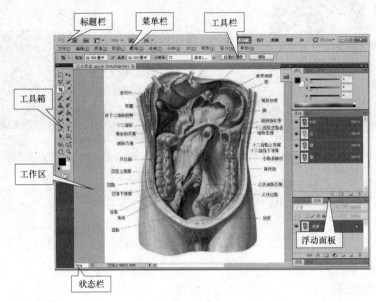

图9-5　Photoshop CS5 工作界面

9.1.5 Photoshop CS5 工具箱

Photoshop CS5 工具箱的工具十分丰富，功能也十分强大，它为图像处理提供了方便快捷的工具。

Photoshop CS5 的工具分为如下几大类：选取工具、着色工具、编辑工具、路径工具、切片工具、注释、文字工具和导视工具。工具箱下部是3组控制器：色彩控制器可以改变色彩；蒙版控制器提供了快速进入和退出蒙版的方式；图像控制窗口能够改变桌面图像窗口的显示状态，工具箱如图9-6所示。

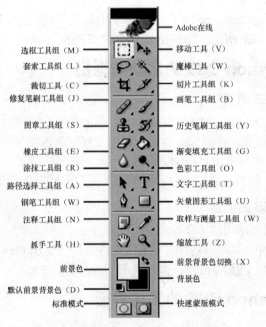

图9-6　Photoshop CS5 工具箱

9.2　Photoshop CS5 的基本操作

9.2.1　新建文件

在 Photoshop CS5 中新建文件时，可以选择菜单中的"文件"→"新建"命令，或者按"Ctrl+N"键，都能弹出新建文件对话框，如图 9-7 所示。

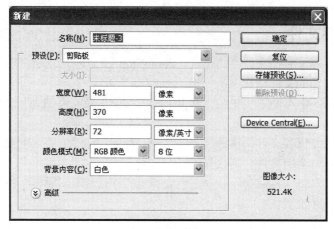

图 9-7　Photoshop CS5 新建对话框

在"新建"对话框中，我们可以设置文件的名称、尺寸、图像的分辨率、颜色模式等参数。

1．名称

默认为"未标题-1"。在此用户可以输入文件名。

2．预设

在此用户可以选择已有的图像尺寸。若在此栏选择"自定"，则可以在下面的"宽度""高度"栏中设定图像的尺寸。

3．分辨率

分辨率默认为 72dpi（每英寸 72 像素），但我们在实际应用中可以按照用户的需求设置。如在制作封面时，分辨率可以设置为 300dpi；在制作海报时为 170dpi 左右。

4．颜色模式

颜色模式可以在下拉框中设置。常用的颜色模式有位图、灰度、RGB 颜色、CMYK 颜色、Lab 颜色。

5．背景内容

在此可以设置新建文件的背景颜色：白色、背景色、透明。

9.2.2　打开文件

用户如果需要对已有的图像进行编辑和修改时，可以将原有的文件打开，然后再对其进行编辑或修改。

执行"文件"→"打开"命令，在弹出的"打开文件"对话框中，选择将要打开的文件即可。"打开文件"对话框中各选项含义如下。

1. 查找范围

查找范围用于选择目标图形文件的路径，单击右侧的下拉菜单即可。

2. 文件名称

文件名称用于显示选中文件的名称，且在对话框下的空白处显示出此文件的缩略图和大小。

3. 文件类型

文件类型用于显示当前路径中所需显示的文件类型，在此下拉列表框中有许多的文件类型。若需全部显示，则应选择"所有格式"选项。

9.2.3 保存文件

处理完图像后，就需要将文件存储起来。Photoshop CS5 支持的文件格式超过 20 种，用户可以根据需要选择合适的文件格式。

在 Photoshop CS5 中可使用"文件"菜单下的"存储"及"存储为"命令对当前文件进行保存。

（1）使用存储命令保存文件。执行"文件"→"存储"命令，将当前文件保存在当前位置上，如果是第一次保存当前文件，则会弹出一个"存储为"对话框。

（2）执行"文件"→"存储为"命令，也会弹出"存储为"对话框，在此对话框中可将当前文件保存在任何一个位置。

9.3 选区的创建和编辑

9.3.1 建立选区

在 Photoshop CS5 中，建立选区可以通过选框工具组、套索工具组、魔棒来实现。

1. 选框工具组

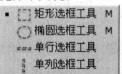

Photoshop CS5 中的选框工具组共包括：矩形选框工具、椭圆选框工具、单行选框工具和单列选框工具 4 个，如图 9-8 所示。将鼠标指向工具栏中的▢按钮，单击右键将会弹出选框工具组。

图 9-8 选框工具组

（1）矩形选框工具：工具栏中的矩形选框可用来创建矩形选区，也可在图像中选择任何一块矩形区域。其方法是：单击工具组中的矩形工具，此时矩形按钮变为反白显示。将工具栏上默认的椭圆形变为矩形，此时选项栏中变成矩形工具的属性，表示此时可进行矩形选区的操作。

（2）椭圆选框工具：利用工具栏中的椭圆选框工具可在文件中创建一个椭圆选区。其方法是：单击工具组中的椭圆选择工具，此时椭圆按钮变为反白显示，且选项栏显示为椭圆工具的属性，表示此时可进行椭圆选区的操作。

（3）单行/单列选框工具：使用单行/单列选框工具可选择像素为一行或一列的图像，其方法是：右击工具箱中的选框工具，从弹出的工具组中选择单行/单列工具即可。此工具一般用于特殊效果的制作，此工具的选项栏与矩形选择工具的选项栏相同，只是"样式"选项不可使用。

2. 套索工具组

套索工具组用于创建不规则的选区，利用它可将鼠标自由的移动，选区的效果完全由用户

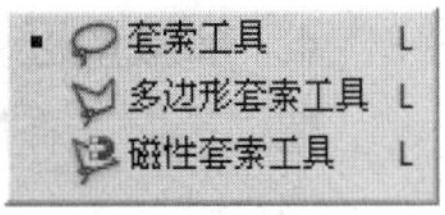

自己控制。它共包括 3 个工具，分别是：套索工具、多边形套索工具和磁性套索工具，如图 9-9 所示。点击 ♀.按钮，单击右键，即可弹出套索工具组。

图 9-9　套索工具组

（1）套索工具：用于创建自由选区，它不像多边形套索工具那样可创建多边形选区，也不像磁性套索工具那样精确创建选区，而是像用手在纸上画一样，很随意。

（2）多边形套索工具：用于建立直边的选区，如创建多边形的选区等。

（3）磁性套索工具：可自动地选择具有相反颜色边缘的选区，使用套索工具在选取时，会出现一些正方形，这些小正方形叫作定位节点，当发现创建选区的过程中出现不规则的控制点时，可按"Del"键删除定位节点，再重新选择。

3. 魔棒工具

魔棒工具是根据相邻像素的颜色相似程度来确定选区的选取工具。当使用魔棒时，Photoshop CS5 将确定相邻近的像素是否在同一颜色范围容许值之内。这个容许值可以在魔棒选项浮动窗口中定义，所有在容许值范围内的像素都会被选上。

魔棒工具的选项浮动窗口如图 9-10 所示，其中容差的范围在 0～255，默认值为 32。输入的容差值越低，则所选取的像素颜色和所单击的那一个像素颜色越相近。反之，可选颜色的范围越大。"对所有图层取样"选项和 Photoshop CS5 中特有的图层有关，当选择此选项后，不管当前是在哪个图层上操作，一旦使用魔棒，将对所有的图层都起作用，而不是仅仅对当前图层起作用。

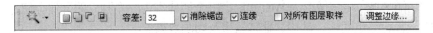

图 9-10　魔棒的选项窗口

9.3.2　调整选区

调整选区的操作包括移动选区、变换选区、反选选区、加减选区、羽化选区。

1. 移动选区

移动选区是指移动已创建好的选区，且在移动选区的同时不影响图像内的任何内容。移动选区有以下 2 种方法。

（1）使用键盘移动：使用键盘移动时，每按下方向键，鼠标都会向相应的方向移动 1 个像素的长度，若按住 Shift 键并按方向键，会使选区以 10 个像素的长度进行移动。通常都使用键盘移动，因为使用键盘移动选区比鼠标移动要精确得多。

（2）使用鼠标移动：使用鼠标移动选区之前，必须要选择选框工具、套索工具和魔棒工具之中的任何一个工具且保证选项栏中建立选区方式为"新选区"，移动鼠标到选区内，直到鼠标指针变为向左的指针时才可进行移动。

2. 变换选区

变换选区是指可对选区进行缩放、旋转等变形操作。

3. 反选选区

反选选区是指将创建的选区与非选区进行互换，用于选择当前选区以外的部分。

反选选区的步骤是：先创建一个选区，再将鼠标指向选区单击右键，在弹出的快捷菜单中选择"选择反选"命令即可。

4. 加减选区

加减选区能在原来选区的基础上扩大、缩小选区。只需按住键盘上的 Alt 或 Shift 键即可扩大或缩小选区。

5. 羽化选区

利用 Photoshop CS5 中的羽化命令可制作一些特殊的效果，可通过建立选区和选区周围像素之间的转换来模糊边界，从而达到羽化边缘的效果。

9.3.3 裁切工具

裁切工具是将图像中被裁切工具选取的图像区域保留而将没有被选中的图像区域删除的一种编辑工具。它的基本图标是 ◻。

可以单击工具箱窗口中的裁切工具调出裁切工具选项窗口，如图 9-11 所示。在选项浮动窗口中可分别输入宽度和高度值，并输入所需分辨率。这样在使用裁切工具时，无论如何拖动鼠标，一旦确定后，最终的图像大小都将和在选项浮动窗口中所设定的尺寸及分辨率完全一样。

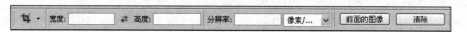

图 9-11　裁切工具选项窗口

9.3.4 切片工具

Photoshop CS5 中的切片工具组中包括切片工具 ✂ 和切片选取工具 ✂，主要用来将源图像分成许多的功能区域。将图像存为 Web 页时，每个切片作为一个独立的文件存储，文件中包含切片自己的设置、颜色面板、链接、翻转效果及动画效果。

1. 切片工具

切片工具的选项对话框如图 9-12 所示。该对话框中的样式选项包含如下 3 个参数。

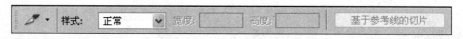

图 9-12　切片工具选项对话框

（1）正常：切片的大小由鼠标随意拉出。
（2）固定长宽比：输入切片宽和高的比例值。
（3）固定大小：输入宽度和高度的数值，切割时按照此数值自动切割。

2. 切片选择工具

切片选择工具用于在图像中创建切片，将图像分割成不同的部分，并存储为 Web 格式。按住 Shift 键，创建正方形切片。按住 Alt 键以鼠标单击处为中心创建切片。按住 Ctrl 键，在选中的切片外可临时切换到切片选取工具。

切片选择工具的选项对话框如图 9-13 所示。

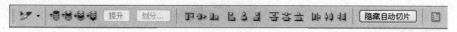

图 9-13　切片选择工具选项对话框

该窗口中有 4 个按钮，它们的含义分别是置为顶层、前移一层、后移一层、置为底层 4 个命令。

9.4　图像的绘制与编辑

9.4.1　图像的绘制

图像的绘制可以使用以下工具。

1. 画笔工具

画笔工具主要用来绘制图像，它可模仿毛笔，绘制出较柔和的笔触效果。灵活的使用画笔工具，可以绘出各种图案及图像效果。

画笔工具组：Photoshop CS5 的画笔工具组提供了 4 种绘图工具，右击画笔工具组右侧的箭头会弹出一个下拉工具选项，分别是"画笔工具""铅笔工具""颜色替换工具"和"混合器画笔工具"。

2. 铅笔工具

铅笔工具的使用与绘图工具相差不大，相对于绘图工具来说它更真实地模拟了铅笔的特性来进行绘制，在绘制的过程中会产生一种硬性的边缘线效果。用鼠标左键单击画笔工具组右侧的箭头选择"铅笔工具"，此时选项栏上会变为铅笔工具的属性栏。

3. 历史记录画笔工具

历史画笔工具是 Photoshop CS5 工具箱中一种十分有用的编辑工具。Photoshop CS5 的记录工具包括历史记录画笔工具和历史记录艺术画笔工具。

（1）历史记录画笔工具：此工具与 Photoshop CS5 的历史记录浮动窗口配合使用。用法：选中历史记录浮动窗口中某一步骤前的历史画笔工具图标，用工具箱中的历史画笔工具可将图像修改恢复到此步骤时的图像状态，如图 9-14 所示。

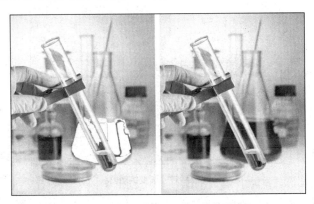

图 9-14　使用历史记录画笔工具前后效果

（2）历史记录艺术画笔工具：是一个比较有特点的工具，主要用来绘制不同风格的油画质感图像。选项工具窗口如图 9-15 所示。

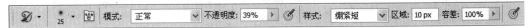

图 9-15　历史记录艺术画笔工具选项窗口

在历史记录艺术画笔工具的选项窗口中，样式用于设置画笔的风格样式，模式用于选择绘图模式，区域用于设置画笔的渲染范围，容差用于设置画笔的样式显示容差。

9.4.2　填充工具

填充工具主要包括渐变填充工具和油漆桶工具。

1. 渐变填充工具

渐变填充工具可以在图像区域或图像选择区域填充一种渐变混合色。使用方法：按住鼠标拖动，形成一条直线，直线的长度和方向决定渐变填充的区域和方向。如果在拖动鼠标时按住 Shift 键，就可保证渐变的方向是水平、竖直或呈 45°。

Photoshop CS5 的渐变工具组包括 5 种基本渐变工具：线性渐变工具、径向渐变工具、角度渐变工具、对称渐变工具、菱形渐变工具。每一种渐变工具都有其相对应的选项浮动窗口。可以在选项浮动窗口中任意地定义、编辑渐变色，并且无论多少色都可以。线性渐变工具的属性选项框如图 9-16 所示。

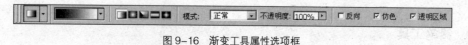

图 9-16　渐变工具属性选项框

单击线性渐变工具列表中的某种渐变图标，则会出现"渐变编辑器"对话框，可以通过此对话框建立一个新的渐变色或编辑一个旧的渐变色，如图 9-17 所示。

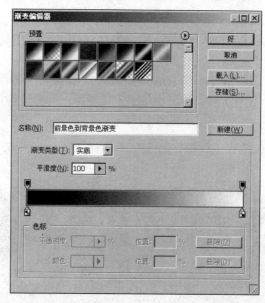

图 9-17　渐变编辑器

2. 油漆桶工具

油漆桶工具可以根据图像中像素颜色的近似程度来填充前景色或连续图案。单击工具箱中的油漆桶工具，就会调出油漆桶工具选项浮动窗口，如图 9-18 所示。

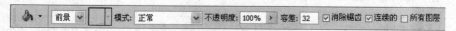

图 9-18　油漆桶工具选项浮动窗口

9.4.3　图像的修补

修复工具是非常实用的工具，对于照片的修复很有用处。修复图像可以使用修复画笔工具组和图章工具组。

1. 修复画笔工具组

使用修复画笔工具组可对图像进行修补，单击工具栏上的修复画笔工具右边的箭头可打开隐藏的修复画笔工具组。

（1）修复画笔工具：运用修复画笔工具可以将破损的照片进行仔细的修复。首先要按下 Alt 键，利用光标定义好一个与破损处相近的基准点，然后放开 Alt 键，反复涂抹就可以了。

（2）修补工具：先勾勒出一个需要修补的选区，会出现一个选区虚线框，移动鼠标时这个虚线框会跟着移动，移动到适当的位置（如与修补区相近的区域）单击即可。

2. 图章工具组

在 Photoshop CS5 中，图章工具根据其作用方式被分成两个独立的工具：仿制图章工具 和图案图章工具 ，它们一起组成了 Photoshop CS5 的一个图章工具组。

（1）仿制图章工具：是 Photoshop CS5 工具箱中很重要的一种编辑工具。在实际工作中，仿制图章可以复制图像的一部分或全部从而产生某部分或全部的拷贝，它是修补图像时经常要用到的编辑工具。

利用仿制图章工具复制图像如图 9-19 所示，首先按 Alt 键，利用图章定义好一个基准点，然后放开 Alt 键，反复涂抹就可以复制了。

（2）图案图章工具：在使用图案图章工具之前，必须先选取图像的一部分并选择"编辑"菜单下的"定义图案"命令定义一个图案，然后才能使用图案印章工具将设定好的图案复制到鼠标的拖放处。

单击工具箱中的图案图章工具，就会调出图案图章工具选项浮动窗口。此浮动工具窗口与图章工具选项浮动窗口的选项基本一致，只是多出了一个图案选项。当选择"对齐的"选项后，使用图案图章工具可为图像填充连续图案。如果第二次执行定义指令，则此时所设定的图案就会取代上一次所设定的图案。当取消"对齐的"选项，则每次开始使用图案图章工具，都会重新开始复制填充。

利用图案图章工具复制图案的效果图如图 9-20 所示。

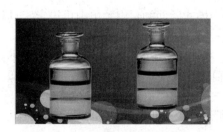

图 9-19　利用仿制图章工具复制的图片

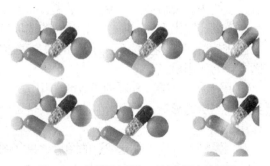

图 9-20　使用图案图章工具复制图案效果图

9.4.4　图像的修饰

图像修饰工具主要有橡皮擦工具组、模糊工具组、减淡工具组。

1. 橡皮擦工具组

橡皮擦工具是在图片处理过程中常用的一种工具，在 Photoshop CS5 中有 3 种橡皮擦工具：橡皮擦、背景橡皮擦和魔术橡皮擦。

（1）橡皮擦工具：可以将图像擦除。

（2）背景橡皮擦工具：可将被擦除区域的背景色擦掉，被擦除的区域将变成透明，使用背景橡皮擦可以有选择地擦除图像，主要通过设置采样色，然后擦除图像中颜色和采样色相近的部分。图9-21所示为利用背景橡皮擦工具擦除背景的前后效果图。

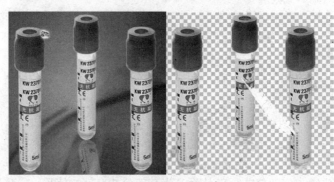

图9-21　背景橡皮擦擦除前后效果

（3）魔术橡皮擦工具：可根据颜色近似程度来确定将图像擦成透明的程度。

当使用魔术橡皮擦工具在图层上单击，工具会自动将所有相似的像素变为透明。如果当前操作的是背景层，操作完成后变成普通层。

① 在工具选项栏中可以输入"容差"的值，数值越大代表可擦除的范围越多。

② "消除锯齿"可以使擦除后的图像的边缘保持平滑。

③ "用于所有图层"和其他工具选项一样，决定橡皮擦起作用的图层范围。

2．模糊工具组

模糊工具组包括了3个工具：模糊工具、锐化工具和涂抹工具。

（1）模糊、锐化工具：可以使图像的一部分边缘模糊或清晰，常用于对细节的修饰。

模糊工具：可降低相邻像素的对比度，将较硬的边缘软化，使图像柔和。

锐化工具：可增加相邻像素的对比度，将较软的边缘明显化，使图像聚焦。这个工具并不适合过多使用，否则会导致图像严重失真。

在模糊、锐化工具选项栏上，共同的选项有如下2种。

① 强度：强度越大，工具产生的效果就越明显。在模式后面的弹出菜单中可设定工具和底图不同的作用模式。

② 用于所有图层：和其他工具的作用是一样的。选中时，这两个工具在操作过程中就不会受到不同图层的影响，不管当前的活动层是哪个，模糊工具和锐化工具都对所有图层上的像素起作用。

利用模糊和锐化工具处理过的图片效果如图9-22所示。

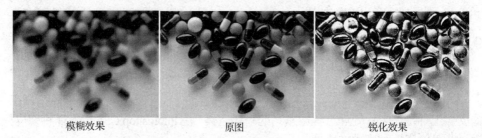

模糊效果　　　　　　　　　原图　　　　　　　　　锐化效果

图9-22　模糊和锐化效果

（2）涂抹工具：用于模拟用手指涂抹油墨的效果，在颜色的交界处使用涂抹工具，会有一种相邻颜色互相挤入而产生的模糊感。

在涂抹工具的选项栏中，可以通过"强度"来控制手指作用在画面上的工作力度。内定的强度为 50%。强度值越大，手指拖出来的线条就越长，反之则越短。如果强度设置为 100%时，则可拖出无限长的线条来，直至松开鼠标。

手指绘画状态下，拖拉鼠标绘画时就会自动使用工具箱中的前景色进行绘画。如果我们将强度值设为 100%时则绘图效果与画笔工具完全相同。用椭圆工具作一选区，如图 9-23 所示。在选区内填充黑色，然后用涂抹工具涂抹后的眉毛效果图。

图 9-23　用涂抹工具绘制眉毛

3. 减淡工具组

减淡工具组包括 3 个工具，分别是减淡工具、加深工具和海绵工具。这 3 个工具主要用来调整图像的细节部分，可使图像的局部变淡、变深或使色彩饱和度增加或降低。

（1）减淡工具：可使细节部分变亮，类似于加光的操作。其选项栏的各个参数如下。

范围：在后面的菜单中可分别选择暗调、中间调和高光。

曝光度：曝光度越高，减淡工具的使用效果就越明显。

（2）加深工具：可使细节部分变暗，类似于遮光的操作。其选项栏与减淡工具选项栏相同。

（3）海绵工具：用来增加或降低颜色的饱和度。

在其选项栏中可选择"加色"来增加图像中某部分的饱合度，或选择"去色"来减少图像中某部分的饱和度，可设定不同的"流量"值来控制加色或去色的程度。

如果在画面上反复使用海绵工具的去色效果，会使图像的局部变为灰色；而使用加色的方式修饰人像面部的变化时，又可起到很好的上色效果。

9.4.5　前景色与背景色

前景色与背景色工具用于设置前景色和背景色，并对图形文件进行颜色填充，如图 9-24 所示。

前景色与背景色互换按钮：单击此按钮可交换前景色与背景色。

前景色与背景色默认按钮：单击此按钮可将当前的前景色默认为黑色，背景色默认为白色。

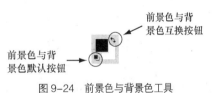

前景色与背景色互换按钮

前景色与背景色默认按钮

图 9-24　前景色与背景色工具

9.4.6　模式工具

模式工具分为"以标准模式编辑"和"以快速蒙版模式编辑"2 种。其主要作用是控制图像以何种模式进行编辑。以标准模式编辑图像，是 Photoshop CS5 默认的编辑模式。按下 ▣ 按钮，则进入快速蒙版模式，以快速蒙版模式编辑图像。双击按钮，将弹出"快速蒙版选项"对话框。

9.5　图层的使用

9.5.1　图层基本概念

图层的使用在 Photoshop CS5 中显得尤为重要，它可以更方便快捷地处理和组合图像。

图层可分为若干层，如同平时用的纸一样，一个图层就是一张纸。如在第一张纸上画一个圆形，在第二张纸上画一个矩形。当修改第一张纸上的圆形时绝不会影响到第二张纸上的矩形。图层的作用也跟这个道理一样，它可在不影响图像中其他元素的情况下处理某一元素，通过更改图层的顺序和属性，也可以改变图像的合成。

图层中还设置了一些制作图像的特殊效果，如图层混合、图层不透明度和图层样式等。

9.5.2 图层面板

1. 显示图层面板

执行"窗口"→"图层"命令，可显示图层面板。在此面板中显示了当前图像所包含的所有图层，如图 9-25 所示。

图层面板的作用是显示当前图像的组成关系，能方便地对各图层进行编辑修改。打开一张图片，此时该图像文件的组成关系也将同时显示在图 9-26 所示的图层面板上。

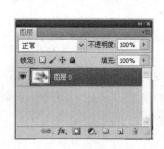

图 9-25　图层面板

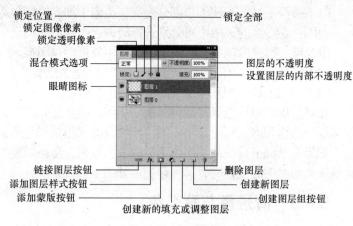

图 9-26　图层面板各项名称

2. 图层面板的基本操作

（1）新建图层：在 Photoshop CS5 中制作一些较为复杂的图像，往往需要以各种方式创建新的图层。新建图层可以通过以下 3 种方法进行。

① 通过菜单新建图层；

② 通过图层调板新建图层；

③ 使用快捷键。

（2）删除图层：在进行图层的操作时，删除图层是一个必要的操作，因为在绘制或处理的过程中难免会出现错误，导致某些图层无法使用，在考虑到降低文件大小的基础上，需要删除这些无用的图层。

删除图层的方法很简单，直接将无用的图层用鼠标拖动到图层调板底部的删除按钮上即可。

（3）复制图层：是 Photoshop CS5 中一项基本且必不可少的操作。复制图层时，通过选择目标文档，可以实现在同一图像中复制图层和在不同图像中复制图层两种方式。

（4）移动图层：是处理图像时经常用到的操作，它可重新摆放图层的位置及顺序，图层摆放的顺序不同，其产生的图像效果也将不同。移动图层可以通过使用菜单命令或者直接在图层面板上移动。

（5）显示、隐藏图层内容：每个图层前面都有一个"眼睛图标"，如果显示此图标，表示此图层为显示状态，如果没有显示此图标则表示此图层为隐藏状态。它的显示与隐藏操作只需点击眼睛图标即可。

（6）合并图层：通常，在设计一个较大的图像时，为使图像处理的速度更快，占用的磁盘空间更少，就需要将一些图层合并起来。合并图层是指将多个图层合并成一个图层。合并图层可通过菜单和图层面板 2 种途径。

9.5.3　管理图层

1．重命名图层

图层重命名的方法很简单，只需用鼠标指向需要命名的图层，双击鼠标，此时图层中以前的名称则会成反白显示，并出现一个光标表示可给图层重新命名。

2．使用图层组

图层组是一种非常有用的图层管理工具，它可将许多图层放到一个图层组中，就像一个文件夹一样可存放许多文件，使用图层组管理能更加方便地编辑图像。图层组的创建有以下 2 种方法。

（1）使用菜单新建图层组。

（2）通过图层面板新建图层组。

9.5.4　图层混合模式

应用图层样式能更方便、快捷地为图层加上"外发光""内发光""投影""斜面"及"投影"等效果。利用图层样式可制作出许多精美的图片。

直接双击图层即可打开图层样式对话框。常用图层样式有如下 7 种。

（1）投影：在图层内容背后添加阴影。

（2）内阴影：添加正好位于图层内容边缘内的阴影，使图层呈凹陷的外观。

（3）外发光和内发光：在图层内容边缘的外部或内部增加发光效果。

（4）斜面和浮雕：将各种高光和暗调组合添加到图层当中。

（5）光泽：在图层内部根据图层的形状应用阴影，一般可创建光滑的磨光的效果。

（6）颜色叠加、渐变叠加、图案叠加：在图层上叠加颜色、渐变或图案。

（7）描边：使用颜色、渐变或图案在当前图层的对象上描画轮廓。

9.6　通道和蒙版

9.6.1　通道的概念

通道与图层一样，在 Photoshop CS5 中起着重要的作用。利用通道能够对图像进行非常细致的调节。

通道是以灰度模式存储图像信息的场所，它不仅可以保存图像的某种颜色信息，还可用来保存、创建用户自定义的选区，这类通道叫作 Alpha 通道。Alpha 通道的出现，使用户精确地创建多种多样的选区。用户不仅可以使用通道得到非常特殊的选区，以辅助制图，还可以通过改变原色通道调整图像的色调。

图像文件所固有的通道叫作"颜色通道"也叫"原色通道"，当一张图片调入 Photoshop CS5 后，Photoshop CS5 就会为其创建一个"原色通道"。"原色通道"的数目取决于图像的颜色模式，通道的应用中一般有"CMYK""RGB"与"灰度"3 种模式。"CMYK"模式的图像有 4

个原色通道即"青色""洋红""黄色""黑色"及 4 个原色通道合成的复合通道;"RGB"模式的图像则有 3 个原色通道,即"红""绿""蓝"及 3 个通道合成的一个合成通道(RGB 通道);灰度图像只有一个灰色通道。

9.6.2　蒙版

1. 图层蒙版

图层蒙版是位图图像,它与分辨率相关且由绘画或选择工具创建。应用图层蒙版,可以通过改变图层蒙版不同区域的黑白程度,控制图像对应区域的显示或隐藏状态,为图层增加许多的特殊效果。

图层蒙版在显示或隐藏图像时所有操作均在蒙版中进行,不会影响图层中的像素。

2. 快速蒙版

快速蒙版可用来建立和编辑复杂的选区,快速蒙版的创建过程比较简单,首先在图像中创建任意选区,然后单击图层调板中的"以快速蒙版模式编辑"按钮,通过画笔或其他工具在选区中创建一个快速蒙版,再单击"标准编辑模式"按钮就可完成选区的创建。

9.7　综合实例

实例一　病理切片图锐化

某些病理切片图拍的时候没有对焦好,导致图像模糊,另外,图片太暗,需要调整对比度。操作要求如下。

调整素材库里的"病理片原图"对比度,并对图片进行锐化。

操作步骤如下。

(1)启动 Photoshop CS5,选择"文件"→"打开",从素材库里选择"病理片原图",打开。

(2)调整图像对比度,有两种方法可以将图片调整到理想的效果。

方法一:单击"图像"→"调整"→"色阶",打开色阶对话框,调整效果如图 9-27 所示。

方法二:复制背景图层,将图层设置成"柔光",将设置好的图层再复制一次,增强效果,将不透明度设置成"60%"。设置好的图层如图 9-28 所示。按 Shift 键选中 3 个图层,单击右键选择"合并图层",将 3 个图层合并。

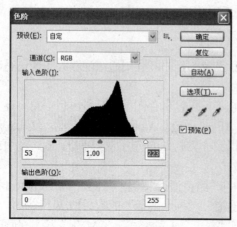

图 9-27　调整色阶

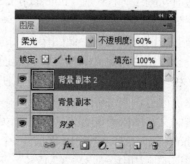

图 9-28　设置好的图层

（3）锐化图片。锐化图片也有 2 种方法。

方法一：USM 锐化。

单击"滤镜"→"锐化"→"USM 锐化"，打开 USM 锐化对话框，将锐化参数设置成如图 9-29 所示。再次锐化，加强锐化效果，将锐化参数设置成如图 9-30 所示。

将锐化完的图片保存为"病理片 USM 锐化"。

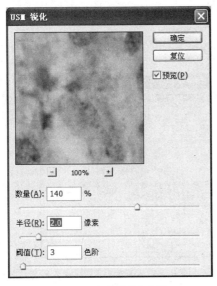

图 9-29 设置锐化参数

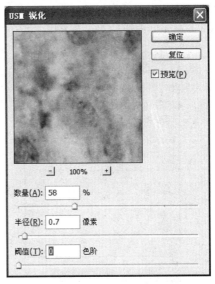

图 9-30 再次锐化参数

方法二：高反差保留。

复制背景图层，单击"滤镜"→"其他"→"高反差保留"，将半径设成 2，单击"确定"按钮后，将图层设置成"柔光"。再将设置好的图层复制 2 次，加强效果，设置好的图层如图 9-31 所示。最后，将所有图层合并。将图片保存为"病理片高反差保留"。

病理片原图和 USM 锐化、高反差保留对比图如图 9-32 所示。

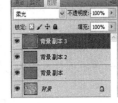

图 9-31 设置好的图层

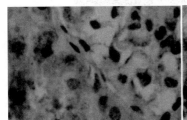

原图

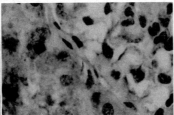

USM锐化效果

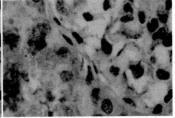

高反差保留效果

图 9-32 原图及锐化对比图

实例二 医学 B 超图像去噪

医学图像在获得的过程中一般都会混有各种噪声，医学图像去噪的目的是改善医学图像质量，尽可能减少噪声对后续图像处理的影响。本案例介绍的是用 Photoshop CS5 对图像进行去噪的方法。

操作要求如下。

打开素材库里的"B 超图.jpg"，通过 USM 锐化、中间值设置、高斯模糊等操作，对图片进行去噪处理。

操作步骤如下。

（1）打开图片"B 超图.jpg"，单击"图像"→"模式"→"Lab 颜色"，将图片转换成 Lab模式。

（2）进入通道，对明度通道进行 USM 锐化，锐化半径参数设置如图 9-33 所示。锐化后明度通道出现杂点，单击"滤镜"→"杂色"→"中间值"，半径设置为 3，去掉杂点。

（3）对 a 通道进行高斯模糊，参数设置如图 9-34 所示。

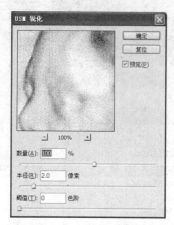

图 9-33　锐化参数设置

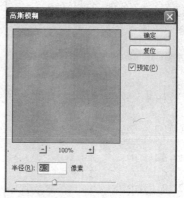

图 9-34　高斯模糊参数设置

（4）进入通道 b，按 Ctrl+F 组合键，将对通道 a 的设置应用于通道 b。

（5）转换回 RGB 模式，可以看到噪点已经减轻了不少，但大部分细节都保留了，图片也得到了适当的锐化。

（6）分别检查 R、G、B 通道，一般会有一个通道比较明亮，噪点比较轻或分布平均。这个通道不要动，对另外两个比较暗、噪点较严重的通道使用"减少杂色"滤镜。参数设置如图9-35 所示。

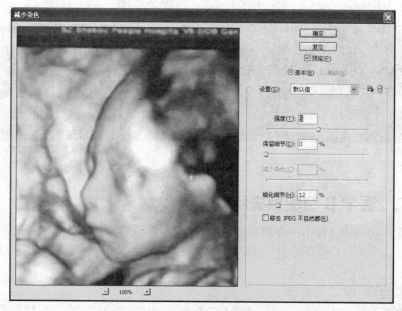

图 9-35　减少杂色滤镜设置

（7）图 9-36 所示为去噪前后图像对比图。

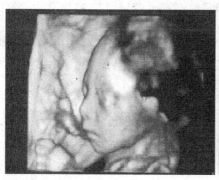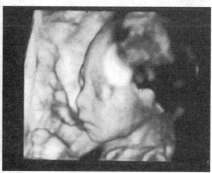

图 9-36　对比图

实例三　脸部美容

原照片皮肤粗糙，牙齿发黄，需要对皮肤进行通道磨皮处理及对牙齿进行美白。

操作要求如下。

打开素材库里的"美容原图.jpg"，通过调整图片亮度、通道磨皮、调整色阶等操作，对图片的脸部进行美容。

操作步骤如下。

首先对图片进行较色处理。

（1）启动 PhotoshopCS5，打开图片"美容原图.jpg"后，发现人物脸部左边部分偏暗，需要修复一下。按 Ctrl+Alt+2 组合键调出高光选区，按 Ctrl+Shift+I 组合键反选，单击"图像"→"调整"→"曲线"，对 RGB 进行调整，如图 9-37 所示。

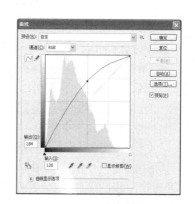

图 9-37　曲线调整

（2）人物肤色有点偏红。单击"图像"→"调整"→"可选颜色"，对红、黄进行调整，参数如图 9-38 和图 9-39 所示。设置好后复制一个图层。

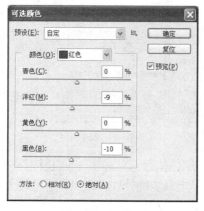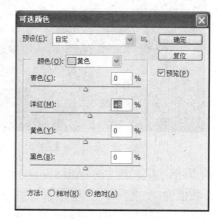

图 9-38　调整红　　　　　　　　　　　　　图 9-39　调整黄

（3）单击"图像"→"调整"→"色相/饱和度"，对红色进行调整，参数如图 9-40 所示。设置好后将图层不透明度改为 50%。

接下来对图片进行通道磨皮处理。

（4）按 Ctrl+Alt+Shift+E 组合键盖印图层，进入通道面板，把蓝色通道复制一份，得到蓝副本通道。对蓝副本通道执行："滤镜"→"其他"→"高反差保留"，参数设置如图 9-41 所示。

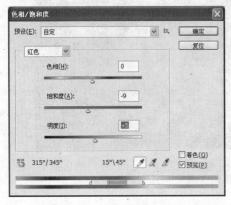

图 9-40　调整色相/饱和度

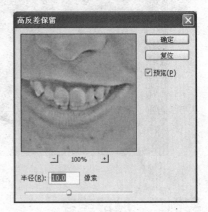

图 9-41　高反差保留

（5）对蓝副本通道执行："图像"→"应用图像"，把混合改为"叠加"，其他的默认。确定后再执行一次，通过这一步可以加强斑点与肤色对比。

（6）对蓝副本再执行："图像"→"应用图像"，这次混合选择"线性减淡"，不透明度改为 65%，设置后，我们可以清楚地看到斑点及稍暗的皮肤都完整地显示出来。

（7）用白色画笔把脸部以外的地方（头发、脖子等），及嘴巴、鼻子擦掉。然后按 Ctrl+I 组合键反相，效果如图 9-42 所示。

（8）按 Ctrl 同时点击蓝通道副本缩略图，调出蓝副本通道选区。保持选区，点 RGB 通道返回图层面板。单击"图像"→"调整"→"曲线"，对 RGB 进行调整，参数如图 9-43 所示。通过这一步的调整后，大部分斑点将会消失。

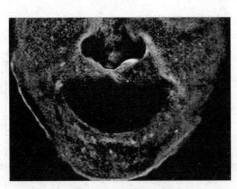

图 9-42　反相后效果图

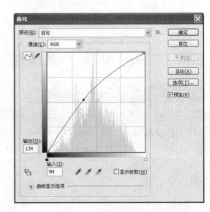

图 9-43　调整曲线

（9）取消选区，按 Ctrl+Alt+Shift+E 组合键盖印图层，执行："滤镜"→"模糊"→"高斯模糊"，数值为 4，把图层不透明度改为：35%。通过以上几步的处理，斑点几乎处理干净，如果觉得效果不够好，还可以重复步骤（4）～（8）进一步处理。

（10）按 Ctrl+Alt+Shift+E 组合键盖印图层（盖印既将处理后的效果盖印到新的图层上，功能和合并图层差不多，但比合并图层更好用），用修复画笔工具消除剩下的斑点。

最后对牙齿进行美白。

（11）放大图片，用"快速选择工具"选中牙齿，可以按住 Alt 键同时点击，去掉多余选区。

按 Ctrl+J 组合键新建一个图层。单击"图像"→"调整"→"色相/饱和度"，对黄色进行调整，参数设置如图 9-44 所示。

（12）单击"图像"→"调整"→"色阶"，参数设置如图 9-45 所示。

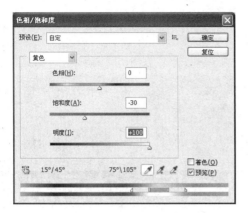
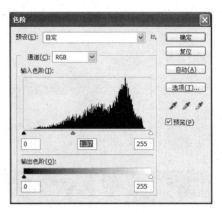

图 9-44　调整色相/饱和度　　　　　　　　　图 9-45　调整色阶

（13）将所有图层合并，保存为"美容效果.jpg"，图像处理前后对比图如图 9-46 所示。

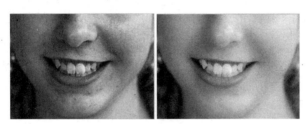

图 9-46　图像处理前后对比图

工作任务 9　医学数字图像的增强处理

随着图像处理技术的不断发展，其在医学领域的应用也更为广泛，使得医学图像可以揭示更多、更有用的医学信息。

为了更好地满足临床医师的诊断需要，对于一些图像对比度较差、亮度较暗的医学影像，通过图像增强技术可以改善图像质量，使原来不清晰的图像变得清晰，强调某些需关注的特征，从而进一步加强对图像的判读和识别。

因此，图像增强处理是数字医学图像处理中非常重要的部分。医学图像增强主要是为了将图像中感兴趣的特征有选择的突出，具体表现为突出目标物轮廓，增强图像中的细节，提高层次感，滤除各类噪声等。但是，常用的图像增强算法普遍运算量大、算法复杂、处理速度慢。Photoshop CS5 作为一款功能强大的图像处理软件，在方便读取 DICOM 格式医学图像并进行格式转换的同时，利用其工具、调整、滤镜等功能，能很方便地完成图像的平滑、锐化、边缘化、伪彩色等常见图像增强处理，效果直观、明显。

任务要求

用 Photoshop CS5 软件读取 DICOM 格式的医学图像，将其转换成 JPEG 格式的图片，并利用 Photoshop CS5 的工具、调整、滤镜等功能，对图片进行平滑、锐化、边缘化、伪彩色等处理，从而实现对图像的增强处理。

（张艺雪）

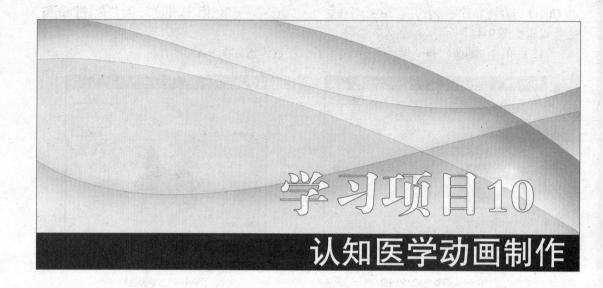

学习项目10
认知医学动画制作

10.1　关于 Flash CS5

　　Flash CS5 是由 Macromedia 公司推出的一款动画制作软件，是目前应用最广泛的动画制作软件之一。

　　Flash CS5 是一个完美的动画制作工具，具有高品质、跨平台、可嵌入声音和视频，以及强大的交互功能等特性。由于文件体积小，播放效果清晰，因此深受广大用户的青睐，被广泛应用于交互式多媒体宣传、动漫设计、游戏开发、网站设计等领域。

10.2　Flash CS5 的启动和退出

10.2.1　启动 Flash CS5

在计算机中已装有 Flash CS5 的情况下，启动 Flash CS5 的主要方法有以下 3 种。
（1）选择"开始"→"程序"→"Adobe Flash Professional CS5"命令。
（2）双击桌面上的 Adobe Flash Professional CS5 快捷方式图标。
（3）在"我的电脑"窗口中打开一个已保存的 Flash CS5 文档。

10.2.2　退出 Flash CS5

退出 Flash CS5 的方法主要有以下 3 种。
（1）选择"文件"→"退出"。
（2）单击 Flash CS5 主界面右上角的 ▧ 按钮。
（3）按 Alt+F4 组合键。

10.3　Flash CS5 的工作界面

10.3.1　Flash CS5 的开始页

在 Flash CS5 启动完成后，界面中将首先显示开始页，如图 10-1 所示。开始页将启动 Flash

CS5 后常用的操作集中放在一起，供用户随时调用。用户可以在页面中选择从哪个项目开始工作，很容易地实现从模板创建文档、新建文档和打开文档的操作。同时通过选择"学习"栏中的选项，用户能够方便地打开相应的帮助文档，进行具体内容的学习。

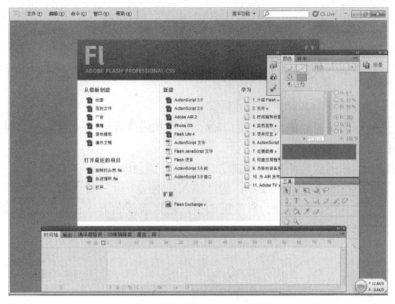

图 10-1　Flash CS5 启动界面

10.3.2　Flash CS5 的操作界面

在开始页中选择"新建"栏中的"Action Script 3.0"命令，Flash 会创建一个空白的 Flash 文档，出现 Flash CS5 的操作界面。Flash CS5 的操作界面主要包括菜单栏、工具栏、场景（舞台）、时间轴和面板等，如图 10-2 所示。

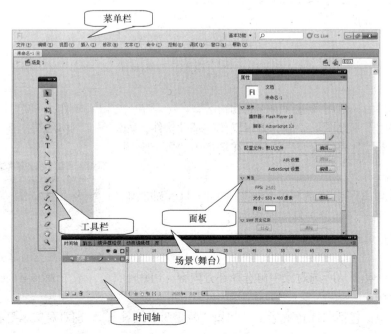

图 10-2　Flash CS5 操作界面

1. 菜单栏

菜单栏包括"文件""编辑""视图""插入""修改""文本""命令""控制""调试""窗口""帮助"11 个菜单项，Flash CS5 中几乎所有的命令都可以从这些菜单中找到。

文件：基本的文件管理操作，如新建、保存、打印等最常用和基本的功能。

编辑：基本的编辑操作，如复制、粘贴、选择以及相关设置等。

视图：用于屏幕显示的控制，如缩放、标尺、网格，各区域的显示与隐藏等。

插入：提供各种插入命令，例如向库中添加元件，在动画中添加场景，在场景中添加层，在层中添加帧等。

修改：用于修改动画中各种对象的属性。

文本：提供处理文本对象的命令，如字体、字号和段落等。

命令：提供命令功能集成。

控制：相当于动画播放控制器，控制动画的播放进程和动态。

调试：提供了影片脚本的调试命令，包括跳入、跳出、设置断点等。

窗口：提供了工具栏、编辑窗口和功能面板，是当前截面形式和状态的控制器。

帮助：帮助信息和教程的集合。

2. 时间轴

时间轴（见图 10-3）是一个显示图层和帧的面板，用于控制和组织文档内容在一定时间内播放的帧数，同时可以控制影片的播放和停止。

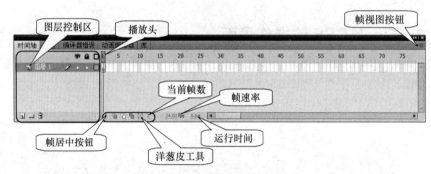

图 10-3　时间轴

3. 场景

场景也称舞台，是用来进行创作的编辑区，在场景中除可以编辑作品中的图形图像外，还可以设置一些用于帮助图形绘制、编辑操作的辅助构件，如标尺、网格线等。还可通过场景中的 100% 下拉列表框改变当前作品在场景中的显示比例。

4. 工具栏

工具栏中包含了多种常用的绘制图形的工具和辅助工具，如图 10-4 所示。各种工具的作用如下。

选择工具：选择和移动舞台中的对象，或改变对象的大小、形状。

部分选取工具：从所选对象中再选择部分内容，可用于调整曲线的形状。

变形工具组：包括"任意变形工具"和"渐变变形工具"，分别对对象本身和颜色填充进行操作。

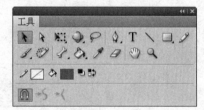

图 10-4　工具栏

3D 工具组：允许用户在全局 3D 空间或局部 3D 空间中操作对象。

套索工具：用于在舞台中选择不规则区域或多个对象。

钢笔工具组：用于绘制精确路径，如直线或平滑流畅的曲线，也可用来调整直线的长度及曲线段的斜率。

文本工具：用于创建静态、动态或输入各种类型的文本对象。

线条工具：用于绘制直线。

矩形工具组：包含 2 个子工具，可以用来绘制矩形或多边形。

铅笔工具：徒手绘图的工具，绘制自由线条。

刷子工具组：表现笔刷描绘图像的效果。

Deco 工具组：为选定对象应用装饰效果。

骨骼工具组：使用骨骼的关节结构对对象进行动画处理。

颜料桶工具组：包括"油漆桶"和"墨水瓶"工具分别修改填充色和笔触色。

滴管工具：使用该工具，可以从一个对象复制填充和笔触属性，然后将它们应用到其他对象上，还可以从位图图像取样用作填充。

橡皮擦工具：可以快速擦除舞台上的任何内容，包括个别笔触段或填充区域。

手形工具：对舞台整体做移动。

缩放工具：用来改变舞台显示比例。

笔触颜色：设定笔触的颜色。

填充颜色：设定填充的颜色。

设置默认颜色：设置默认的笔触和填充的颜色。

笔触颜色：用于更改当前笔触的颜色。

填充颜色：用于改变当前填充图形的颜色。

5. 面板

Flash CS5 加强了对面板的管理，常用的面板可以嵌入面板组中。使用面板组，可以对面板的布局进行排列，这包括对面板进行折叠、移动和任意组合等操作。在默认情况下，Flash CS5 的面板以组的形式停放在操作界面的右侧，常用的面板如下。

"变形"面板：具有调节比例放缩、调节旋转角度，调节扭曲角度等功能，如图 10-5 所示。

"信息"面板：显示对象长宽、位置以及鼠标所指对象的颜色属性和位置坐标等功能，如图 10-6 所示。

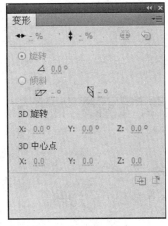

图 10-5　变形面板

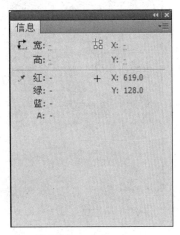

图 10-6　信息面板

"颜色"面板：设定笔触与填充色，包括"样本色彩库"和"渐变色彩库"，如图 10-7 所示。

"库"面板：创建动画前，先建立动画中的元件，通过"库"面板对元件进行管理，如图 10-8 所示。

"对齐"面板：具有"对齐对象"，"均匀分布对象"，"调整对象大小间隔"等功能，如图 10-9 所示。

"属性"面板：根据当前选定的工具，或者当前操作的对象，显示与其相应的属性值，如图 10-10 所示。

"场景"面板：在 Flash 中使用"场景"来组织影片，如果影片包含若干个场景，那么这些场景会按照在"场景"面板中的排列顺序依次回放，"场景"面板如图 10-11 所示。

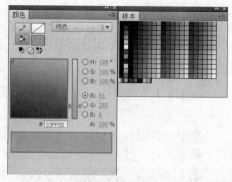

图 10-7　颜色面板

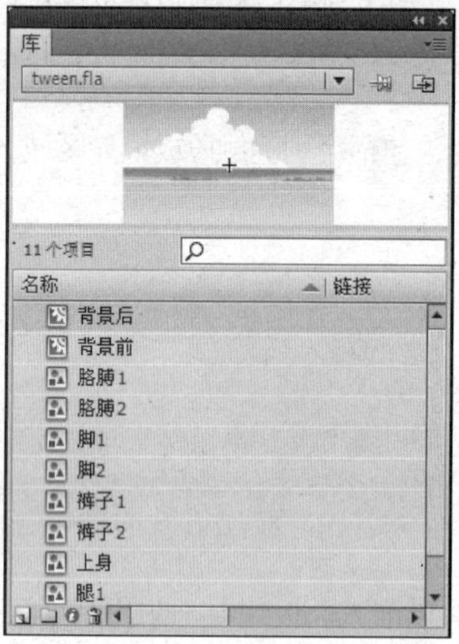

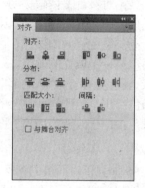

图 10-9　对齐面板

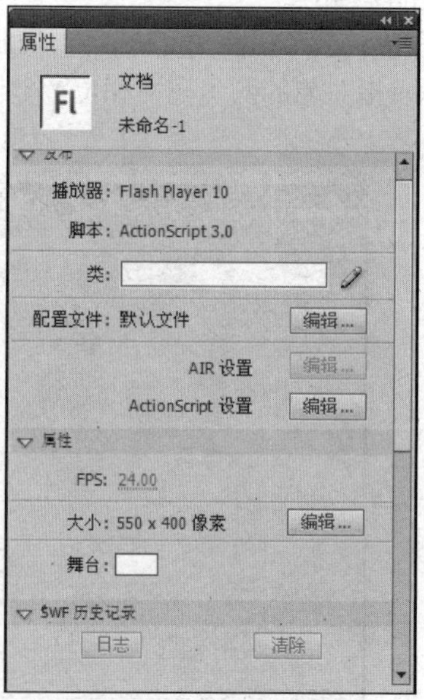

图 10-8　库面板

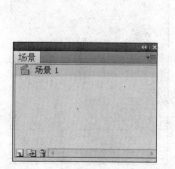

图 10-10　属性面板

图 10-11　场景面板

"影片浏览"面板："影片浏览"面板的作用如图 10-12 所示。

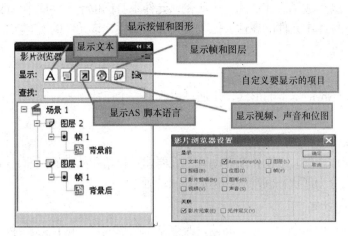

图 10-12　影片浏览面板

10.4　Flash CS5 中的基本术语

1. 帧

帧是构成动画的基本单位，各帧都对应于动画的相应动作，如声音、图形、素材元件及其他对象。在时间轴中，每一帧都由时间轴上的一个小方格表示。

2. 帧速率

帧速率（Frames Per Second，FPS），就是指每秒钟刷新图片的帧数，单位为帧/秒，帧速率越高视频质量越流畅。

3. 关键帧

关键帧是定义了动画变化的帧，这些控制整个动画变化的关键帧画面被称之为关键帧。

4. 元件

元件是动画中可以反复取出使用的一个小部件，它可以是图形、按钮或影片剪辑，并可以独立于主动画进行播放，因此它也是一个小动画。

元件可以反复使用，因而不必重复制作相同的部分，大大提高了工作效率。

5. 图层

图层用于制作复杂的 Flash 动画。在时间轴中动画的每一个动作都放置在一个 Flash 图层中，在每一个层中都包含一系列的帧，而各层中帧的位置一一对应，层就像堆叠在一起的多张幻灯胶片一样，每个层都包含一个显示在舞台中的不同图像。

6. 场景

场景其实就是一段相对独立的动画。整个 Flash 动画可以由一个场景组成，也可以由多个场景组成，当整个动画有多个场景时，动画会按照场景的顺序播放，如果在场景中使用了交互功能，可改变动画的播放顺序。

7. 库

每个 Flash 文件都有一个元件库，用于存放动画中的所有元件、图片、声音和视频等文件。

其作用相当于 Windows 资源管理器，当需要元件时，直接从元件库中调用即可。将元件从元件库拖放到场景后，就生成了该元件的一个实例，元件本身仍位于元件库中。改变场景中实例的属性，并不改变元件库中元件的属性，但改变元件的属性，该元件的所有实例的属性都将随之改变。

8. 逐帧动画

逐帧动画是 Flash 最基本的形式，是通过更改每一个连续帧所对应舞台上的内容来建立的动画。

9. 补间动画

补间动画又叫作中间帧动画，渐变动画，只要建立起始和结束的画面，中间部分由软件自动生成。补间动画分为形状补间动画和运动补间动画。

10. 形状补间动画

形状补间动画是指两个关键帧之间通过改变基本图形的形状或色彩，并由程序自动创建中间过程的形状变化而实现的动画。

11. 运动补间动画

运动补间动画两个关键帧之间通过改变舞台上实例的位置、大小、旋转角度以及色彩变化等属性，并由程序自动创建中间过程的运动变化而实现的动画。

12. Action Script

Action Script 即动作脚本，是基于 Flash 动态控制对象的一种编程语言。

13. 矢量图形

矢量图形是用点、直线和曲线来描述图形，它们都是通过数学公式计算获得的。矢量图形文件体积一般较小，它最大的优点是无论进行放大、缩小或旋转等操作，图像都不会失真。

10.5 Flash CS5 文档的基本操作

在熟悉了 Flash CS5 的界面构成后，下面来学习在制作动画过程中需要频繁使用的基本文档操作方法。

10.5.1 新建 Flash 文档

1. 创建空白文档

选择"文件"→"新建"命令打开"新建文档"对话框，在"常规"选项卡的"类型"列表选择需要创建的新文档类型。单击"确定"按钮即可创建一个新文档，如图 10-13 所示。

2. 从模板创建文档

Flash CS5 提供了各种类型的应用模板供用户选择使用，打开"新建文档"对话框，在对话框中选择"模板"选项卡，此时对话框变为"从模板新建"对话框。在对话框的"类型"列表中选择需要使用的模板类型，在"模板"列表中选择需要使用模板，单击"确定"按钮即可使用该模板创建新文档了，如图 10-14 所示。

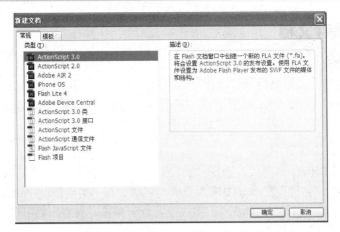

图 10-13　新建文档

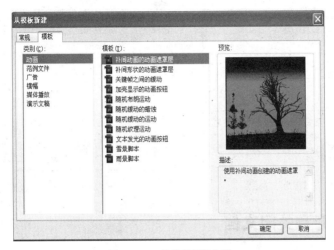

图 10-14　从模板新建文档

10.5.2　设置文档属性

在默认情况下，新建文档的舞台大小是 550 像素×400 像素，舞台背景色为白色。实际上，用户可以根据需要，对新文档的属性进行设置。选择"修改"→"文档"命令打开"文档设置"对话框，如图 10-15 所示。

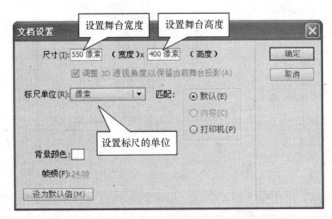

图 10-15　设置文档属性

10.5.3 保存文档

1. 文档的保存

用户创建新文档后，如果是第一次保存，在选择"文件"→"保存"命令时，Flash 将打开"另存为"对话框。使用该对话框用户可以设置动画文件保存的位置和文件名。完成设置后，单击"保存"按钮文档即被保存，如图 10-16 所示。

2. 将文档保存为模板

Flash 允许将文档保存为模板，选择"文件"→"另存为模板"命令打开"另存为模板"对话框。在对话框的"名称"文本框中输入模板的名称，在"类别"下拉列表中选择模板类型，在"描述"文本框中输入对模板的描述。完成设置后，单击"保存"按钮即可将动画以模板的形式保存下来，如图 10-17 所示。

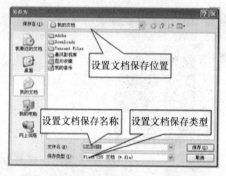

图 10-16 "另存为"对话框

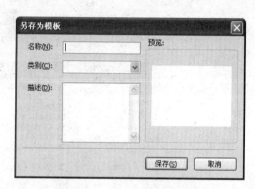

图 10-17 "另存为模板"对话框

10.5.4 打开和关闭文档

1. 打开文档

启动 Flash CS5 后，选择"文件"→"打开"命令将打开"打开"对话框，在该对话框中选择需要打开的文件后，单击"打开"按钮即可在 Flash 中打开该文件，如图 10-18 所示。

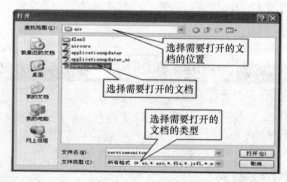

图 10-18 打开对话框

2. 关闭文档

在 Flash CS5 中，文档在程序界面中以选项卡的形式打开，单击文档标签上的"关闭"按钮，可以关闭该文档如图 10-19 所示。

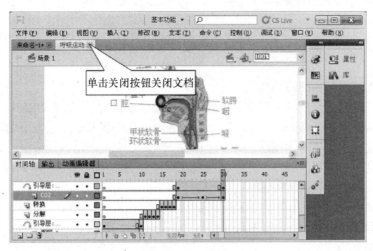

图 10-19　关闭文档

10.5.5　影片的测试和发布

1．预览和测试动画

要预览和测试动画，可以选择"控制"→"测试影片"→"测试"命令，或直接按 Ctrl+Enter 组合键，即可在 Flash 播放器中预览动画效果。

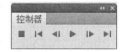

图 10-20　控制器

选择"窗口"→"工具栏"→"控制器"命令，将打开"控制器"面板，如图 10-20 所示。单击其中的"播放"按钮，动画将在舞台上播放。通过面板上的按钮，可以对动画播放进行控制。例如，单击"前进一帧"按钮，可以对动画向前进行逐帧播放，单击"后退一帧"按钮，可以使动画跳到最后一帧。

2．Flash 文件的导出

选择"文件"→"导出"→"导出影片"命令打开"导出影片"对话框，如图 10-21 所示。在对话框中选择文件的保存路径并设置导出文件的文件名，将导出文件的类型设置为"SWF影片（*.swf）"，完成设置后，单击"保存"按钮即可将作品导出为 Flash 影片文件。

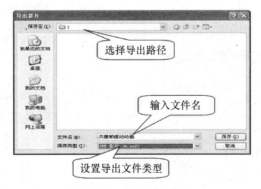

图 10-21　导出影片对话框

3．Flash 文件的发布设置

Flash 文件能够导出为多种格式，为了提高制作效率，避免在每次发布时都进行设置，可以选择"文件"→"发布设置"，在"发布设置"对话框中对需要发布的格式进行设置后，然后只需要选择"文件"→"发布"命令即可按照设置直接将文件导出发布了。

10.6　医学动画制作实例

实例一　逐帧动画：旋转的头颅

逐帧动画是一种与传统动画创作技法相类似的动画形式，是 Flash CS5 中一种重要的动画制作模式。逐帧动画是在时间轴上逐帧地绘制内容，这些内容都是一张张不动的画面，但画面之间又逐渐发生变化。当动画在播放时，这一帧一帧的画面连续播放就会获得动画效果。逐帧动画在绘制时具有很大的灵活性，几乎可以表现任何需要表现的内容。在 Flash 中，一段逐帧动画表现为时间轴上连续放置关键帧。

操作要求如下。

利用素材库里 15 张不同角度的头颅图片，制作一个逐帧动画，实现头颅的立体转动效果。

操作步骤如下。

（1）利用 Photoshop 或其他作图工具，画出 15 张不同角度的头颅图片，按顺序命名，如图 10-22 所示。

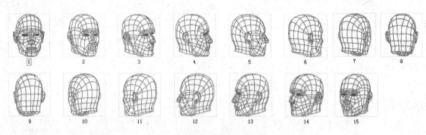

图 10-22　不同角度头颅图片

（2）启动 Flash CS5，新建一个动画。选择"修改"→"文档"，打开"文档设置"对话框，将文档大小设置为 200×200，帧频设置为 10，如图 10-23 所示。单击确定完成文档属性设置。

（3）选择"文件"→"导入"→"导入到舞台"，选中步骤 1 中的 15 张图片，导入到库中，按"Ctrl+L"打开库面板，在库中可看到刚导入的图片，如图 10-24 所示。

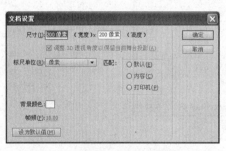

图 10-23　设置文档属性

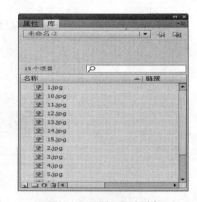

图 10-24　导入图片到库

（4）在主场景的时间轴中，单击第一帧，然后从库中拖动图片 1.jpg 到场景中，如图 10-25 所示。

（5）选中场景中的图片，单击"窗口"→"对齐"，打开对齐面板，将"与舞台对齐"打钩，然后单击选择"水平中齐""垂直中齐"按钮，设置对齐方式，如图 10-26 所示。

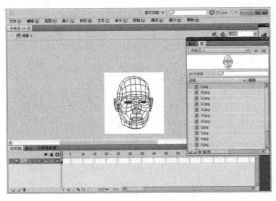

图 10-25 编辑第一帧

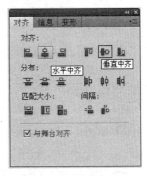

图 10-26 设置对齐方式

（6）在时间轴的第二帧上单击右键，选择"插入空白关键帧"，如图 10-27 所示。

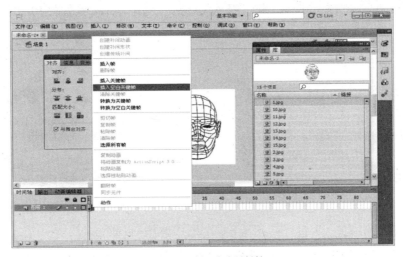

图 10-27 插入空白关键帧

（7）第二帧的设置同第一帧，将图片 2.jpg 拖动到场景中，设置好对齐方式。

（8）以此类推，依次将 1～15 帧设置好，动画就制作完成了，按 Ctrl+Enter 组合键测试影片，设置好的时间轴和动画测试效果如图 10-28 所示。

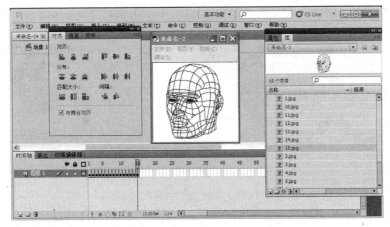

图 10-28 动画完成效果

（9）单击"文件"→"另存为"，将制作完成的文档保存为"旋转的头颅.fla"。

实例二　补间动画、引导层动画：血液循环

操作要求如下。

利用 Flash 的补间动画、引导层功能，制作一个人体血液循环的动画。

操作步骤如下。

（1）新建一个动画，选择"修改"→"文档"，将文档大小设置为 400×600，帧频设置为 8。导入图片"血液循环.jpg"到库中。

（2）单击图层 1 的第一帧，从库中拖动图片"血液循环.jpg"到场景中，设置成水平居中、垂直居中。在第 100 帧上单击右键，选择"插入帧"。

（3）插入图形元件，命名为"球"，选择椭圆工具，打开颜色面板，设置线条为黑色，填充色为红黑渐变，如图 10-29 所示。按住 Shift 键，拖动鼠标画一个小圆。

（4）在场景 1 中增加图层 2，在第 1 帧中，从库中将"球"拖动到场景中，放置在如图 10-30 所示的位置 1，在第 40 帧上右击，选择"插入关键帧"，将小球拖动到如图 10-30 所示的位置 2。

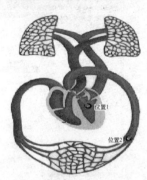

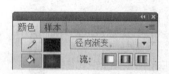

图 10-29　小球颜色设置

图 10-30　第 1 帧和第 40 帧内容

（5）在图层 2 上点击右键，选择"添加传统运动引导层"，选择铅笔工具绘制曲线，如图 10-30 所示。在第 40 帧上单击右键，选择"插入帧"。

（6）在图层 2 的第 10 帧上点击右键，选择"创建传统补间"。

（7）增加图层 3，分别在第 41、43、45、47、49、51、53、55 插入关键帧，内容分别如图 10-31 所示，并将其内容分别复制到第 42、44、46、48、50、52、54、56 帧。

（8）增加图层 4，在第 57 帧插入关键帧，从库中拖动小球到场景中，放置在如图 10-32 所示的位置 1，在第 100 帧插入关键帧，拖动小球到如图 10-32 所示的位置。

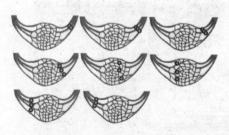

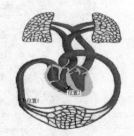

图 10-31　第 41、43、45、47、49、51、53、55 帧内容

图 10-32　第 57、100 帧内容

（9）在图层 4 的第 57 帧到第 100 帧之间创建传统补间动画。

（10）为图层 4 添加引导层，在第 57 帧用铅笔绘制曲线，如图 10-32 所示。在第 100 帧插入帧。

（11）按 Ctrl+Enter 组合键测试动画，将动画保存为"血液循环.fla"。

实例三 蒙版动画：闪动的文字

操作要求如下。

利用 Flash 的蒙版功能，制作一个字体闪动的画面。

操作步骤如下。

（1）新建一个动画，设置文档大小为 550×200，帧频为 24。选择"文件"→"导入"→"导入到库"，将图片 1.jpg、2.jpg、3.jpg 导入到库中。

（2）单击"插入"→"新建元件"，类型选择"图形"，名称为"图片"，创建一个图形元件。从库中将 3 张图片拖动到舞台，打开属性面板，将 3 张图片的大小都设置为 400×300，并将它们横向并排排列。

（3）创建一个图形元件，命名为"文字"。选择文本工具，并将属性设置为如图 10-33 所示，输入文字"大医精诚"。

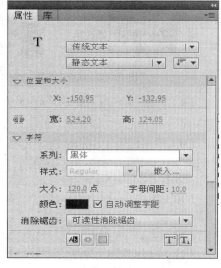

图 10-33 文字属性

（4）切换到场景 1，选择图层 1 的第 1 帧，从库中将元件"图片"拖动场景中，并将图片右边界与文档右边界对齐，垂直居中。在第 50 帧添加关键帧，利用键盘向右方向键移动图片，将图片左边界与文档左边界对齐，垂直居中。在第 1 帧和第 50 帧之间创建传统补间动画。

（5）增加图层 2，从库中将元件"文字"拖动到场景中，设置为水平居中、垂直居中。在第 50 帧插入帧。

（6）在图层 2 上点击右键，选择"遮罩层"，将图层 2 设置为遮罩层。

（7）按 Ctrl+Enter 组合键测试动画，效果如图 10-34 所示。

（8）按 Ctrl+S 组合键，将动画保存为"闪动文字.fla"。

大医精诚

图 10-34 闪动文字效果

实例四 交互动画：中药材介绍

操作要求如下。

利用 Flash 的交互功能，制作一个介绍药材的动画。

操作步骤如下。

（1）新建一个动画，将各种药材图片导入到库中。

（2）分别创建 6 个按钮元件"人参""五味子""巴戟天""冬虫夏草""天麻""何首乌"，从库中拖动相应的图片到相应的元件中，并将创建好的 6 个元件拖动到场景中，布局如图 10-35 所示。

（3）在场景 1 的第 1 帧上单击右键，选择"动作"，在打开的动作面板中输入代码 stop();。

（4）新建一个按钮元件，命名为"返回"，将库中的图片"返回.jpg"拖动到舞台中。

（5）选择"插入"→"场景"命令，插入场景 2。在场景 2 中，从库中拖动"人参 2.jpg"到舞台中，并输入相应的文字介绍，将元件"返回"从库中拖到右下角，效果如图 10-36 所示。

（6）重复步骤 4，添加场景 3、场景 4、场景 5、场景 6、场景 7，布局类似场景 2，内容分别为五味子、巴戟天、冬虫夏草、天麻、何首乌相应的图片和文字。

（7）选择"窗口"→"其他面板"→"场景"命令，打开场景面板。在场景面板中，单击对应的场景名，可以实现各个场景的切换。

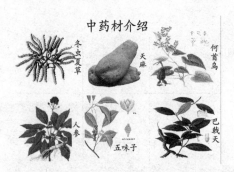

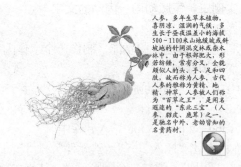

图 10-35　场景 1 布局　　　　　　　　　　　　图 10-36　场景 2 效果

（8）在场景 2、3、4、5、6、7 的第 1 帧上单击右键，选择"动作"，在打开的动作面板中输入代码 stop();。

（9）单击场景 1 中的按钮"人参"，打开动作面板，输入代码：

```
on(release)
{gotoAndplay("场景 2",1);}
```

（10）单击场景 1 中的按钮"五味子"，打开动作面板，输入代码：

```
on(release)
{gotoAndplay("场景 3",1);}
```

（11）以此类推，分别设置好场景 1 中剩下四个按钮的动作代码。

（12）分别单击场景 2、3、4、5、6、7 中的"返回"按钮，打开动作面板，输入代码：

```
on(release)
{gotoAndplay("场景 1",1);}
```

（13）按 Ctrl+Enter 组合键测试动画，并将动画保存为"中药材介绍.fla"。

工作任务 10　人工授精过程的动画制作

任务要求

利用 Flash 的引导线、遮罩、渐变等功能制作一个人工授精过程的 Flash 动画。图 10-37 为素材图之一。

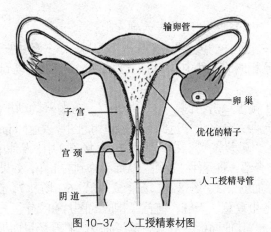

图 10-37　人工授精素材图

（张艺雪）

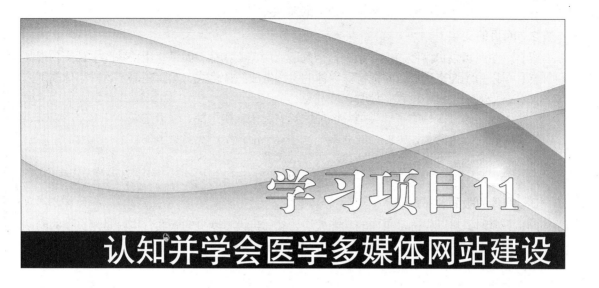

学习项目11

认知并学会医学多媒体网站建设

11.1 基础知识

11.1.1 网页与网站概述

随着网络技术的发展，上网变得更加方便，网络应用日趋丰富；网络已经成为人们获取外部信息和交流沟通的重要工具，越来越多的企事业单位和个人想通过网络来展示企事业形象或个人风采等，这就需要创建网站。

1. 网页

网页（Web Page）是一种存储在 Web 服务器上，通过网络进行传输，并被浏览器所解析和显示的文档，其中包含文字、图片以及各种多媒体内容。

2. 网站

网站（Web Site）是由多个相关的网页组成的结构完整的信息服务系统。

每个网站都有特定的网址，相当于在网络中的门牌号；在浏览器地址栏输入网址访问网站时，浏览器会通过 DNS（域名系统）连接到这个网站指定的 Web 服务器，并打开一个默认的网页（一般为 index.html）作为浏览这个网站的开始。

11.1.2 网页的设计和布局

网页中除了对页面的主要内容进行版面设计和布局外，还要针对网页的颜色搭配和文字等要素进行详细的构思和策划。

1. 网页的色彩

网页的色彩是树立网站形象的关键因素之一，它直接影响着访问者的视觉感观。在搭配网页色彩时应本着"总体协调、局部对比"的原则进行，要注意色彩的鲜明性、独特性、合适性和联想性。鲜明的色彩容易引人注目，独特的色彩能使人印象深刻；色彩的合适性是指色彩与表达的内容气氛相适合；色彩的联想性是指不同的色彩会使人产生不同的联想。

网页色彩搭配建议：采用黑色文字与彩色边框、背景和图像的搭配。这种效果可以使网页整体不单调，主要内容清晰，符合大多数人的阅读习惯。

2. 网页的文字

设计网页时可以自由使用操作系统自带的所有中英文字体；如果想用特殊的字体来体现某种风格，可以用图像来代替，即把特殊字体的文字做成图像格式，然后在需要这种字体的地方放置文字图像。在网页中设置字体时，应注意：

（1）不使用超过 3 种的字体类型，以免网页看起来显得杂乱，没有主题。

（2）不使用太大的字，版面空间有限，大字体不能带给浏览者更多的信息。

（3）最好不使用不停闪烁的文字，以免分散浏览者注意力。

（4）标题的字体比正文要稍大一些，颜色也可以有所区别。

3. 网页的版面和布局

网页设计时，可以先确定页面的功能模块，然后再设置网页的版面，也就是网页上的网站标志、导航栏及菜单等元素的位置；建议可以先用笔在纸张上将头脑中的草图勾勒下来，然后再用 Dreamweaver CS5 设计版面。

（1）常见的网页布局技术

① 层叠样式表（CSS）布局。层叠样式表是用于控制网页样式并允许将样式信息与网页内容分离的一种标记语言；使用 CSS 布局技术能完全精确地定位文本和图片，但对初学者来说显得较为复杂。

② 表格（Table）布局。表格在 HTML 语言中对应 Table 元素。大多数网站的页面使用的都是表格布局，其优势在于它能对不同的对象加以处理，用户不用担心不同对象之间的影响，而且表格在定位图片和文本上更加方便。

③ 框架（Frame）布局。框架在 HTML 语言中对应 Frame 元素。框架布局就是将一个网页分成多个页面，每个网页对应一个框架。

（2）常见的网页布局类型

① "同"字型：是大型网站常用的页面布局，特点是内容丰富、链接多、信息量大。网页的上部分是横幅和导航栏，下部分为 3 列，两边的区域是图片或文字链接和小图片，中间是网站的主要内容，最下面是版权信息等。

② "厂"字型：布局的特点是内容清晰、一目了然。网页顶端是横幅和导航栏，左侧是文本和图片链接，右边是正文信息区。

③ 分栏型：布局一般分为上下（或左右）两栏或多栏。一栏是导航链接，其他栏是正文信息。

11.1.3 网站规划设计

网站设计是将网站的内容、主题结合自己的认识，在明确网站目的的基础上，通过视觉化的形式将网站的特点、个性、定位、目标群体等在网站中体现出来。

1. 网站结构设计

（1）网站的目录结构设计。目录结构设计应简洁、清晰，这对于站点内容的上传维护，内容的扩充和移植有着重要的影响。设计时可以按栏目内容建立子目录，目录层次建议不要超过 3 层。

（2）网站的层次结构设计。网站的层次是指各级页面之间的结构关系。

2. 网站形象设计

一个网站的标志（Corporate Identity，CI）形象包括标志、色彩、字体和标语等。当网站的主题和名称确定下来之后，就需要根据它们设计相应的网站 CI 形象。

（1）网站的标志。标志是一个网站的特色和内涵的集中体现，标志的设计、创意来自该网站的名称和内容，能让浏览者一看到标志就联想到这个网站。

（2）网站的标准色彩。标准色彩指能体现网站形象和延伸内涵的色彩，它主要用于网站的标志、标题、主菜单和主色块，给人以整体统一的感觉。

11.2 Dreamweaver CS5 入门

Dreamweaver CS5 是一款专业的网页制作软件，它的可视化编辑能够使用户快速创建富有特色的网页，制作出来的网页兼容性比较好。

11.2.1 Dreamweaver CS5 的主要功能

Dreamweaver CS5 是目前流行的一款可视化网页制作软件，具有简洁高效的设计和开发界面；它的所见即所得特性使得用户无需编写代码即可完成网页的制作，它简单易学、操作方便。Dreamweaver CS5 也支持代码设计，为高级程序人员提供了代码编辑环境，方便程序人员应用 HTML 或其他代码进行网页开发；除了可制作 HTML 静态网页之外，还可以使用 ASP、PHP、JSP 等技术，创建基于数据库的交互式动态网页。

11.2.2 工作界面

启动 Dreamweaver CS5 后，将打开一个起始页。选择新建或打开一个网页文件后将会进入编辑窗口。Dreamweaver CS5 的工作界面主要由菜单栏、文档工具栏、文档窗口、状态栏、属性面板、插入面板和面板组等组成。如图 11-1 所示。

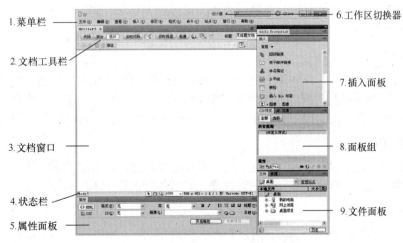

图 11-1 Dreamweaver CS5 的工作界面

1. 菜单栏

包括 10 个子菜单（见图 11-2），即单击每个菜单，会弹出下拉菜单，利用菜单基本上能够实现 Dreamweaver CS5 的所有功能。

文件(F)　编辑(E)　查看(V)　插入(I)　修改(M)　格式(O)　命令(C)　站点(S)　窗口(W)　帮助(H)

图 11-2 子菜单

2. 文档工具栏

包含 3 种文档窗口视图（代码、拆分和设计）按钮、各种查看选项和一些常用的操作选项（见图 11-3）。

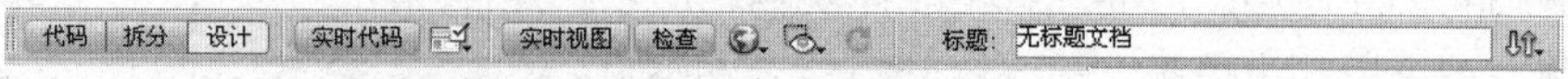

图 11-3　文档工具栏

文档工具栏中的按钮功能如下：

（1）"显示代码视图"按钮 代码：仅在文档窗口中显示和修改 HTML 源代码。

（2）"显示代码视图和设计视图"按钮 拆分： 在文档窗口中同时显示 HTML 源代码和页面的设计效果。

（3）"显示设计视图"按钮 设计：仅文档窗口中显示页面的设计效果。

（4）"实时代码"按钮 实时代码：显示浏览器用于执行该页面的实时代码。

（5）"检查浏览器兼容性"按钮：测试当前网页在不同核心浏览器中的兼容性。

（6）"实时视图"按钮 实时视图：显示不可编辑的、交互式的、基于浏览器的文档视图。

（7）"检查模式"按钮 检查：检查 CSS 是否对于各种浏览器均兼容。

（8）"在浏览器中预览/调试"按钮：在浏览器中预览或调试当前文档。从弹出式菜单中可以选择一个浏览器。

（9）"可视化助理"按钮：可以使用各种可视化助理来设计页面。

（10）"刷新设计视图"按钮：用于刷新文档窗口的内容。

（11）"文档标题"按钮 标题 无标题文档：用于设置或修改文档的标题。

（12）"文件管理"按钮：显示"文件管理"弹出式菜单。

3. 文档窗口

显示当前创建和编辑的文档。在该窗口中，可以输入文字、插入图片、绘制表格等，也可以对整个页面进行处理。

4. 状态栏

位于文档窗口的底部，包括 3 个功能区：标签选择器 <body>（显示和控制文档当前插入点位置的 HTML 源代码标记）、窗口大小弹出菜单 484 x 453（显示页面大小，允许将文档窗口的大小调整到预定义或自定义的尺寸）和下载指示器 1 K / 1 秒（估计下载时间，查看传输时间）。

5. 属性面板

属性面板是网页中非常重要的面板，用于显示在文档窗口中所选元素的属性，并且可以对被选中元素的属性进行修改。该面板随着选择元素的不同而显示不同的属性。

6. 工作区切换器

单击工作区切换器下拉箭头，可以打开一些常用的调板。在下拉菜单中选择，即可更改页面的布局。

7. 插入面板

包含将各种网页元素（如图像、表格等）插入到文档时的快捷按钮。每个对象都是一段 HTML 代码，插入不同的对象，可以设置不同的属性。单击相应的按钮，可以插入相应的元素。

8. 面板组

Dreamweaver CS5 中的面板被组织到了面板组中，双击组名称，可以在展开和折叠面板组之间进行切换。

9. 文件面板

用于管理文件和文件夹，无论它们是 Dreamweaver 站点的一部分，还是位于远程服务器上。

11.3　站点的创建与文档操作

制作网页最根本的目的就是建立一个属于自己的网站。网页是网站最基本的组成部分，在一个网站中，所有的网页并不是杂乱无章的；它们通过各种链接元素互相联系在一起，形成一个整体站点。因此在开始设计网页之前，我们需要先建立一个站点，然后根据这个站点的实际需要，制作相应功能的网页。

Dreamweaver CS5 有一个强大的站点创建和管理工具，用户可以使用它完成 Web 站点的创建和站点中网页的添加等工作，从而更方便地管理自己的网站。

要创建一个站点，一般是先在本地计算机上建立一个本地站点；在完成设计之后，再将整个站点上传到 Web 服务器上。

11.3.1　网站的规划

站点又称网站，是一系列通过超链接相互联系的网页的集合。一个站点通常由多级网页构成，首页是一级页面，通过首页链接到的网页称为二级页面，依次类推形成金字塔状的网络结构。因而设计网站需要考虑的因素很多，从网站的规划与风格的设计、网站的 Logo 及页面美工，到网站的总体结构和层次设计等。

要制作一个好的网站必须有清晰的结构，构架不清的网站将会给日后的维护带来很大的麻烦和困难。规划站点就是将站点合理地进行组织，在创建站点之初，为站点创建一个根文件夹；然后在根文件夹中建立多个子文件夹，利用不同的文件夹将不同的网页内容进行分类，所有的网页文件、图像文件以及网页中用到的各种资源分别存储到相应的文件夹中。对文件和文件夹的命名要符合规范尽量避免使用中文名。在发布站点时，只需将该文件中的所有内容上传到 Web 服务器中即可。

11.3.2　创建本地站点

1. 创建本地根目录

下面以"人民医院"网站为例，说明如何创建本地根目录。

（1）在本地硬盘 D 的根目录上新建一个名为"hospital"的文件夹。

（2）在该文件夹中新建一个名为"materials"的文件夹，用于存放各种素材文件，并将相关网站素材存放其中。

此时，"人民医院"网站的本地目录制作完毕，随着网站内容的增加，站点目录会逐步丰富。

2. 使用向导创建站点

使用 Dreamweaver CS5 自带的站点定义向导功能可以简单方便地创建一个本地新站点，操作如下：

（1）在菜单栏中选择"站点"→"新建站点"命令。

（2）打开"站点设置对象"对话框，如图 11-4 所示，在"站点名称"文本框中输入站点的名称为"人民医院"，单击"本地站点文件夹"文本框后面的"浏览文件夹"按钮，选择

D:\hospital\。

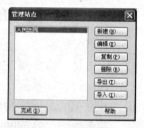

图 11-4　站点设置对象

（3）单击"保存"按钮，完成站点创建。此时在文件面板中显示了当前站点的名称、本地站点的文件和文件夹。

3. 管理站点

在建立好一个本地站点以后，如果需要修改其属性，我们可以通过"管理站点"功能实现。

在菜单栏中，选择"站点"→"管理站点"命令，打开"管理站点"对话框，如图 11-5 所示。在这个对话框中，将列出通过 Dreamweaver 建立的所有站点，选定需要修改的站点，单击"编辑"按钮可以进行修改。对于无用的站点，可以选定后单击"删除"按钮进行删除。

图 11-5　"管理站点"对话框

11.3.3　文档操作

1. 新建文档

在菜单栏中，选择"文件"→"新建"命令，或者使用 Ctrl+N 组合键，打开"新建文档"对话框，如图 11-6 所示。

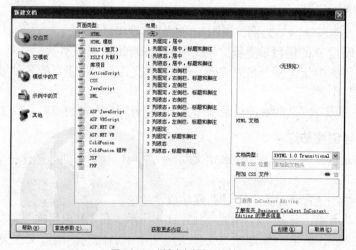

图 11-6　"新建文档"对话框

选择"空白页"选项，在"页面类型"列表中选择"HTML"，在"文件"列表中选择"无"，然后单击"创建"按钮，创建一个空白网页文档。

2. 打开文档

（1）在菜单栏中，选择"文件"→"打开"命令。

（2）双击文件面板中相应的文件。

3. 保存和浏览网页

在菜单栏中，选择"文件"→"保存"命令，进行网页的保存。

网页制作过程中，设计者为了了解网页在浏览器中的显示情况，经常需要预览网页。可以使用菜单栏中的"文件"→"在浏览器中预览"→"IExplore"命令，或者快捷键"F12"。在预览网页之前需要保存文档。

4. 设置页面属性

Web 页面的页面属性包括页面标题、背景图像和背景颜色、文本格式、超链接显示效果、页边距等。设置页面属性，可以使用"修改"→"页面属性"命令，打开"页面属性"对话框，如图 11-7 所示。

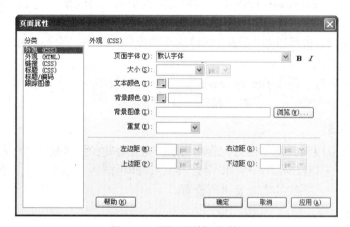

图 11-7　"页面属性"对话框

在该对话框的"分类"列表框中显示了可以设置的网页文档分类，包括"外观 CSS""外观 HTML""链接 CSS""标题 CSS""标题/编码"和"跟踪图像"6 个分类。作用如下。

（1）外观 CSS 属性：Dreamweaver CS5 默认情况下使用 CSS（层叠样式表）设置文本格式，指定页面属性时生成的 CSS 样式会嵌入到页面的 head 部分；使用该属性将利用 CSS 规则指定页面的若干基本布局选项，包括字体、背景颜色、背景图像和页边距。

（2）外观 HTML 属性：在该属性中，可设置若干基本页面布局选项，基本内容同"外观 CSS"，不同的是使用本类别设置会导致页面采用 HTML 格式，而不是 CSS 格式。

（3）链接 CSS 属性：在该属性中，可以定义链接字体、字体大小、链接颜色、已访问链接的颜色以及活动链接的颜色。

（4）标题 CSS 属性：在该属性中，可以定义标题字体和颜色。

（5）标题/编码属性：该属性可特别指定页面所用语言的文档编码类型，以及指定要用于该编码类型的 Unicode 规范。

（6）跟踪图像属性：在该属性中，可以插入一个图像文件，并在设计页面时使用该文件作为参考。

11.4　网页中使用文本

文本是网页中最基本的元素，网页的主要信息依靠文本来表现，文本的格式化不仅确保了页面排版结构的合理性，而且起到了美化页面的作用。

11.4.1　文本的输入

1．添加普通文本

在网页中输入文本的方法和其他文本处理软件基本类似，Dreamweaver CS5 中插入文本的基本方法有 2 种。

（1）直接在文档窗口，将鼠标光标定位在需要添加文本的位置输入。

（2）复制其他文字处理程序中的现有文本，然后到网页文档中粘贴。

2．特殊字符的使用

在很多情况下，用户不但需要输入正常的文字内容，还需要添加一些特殊的字符。

（1）空格：在 Dreamweaver CS5 中要实现文本的空格，可以按键盘上的空格键，但无论按多少次空格键都只能插入一个空格符。将当前输入法切换到全角状态，再按空格键就可以每按一次就输入一个空格。也可以单击 代码 标签切换到代码视图下，输入 " "，" " 标记同样能在文字间插入空格。

（2）其他特殊字符：利用 Dreamweaver CS5 自带的特殊字符可在网页中插入特殊字符。单击 "文本" 插入栏中的 按钮，打开特殊字符下拉列表。

3．插入水平线

水平线用于分隔段落，使文档结构清晰明了。将光标定位到要插入水平线的位置，在菜单栏中选择 "插入" → "HTML" → "水平线" 命令，即可插入一条水平线。在插入水平线后可在 "属性" 面板中对水平线的高与宽进行设置。

4．插入日期

当需要在网页中插入日期时，单击 "常用" 插入栏中的 按钮，打开 "插入日期" 对话框，在该对话框中可以选择日期格式、星期格式、时间格式。如果希望每次保存文档都会自动更新插入的日期，则要将 "储存时自动更新" 的复选框勾选中。

11.4.2　格式化文本

在网页中可以对所添加的文本进行格式化，如设置文本字符的格式、设置段落格式等；这些操作主要通过文本的属性面板来进行。Dreamweaver CS5 的文本属性面板包含两个选项卡：HTML 和 CSS。"HTML" 选项卡中的选项用于设置文本的 HTML 格式，而 "CSS" 选项卡中的选项则用于应用 CSS 样式或者创建 CSS 内联样式。

1．设置 HTML 格式

在文本属性面板中单击 "HTML" 按钮，即可显示 "HTML" 选项卡，如图 11-8 所示。应用 HTML 格式时，Dreamweaver CS5 会将属性添加到页面正文的 HTML 代码中。

"HTML" 选项卡中各种选项的作用如下。

（1）格式：用于选择段落的格式，主要用于设置标题级别。

（2）类：用于设置文本的 CSS 样式。

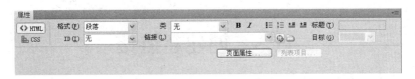

图 11-8　文本属性面板的"HTML"选项卡

（3）粗体、斜体：用于使所选字体笔画加粗或倾斜。

（4）项目列表、编号列表：用于为段落建立项目符号或编号。

（5）删除内缩区块：用于设置段落的缩进。

（6）标题：用于为超链接指定文本工具提示。

（7）ID：用于为所选内容分配一个 ID。"ID"下拉列表框中会列出文档的所有未使用的已声明 ID。

（8）链接：用于设置所选文本的超文本链接。可单击文件夹图标 浏览到站点中的文件，也可直接在文本框中输入统一资源定位符（URL），或者将"指向文件"图标 拖到"站点"面板中的文件。

（9）目标：用于选择链接文件打开的窗口名称。

（10）页面属性：用于打开"页面属性"对话框。

（11）列表项目：此选项只在应用了"项目列表"或"编号列表"后才能使用，设置列表的相关属性。

2. 设置 CSS 样式

应用 CSS 样式时，Dreamweaver 会将属性写入文档头或单独的样式表中；如果是创建 CSS 内联样式，则 Dreamweaver 会将样式属性代码直接添加到页面代码的 body 部分。

在文本属性面板的"CSS"选项卡中可以定义和应用 CSS 样式，如图 11-9 所示。Dreamweaver CS5 加强了 CSS 样式的功能，当用户为文本应用字体、字号、字形等基本格式时，Dreamweaver CS5 都将为其创建类样式。

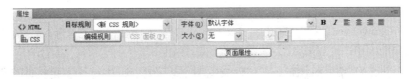

图 11-9　文本属性面板的"CSS"选项卡

CSS 选项卡中各选项的作用如下。

（1）目标规则：用于显示用户在"CSS"选项卡中正在编辑的规则。可以在此选择是创建新的 CSS 规则、创建新的内联样式，还是将现有的类应用于所选文本。

（2）编辑规则：用于打开目标的"CSS 规则定义"对话框。如果在"目标规则"下拉列表中选择了"新建 CSS 规则"选项，则单击该按钮将打开"新建 CSS 规则定义"对话框。

（3）CSS 面板：如果关闭了"CSS 样式"面板，单击该按钮使其显示出来。

（4）字体：用于更改目标规则的字体。

（5）大小：用于设置目标规则的字体大小。

（6）粗体、斜体：用于向目标规则中添加粗体或斜体属性。

（7）左对齐、居中对齐、右对齐、两端对齐：用于向目标规则中添加段落的各种对齐属性。

（8）文本颜色：用于将所选颜色设置为目标规则中的字体颜色。

11.5　创建超链接

网站是由若干个网页组成的，这些网页就是通过链接的方式联系起来；而这些承载连接功能的文字或者图片，我们就称之为超级链接。

11.5.1　超链接路径

在网站中每一个网页文件都有一个独立的地址，通常所说的 URL 指的是每一个网站的独立地址。超链接的路径设置非常重要，如果路径不正确可能会出现无法跳转的情况。路径一般有下面 3 种。

1. 绝对路径

绝对路径提供完全的路径，主要用于创建外部链接。创建此类链接时目标端点必须是完整的 URL 地址，如 http://www.hospital.com/default.asp。当链接到其他网站中的文件时必须用绝对路径。

2. 相对路径

相对路径适用于网站内部链接，它利用的是构建链接的两个文件之间的相对关系，不受站点文件夹所在的服务器地址的影响。书写时省略了绝对地址中的相同部分。

3. 根路径

根路径是以"/"开始，接着写文件夹名，如"/doctor/index.html"。根路径只能由服务器来解释。当站点规模非常大，在一个服务器上同时放置几个站点时需用到根目录相对路径。

11.5.2　文字超链接的设置

我们可以通过点击网页上的某些文字来完成链接功能，这就是最普通的文字超链接。下面就学习如何设置这种链接。

（1）在 Dreamweaver CS5 中打开网页文档，选中要创建超链接的文本，在文本属性面板的"HTML"选项卡中单击"链接"文本框右侧的 按钮。

（2）弹出"选择文件"对话框，在"查找范围"下拉列表框中选择要链接的文档，单击"确定"按钮超链接设置完成。

如果超链接的目标文档是浏览器不能直接显示的文件格式（例如.rar 压缩文件），那么单击该超链接时将弹出"文件下载"对话框，提示浏览者下载文件。

（3）如果创建的是网站内部链接，也可以直接拖曳文本属性面板的"HTML"选项卡中的"指向文件"按钮 ，指向要链接的文件，如图 11-10 所示。

（4）对于设置好的超级链接，通过属性面板中的"目标"下拉列表设置链接文档的打开方式。"目标"下拉列表各个选项说明如下。

① _blank：将链接的文件载入一个未命名的新浏览器窗口中。

② _new：将链接的文件载入一个新的浏览器窗口中。

③ _parent：在上一级浏览器窗口中显示链接文件。

④ _self：在当前浏览器窗口中显示链接文档。此目标是默认选项，所以通常不需要指定。

⑤ _top：在整个浏览器窗口中载入链接的页面，因而会删除所有框架。

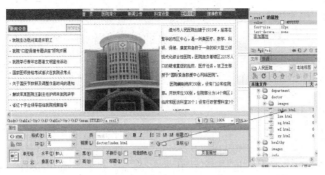

图 11-10　直接拖曳指向要链接的文件

（5）超链接标记属性：在使用 Dreamweaver CS5 进行所见即所得的超级链接设置以后，单击文档工具栏中的"拆分"按钮，同时显示超级链接的 HTML 源代码和页面的设计效果。

链接在网页中的标记其实很简单，只有一个即<a>标记。被<a>……</a>标签括起来的部分就充当超级链接的载体，可以是图片也可以是文字。<A>标签相关属性见表 11-1。

表 11-1　　　　　　　　　　　　　　　　　<A>标签属性

属性	描述	属性	描述
href	指定超链接的链接地址或是链接对象的路径	title	给链接设置提示文字
name	给链接命名	target	指定链接的目标窗口

网站内部链接的 HTML：

```
<a href="网站内文件名" target="属性值">超链接文字</a>
```

网站外部链接的 HTML：

```
<a href="URL" target="属性值">超链接文字</a>
```

11.5.3　创建图像超链接

可以使用网页中的文字来设置超级链接，也可以使用网页中的图像来设置超级链接。图像超链接的设置有两种类型；一种是当用户单击具有链接功能的图像后，可以像单击文字超链接一样，跳转到自己所需要的页面。另一种是在同一张图像上创建多个热点区域，然后分别为这些区域设置链接的目标端点；用户通过单击图像中的不同区域，可以链接到不同的页面和网址。

选中图像文件，在"属性"面板下部有 3 个创建热点区域按钮□ ○ ♡；一个热点指针工具按钮。

（1）指针热点工具：用于对热点进行选择、移动和调整图像热点区域范围。

（2）矩形热点工具□：用于创建规则的矩形或正方形热点区域。

（3）椭圆热点工具○：用于绘制圆形热点区域。

（4）多边形热点区域工具♡：用于绘制不规则的热点区域。

绘制好热点区域后，区域会被一层青色的蒙版所覆盖，如图 11-11 所示。

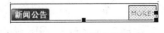

图 11-11　热点区域

11.5.4　锚点链接的设置

前面学习的 2 种超链接实现的都是不同页面之间的跳转，而锚点链接是在同一文件的不同

259

位置之间的链接，或不同文档相关位置之间的链接、通常在网页文章比较长时应用。比如一个很长的网页文件，为了方便浏览者阅读，要在页面最下方添加一个链接，单击这个超链接后就会跳转到该网页的首部。

锚点链接的建立主要分为 2 个步骤：建立锚点和创建超链接。

1. 建立锚点

所谓锚点就是指链接所要指向的位置。

（1）将光标定位在要链接的网页位置。

（2）单击"常用"插入栏中的"命名锚记"按钮，打开"命名锚记"对话框，输入名称，如图 11-12 所示。这时可以看到插入的锚点标记。

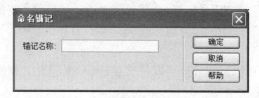

图 11-12 "命名锚记"对话框

2. 创建超链接

锚点创建好以后，我们开始创建链接来连接到这些创建好的锚点，首先选中要设置为超链接的文本如"返回页首"，再单击属性面板的"HTML"选项卡中的"指向文件"按钮，拖曳按钮标记到锚点位置与锚点标记重合。

11.6 使用图像和多媒体

图像和多媒体是网页中常用的对象之一，在文档的适当位置放置精美的图像和多媒体既可以使网页变得形象生动，也可以让网页内容更加丰富多彩。

11.6.1 插入图像

1. 网页图像格式

目前在 Internet 上支持的图像格式主要有 GIF、JPEG 和 PNG3 种。

（1）GIF 格式是网页中大量使用的图像格式之一，它限制文件本身的索引色最高不超过 256色，所以对过渡色和渐变色的图像还原不是很好。但该格式的图像文件相当小，并且还可以在网页中以透明的方式显示。另外，GIF 之所以能够在网页上被广泛使用的原因之一是它支持动画，因而 GIF 通常用于广告条 Banner 及网页背景图像等。

（2）JPEG 格式又称 JPG，该格式的图像在压缩时可以最大限度地保证图像质量，可支持24-bit 真彩色，但不支持透明背景色。通常用于表现色彩丰富、物体形状和结构复杂的图片如风景照片等。

（3）PNG 格式是专门为 Web 创造的，它是一种将图像压缩到 Web 上的文件格式，是一种集 JPEG 和 GIF 格式优点于一身的图像格式。它既有 GIF 能透明显示的特点，又有 JPEG 能够支持精美图像的优势，目前保证图像不失真的格式就是 PNG 格式。

2. 插入图像的方法

在 Dreamweaver CS5 中插入图像的方法主要有直接插入图像、使用图像占位符和插入鼠标经过图像 3 种。

（1）直接插入图像是最常用的方法。将图像插入网页文档时，为了确保引用的正确性，通常需要将该图像文件保存在当前的站点中。如果图像文件不在当前站点中，Dreamweaver CS5 会询问是否要将此文件复制到当前站点中。

将光标移至文档窗口中需要插入图像的位置，在"常用"插入栏中单击图像按钮，弹出"选择图像源文件"对话框，选择所需的图像文件后单击"确定"按钮。

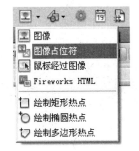

（2）使用占位符插入图像，是网页在制作时如果还没有找到合适的图像文件，可先插入图像占位符留一个位置，等确定后再在此位置插入图像。

在"常用"插入栏中单击"图像"下拉列表菜单按钮，在菜单中选择"图像占位符"命令，如图 11-13 所示。

弹出"图像占位符"对话框，设置好占位图像的宽和高及名称，单击"确定"按钮，即在网页中插入了一个图像占位符。当要在这个位置插入准备好的图像时，只需双击占位符就能打开"选择图像源文件"对话框，找到所需插入的文件即可。

图 11-13　"图像占位符"命令

（3）鼠标经过图像实际上由两个图像组成的，即首次载入页面时显示的图像与鼠标经过时变换的图像。需要注意的是鼠标经过图像的两个图像的大小应该一致。如果大小不等，Dreamweaver CS5 会自动将此图像调整大小以匹配主图像，这时可能会造成图像的变形失真。

要在网页中插入鼠标经过图像，可以在"常用"插入栏中单击"图像"下拉列表菜单按钮，在菜单中选择"鼠标经过图像"命令。

选定后，会弹出"插入鼠标经过图像"对话框，如图 11-14 所示。

在对话框中，我们可以设置鼠标经过图像的相关内容。首先，在"图像名称"文本框中输入该鼠标经过图像的图像名称。然后，分别在"原始图像"和"鼠标经过图像"文本框中，通过浏览按钮，分别选择鼠标经过图像的主图像和次图像。最后，可以在"替换文本"文本框中，为该图像设置替换文本。如果需要为该鼠标经过图像设置超级链接属性，可以在"URL"中输入链接信息。设置好后，单击"确定"按钮。

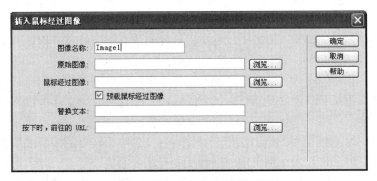

图 11-14　"插入鼠标经过图像"对话框

3. 设置图像属性

在 Dreamweaver CS5 中，还可以对插入的图片进行调整，比如调整图片的大小，设置图片在网页中的位置，以及图片和文字的排版位置等。这些操作可以通过图像的"属性"面板来进行操作，如图 11-15 所示。

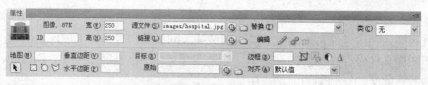

图 11-15 图像的"属性"面板

图像"属性"面板中各选项的功能如下。

（1）宽和高：用于设置图像的高度和宽度。

（2）源文件：用于设置和显示图像源文件的路径。

（3）链接：用于设置图像的超链接属性。

（4）替换：用于设置图像的替换文本。这些文字的作用在于对当前插入的图片进行简单说明，当由于某些原因导致网页中图片不能正常显示的时候，取而代之将由这些文字替代图片，如果图片正常显示，则鼠标停留在图片上时能看到这些文字。

（5）地图：用于输入图像地图名称。

（6）热点工具□○▽：用于创建不同形状的图像映射。

可以使用热点工具为图像的某部分设置超链接。选择图像后，在图像"属性"面板中单击热点工具按钮，将鼠标移动到图像上绘制出相应的热点形状，然后在热点"属性"面板中进行相应设置。

（7）垂直边距和水平边距：用于设置图像与边缘的距离。

（8）目标：用于指定链接的页面应当在其中载入的框架或窗口。

（9）原始：用于指定在载入主图像之前应该载入的图像。

（10）边框：用于设置图像边框的宽度。

（11）裁剪：用于裁切图像，去掉图像中多余的部分。

（12）对齐：用于设置图像的对齐方式。

11.6.2 插入多媒体

多媒体对象包括音频、动画、视频等元素。为增强网页的表现能力，除了在网页中使用文本、图像元素传递信息外，适当嵌入音频和视频能够充分显示网页的多媒体特性。

1. 音频

在网页中可以添加多种声音文件，这样可以让浏览者在浏览网页时得到音乐的享受。常见的声音文件格式有下面几种。

MP3：一种音频压缩技术，其全称是动态影像专家压缩标准音频层面 3。它被设计用来大幅度地降低音频数据量，其声音品质可以达 CD 音质，而且可以对文件进行流式处理，边下载边收听。

WAV：Windows 系统使用的标准波形声音文件。文件具有较好的声音品质，多数浏览器支持此类格式文件，但文件较大在网页中应用会受到一定限制。

MID：一种形式化的声音文件，多数浏览器支持此类格式文件，并且不需要插件。

（1）在网页中添加音频链接。

① 选中要创建音乐链接的文本，在文本属性面板的"HTML"选项卡中，单击"链接"下拉列表后的□按钮。

② 在打开的"选择文件"对话框，选择要链接的音频文件。

③ 按 F12 键预览网页，单击该链接文字就可以打开播放器播放音频了；或者在该超链接

的文字上单击右键，在弹出菜单的选择"目标另存为"命令，可对音频文件进行下载。

（2）嵌入音频文件。

嵌入音频可将声音直接集成到页面中，但浏览者在浏览时必须安装了所选音频文件的插件后音频才可以正常播放。如果希望在页面上显示播放器的外观，如控制音量、开始和结束点，就可以嵌入文件。

① 确定了插入点的位置，选择"插入"→"媒体"→"插件"命令。

② 打开"选择文件"对话框，从中选择一个音频文件，单击"确定"即可。

③ 在网页中添加一个插件图标，可以在属性面板中设置插件在浏览器中显示的尺寸，也可以通过在文档窗口中拖动占位符的尺寸控制点调整插件大小。

2. Flash 动画

Flash 动画是一种矢量图形动画。与其他动画相比，Flash 动画的优点在于文件体积小、效果华丽而且可嵌入同步的声音并能够实现交互，因而被广泛运用于网页中。

Flash 动画文件（.swf）是一种导出的 Flash 文件，这种文件能够在浏览器和 Dreamweaver CS5 中直接播放。将 Flash 动画插入到网页中去方法如下。

（1）将光标定位在要插入 Flash 动画的位置。

（2）在"常用"插入栏中单击"媒体"下拉列表菜单按钮，在弹出的下拉列表菜单中选择 SWF。接着在打开"选择文件"对话框中选择要插入的 swf 文件。

（3）单击"确定"按钮后，完成 Flash 动画的插入。此时 Dreamweaver CS5 的编辑窗口中会显示一个带有字母 F 的灰色图标。选中这个灰色图标可以在"属性"面板中设置它的属性，如图 11-16 所示。

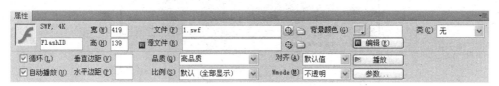

图 11-16　SWF "属性" 面板

SWF "属性" 面板中各主要选项的功能如下。

（1）宽、高：用于指定动画的宽度和高度，单位为像素。

（2）文件：用于指定 SWF 文件的路径。

（3）背景颜色：用于指定动画区域的背景颜色。在加载动画或播放完动画后也显示此颜色。

（4）循环：用于使动画连续播放，如果没有勾选此复选框，动画播放一次后便会停止播放。

（5）自动播放：用于使动画在加载页面时自动播放，建议勾选此项。

（6）Wmode：用于为 SWF 文件设置 Wmode 参数，避免与动态 HTML 元素（如 Spry 构件）相冲突。默认值是不透明，动态 HTML 元素就显示在 SWF 文件的上面。如果 SWF 文件包括透明度，并且想让动态 HTML 元素显示在它们的后面，可以选择"透明"选项。选择"窗口"选项可以从代码中删除 Wmode 参数，并允许 SWF 文件显示在其他动态 HTML 元素的上面。

（7）参数：单击此按钮打开"参数"对话框，可在其中输入传递给动画的附加参数。

插入 SWF 文件后在保存网页时，由于播放时需要特定的支持文件，因此，如果站点中不包含相应的支持文件，Dreamweaver CS5 会打开一个"复制相关文件"对话框，此对话框中列出了需要上传到服务器以支持 Flash 动画正常播放的文件，单击"确定"按钮，Dreamweaver CS5 会在站点根目录下创建"Scripts"文件夹，并将相关文件复制其中。

3. FLV 视频

FLV 是 FLASH VIDEO 的简称。FLV 视频文件包含经过编码的音频和视频数据，并通过 Flash Player 进行传送，被众多视频分享网站所采用，是目前增长最快、最为广泛的视频传播格式。

要在网页中插入 FLV 视频，可选择"插入"→"媒体"→"FLV"命令，打开"插入 FLV"对话框，从"视频类型"下拉列表框中选择"累进式下载视频"或"流视频"，并进行相应的设置。

累进式下载视频：是将 FLV 文件下载到站点访问者的硬盘上，然后进行播放。与传统的"下载并播放"视频传送方式不同，累进式下载允许在下载完成之前就开始播放视频文件，一般使用此设置。

流视频：是指对视频内容进行流式处理，并在一段可确保流畅播放的很短缓冲的时间后在网页上播放该内容。若要在网页上启用流视频，必须具有访问 Adobe Flash Media Server 的权限。

在插入 FLV 视频时，Dreamweaver CS5 将插入检测用户是否拥有可查看视频的正确 Flash Player 版本的代码；如果用户没有正确版本，则页面中将显示替代内容，提示用户下载新版 Flash Player。

下面我们介绍一下较为常用的"累进式下载视频"选项，如图 11-17 所示，作用如下。

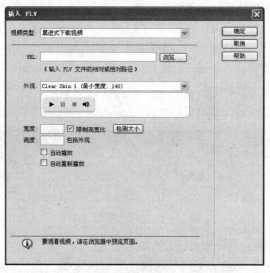

图 11-17　"累进式下载视频"选项对话框

（1）URL：用于指定 FLV 视频的相对或绝对路径。

（2）外观：可以选择指定视频组件的外观。

（3）宽度、高度：指定 FLV 视频的宽度和高度，单位为像素，若要使用 FLV 视频本身的准确宽度和高度，可以单击"检测大小"按钮。

（4）限制宽高比：用于保持视频组件的宽度和高度之间的比例不变。

（5）自动播放：指定在网页打开时是否播放视频。

（6）自动重新播放：指定播放控件在视频播放完之后是否自动重新播放。

4. 其他视频

网页中除了可以插入 FLV 视频，还可以插入其他视频来丰富网页内容。常用的视频文件格式还有：mov、avi、mpg、wmv。浏览者在浏览时必须安装了所选视频文件的插件后视频才可以正常播放。利用 Dreamweaver CS5 内建的多媒体组件，可以将视频直接插入页面中；方法跟插入音频方法类似，通过选择"插入"→"媒体"→"插件"命令，打开"选择文件"对话框，从中选择一个视频文件，单击"确定"按钮即可。

11.7　CSS 样式和 AP Div 元素

CSS（Cascading Style Sheets）即层叠样式表。CSS 样式本身是一组格式设置规则，用于控制网页内容的外观。使用 CSS 可以非常灵活地控制页面的确切外观，如设置文本属性、控制网页中块级元素的格式和定位等。通过使用 CSS 控制字体还可以确保在多个浏览器中以更一致的方式处理页面布局和外观。

11.7.1　CSS 样式

1．建立 CSS 样式

（1）CSS 样式面板

使用"CSS"样式面板可以创建 CSS 样式，查看 CSS 样式属性以及将 CSS 样式应用于当前文档中。可以在 Dreamweaver CS5 主界面的右侧的面板栏中直接找到"CSS 样式"面板，也可以通过菜单栏选择"窗口"→"CSS 样式"命令，或者使用 Shift+F11 组合键来打开"CSS 样式"面板，如图 11-18 所示。

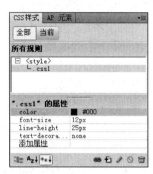

图 11-18　"CSS 样式"面板

"CSS 样式"面板分为两个标签页："全部"标签页和"当前"标签页。"全部"标签页显示当前网页中所使用的所有 CSS 的样式名称，该标签页分为上下两部分，上部分显示 CSS 样式的名称，而下部分则显示选中的 CSS 样式的具体信息。"当前"标签页用于显示网页中被选中的内容所使用的 CSS 样式信息。

单击"CSS 样式"面板底部的 、 、 、 ，按钮，可以分别对 CSS 样式进行附加、新建、编辑和删除操作。

要应用 CSS 样式，首先选择相应的网页元素，比如文本，然后在 CSS 面板中右键单击要使用的 CSS 样式名称，从弹出的快捷菜单中选择"套用"命令，就可以将指定的 CSS 样式应用到所选择的网页元素中了。

（2）新建 CSS 样式

在"CSS 样式"面板中，单击"新建 CSS 规则" 按钮，打开"新建 CSS 规则"对话框，如图 11-19 所示。

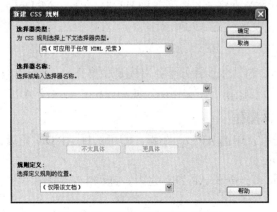

图 11-19　"新建 CSS 规则"对话框

在对话框的"选择器类型"选项区，可以选择创建 CSS 样式规则的选择器类型，主要有 4 种：类、ID、标签和复合内容。

① 类：用于创建一个可作为 class 属性应用于任何 HTML 元素的自定义样式。类名称必须以句点(.)开头，可以包含任何字母和数字组合，如".css1"。

② ID：用于定义包含特定 ID 属性的标签的格式。ID 必须以井号（#）开头，可以包含任何字母和数字组合，如"#id1"。

③ 标签：用于重新定义特定 HTML 标签的默认格式。

④ 复合内容：用于定义同时影响 2 个或多个标签、类或 ID 的复合规则。

在选择定义规则的位置时，若要创建外部样式表，则应选择"新建样式表文件"选项；若要在当前文档中嵌入格式，则应选择"仅限该文档"选项。

设置完毕，单击"确定"按钮后打开".css1 的 CSS 规则定义"对话框，在此可选择要为新的 CSS 规则设置的样式选项，完成对样式属性的设置后，单击"确定"按钮，即可创建一个新的 CSS 样式。

2. 管理层叠样式

如果对创建的 CSS 样式效果不满意，可以对样式进行修改编辑或删除。也可以链接外部样式表到当前的网页中。

（1）编辑修改层叠样式表：打开"CSS 样式"面板，选择要修改的层叠样式，单击面板下部的"编辑样式"按钮，可打开"CSS 规则定义"对话框，进行修改编辑操作。

如果不打算做大的变动，也可直接在"CSS 样式"面板的"属性栏"中修改。如文本的颜色、字号大小的修改等。

（2）附加样式表：可以将在当前站点或网页之外创建的样式表链接或者导入到当前打开的网页，以便为该网页中的元素应用这些 CSS 样式。这样可省去重复定义的麻烦，提高网页制作效率。

在"CSS 样式"面板下部，单击"附加样式表"按钮，打开"链接外部样式表"对话框，在"文件/URL"下拉列表框中输入要链接的层叠样式表文件名；或者单击"浏览"找到所需的外部样式表，然后根据需要选择"链接"或者"导入"单选框，在"媒体"下拉菜单中指定样式表的目标媒体，再单击"确定"按钮。

11.7.2 AP Div 元素

AP Div 元素是指使用了绝对定位属性的 Div 标签。Div（division）简单而言就是一个区块容器，可以容纳段落、标题、表格、图片等各种 HTML 元素。AP Div 元素都显示在"AP 元素"面板中，可以通过属性面板来设置 AP Div 元素的属性。

1. 插入 AP Div 元素

通常插入 AP Div 元素的具体步骤如下：首先定位插入点，然后单击"插入"栏的"布局"类别中的"绘制 AP Div"按钮，在文档窗口使用鼠标绘制一个 AP Div 元素。

2. AP Div 元素基本操作

（1）选择 AP Div 元素：单击 AP Div 元素，即可选择 AP Div 元素；按住 Shift 键，依次单击可同时选择多个 AP Div 元素。

（2）移动 AP Div 元素：选择 AP Div 元素，拖动上方的控制手柄，可在文档窗口中移动 AP Div 元素。

（3）修改 AP Div 元素大小：选择 AP Div 元素，拖动四周的边框，可以直接改变 AP Div 元素大小；也可在属性窗口中精确设置 AP Div 元素的宽和高。

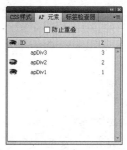

图 11-20　"AP 元素"面板

3．"AP 元素"面板

选择文档窗口中的 AP Div 元素，"AP 元素"面板如图 11-20 所示。

如勾选了"防止重叠"选项，那么文档窗口就不能绘制嵌套的 AP Div 元素。

眼睛图标用于控制 AP Div 元素的可见性。默认没有图标，表示可见；如果有睁眼图标，表示可见；如果有闭眼图标，表示隐藏。

Z 值决定 AP Div 元素的显示顺序。Z 值是一个整数，Z 值大的 AP Div 元素显示在 Z 值小的上面。

4．AP Div 元素属性

通过属性面板可以设置 AP Div 元素的属性，如图 11-21 所示。

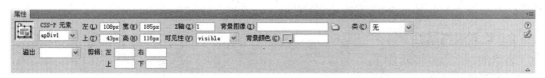

图 11-21　AP DiV 元素属性面板

AP Div 元素的主要属性功能如下。

（1）左和上：指定 AP 元素的左上角相对于页面（如果嵌套，则为父 AP 元素）左上角的位置。

（2）宽和高：指定 AP 元素的宽度和高度。

（3）Z 轴：AP 元素的 Z 值。

（4）可见性：指定 AP 元素最初是否可见。

（5）背景图像、颜色：指定 AP 元素的背景图像和颜色。

11.8　表格和框架

在网页制作中，表格除了可以显示一些表格数据外，还可以用于页面布局，使页面中的多种元素有序地进行放置；如果多个网页有相同的导航区，只是内容不同，也可考虑使用框架来进行网页布局，提升网页的整体效果。

11.8.1　表格

通过表格布局页面，设置表格和单元格的属性；可以实现对页面元素的准确定位，使得页面在形式上丰富多彩、条理清晰，在组织上井然有序，有助于协调页面结构的均衡。

1．插入表格

插入表格的步骤如下。

（1）定位插入点，使用"插入"栏的"表格"按钮，出现"表格"对话框，如图 11-22 所示。

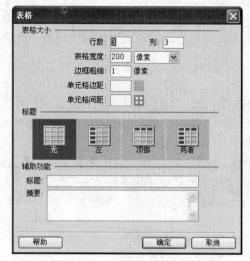

图 11-22 "表格"对话框

（2）完成表格属性设置后单击"确定"按钮，在插入点插入表格。

2. 设置表格属性

表格的基本属性说明如下。

（1）行：组成表格的行数。

（2）列：组成表格的列数。

（3）宽度：可指定表格宽度（单位为像素或者百分比）。

（4）高度：一般不需指定，它会随单元格内容自动调整。

（5）边框粗细：设置表格边框的宽度，单位为像素。若设置为 0，在浏览时则不显示表格边框，常用在表格布局。

（6）单元格边距：单元格内容与单元格边框之间的像素数。

（7）单元格间距：相邻的表格单元格之间的像素数。

3. 选择表格

可以选择整个表格、行或列，也可以选择一个或多个单元格。

（1）选择整个表格：单击表格四周的任意一条边框线，或者将插入点置于表格中，使用"修改"→"表格"→"选择表格"命令。

（2）选择表格的行或列：将鼠标光标定位于行首或列首，鼠标指针变成箭头形状➡或⬇时单击，即可选定表格的行或列。

（3）选定单个单元格：按住 Ctrl 键不放单击单元格，可以选定一个单元格。

表格选定后，我们可以使用复制、剪切或粘贴命令对表格进行编辑。

4. 拆分、合并单元格

（1）拆分单元格：选择单元格，单击属性面板中"拆分单元格"按钮𝕁ᶜ，弹出"拆分单元格"对话框，选择把单元格拆分成行或者列，并设置拆分的行数或列数，单击"确定"按钮。

（2）合并单元格：选择需要合并的连续单元格，单击属性面板中"合并单元格"按钮▣即可。

5. 调整表格大小

（1）整个表格：选择整个表格，在表格边框的句点上单击鼠标拖动，可以调整表格的大小；调整时表格中所有的单元格将成比例地改变大小。

（2）行高和列宽：将光标置于表格行或列之间的界线上，当光标变成双竖线的双向箭头形状时，上下或左右拖动即可。

11.8.2　框架

框架是网页中经常使用的页面设计方式。框架的作用就是把网页在一个浏览器窗口下分割成几个不同的区域，实现在一个浏览器窗口中显示多个页面；通过构建这些页面之间的相互关系，实现页面导航、浏览以及操作等目的。

1．创建框架

Dreamweaver CS5 提供了两种创建框架的方法。一是使用"插入"栏中的"布局"类别的"框架"按钮▉ ▼；二是使用"新建文档"对话框中的"示例中的页"的"框架集"选项。

（1）使用"插入"栏中的"框架"按钮：单击"插入"栏中的"布局"类别的"框架"按钮▉▼右侧的箭头，在弹出的菜单中选择预定义的框架样式即可。

（2）使用"新建"命令：执行"文件"→"新建"命令，打开"新建文档"对话框，单击左侧栏中的"示例中的页"，然后在"示例文件夹"中选择类别，再在"示例页"中选择所需框架，最后单击"确定"按钮。

2．选取框架集与框架

一个框架结构由两部分文件构成：一是框架集，框架集是一个网页文件，它将一个窗口通过行和列的方式分割成多个框架；框架的多少根据具体有多少网页来决定，每个框架中显示不同的网页文件。可以将框架集看成是一个容纳和组织多个网页文件的容器。二是框架，框架是指在框架集中被组织和显示的每一个网页文件。

（1）选取框架集：执行"窗口"→"框架"命令，打开"框架"面板。可以在"框架"面板上单击外围边框，即可选取框架集。

（2）选取框架：在"框架"面板上单击选取的框架内部，即可选取框架。此时文档窗口中的被选取的框架四周以虚线显示。

选取框架集或框架后，可以在属性面板中进行相关属性的设置。

3．保存框架文件

完成创建框架，设置框架集和框架的属性之后，需要保存框架，操作方法如下。

（1）执行"文件"→"保存全部"命令，弹出"另存为"对话框，首先保存的是框架集。

（2）选择保存路径和指定文件名，单击"保存"按钮，弹出"另存为"对话框，其次保存的是框架文件。

（3）重复以上操作，直到保存所有框架文件。

如果有 n 个框架，那么就会弹出 $n+1$ 个"另存为"对话框。在对框架网页进行保存时，建议将所有框架文件存放在一个文件夹。

11.9　模板和库

在进行批量网页制作的过程中，很多页面都会使用到相同的图片、文本或布局；为了避免不必要的重复操作，可以使用 Dreamweaver CS5 提供的模板和库功能；将具有相同布局结构的页面制成模板，将相同的元素制成库项目，方便实时使用。

11.9.1 模板

模板是具有一定共性的文档样板。它将网页中相同部分定义为不可更改部分，可以保持网页风格的一致，减少网页制作的工作量。

1. 创建模板

可以基于现有网页创建模板文件，将其另存为模板。执行"文件"→"另存为模板"命令，打开图 11-23 所示的"另存模板"对话框。在"站点"框中选择模板保存的站点名称，在"现存的模板"列表中会显示选择站点中所包含的所有模板，在"描述"文本框中输入模板的简要描述，在"另存为"文本框中输入模板名称，单击"保存"按钮。

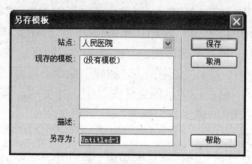

图 11-23 "另存模板"对话框

创建模板的同时，系统自动在站点根目录下创建 Templates 文件夹，并将模板保存在该文件夹中，模板文件的扩展名为.dwt。不要随意将模板文件移出 Templates 文件夹，以免引用模板时出现路径错误。

2. 创建模板区域

模板定义了网页的布局结构和大致框架。模板中创建的元素在基于模板的页面中通常是锁定区域，或称为非编辑区域。要编辑模板，必须在模板中定义可编辑区域。在使用模板创建网页时只能改变可编辑区域的内容，而锁定区域在网页编辑过程中始终保持不变。

（1）创建可编辑区域：模板中可编辑区域数目没有限制，可以是网页中的任何"块状元素"，如段落、列表、表格等。

要创建可编辑区域，应先选择要设为可编辑区域的内容，或将插入点置于某区域内，然后执行"插入"→"模板对象"→"可编辑区域"命令，在弹出的"新建可编辑区域"对话框中输入名称，单击"确定"按钮即可。

（2）创建重复区域：重复区域通常用于表格，可用于控制页面中的重复布局或重复数据行。它是模板文档中所选区域的多个副本，属于不可编辑区域。若要编辑该区域，必须在重复区域中插入可编辑区域。

要创建重复区域，必须先选择对象，然后执行"插入"→"模板对象"→"重复区域"命令，在弹出的"新建重复区域"对话框中输入名称，单击"确定"按钮。

3. 使用模板创建网页

（1）要使用模板创建网页，应打开"新建文档"对话框切换至"模板中的页"选项，从"站点"列表框中选择模板所在的站点，从右侧列表框中选择所需的模板，建议勾选"当模板改变时更改页面"，单击"创建"按钮，如图 11-24 所示。

（2）编辑文档的可编辑区域后，保存网页。

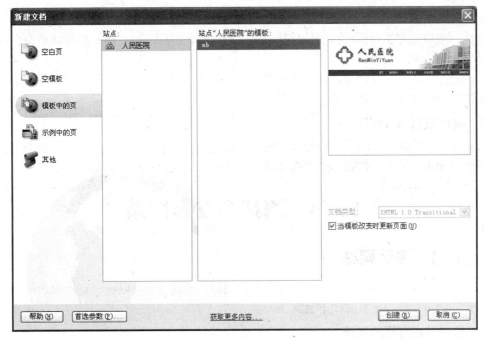

图 11-24　"新建文档"对话框

4. 更新模板页面

当改变站点中网页文档的模板时，系统会提示是否更新站点中基于该模板的文档，同时也可使用更新命令来更新当前页面或整个站点。

打开模板文件，编辑模板中"可编辑区域"内的元素后，保存模板文件，弹出"更新模板文件"对话框，如图 11-25 所示。

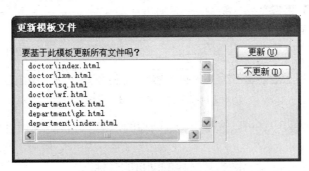

图 11-25　"更新模板文件"对话框

单击"更新"按钮，更新完毕弹出"更新页面"对话框，单击"关闭"按钮，完成模板与基于该模板文档的更新。

11.9.2　库

库是可添加到网页中的一组单个资源或资源副本，用来存放文档的页面元素，如文本、图像、多媒体对象等。这些页面元素通常广泛应用于整个站点，并且能够被反复使用或经常更新，因此它们被称为库项目。当编辑某个库项目时，系统会自动更新使用该库项目的所有网页文档。

创建库的同时，系统自动在站点根目录下创建 Library 文件夹，并将库保存在该文件夹中，库文件的扩展名为.lbi。

1. 创建库项目

创建库项目的方法有两种：一种是基于选定的内容创建库项目，另一种是新建空白库项目并向其中添加内容。

若要基于选定的内容创建库项目，应先选页面中的元素，然后单击"资源"面板的"库"类别下的"新建库项目"按钮，或者执行"修改"→"库"→"增加对象到库"命令。

2. 将库项目添加到网页

若要在网页中插入库项目，应先确定插入点位置，在"资源"面板的"库"类别下，选择库项目后再单击"插入"按钮，或者将库项目直接拖动到文档窗口中。

11.10 测试和发布网站

11.10.1 测试网站

网站发布之前，要对站点的页面进行全面的测试，确保网页可以在浏览器中正常显示，且没有断开的链接，页面下载时间不会太长。

1. 检查站点范围的链接

要检查站点范围的链接可以执行"站点"→"检查站点范围的链接"命令，在"属性"面板的下方将会出现"结果"面板中的"链接检查器"面板的具体信息，如图11-26所示。

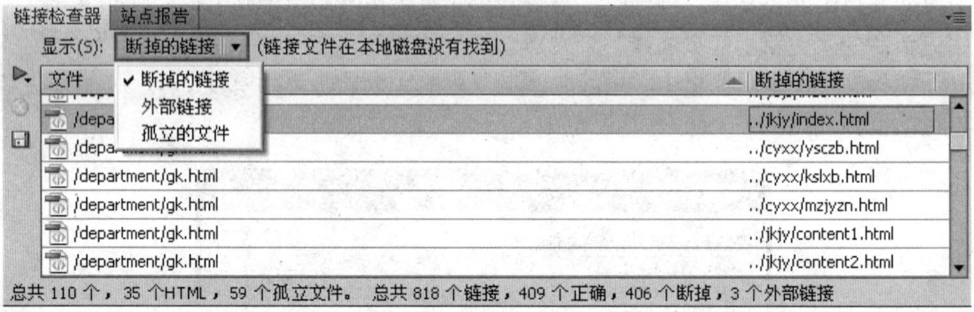

链接检查器	站点报告		
显示(S)：	断掉的链接 ▼	(链接文件在本地磁盘没有找到)	
▶	文件	✓ 断掉的链接	▲ 断掉的链接
	/depa...	外部链接	../jkjy/index.html
	/depa...	孤立的文件	../cyxx/ysczb.html
	/department/gk.html		../cyxx/kslxb.html
	/department/gk.html		../cyxx/mzjyzn.html
	/department/gk.html		../jkjy/content1.html
	/department/gk.html		../jkjy/content2.html
总共110个，35个HTML，59个孤立文件。 总共818个链接，409个正确，406个断掉，3个外部链接			

图11-26 "链接检查器"面板

在"显示"下拉列表中，可以选择查看"断掉的链接""外部链接"和"孤立的文件"3类报告。

（1）断掉的链接：显示含有断裂超链接的网页的名称。

若要修复该断掉的链接，可以单击要修改的链接路径，此路径进入编辑状态，单击右侧显示文件夹图标，打开"选择文件"对话框，从站点中选择需要链接的文件。也可以直接在编辑框中输入已知的链接文件的具体路径和文件名，并按回车键确认。

（2）外部链接：显示包含外部超链接的网页名称。

（3）孤立的文件：显示网站中没有被用到或未被链接到的文件。

2. 使用报告检查站点

使用报告检查站点可以对当前文档、选定的文件或整个站点的工作流程或HTML属性运行站点报告，还可以使用"报告"命令来检查站点中的链接。

执行"站点"→"报告"命令，打开"报告"对话框，如图11-27所示。

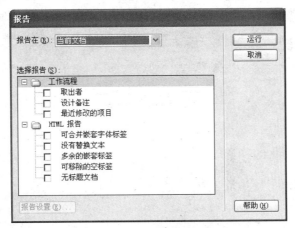

图 11-27　"报告"对话框

在"报告在"下拉列表中，可以选择要报告的内容，在"选择报告"列表框中，可以详细地设置要查看的工作流程和 HTML 报告中的具体信息。

单击"运行"按钮，在"属性"面板的下方将会显示出"结果"面板中的"站点报告"面板的具体信息，如图 11-28 所示。

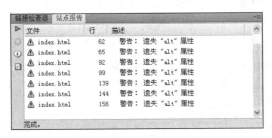

图 11-28　"站点报告"面板

11.10.2　发布站点

完成网站的创建和测试之后，就可以通过将文件上传到远程服务器上来发布该站点，让浏览者访问。

1. 申请域名和空间

在站点发布之前，首先应该在网上注册一个域名，申请一个存储网站内容的空间。目前主流采用虚拟主机的形式。

虚拟主机服务分为免费和收费方式。免费空间通常有较多的大小和流量限制，而且要求附加广告；收费空间的服务更为全面。目前，提供域名和空间的网站很多，如"中国数据"网和"中国网格"网等网站都同时提供域名和空间申请服务。

2. 定义远程站点

完成了域名和空间的申请之后，可以使用 Dreamweaver CS5 定义远程站点，为发布站点做准备。

（1）执行"站点"→"管理站点"命令，打开"管理站点"对话框。

（2）选择相关站点，单击"编辑"按钮，打开"站点设置对象"对话框，选择"服务器"选项，如图 11-29 所示。

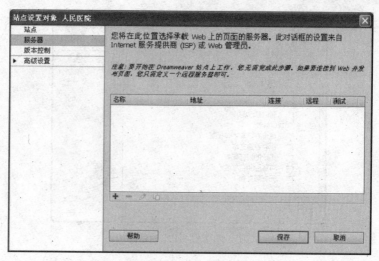

图 11-29 "服务器"选项

（3）单击右侧面板中的 **+** 按钮，在"服务器名称"文本框中输入服务器的名称，在"连接方法"下拉列表中选择"FTP"选项，在"FTP 地址"文本框中输入服务器的地址，在"用户名"和"密码"文本框中输入申请域名和空间时提供的相关信息；单击"测试"按钮，可以测试网络是否连接成功，然后单击"按钮"按钮，完成设置。

3. 上传站点

在完成远程站点的设置后，可以使用 Dreamweaver CS5 提供的 FTP 站点上传功能，将本地站点上传到远程服务器，完成站点的发布。

（1）首先确保计算机连接了 Internet。

（2）在"文件"面板中，单击"展开以显示本地和远端站点"按钮，打开上传文件窗口，如图 11-30 所示。

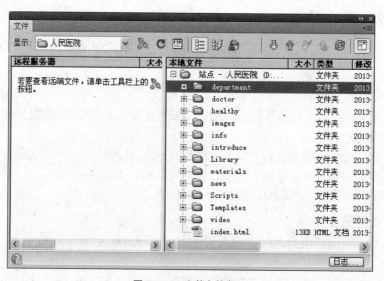

图 11-30 上传文件窗口

（3）单击"连接到远端主机"按钮，连接远端主机。

（4）单击"上传文件"按钮，上传网站文件。

工作任务 11　医院网站构建实例

任务要求

根据所学的 Dreamweaver CS5 知识，结合医院网站的实际情况和特点，构建一个相对简单的医院网站。

1．网站规划设计

（1）站点栏目规划：医院简介、新闻公告、科室设置、医师介绍、健康教育、常用信息。

（2）站点目录结构设计：D 盘根目录下建立 hospital 文件夹作为站点根目录，在该文件夹中新建一个名为"materials"的文件夹，用于存放各种网站材料文件，并将素材中"网站材料"文件夹下的所有文件拷贝进来。根据栏目内容在站点根目录下建立相应的子目录，文件夹名分别为：introduce、news、department、doctor、healthy、info；分别在站点根目录、news 和 doctor 文件夹下建立 images 文件夹，并将素材中"图片素材"文件夹下的图片存放到对应的文件夹中（实例中相关图片的设计与制作可通过图像处理软件完成）。"人民医院"网站目录结构如图 11-31 所示。

（3）网站的层次结构设计如图 11-32 所示。

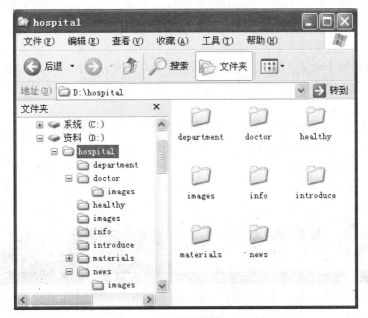

图 11-31　"人民医院"网站目录结构

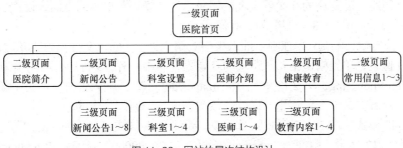

图 11-32　网站的层次结构设计

2. 创建站点

（1）启动 Dreamweaver CS5，在菜单栏中选择"站点"→"新建站点"命令。

（2）打开"站点设置对象"对话框，在"站点名称"文本框中输入站点的名称为"人民医院"，单击"本地站点文件夹"文本框后面的"浏览文件夹"按钮，选择 D:\hospital\。

3. 首页的设计

首页布局：首页使用表格（Table）布局技术，设计为"同"字形布局类型；网页的上部分是横幅和导航栏，下部分为 3 列，两边的区域是图片或文字链接和小图片，中间是网站的主要内容，最下面是版权信息等。

（1）新建 HTML 文档，将其在站点根目录下保存为 index.html。

（2）在文档工具栏中更改文档的标题为"人民医院"。

（3）设置页面属性，执行"修改"→"页面属性"命令，设置背景颜色为"#FFFFFF"白色（不是所有的浏览器默认背景颜色都为白色），上、下、左、右边距均为 0 像素。

（4）制作横幅，执行"插入"栏的"表格"，插入 1 行 1 列 1000 像素宽的表格（显示器分辨率为 1024×768 的情况下，页面显示尺寸只有 1007×600 像素），边框粗细为 0 像素（表格不显示，只用于布局），单元格边距、间距均为 0 像素，设置表格在页面中居中对齐；表格中顺序插入图片 images/logo.jpg 和 images/top.jpg。

（5）导航栏制作，将插入点置在"横幅"表格的右侧，插入 1 行 1 列 1000 像素宽的表格，边框粗细为 0 像素，单元格边距、间距均为 0 像素；表格将显示在"横幅"表格的下面，设置表格在页面中居中对齐；插入点置在表格中，设置表格高 30 像素，背景颜色为"#990000"；再插入一个 1 行 6 列 500 像素宽的表格，边框粗细为 0 像素，单元格边距、间距均为 0 像素，居中对齐；在 6 列中分别输入："首页"、"医院简介"、"新闻公告"、"科室设置"、"医师介绍"、"健康教育"。

设置导航栏的样式。在"CSS 样式"面板中，新建 CSS 样式，名称为".css1"，设置"类型"选项中字体大小（Font-size）12 像素，粗细（Font-weight）为"正常（normal）"，颜色为"#FFFFFF"，字体修饰（Text-decoration）为"none"。选择导航栏的文字，在属性面板中设置"类"为"css1"，如图 11-33 所示。

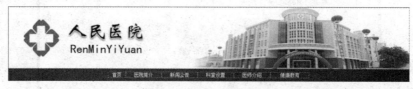

图 11-33　横幅与导航栏

（6）将插入点置在"导航"表格的右侧，插入 1 行 3 列 1000 像素宽的表格，边框粗细为 0 像素，单元格边距、间距均为 0 像素；表格将显示在"横幅"表格的下面，设置表格在页面中居中对齐；分别设置第 1、3 列宽度为 250 像素。

（7）新闻公告栏目的制作。在刚才插入表格的第 1 列中，插入 9 行 1 列 240 像素宽的表格，边框粗细为 0 像素，单元格边距、间距均为 0 像素，居中对齐，9 行的行高均设为 30。第 1 行插入图片 images/news.jpg；第 2 行插入图片 images/dot.gif，并输入素材文件夹中新闻公告 1 的标题，水平左对齐。在以下各行用同样方法依次完成各个新闻公告的输入。

设置文字的样式。在"CSS 样式"面板中，新建 CSS 样式，名称为".css2"，设置"类型"选项中字体大小 12 像素，粗细为"normal"，颜色为"#000000"，行高（Line-height）为 25 像素，字体修饰为"none"。选择栏目中的文字，在属性面板中设置"类"为"css2"，如图 11-34 所示。

　　（8）科室设置栏目的制作。将插入点置于新闻公告栏目的后面，插入 5 行 1 列 240 像素宽的表格，边框粗细为 0 像素，单元格边距 0 像素，间距为 1 像素，居中对齐。右击表格选择"编辑标签"→"浏览器特定的"→"背景图像"，设定背景图像为图片 images/department.jpg。设置 5 行的行高均为 40 像素，第 2 行插入图片 images/dot.gif，并输入文字"儿科"，水平左对齐。在以下各行用同样方法依次完成各个科室的输入。选择栏目中的文字，在属性面板中设置"类"为"css2"，如图 11-35 所示。

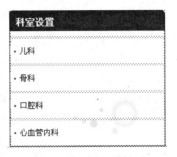

图 11-34　新闻公告栏目　　　　　　　　　图 11-35　科室设置栏目

　　（9）医院简介栏目的制作。将插入点置在页面中部的第 2 列，插入 1 行 2 列 500 像素宽的表格，边框粗细为 0 像素，单元格边距、间距均为 0 像素。在其中的第 1 列插入图片 images/hospital.jpg，设置图片的垂直和水平边距均为 5，在第 2 列中输入素材中医院简介的部分文字，并添加"……[详细内容]"。可以使用中文全角状态的空格设置首行缩进。选择栏目中的文字，水平左对齐，在属性面板中设置"类"为"css2"，如图 11-36 所示。

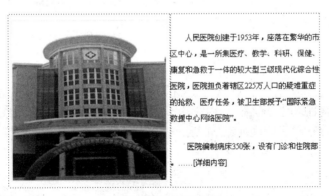

图 11-36　医院简介栏目

　　（10）医师介绍栏目的制作。单击医院简介栏目的下方空白处，插入 2 行 2 列 480 像素宽的表格，边框粗细为 0 像素，单元格边距、间距均为 0 像素，居中对齐。合并第 1 行的 2 列，在第 1 行中插入图片 images/doctor.jpg。在第 2 行第 1 列中插入 3 行 2 列 200 像素宽的表格，边框粗细为 0 像素，单元格边距、间距均为 0 像素，居中对齐。合并刚插入表格的第 1 列的 1、2 行单元格，在其中插入图片 doctor/images/doctor1.jpg，图片边框为 0 像素；在第 1、2 行中分别输入姓名"李小明"和职称"副主任医师"，居中对齐。合并第 3 行的 1、2 列单元格，输入素材文件夹中"李小明"医师介绍的"特长"，水平左对齐。同样的方法完成另一个医师介绍的制作。选择栏目中的文字，在属性面板中设置"类"为"css2"，如图 11-37 所示。

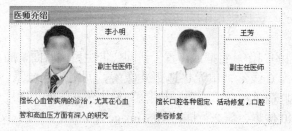

图 11-37 医师介绍栏目

（11）常用信息栏目的制作。将插入点置在页面右侧的第 3 列，设置垂直方向顶端对齐；插入 3 行 1 列 250 像素宽的表格，边框粗细为 0 像素，单元格边距、间距均为 0 像素。设置 3 行行高均为 90 像素，3 行中分别插入图片 images/info1～3.jpg，图片边框为 0 像素，水平居中对齐，如图 11-38 所示。

（12）健康教育栏目的制作。单击常用信息栏目的下方空白处，插入 5 行 1 列 240 像素宽的表格，边框粗细为 0 像素，单元格边距 0 像素，间距为 1 像素，居中对齐。右击表格选择"编辑标签"→"浏览器特定的"→"背景图像"，设定背景图像为图片 images/healthy.jpg。设置各行的行高为 40 像素，第 2 行插入图片 images/dot.gif，并输入素材文件夹中健康教育 1 的标题，水平左对齐。在以下各行用同样方法依次完成各个健康教育的输入。选择栏目中的文字，在属性面板中设置"类"为"css2"，如图 11-39 所示。

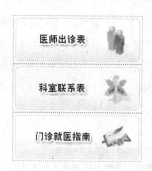

图 11-38 常用信息栏目

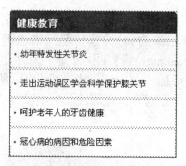

图 11-39 健康教育栏目

（13）版权信息栏的制作。在页面的底部插入 1 行 1 列 1000 像素宽的表格，边框粗细为 0 像素，单元格边距、间距均为 0 像素，居中对齐。设置表格行高为 70 像素，背景颜色为"#F3F3F3"；输入素材文件夹中常用信息的地址电话内容，水平居中对齐。选择栏目中的文字，在属性面板中设置"类"为"css2"，如图 11-40 所示。

地址：长安路89号 电话：625952256
Copyright @人民医院【 ICP备1301331236号 】

图 11-40 版权信息栏

（14）执行"文件"→"保存"命令，保存首页。

至此，首页的页面内容已经完成，待相关的二级和三级页面设计后再完成首页的链接设计。

4. 二级和三级页面的设计

可以通过模板来快速完成二级和三级页面的制作。保留首页的上部分横幅和导航栏、下部分第 3 列的"常用信息"和"健康教育"栏目以及最下面的版权信息，将其作为模板；创建二、三级页面，再通过模板链接的更新完成各个二、三级页面链接的更新。

（1）模板的制作。

① 打开首页 index.html，分别选择并删除新闻公告、科室设置、医院简介、医师介绍等栏目所在的表格；此时页面下部为 1 行 3 列的表格，选中表格的第 1、2 列，合并单元格。执行"文件"→"另存为模板"命令，在弹出的"另存模板"对话框中将模板命名为"mb"。

② 创建模板的可编辑区域。将插入点置在刚才合并的单元格中，插入 1 行 1 列 750 像素宽的表格，边框粗细为 0 像素，单元格边距、间距均为 0 像素；设置行高为 500 像素，水平居中对齐，垂直顶端对齐。选中该表格，执行"插入"→"模板对象"→"可编辑区域"命令后"确定"。

③ 定义 CSS 样式。在"CSS 样式"面板中，新建 CSS 样式，名称为".content1"，设置"类型"选项中字体大小 18 像素，粗细为"粗体（bold）"。再建 CSS 样式，名称为".content2"，设置"类型"选项中字体大小 16 像素，粗细为"normal"，行高为 30 像素。

④ 执行"文件"→"保存"命令，保存模板。

（2）三级页面的制作。

① 新闻公告内容页的制作。打开"新建文档"对话框切换至"模板中的页"选项，选择"人民医院"站点的"mb"模板，勾选"当模板改变时更改页面"，单击"创建"按钮。

② 执行"文件"→"另存为"命令，将文件在 news 文件夹中保存为 content1.html。

③ 在可编辑区域的空白处插入 2 行 1 列 700 像素宽的表格，边框粗细为 0 像素，单元格边距、间距均为 0 像素；设置第 1 行行高为 60，水平居中对齐；将素材中新闻公告内容 1 的标题输入第 1 行，并在属性面板中设置"类"为"content1"；将素材中新闻公告内容 1 的内容输入第 2 行，并在属性面板中设置"类"为"content2"。

④ 执行"文件"→"保存"命令。

⑤ 用同样的方法完成新闻公告其他内容 content2～8.html 的制作；素材中有图片的应确定已将图片拷贝入相应文件夹的 images 文件夹中，然后在网页中的适当位置插入图片。同样的方法在相应的文件夹内完成科室设置（department）、医师介绍（doctor）、健康教育（healthy）、常用信息（info）等页面内容的制作。

（3）二级页面的制作。

① 医院简介页面的制作。

• 打开"新建文档"对话框切换至"模板中的页"选项，选择"人民医院"站点的"mb"模板，勾选"当模板改变时更改页面"，单击"创建"按钮。

• 执行"文件"→"另存为"命令，将文件在 introduce 文件夹中保存为 index.html。

• 在可编辑区域的空白处插入 3 行 1 列 700 像素宽的表格，边框粗细为 0 像素，单元格边距、间距均为 0 像素；设置第 1 行水平左对齐，插入图片 images/content1.jpg；设置第 2 行行高为 60，水平居中对齐；将素材"医院简介"的标题输入第 2 行，并在属性面板中设置"类"为"content1"；将素材"医院简介"的内容输入第 3 行，并在属性面板中设置"类"为"content2"。

• 执行"文件"→"保存"命令。

② 新闻公告、科室设置、健康教育页面的制作。

• 打开"新建文档"对话框切换至"模板中的页"选项，选择"人民医院"站点的"mb"模板，勾选"当模板改变时更改页面"，单击"创建"按钮。

• 执行"文件"→"另存为"命令，将文件在 news 文件夹中保存为 index.html。

• 在可编辑区域的空白处插入 9 行 1 列 700 像素宽的表格，边框粗细为 0 像素，单元格边距、间距均为 0 像素；设置各行水平左对齐；第 1 行插入图片 images/content2.jpg。

• 第 2 行插入图片 images/dot.gif，并输入素材文件夹中新闻公告 1 的标题；选择新闻公告 1 的标题，在属性面板中设置链接到 news/content1.html，并设置"类"为"css2"。

- 在第 3～9 行按步骤四的方法依次完成新闻公告 2～8 的输入。
- 执行"文件"→"保存"命令。
- 参照以上 6 个步骤分别在 department 和 healthy 文件夹完成科室设置、健康教育页面的制作。

③ 医师介绍页面的制作。

- 打开"新建文档"对话框切换至"模板中的页"选项，选择"人民医院"站点的"mb"模板，勾选"当模板改变时更改页面"，单击"创建"按钮。
- 执行"文件"→"另存为"命令，将文件在 doctor 文件夹中保存为 index.html。
- 在可编辑区域的空白处插入 5 行 1 列 700 像素宽的表格，边框粗细为 0 像素，单元格边距、间距均为 0 像素；设置各行水平左对齐，第 2～5 行高度 150 像素；第 1 行插入图片 images/content4.jpg。
- 第 2 行拆分为 2 列；设置第 1 列宽度为 120 像素，插入图片 doctor/images/doctor1.jpg；第 2 列输入素材文件夹中医师 1"李小明"的前 3 项内容，在后面补充输入"[详细]"；选择第 2 列的文本，在属性面板中设置"类"为"css2"；选择"详细"，在属性面板中设置链接到 doctor/content1.html。
- 在第 3～5 行按医师 1 的方法依次完成医师 2～医师 4 的输入。
- 执行"文件"→"保存"命令。

（4）模板链接的更新。

① 打开 Templates/mb.dwt 文件。

② 选择导航栏的"首页"，在属性面板中设置链接到根目录的 index.html，再次在属性面板中设置"类"为"css1"。

③ 重复以上步骤，分别设置"医院简介""新闻公告""科室设置""医师介绍""健康教育"链接到"introduce""news""department""doctor""healthy"文件夹下的 index.html。

④ 分别选择常用信息栏目的图片 info1～3.jpg，在属性面板中设置链接到 info/content1～3.html。

⑤ 分别选择健康教育栏目的标题文字，在属性面板中设置链接到 healthy/content1～4.html，再次在属性面板中设置"类"为"css2"。

⑥ 执行"文件"→"保存"命令，在弹出的"更新模板文件"对话框中，选择"更新"命令，更新完毕后关闭对话框。

5. 主页链接的更新

（1）创建热点区域链接。打开首页 index.html，选择新闻公告栏目第 1 行的图片 news.jpg，在属性面板中选择"矩形热点工具"在图片右侧的"MORE"上面绘制矩形热点区域，在该区域的属性面板中设置链接到 news/index.html。

（2）其他链接可参照"4.3 二级页面的制作"和"4.4 模板链接的更新"的方法来完成。

（3）执行"文件"→"保存"命令。

至此，"人民医院"网站建立完成，可以通过在浏览器窗口中打开首页 index.html 来浏览该网站。浏览过程中可以根据设计的喜好，对网站中的页面作相应的修改。

（魏志清）

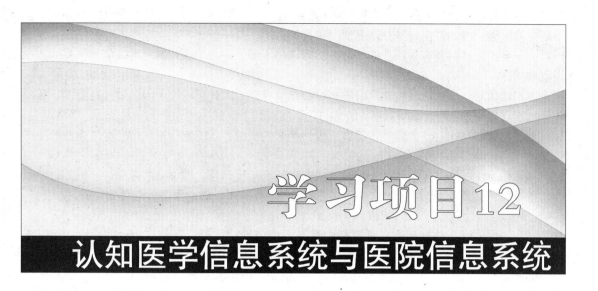

学习项目12
认知医学信息系统与医院信息系统

12.1 医学信息系统

12.1.1 信息与信息系统

1. 信息的定义

信息（Information），在现代化社会被广泛使用的一个名词，随着信息地位与作用的不断增强，信息自身的含义也在不断的发展，人们对信息的研究和认识也在不断的加深。目前，人们对信息的表述有多种。

（1）信息是数据经过加工后产生的结果。

（2）信息是描述客观世界的形式。

（3）信息是通信的数据。

（4）信息是管理和决策的重要依据。

（5）信息是人们获取知识的基础。

综上所述，对信息的定义是：信息是反映客观世界中各种事物的特征和变化并可以借助某种载体进行传递的有用的知识。此定义包含4层意思。

（1）信息是对客观事物变化和特征的反映。

（2）信息是可以传递的。人们在信息传递的过程中得以获取知识。

（3）信息是有价值的。其有用性是针对某些特定的接收者而言的，各取所需。

（4）信息是知识。掌握有用的信息是人们知而获智的经验积累，是正确决策的科学依据。

2. 信息的性质

（1）普遍性：信息的普遍性是指信息是无处不在的，也是无时不在的。信息普遍存在于自然界、人类社会之中，也存在于人类的思维或精神领域之中。同客观世界所产生的信息一样，精神世界、思维领域的信息也可以具有相对独立性，可以被记录下来加以保存、复制或重现。

（2）无限性：信息的无限性表现在两个方面。

① 一切事物的运动状态和方式都是信息，而客观事物是无限的，因此它所产生的信息必然是无限的。

② 信息的无限性还表现为信息可以无限扩展。为了某种目的了解某种信息，就使得信息不断向外延伸。例如，在对某种产品情况进行调查时，从了解该产品在企业的生产情况，延伸到对该产品的原材料及客户情况的了解，随着这种了解的一步步深化，使得人们对信息的需求无限增加。

（3）共享性：信息可以脱离源事物相对独立地存在，因此可以被无限制地进行复制、传播或分配给众多用户，为大家所共享。信息的共享性有利于信息成为企业的一种资源。严格地说，只有实现企业信息的共享，信息才能真正成为企业的资源，才能充分利用信息提高企业的生产效率。

（4）存储性：信息可以通过一定的方法在时间上实现转移，即信息的存储性。例如，昨天的信息可以转移到今天，今天的信息转移到明天等。存储可以借助于各种的存储介质，如纸张、磁带、磁盘、光盘等。

（5）不增值性：信息量在传递过程中具有不增值性。尽管信息具有相对独立性，可以无限制地进行复制，为众多用户所共享，但是在复制或传递过程中，信息量永远不会增加。把一份信息复制一次，信息量并不会增加一倍；相反，由于噪声干扰的影响，由于复制和传递过程中不可避免地存在误差或非线性操作，结果得到的信息量只会减少。例如，在图像信息的传递过程中存在压缩问题或衰减问题，往往接收者得到的信息已与原始信息不一致，出现信息损失。

（6）时效性（动态性）：由于产生信息的物质世界和精神世界不断变化，现有的信息只能反映它在过去某个时刻的运动状态和方式，随着时间的推移，其对解决特定问题的作用会逐渐降低，以至完全失去效用，这就是信息的时效性。当然，该信息作为一种历史记录可能在其他方面继续发挥作用。信息从产生到对解决特定问题完全失去效用的过程构成信息的生命周期。

（7）可加工性（可变换性）。信息的可加工性反映在以下两个方面。

① 信息可以通过编码进行转换，如将信息存储在计算机里转换成二进制代码，便于存储或处理。

② 信息可以加工提炼，使杂乱无章的数据变为有使用价值的、有意义的知识。

（8）真伪性：信息的真伪性是指信息对客观事物运动表征描述的真实性、准确度。一个信息可能符合实际情况，也可能与实际情况不符合。如果接收者接收了一个不符合事实的消息，那么这项信息就会给接收者的决策活动带来不利影响。因此，在收集信息时，要尊重事实，确保信息的真实性。

（9）有用性：从信息的含义可知，信息是对人们决策有用的一种特殊数据。但信息的有用性是相对的，某信息对一个决策目标是有用的，但对另一个决策目标是无用的甚至是有害的；同一信息在不同时间、不同地点对同一决策的效用也是不同的。

3. 信息的生命周期

一般商品的生命周期是研究、制造、使用和报废。信息的生命周期主要包括信息的收集、组织、存储、检索、传输、加工（变换）和利用7个阶段。

（1）信息收集

信息收集是指确定信息需求（即收集什么信息），并获得这些信息。确定信息需求要从实际目标出发。

信息收集的主要途径有：①查找现有数据；②调查研究；③实验观察。

信息收集方法大体上也有3种：①自上而下的广泛收集；②有目的的专项收集；③随机累积法。

（2）信息组织：信息收集完毕，需要有一种合适的形式对信息进行组织。信息组织，即信息的序化，按照一定的科学规则和方法，通过对信息的外在特征和内容特征的描述和序化，实现无序信息流向有序信息流的转化，从而保证用户对信息的有效获取和利用以及信息的有效流通和组合。信息组织形成信息表达，信息表达一般要遵循以下 3 项原则。

① 准确：信息的表达必须准确，不能产生歧义，不要使用双关或二义性的语句，不要让人产生误解；

② 简洁明了：文字要简练，但同时不能丢失主要信息，避免使用过分专业化的术语；

③ 便于存储、传输。

文字表述、数字表示和图形表示是最常用的 3 种信息表示方法。

（3）信息存储：信息存储是将信息保存起来以备将来使用，是信息"在时间维上的传输"。信息存储要解决的问题是确定存储哪些信息、存储信息的时间、存储信息的方式以及存储信息所需要的介质等。

（4）信息检索：信息检索是指对信息的查找和选取工作。它和信息的存储是事物的两个方面。如果把信息的存储看作是信息库的"输入"和"存放"，则信息检索可以视为信息库的"输出"和"获取"。检索依赖于存储，它们都以信息组织为基础。

（5）信息传输：信息传输是指把人们需要的信息从空间中的一点送到另一点。其核心问题是如何准确、迅速、安全和可靠地完成传输的任务。信息在空间上的传播就是通常所说的通信，其作用是使不同地域的信息得以交换。信息传输所关心的主要是传输信息的形式化描述（即语法信息），而与信息传输的内容含义和效用价值无关。信息传输是由信源与信宿双方来确定的。

（6）信息加工：信息直接面对用户之前，一般都经过适当加工。信息加工是对收集来的信息进行去伪存真、去粗取精、由表及里、由此及彼的加工过程。它是在原始信息的基础上，生产出价值含量高、方便用户利用的新信息，这一过程可以使信息增值。信息加工没有一个固定的模式，不同的要求和不同类型的原始信息，加工的方式也各不相同。一般来说，信息加工的主要内容包括信息筛选和判断，信息的分类和排序，信息的分析和研究等。

（7）信息利用：信息从收集、组织、存储、检索到传输和加工，其最终目的是使信息能满足用户的需要。信息的利用包括两个方面：一是技术，二是如何实现价值转换。前者主要解决的问题是如何高速度、高质量地把信息提供到使用者的手边。后者是信息利用的关键，是要使信息给生活、工作和学习带来好处，为企业带来利润。

4. 数据、信息和知识的关系

数据（Data）是载荷或记录信息并使之按照一定规则排列组合的物理符号。它可以是数字、文字、图像、声音、视频数据，也可以是计算机代码。人们对信息的接受始于对数据的接收，对信息的获取只能通过对数据背景和规则的解读。背景是接收者针对特定数据的信息准备，即当接收者了解物理符号序列的规律，并知道每个符号或符号组合公认的指向性目标或含义时，便可以获取一组数据载荷的信息，亦即数据转化为信息。

信息是数据载荷的内容，对于同一信息，其数据表现形式可以多种多样。例如，我们可以打电话告诉某人某件事（利用语言符号），也可以写信告诉某人同一件事（利用文字符号），或者干脆画一个图（利用图像符号）。

知识是信息接收者通过对信息的提炼和推理而获得的认识，是人类通过信息对事物运动规律的把握，是人的大脑通过思维重新组合的、系统化的信息集合。

知识的传输一般遵循如下模式。

传输者的知识→数据→信息→接收者的信息。这一模式说明，要传输知识，传输者首先要将头脑中的知识转化为数据，使之成为按一定的规则排列组合的物理符号，再通过一定渠道将数据传至接收者。接收者如果能够解读数据的背景与规则，则可以接收到相关的信息，然而最终能否获取传输者意欲传递的知识，还取决于接收者个人对信息的提炼与推理。只有当信息接收者接收到信息并能够从中提取关于事物运动的规律性认识和合理解释时，信息才转化为知识。例如，一份病人的病历对非医护人员仅仅是数据或信息，而对医生则能提供相关的知识。可见，信息能够转化为知识的关键在于信息接收者对信息的理解能力。

概言之，数据是信息的原材料，而信息则是知识的原材料，数据涵盖范围最广，信息次之，知识最小。数据、信息和知识的包含关系及相互关系如图 12-1 和图 12-2 所示。

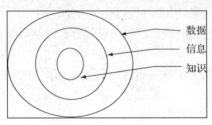

图 12-1　数据、信息和知识的包含关系

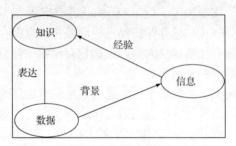

图 12-2　数据、信息和知识的相互关系

5. 信息系统的定义

信息系统（Information System）是以提供信息服务为主要目的的数据密集型、人机交互的计算机应用系统；它是由计算机硬件、网络和通信设备、计算机软件、信息资源、信息用户和规章制度组成的以处理信息流为目的的人机一体化系统。信息系统包含信息处理系统和信息传输系统两大部分。信息处理系统负责对数据进行加工处理，以得到人们预先期待的结果；信息传输系统负责把信息从一地传输到另外一地，传输的过程中不会改变信息本身的内容。

6. 信息系统的演变

（1）人基信息系统：人类在几千年前的生产生活中进行交流的需要，产生了各种信息表达传输的方式，如古代的皇家驿站信息传输系统，烽火台报警信息系统等。在这些信息系统中，人是主体，工具是烽火台和千里马，载体是纸张、竹简等。我们称之为基于人的信息系统，简称人基信息系统。

（2）人机信息系统（CBIS）：从 20 世纪 70 年代提出"管理信息系统"（Management Information System）以来，人们开始利用现代化的科学技术及手段来开发和管理信息系统。此时对信息系统的定义是："管理信息系统是一个由人、计算机等组成的能够进行信息的收集、传输、存储、加工和使用的系统。能够实测企业的各种运行状况，利用过去的数据预测企业的未来，从企业的全局出发辅助企业进行决策，利用信息控制企业的行为，帮助企业实现规划目标。"这个阶段的信息系统一般都是由计算机辅助完成的，因此学者称此阶段为：基于计算机的信息系统（Computer-Based information System），简称人机信息系统（CBIS）。

（3）网基信息系统（NBIS）：20 世纪末，信息技术有了突飞猛进的发展，特别是网络技术的发展和"高速信息公路"的建设，使计算机化了的信息系统快速向网络化方向迈进。另一方面，世界经济也发生了巨大的变化，具体表现为市场经济的全球化、需求的多元化、竞争的激烈化、战略的短期化，增值的知识化，信息交流的网络化。电子商务活动在国际互联网上广泛开展，信息的交流和管理也大都借助网络化平台完成。这一阶段网络对于信息系统的重要性不言而喻，所以人们称这个阶段为基于网络的信息系统（network-based information system），简称网基信息系统（NBIS）。

信息系统由人基信息系统向人机信息系统转变，人机信息系统向网基信息系统转变，反映出人们利用信息处理工具能力的提高，归根结底是为了获得更多、更新、更全、更有价值的信息去辅助作业，辅助决策。

随着时间的发展，信息系统还会因为新的技术发展而带来更大的发展，比如光通信技术的发展、无线移动技术（蓝牙技术）的发展、生物技术的发展，届时那个时候信息系统也可能称为光基信息系统、蓝牙信息系统、生物基因信息系统等。

7. 信息系统的类型

一般按照信息处理的对象，可以把信息系统分为事务处理系统、管理信息系统、决策支持信息系统与专家系统 4 大类型。

（1）事务处理系统（TPS）：事务处理系统是在数据（信息）发生处将它们记录下来，通过联机事务处理过程（OLTP）产生新的信息，将信息保存到数据库中供其他信息系统使用，提高事务处理效率并保证其正确性。TPS 存在于企业的各个职能部门，它是进行日常业务处理、记录、汇总、综合、分类，并为组织的操作层次服务的基本商务系统，因此是企业联系客户的纽带也是其他信息系统的基础。

（2）管理信息系统（MIS）：管理信息系统是一个由人、计算机等组成的，能进行信息的收集、传递、储存、加工、维护和使用的系统。它是一门新兴的科学，其主要任务是最大限度地利用现代计算机及网络通信技术加强企业信息管理，通过对企业拥有的人力、物力、财力、设备、技术等资源的调查了解，建立正确的数据，加工处理并编制成各种信息资料及时提供给管理人员，以便进行正确的决策，不断提高企业的管理水平和经济效益。完善的 MIS 具有以下 4 个标准：确定的信息需求、信息的可采集与可加工、可以通过程序为管理人员提供信息、可以对信息进行管理。具有统一规划的数据库是 MIS 成熟的重要标志，它象征着 MIS 是软件工程的产物。

（3）决策支持信息系统（DSS）：决策支持信息系统是辅助决策者通过数据、模型和知识，以人机交互方式进行半结构化或非结构化决策的计算机应用系统。它是 MIS 向更高一级发展而产生的先进信息管理系统。它为决策者提供分析问题、建立模型、模拟决策过程和方案的环境，调用各种信息资源和分析工具，帮助决策者提高决策水平和质量。DSS 能为决策者提供决策所需要的数据、信息和背景材料，帮助明确决策目标和进行问题的识别，建立或修改决策模型，提供各种备选方案，并对各种方案进行评价和优选，通过人机对话进行分析、比较和判断，为正确决策提供有益帮助。

DSS 追求的目标是：不断地研究和吸收信息处理其他领域的发展成果，研究决策分析和决策制定过程所特有的某些问题，并不断地将其形式化、规范化，逐步用系统来取代人的部分工作，以全面支持人进行更高层次的研究和更进一步决策。

（4）专家系统（ES）：专家系统是一个智能计算机程序系统，其内部含有大量的在某个领域内专家级水平的知识与经验，能够利用人类专家的知识和解决问题的方法来处理该领域问题。也就是说，专家系统是一个具有大量专门知识与经验的程序系统，它应用人工智能技术和计算机技术，根据某领域一个或多个专家提供的知识和经验，进行推理和判断，模拟人类专家的决策过程，以便解决那些需要人类专家处理的复杂问题，简而言之，专家系统是一种模拟人类专家解决领域问题的计算机程序系统。

12.1.2　医学信息学

1. 医学信息学的定义

医学信息包含一切与医疗行为及结果相关的信息，大到医院管理信息、决策信息、临床信息等，小到与诊断相关的医学影像信息、医疗护理信息、患者个人信息，还包括与医疗行为相关的手术信息、流行病学信息、远程医疗信息以及与医学研究相关的医学教育信息、医学文献信息等。

现代的医学发展已经离不开信息技术，信息技术也已经渗透到医疗领域的各个方面，从而有了各种医学与信息技术结合的产物，同时也产生了医学信息学（Medical Informatics）——信息技术学和医学的交叉科学。

医学信息学（又称卫生信息学或医学资讯学）是以医学信息为研究对象，研究医学信息的特点、活动过程和规律的科学。根据信息活动的特点和规律，其实医学信息学就是研究医学信息获取、传递、加工、存储、分析和控制的全过程。医学信息学作为一门新兴的前沿交叉学科，其所使用的工具不仅包含计算机、信息学技术，而且还包括临床指导原则，相应的医疗术语和作为实现平台的信息通信系统。

2. 医学信息的分类

从信息应用、交流和共享的原则出发，首先应该根据医学信息自身的特点对其进行分类。分类的一般原则如下。

① 根据信息应用的领域或专业进行分类。

② 根据信息应用的目的进行分类。

③ 按信息产生到应用的流程分类。

④ 根据信息内在的联系紧密或因果关系相关进行分类。

⑤ 分类必须有序化、层次化。

⑥ 分类必须编码化和标准化。例如我国公共卫生信息大体上可以划分为三大类；第一类是公共卫生信息系统，第二类是医疗服务信息系统，第三类为卫生行政管理信息系统，而每一大类中还要继续划分若干个子信息类（见图 12-3）。

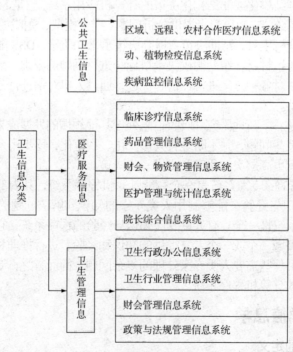

图 12-3　我国公共卫生信息分类

3. 医学信息的特点

医学信息就其应用的意义上来说具有如下 8 个特点。

（1）医学信息的数据量大，复杂性高；

（2）医学信息的应用面广，影响大；

（3）医学信息的标准化程度低；

（4）医学信息的处理难度大；

（5）医学信息的私密性强；

（6）医学信息的连续性、时效性显著；

（7）医学信息系统的市场化、商品化产品少；

（8）医学信息系统的开发技术难度，周期长，投入多，维护难。

4. 医学信息的作用与意义

医学信息对社会、对人类、对环境都具有深刻的现实意义和历史意义，也反映国家、民族物质文明与精神文明的水平，其作用在如下方面具有意义。

（1）公共卫生环境：卫生网络信息系统的建设与应用，是解决突发公共卫生事件应急指挥，职业病、地方病、传染病的预防治疗，计划生育、优生优育等关乎国计民生的大事。

（2）医疗服务水平：提高医疗水平服务水平，降低医疗费用，是老百姓期待的大事情。建立 HIS 是能够从根本上解决"看病难，看病贵，就诊三长一短"等问题的良方妙药。HIS 也是医院现代化建设的基础之一，可以起到规范医疗行为，提高医疗水平，监督跑、冒、漏等现象，实行现代化管理的有效方法和手段。

（3）教学、科研：生命科学是 21 世纪的重要热门科学，其中医学信息对于人类探索生命科学的奥秘，揭示疑难杂病的规律，提供了研究、分析、解决问题的方向和依据。任何医学教学、科研的成果和经验，无不被期待及关注，无不是医学信息处理与应用的结果。

12.2   医院信息系统

12.2.1   医院信息系统的定义

医院信息系统（Hospital Information System，HIS）就是以支持医院日常医疗、服务、经营管理、决策为目的，用于信息收集、处理、存储、传播的各相关部分的集合。美国著名的医学信息教授 Morris Collen 给出的定义是：医院信息系统的目标是用计算机和通信设备采集、存储、处理、访问和传输所有和医院相关的病人医疗和管理信息，满足所有授权用户功能上的要求。

2002 年我国卫生部对医院信息系统的定义是：医院信息系统是指利用计算机软、硬件技术、网络通信技术等现代化手段，对医院及其所属各部门的人流、物流、财流进行综合管理，对在医疗活动各阶段中产生的数据进行采集、存储、处理、提取、传输、汇总、加工生成各种信息，从而为医院的整体运行提供全面的、自动化的管理及各种服务的信息系统。

上述定义可以说明 HIS 是现代化医院的基础设施、工作环境和管理方式，HIS 的直接服务对象是医院以及医院里的用户，即医院的领导、管理干部和医务人员。

12.2.2   医院信息系统的层次结构

医院信息可分为业务信息、管理信息和分析决策信息。与信息的 3 层结构相对应，整个医院信息系统从系统功能上也应划分为 3 个层次，依次分别为业务信息系统、管理信息系统、分析决策信息系统。其中每个层次又可以划分为多个业务领域，如图 12-4 所示。这一结构与一般信息系统的层次结构相一致。

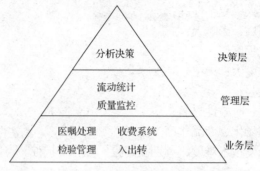

图 12-4　医院信息系统的层次结构

最底层的业务信息系统主要针对医院各业务环节的日常业务工作，记录医疗活动、药品物资流动、发生的费用等信息，主要用户是各科室的工作人员，目标是为用户提供信息的记录和传递工作以及完成业务工作所需的功能。这些业务功能包括医院日常的挂号、收费、发药等事务处理工作，如对应的挂号系统、计费系统、药品出入库系统等，也包括面向医疗本身的信息处理工作，如对应的医生工作站系统、护士工作站系统、检验系统等。

第二层是管理信息系统，它主要针对医院各方面的管理工作，通过原始信息的汇总统计，提供反映医院各方面运行状况的报表、监控工具，主要用户是各职能部门的中层管理人员。如反映病人入出转的病人流动统计、医疗数、质量统计，病房信息系统基础上的各环节医疗质量监控系统，收费系统基础上的成本核算、医疗收入统计等。这些功能是从医院管理角度应用信息系统获得的最直接的好处。

第三层是分析决策信息系统。它主要针对医院管理中特定的策略性问题，通过对原始数据和中间统计结果的深层次分析，为高层管理人员掌握医院的总体运行状况、发展趋势、存在问题提供信息服务。如连续几年医疗收入的变化趋势、单病种医疗质量和效益与院外的对比分析、医疗保险人群的成本效益分析、各环节医疗质量控制效果评价等。这些功能多数是针对特定领域的问题开发的，随着医院所处的环境和所面临的问题而变化，具有一定的不确定性。这类功能是医院信息系统从管理角度提出的较高层次的发展。

12.2.3　医院信息系统的总体结构

HIS 是一个庞大、复杂的信息管理系统，根据卫生部制定的 HIS 功能规范，其整体可以划分为 5 个部分：临床诊疗部分、药品管理部分、经济管理部分、综合管理与统计部分与外部接口部分。HIS 可划分为多个系统，每个分系统又可分成若干子系统，子系统还可由若干功能模块组成。各个系统、模块间频繁进行数据的传输与处理，共同支持 HIS 的功能实现。具体结果如图 12-5 所示。

12.2.4　医院信息系统的构成

医院自身的目标、任务和性质、要求的不同，决定了医院信息系统是各类信息系统中最复杂的系统之一。卫生部《医院信息化基本功能规范》中，根据数据流量、流向及处理过程，将整个医院信息系统（HIS）划分为以下 5 大部分。

（1）临床诊疗部分

（2）药品管理部分

（3）费用管理部分。

（4）综合管理与统计分析部分。

（5）外部接口部分。

医院信息系统（HIS）	院长综合查询与辅助决策系统	门急诊管理	门急诊挂号系统
			门急诊划价收费系统
			门诊分诊系统
			门诊医生工作站系统
		住院管理	门急诊药房系统
			住院单位管理系统
			病人入、出、转管理系统
			住院病人费用管理系统
			病房医嘱管理系统
			住院医生工作站系统
			住院药房管理系统
		药品管理	药库管理系统
		财务核算	财务管理系统
			经济核算系统
		病房管理	后勤物质管理系统
			器材设备管理系统
		病案统计	病案管理系统
			医疗管理系统
		医技管理	手术室系统
			麻醉科系统
			血库管理系统
			医学影像系统
			功能检测系统
			检验系统
		其他系统	多媒体导医系统
			医保等外部接口
			人事管理系统
			医疗质量系统
			医务管理系统
			科室信息系统
			图书系统
			办公自动化系统
			系统维护

图 12-5　HIS 的总体结构图

各部分的功能综述如下。

1. 临床诊疗部分（CIS）

临床诊疗部分主要以病人信息为核心，将整个病人诊疗过程作为主线，医院中所有科室将沿此主线展开工作。随着病人在医院中每一步诊疗活动的进行，产生并处理与病人诊疗有关的各种诊疗数据与信息。整个诊疗活动主要由各种与诊疗有关的工作站来完成，并将这部分临床诊疗信息进行整理、处理、汇总、统计、分析等工作。此部分包括：门诊医生工作站、住院医生工作站、护士工作站、临床检验系统（LIS）、医学影像系统（PACS）、手术室麻醉系统、电子病历系统（EMR）等。CIS 部分应该是 HIS 系统中主要功能和性能的精华所在，也是提高医疗质量和规范服务水平的关键所在。所以无论是新建 HIS 系统，还是 HIS 系统的升级换代，都应该把工作重心放在 CIS 系统的研发和应用上来。

2. 药品管理部分

药品管理部分主要包括药品的管理与临床使用。在医院中药品从入库到出库直到病人的使用，是一个比较复杂的流程，它贯穿于病人整个的诊疗活动中。这部分主要处理的是与药品有关的所有数据与信息。共分为 3 部分，一部分是基本物流管理部分，包括药库、药房及发药等进、销、存管理；另一部分是临床部分，包括合理用药的各种审核，用药咨询、教育与服务；第三部分是药价监控管理部分，包括药价调整、利润分析、统计报表等。

3. 费用管理部分

费用管理部分属于医院信息系统中最基本部分，它与医院中所有发生费用的部门有关，处理的是整个医院中各有关部门产生的费用数据，并将这些数据整理、汇总、传输到各自的相关部门，供各级部门分析、使用并为医院的财务与经济收支情况服务，包括：门诊、急诊挂号，门急诊划价收费，住院病人入、出、转，卫生材料、物资及设备，科室核算以及财务核算等费用管理。

4. 综合管理与统计分析部分

综合管理与统计分析部分主要包括病案的统计分析、管理，并将医院中的所有数据汇总、分析、综合处理供领导决策使用，包括：病案管理、医疗统计、院长查询与分析、病人咨询服务。这一部分最能反映医院现代化管理的手段和管理的水平。全程数字化跟踪与控制是综合管理的目标，统计分析是现代化医院管理决策的基础。

5. 外部接口部分

随着社会的发展及各项改革的进行，医院信息系统已不是一个独立存在的信息系统，它必须考虑与社会上相关系统互联问题。因此，医院信息系统必须提供与医疗保险系统、社区医疗系统、远程医疗系统与上级卫生主管部门的接口。网络信息接口有许多技术问题、安全问题、管理问题、标准化问题、运行维护问题需要认真加以解决和对待，如有不慎将直接影响信息系统运行的效率，甚至安全方面的大麻烦出现。

12.3　医院信息系统的开发

1. 医院信息系统开发过程

信息系统的开发过程包含总体规划、系统分析、系统设计、人员培训、系统实施 5 个部分。总体规划是指医院对 HIS 开发的 3～5 年规划及分阶段具体计划，它包含开发目标、可行性分析和实施计划；系统分析可划分为需求分析、功能分析、流程分析、数据分析和环境分析；系统设计包括结构设计、流程设计、数据准备、制定规章制度和程序编制。

2. 医院信息系统开发模式

近年来由于计算机技术和网络技术突飞猛进的发展，信息系统开发模式正经历着巨大的变革。综观整个信息系统开发平台的发展过程，共产生了 4 种模式：主机终端模式（已逐步淘汰），文件服务器模式（只适用于小规模的局域网），客户机/服务器模式（Client/Server：C/S 模式）（常用），浏览器/服务器模式（Browser/Server：B/S 模式）（常用）。

（1）C/S 模式：C/S 模式是 20 世纪 80 年代逐渐成长起来的一种模式，在这种结构中，网络中的计算机分为 2 个有机联系的部分：客户机和服务器。随着 Internet 技术的发展，以及企业对信息系统的总体拥有成本的考虑，这种模式也逐渐暴露出许多问题，主要体现为以下 4 点：开发成本较高、移植困难、不利于推广使用维护复杂、升级麻烦。

（2）B/S 模式：B/S 模式由浏览器、Web 服务器、数据库服务器 3 个层次组成。在这种模式下，客户端使用一个通用浏览器，代替了形形色色的各种应用软件，用户所有操作都是通过浏览器进行的。B/S 模式具有以下 6 个优点：使用简单、易于维护、保护企业投资、对客户端硬件要求低、信息资源共享程度高、扩展性好。

（3）B/S 与 C/S 的混合模式：将上述 2 种模式的优势结合起来，形成 C/S 与 B/S 的混合模式（见图 12-6）。对于面向大量用户应用的模块采用 3 层 B/S 模式，在用户终端计算机上安装运行浏览器软件，基础数据集中放在较高性能的数据库服务器上，中间建立一个 Web 服务器作为数据库服务器与客户机浏览器交换的连接通道。在系统模块安全性要求高、交互性强、处理数据量大、数据查询灵活的地点则使用 C/S 模式，这样能充分发挥各自的特长，开发出安全可靠，灵活方便，效率很高的软件系统。

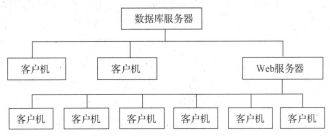

图 12-6　B/S 与 C/S 混合模式结构图

12.4　远程医学

远程医学（Telemedicine）是一门新兴的边缘学科，是信息技术与医学实践相结合的产物。随着计算机和通信技术的飞速发展及医学科学技术服务的需要，远程医学受到世界各国的普遍重视和广泛应用，成为一种全新的现代化医疗服务和医学教育模式。

远程医学从广义上讲是指使用远程通信技术、全息影像技术、新电子技术和计算机多媒体技术发挥大型医学中心医疗技术和设备优势对医疗卫生条件较差的及特殊环境提供远距离医学信息和服务，旨在提高诊断与医疗水平、降低医疗开支、满足广大人民群众保健需求的一项全新的医疗服务。它包括远程诊断、远程会诊及护理、远程教育、远程医疗信息服务等所有医学活动。从狭义上讲，是指远程医疗，包括远程影像学、远程诊断及会诊、远程护理等医疗活动。

1. 远程医疗系统组成

在远程医疗中，医疗服务的提供者和被服务对象分别位于两地。远程医疗系统是采用远程通信技术为异地对象提供医疗服务的系统。远程医疗应由 3 个部分组成：医疗服务的提供者、远地寻求医疗服务的需求方和联系两者的通信网络及诊疗装置。

医疗服务的提供者，即医疗服务源所在地，一般位于大城市的医疗中心，具有丰富的医学资源和诊疗经验。远地寻求医疗服务的需求方，可以是当地不具备足够医疗能力或条件的医疗机构，也可以是家庭患者。联系两者的是通信网络及诊疗装置，其中网络的形式多种多样，从日常生活使用的普通电话网、无线通信网到卫星通信，从同轴电缆到光纤网，所用设备包括计算机软件（包括远程诊断软件、专家会诊软件、信息服务软件、在线查询软件、远程交流软件及管理核心软件）、硬件、诊疗仪器等。远程医学网络体系结构采用 Internet/Intranet 架构，由网上专家、网上医院和网络中心三大部分组成。

2. 远程医疗系统功能

远程医疗系统的功能包括远程监护、远程诊疗与图像存档传输系统。

远程监护是由于信息化所发展而产生发展起来的，所以在定义上就和信息相联系起来。远程监护可以定义为，通过通信网络将远端的生理和医学信号传送到监护中心进行分析，并给出诊断意见的一种技术手段。

远程诊疗就是利用计算机和电信网络可以快速传递文字、图形的特点，将患者在当地医院的病历、化验单和图像等资料传递给远端的专家，远端专家根据资料做出诊断，并制定出详细、完整的治疗方案，对患者进行治疗。这样，通过计算机网络进行远程诊疗就突破了时空的界限，使患者在当地就能享受到专家级的服务。

图像存档和传输系统（Picture Archiving Communicating System，PACS）是存放和传输图像的设备。当前，X线图像、CT 与 MRI 大多是以照片形式于放射科档案室存档。需要时，要从档案室借调，占用很多人力。借调中，照片丢失或错拿的情况时有发生，而且效率低。由于影像诊断技术应用越来越普及，图像数量大增。照片存档与借调十分不便。因此，人们利用计算机、存档装置和通信技术使图像能够高效率使用并能安全保存。PACS 使医生在远离放射的地方及时看到图像，可提高工作效率与诊断水平；避免照片的借调手续和照片的丢失与错放；减少照片的管理与存放空间；减少胶片的使用量。可在不同地方同时看到不同时期和不同成像手段的多个图像，便于对照、比较。在终端进行图像再处理，使图像更便于观察。

3. 远程医疗实施的意义

医疗卫生行业实施远程医疗具有以下意义。

（1）使广大偏远地区的患者获得平等的医疗机会，减少因地区差异和医疗资源分配不均带来的差异，使边远地区的患者在必要时不必长途跋涉即能得到专家的诊治。

（2）远程医疗能够提供及时的诊断与治疗，特别是发生意外伤害时能缩短诊治时间，因此，在战争中对于及时治疗受伤战士、在预防流行病扩散等方面均具有重要作用。

（3）远程医疗通过远程诊断减少了医生出诊和患者去医院就诊所需的时间和费用，从而减少了医疗费用，特别是在一些医生不便或不易到达的特殊场合。

（4）远程医疗能对高发病人群，如老年、残疾人和慢性病患者实行远程家庭监护，因而提高了患者的生活独立性和生活质量。

（5）远程监护可以在患者熟悉的环境中进行，减轻了患者的心理压力，提高了诊断的准确性，同时也有利于患者的康复。

（6）远程教育具有广泛的服务对象，既可以给医护人员提供继续教育的机会，提高医护人员特别是边远地区医护人员的医疗水平，也可以对普通患者和健康人群提供一个学习医学知识的机会，提高全民的健康保健水平和预防疾病的能力。

思考与练习

1. 简述信息的定义、性质和生命周期。
2. 信息系统的定义是什么？
3. 简述医学信息系统的特点、作用与意义。
4. 医院信息系统的定义是什么？它的组成模块与各自的功能是什么？
5. HIS 开发模式有哪几种？各具有什么特点？
6. 什么是远程医疗？远程医疗的功能及意义？

（林长方）

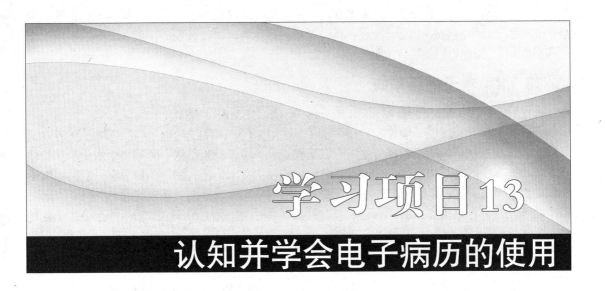

学习项目13
认知并学会电子病历的使用

13.1 电子病历概述

13.1.1 病历与电子病历

病历是医务人员对患者疾病的发生、发展、转归，进行检查、诊断、治疗等医疗活动过程的记录。也是对采集到的资料加以归纳、整理、综合分析，按规定的格式和要求书写的患者医疗健康档案。病历既是临床实践工作的总结，又是探索疾病规律及处理医疗纠纷的法律依据，是国家的宝贵财富。病历是医护人员将许多先进经验综合运用于实践全过程的记录，是对传统理论的验证和补充修正，它在支持医疗决策、科研、临床教学和管理服务等方面有重要的作用和意义。

以纸张作为载体、手工书写的病历，称为纸质病历。它具有下列特点：书写和阅读方式简单方便，不需要专用设备和特殊训练即可进行读写；安全性较好，便于保护病人隐私；存放方式简单，易于管理。同时纸质病历也存在局限：纸质病历通常由主治医生完成书写，一般为单独医院、科室或医生所独占，不利于信息的共享；以纸质为载体容易发生破损、霉变、遗失；信息利用的被动性，无法在决策前给医生起到警告、提示作用；纸质病历所记录的信息是一次性的，不可再利用。

电子病历（Electronic Medical Record，EMR）也叫计算机化的病案系统或称基于计算机的病人记录（Computer-Based Patient Record，CPR）。它是用电子设备（计算机、健康卡等）保存、管理、传输和重现的数字化的病人的医疗记录，取代手写纸张病历。美国国立医学研究所将定义为：EMR 是基于一个特定系统的电子化病人记录，该系统提供用户访问完整准确的数据、警示、提示和临床决策支持系统的能力。电子病历并不是将现有纸质病历简单地电子计算机化，它包括了患者纸质病历的原有内容，而且反映了患者的整个医疗过程，存储了患者全部的医疗信息，包括病史、各种检验检查和影像资料，是对个人医疗信息及其相关处理过程综合化的体现。

电子病历由数字化的病人医疗信息及相关子系统组成，能有效地提高整个社会的医疗保障水平，它具有如下特点：规范病历书写，提高病历质量，实现病历标准化；传输速度快；共享性能好；存储容量大；使用方便；成本低。电子病历是医疗信息的核心，贯穿病人就诊的各个环节，可为医疗宏观管理、医院管理、科研、教学等服务，提高管理的深度、工作效率及工作质量，同时可实现病人信息的异地共享。

13.1.2 电子病历系统

电子病历系统（Electronic Medical Record System，EMRS）是基于计算机和信息网络的电子病历收集、储存、展现、检索和处理系统（见图 13-1）。医院通过电子病历以电子化方式记录患者就诊的信息，包括：首页、住院志、病程记录、检查检验结果、医嘱、手术记录、护理记录等等，其中既有结构化信息，也有非结构化的自由文本，还有图形图像信息。它具有电子病历的综合浏览、知识库的存取应用、医嘱及临床资料的输入界面、集成的通信支持和临床决策支持等功能。在性能方面必须保证：易使用性（易于输入且能快速查询）；可连接性（各种PACS、LIS 等设备连接）；可靠性（数据加密、信息是真实可信的）；弹性（内容可扩展）；及时性（随时随地快速获取）；安全性（24 小时不停机、有救援机制）。

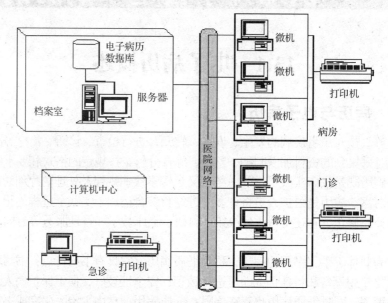

图 13-1 电子病历系统概貌图

13.1.3 电子病历发展与现状

1. 目前国外电子病历的研究与应用现状

20 多年来，欧、美一些大医院建立了医院内部的医院信息系统（HIS），随之电子病历在美国、英国、荷兰、日本等国家和地区有了相当程度的研究和应用。美国政府已在大力推广、普及 EPR 的应用工作，美国医药研究所（Institute of Medicine）先后两次开展了电子病历进展状况研究，并分别于 1991 年和 1997 年出版了《电子病历研究进展报告》，对电子病历的概念、意义、进展及存在的问题进行了综述。英国已将 EMR 的 IC 卡应用于孕妇孕期信息、产程启示及跟踪观察。同时，这些国家和地区已经成立了专门的研究机构，把 EPR 作为一个重点课题研究，组织医疗单位实施和普及。

2. 目前国内电子病历的研究与应用现状

经过近 20 年的发展，我国医院信息系统已初具规模，许多医院相继建立起医院范围的信息系统，为我国电子病历的研究和应用奠定了坚实的基础。为贯彻落实《中共中央国务院关于深化医药卫生体制改革的意见》《国务院关于印发医药卫生体制改革近期重点实施方案（2009—2011年）的通知》和《国务院办公厅关于印发医药卫生体制五项重点改革2010年度主要工作安排的通知》等文件精神，卫生部先后在2010年、2011年发布了关于电子病历系统的规范和通知文件。

2010年3月4日卫生部印发《电子病历基本规范（试行）》的通知；2010年10月14日印发《卫生部》关于开展电子病历试点工作的通知；2011年1月4日卫生部印发《电子病历系统功能规范（试行）》；2011年5月24日印发《卫生部》办公厅关于推进以电子病历为核心医院信息化建设试点工作的通知》。

国内电子病历多采用Word文档的形式，由医生自行选择习惯使用的模板，极大地方便了病历的录入，减轻了临床医生书写病历的负担，而且形式外观上也能很好地符合各地卫生行政部门的规范要求。

13.2　电子病历的内容与标准化

13.2.1　基本内容

根据电子病历的基本概念和系统架构，结合卫生部、国家中医药管理局关于《病历书写基本规范（试行）》和《中医、中西医结合病历书写基本规范（试行）》相关要求，电子病历的基本内容由病历概要、门（急）诊诊疗记录、住院诊疗记录、健康体检记录、转诊（院）记录、法定医学证明及报告、医疗机构信息等七个业务域的临床信息记录构成。

1. 病历概要

病历概要的主要记录内容包括如下。

（1）患者基本信息：包括人口学信息、社会经济学信息、亲属（联系人）信息、社会保障信息和个体生物学标识等。

（2）基本健康信息：包括现病史、既往病史（如疾病史、手术史、输血史、用药史）、免疫史、过敏史、月经史、生育史、家族史、职业病史、残疾情况等。

（3）卫生事件摘要：指患者在医疗机构历次就诊所发生的医疗服务活动（卫生事件）摘要信息，包括卫生事件名称、类别、时间、地点、结局等信息。

（4）医疗费用记录：指患者在医疗机构历次就诊所发生的医疗费用摘要信息。

2. 门（急）诊诊疗记录

主要包括门（急）诊病历、门（急）诊处方、门（急）诊治疗处置记录、门（急）诊护理记录、检查检验记录、知情告知信息6项基本内容。其中包括的子记录分别如下。

（1）门（急）诊病历：分为门（急）诊病历、急诊留观病历。

（2）门（急）诊处方：分为西医处方和中医处方。

（3）门（急）诊治疗处置记录：指一般治疗处置记录，包括治疗记录、手术记录、麻醉记录、输血记录等。

（4）门（急）诊护理记录：指护理操作记录，包括一般护理记录、特殊护理记录、手术护理记录、生命体征测量记录、注射输液巡视记录等。

（5）检查检验记录：分为检查记录和检验记录。检查记录包括超声、放射、核医学、内窥镜、病理、心电图、脑电图、肌电图、胃肠动力、肺功能、睡眠呼吸监测等各类医学检查记录；

检验记录包括临床血液、体液、生化、免疫、微生物、分子生物学等各类医学检验记录。

（6）知情告知信息：指医疗机构需主动告知患者和/或其亲属，或需要患者（或患者亲属）签署的各种知情同意书，包括手术同意书、特殊检查及治疗同意书、特殊药品及材料使用同意书、输血同意书、病重（危）通知书、麻醉同意书等。

3. 住院诊疗记录

主要包括住院病案首页、住院志、住院病程记录、住院医嘱、住院治疗处置记录、住院护理记录、检查检验记录、出院记录、知情告知信息 9 项基本内容。其中包括的子记录分别为：

（1）住院病案首页：分为住院病案首页和中医住院病案首页。

（2）住院志：包括入院记录、24 小时内入出院记录、24 小时内入院死亡记录等。

（3）住院病程记录：包括首次病程记录、日常病程记录、上级查房记录、疑难病例讨论、交接班记录、转科记录、阶段小结、抢救记录、会诊记录、术前小结、术前讨论、术后首次病程记录、出院小结、死亡记录、死亡病例讨论记录等。

（4）住院医嘱：分为长期医嘱和临时医嘱。

（5）住院治疗处置记录：包括一般治疗处置记录和助产记录 2 部分。一般治疗处置记录，住院与门诊相同；助产记录包括待产记录、剖宫产记录和自然分娩记录等。

（6）住院护理记录：包括护理操作记录和护理评估与计划两部分。护理操作记录，住院与门诊相同；护理评估与计划包括入院评估记录、护理计划、出院评估及指导记录、一次性卫生耗材使用记录等。

（7）出院记录：无子记录。

（8）检查检验记录：与门诊检查检验记录相同。

（9）知情告知信息：与门诊知情告知信息相同。

4. 健康体检记录

指医疗机构开展的，以健康监测、预防保健为主要目的（非因病就诊）的一般常规健康体检记录。

5. 转诊（院）记录

指医疗机构之间进行患者转诊（转入或转出）的主要工作记录。

6. 法定医学证明及报告

指医疗机构负责签发的各类法定医学证明信息，或必须依法向有关业务部门上报的各类法定医学报告信息。主要包括：出生医学证明、死亡医学证明、传染病报告、出生缺陷儿登记等。

7. 医疗机构信息

指负责创建、保存和使用电子病历的医疗机构法人信息。

13.2.2　信息来源

电子病历的信息内容主要来源于医疗机构在为患者（或保健对象）提供临床诊疗和指导干预过程中产生的各类医疗服务工作记录（统称为业务活动记录）。医疗服务活动中与电子病历基本内容相关的业务活动记录主要有 16 类、62 项，见表 13-1。实际临床工作中业务活动记录的表现形式为各种业务记录表单，业务活动记录与业务记录表单为一对一或一对多的关系。

表 13-1 电子病历相关业务活动记录分类

业务活动记录分类 （一级类目）	业务活动记录分类 （二级类目）	业务活动记录
EMR01 病历概要	00	EMR010001 患者基本信息
		EMR010002 基本健康信息
		EMR010003 卫生事件摘要
		EMR010004 医疗费用记录
EMR02 门（急）诊病历	00	EMR020001 门（急）诊病历
		EMR020002 急诊留观病历
EMR03 门（急）诊处方	00	EMR030001 西医处方
		EMR030002 中医处方
EMR04 检查检验记录	00	EMR040001 检查记录
		EMR040002 检验记录
EMR05 治疗处置记录	EMR0501 一般治疗处置记录	EMR050101 治疗记录
		EMR050102 手术记录
		EMR050103 麻醉记录
		EMR050104 输血记录
	EMR0502 助产记录	EMR050201 待产记录
		EMR050202 剖宫产记录
		EMR050203 自然分娩记录
EMR06 护理记录	EMR0601 护理操作记录	EMR060101 一般护理记录
		EMR060102 特殊护理记录
		EMR060103 手术护理记录
		EMR060104 生命体征测量记录
		EMR060105 注射输液巡视记录
	EMR0602 护理评估与计划	EMR060201 入院评估记录
		EMR060202 护理计划
		EMR060203 出院评估及指导记录
		EMR060204 一次性卫生耗材使用记录
EMR07 知情告知信息	00	EMR070001 手术同意书
		EMR070002 特殊检查及治疗同意书
		EMR070003 特殊药品及材料使用同意书
		EMR070004 输血同意书
		EMR070005 病重（危）通知书
		EMR070006 麻醉同意书
EMR08 住院病案首页	00	EMR080001 住院病案首页
		EMR080002 中医住院病案首页

业务活动记录分类 （一级类目）	业务活动记录分类 （二级类目）	业务活动记录
EMR09 住院志	00	EMR090001 入院记录
		EMR090002 24小时内入出院记录
		EMR090003 24小时内入院死亡记录
EMR10 住院病程记录	00	EMR100001 首次病程记录
		EMR100002 日常病程记录
		EMR100003 上级查房记录
		EMR100004 疑难病例讨论
		EMR100005 交接班记录
		EMR100006 转科记录
		EMR100007 阶段小结
		EMR100008 抢救记录
		EMR100009 会诊记录
		EMR100010 术前小结
		EMR100011 术前讨论
		EMR100012 术后首次病程记录
		EMR100013 出院小结
		EMR100014 死亡记录
		EMR100015 死亡病例讨论记录
EMR11 住院医嘱	00	EMR110001 长期医嘱
		EMR110002 临时医嘱
EMR12 出院记录	00	EMR120001 出院记录
EMR13 转诊（院）记录	00	EMR130001 转诊（院）记录
EMR14 医疗机构信息	00	EMR140001 医疗机构信息
EMR15 健康体检记录	00	EMR150001 健康体检记录
EMR16 法定医学证明及报告	00	EMR160001 出生医学证明
		EMR160002 死亡医学证明
		EMR160003 传染病报告
		EMR160004 出生缺陷儿登记

13.2.3　结构化电子病历

1. 结构化电子病历的定义

结构化电子病历是指从医学信息学的角度将以自然语言方式录入的医疗文书按照医学术语的要求进行结构化分析，并将这些语义结构最终以关系型（面向对象）结构的方式保存到数据库中。

由于医学信息学上关心的医学术语都是以关系型（面向对象）结构的方式保存在数据库中，

在医学数据的处理过程中，可以采用关系型（面向对象）的计算方法对医学数据进行整合计算，从而为电子病历的衍生功能，如临床路径（Clinical Pathway）打下一个非常好的数据基础。

由于结构化电子病历是以关系型（面向对象）结构保存到数据库中，其元数据包含各种数据类型，如表示时间的 datetime 类型，表示长度、体积的 float 类型，甚至还可以是自定义的数据类型。这样在后期的数据挖掘分析模型中，不仅会有医学术语，如发病周期、肿瘤大小等，还包括度量这些医学术语的指标值，如时间、大小、尺寸等，这样就可以根据实际需要构建数据挖掘的立方体，从而为临床数据分析和挖掘使用。

例：如果描述一个"胸部疼痛 3 日"病症的句子，我们就按照词语的类别，把它划分为"胸部"（名词）、"疼痛"（动词、行为短语）、"3"（数词）和"日"（单位名词）4 个部分。"胸部"是这一句话中描述"身体部位"的元素，"疼痛"是描述"症状"的元素，"3"是"数值"元素，"日"是"时间单位"元素。这样按顺序组成一个复合元素："{身体部位}{常规症状}{数字}{时间单位}"，然后再把该复杂元素添加到病历模板中，在使用该病历模板时选择和填写相应的项即可。

2. 实现方法

（1）设计结构化的专科或专病病历模型：由于各科的病历都有固定的格式和内容，所以可以制定相应的病历格式模型，使用时调用即可。例如，急性阑尾炎主诉，习惯的描述是"转移性右下腹痛三个半小时"，而计算机结构化语言描述为"腹部，右下部位，疼痛，转移性，3 小时 30 分钟"。很显然，后者适应了病历的查询、统计和筛选处理。

（2）病历模型应该是活动装配的：由于一名患者可能同时存在多种疾病，住院期间要解决多个问题，例如一个神经内科患者，可能合并高血压、糖尿病，所以病历模型应该是活动装配的，医师可以自由组合、动态产生各种需要的电子病历。通常，医院都有一个总体通用的 EMR 模型，为了适应专科和病种，EMR 可以自由地拼装组合病历信息，生成一个新的 EMR 信息。因此，通用 EMR 总体模型结构化十分重要，它必须能实现对病人数据结构化表达以及对病人数据的合理解释、分析。

3. 数据的结构化和标准化

真正意义的 EMR 不仅需要将其中的信息转化为结构化的数据，还需要数据的语义有可交换性，即 EMR 不仅为所在医院的系统所拥有，被所在医院医生所阅读和使用，而且可以跨医院、跨地区被其他医生所阅读和利用。这样我们就需要使数据代码化，使得结构化的数据对编码系统产生一对一的映射，即对数据进行规范化的分类和编码，这种分类和编码被公认的范围越大，数据的标准化程度越高，适用性就越强。

目前，被国际公认的医学数据代码有《国际疾病分类编码 TCD—10》、《人类与兽类医学系统术语》（SNOMED）、Read 临床分类代码等。

我国卫生部对电子病历的建设提出了推进计划：委托中华医院管理学会信息管理专业委员会负责基本数据元素的标准化问题，把医院当前最需要使用的一些标准，先罗列出来；委派中国疾病预防控制中心来做公共信息的卫生标准工作；委托解放军总后卫生部承担国家卫生信息标准基础架构的研究工作。在制定 EMR 信息标准化，并对其进行分类和编码时应遵循以下原则。

科学性：当代先进的医学科学水平为基准，分类目的有科学依据，分类轴心要体现对象的本质特性，编码有科学意义。

标准化：数据标准化和信息分类编码应符合我国法律、法规及有关规定。一旦新国标颁布，立即执行新标准。

准确性：分类的类目应独立明确、相互排斥、互不包括。类目下的亚目，从属关系清楚、次序分明。代码确切有序，不要随意空码、跳码。

唯一性：一码一义，避免一码多义或一义重码，使整个分类编码系统井然有序、精确无误。

冗余性：分类编码系统应预留一定的空项，以适应随着医学发展不断涌现出来的新信息。

结构化：代码与对象的特性以及信息的内涵应有结构化的对应关系，代码的不同位置标识了对象的特性以及它与周围的层次关系。

实用性：分类和代码都要有实用价值，符合医学及医院实际需要。

易操作性：分类编码应力求简单明了，易于学习掌握，同时要便于计算机输入。

13.3 电子病历的实现

13.3.1 电子病历的实现过程

1. 电子病历的开发主体

电子病历的开发主体应该是医务人员和计算机技术人员，而不应该仅是计算机技术人员，因为 EMR 的最终用户是医务人员，对它的功能、作用、内涵最清楚的人也是医务人员，只有他们的需要、期盼和实际应用才是 EMR 得以开发和完善的原始动力。

2. 电子病历的实现方法

（1）建立 EMR 的格式化模型。要实现 EMR，首先要建立一个 EMR 的格式化模型，这个模型必须符合我国现行关于病历书写规范的规定，而且这个模型不是固定不变的，它可以根据不同专科、不同病种进行动态组合。

（2）EMR 中的数据高度结构化和代码化。来自病人或医疗过程中的数据应该尽可能以结构化的形式为医生直接获取，并直接录入 EMR 中。当然也应留有自然语言的文本输入方式，以备特殊情况下使用。对于自然语言处理的主要方式倾向于通过 EMR 的语音识别系统，自动提取并以结构化数据录入。

（3）系统设计及平台。系统设计可采用 Internet / Intranet 的体系结构，各种应用程序之间的通信由各个工作站按 ISD 标准自动管理。这种系统集成的平台可在 Unix 或 Windows 环境下，基于 Internet，特别是 WWW 的技术开发。

（4）执行过程：在病人就诊医院的挂号处或住院处建立。随后在病区医师及有关医务人员要输入病人的主诉、现病史、既往史、家族史、体格检查、治疗计划、申请实验室或影像学检查、治疗及检查结果等。同时护士要输入医嘱及护理信息。病人出院时，医师要输入出院小结，在 EMR 首页上输入主要诊断、其他诊断和手术操作名称，并在首页上签名以示负责。病人在出院处办理出院手续，结清住院费用，EMR 即提交病案室。

13.3.2 电子病历系统的主要技术

1. 中间件技术

中间件技术，是近几年来 HIS 建设中的一项新技术，国内常称为多层结构技术。目前国内外的 HIS 大都应用客户机／服务器模式，在这种模式中数据库、应用程序逻辑和用户界面在客户机和服务器间是分开的，一般采用参数定义的方法解决软件适应性的问题。而为了满足参数定义的需求，模块写得十分复杂而细致，环环相扣、相互影响。

中间件或多层结构的理念就是把过于复杂的大模块分解为多个层次，以简化模块内部的复杂度，建立一个可以任意组合 HIS 的工具系统。这样，公司只开发基本系统和大量工具，由实施具体 HIS 的项目工程师根据医院需求去组合 HIS。一旦发生用户需求变更，不必重新改写顶层的应用程序逻辑，解决了系统维护的关键问题。

2．XML 技术

XML（ eXtensible Markup Language ）即"可延伸标示语言"是由全球信息网协会（ World Wide Web Consortium，W3C ）于 1998 年提出的，它是由标准通用标示语言（ Standard Generalized Markup Language，SGML ）的格式精简后制定出来的，目的是扩充网络的应用。

用可扩展标记语言（XML）建立电子病历有 3 个优点。

① 便于长期保存病历。用 XML 记录的病历是文本格式，不依赖于任何计算机平台、软件或者数据库格式，不会因为软硬件更新而要作相应的升级工作。

② 便于信息交换和查询。由于 XML 对内容进行了标记，因而其中的信息可以方便地在用户之间进行交换和检索。

③ XML 是一种强壮的语言，允许用户在不违背标准的前提下根据自己的当前和今后的需要进行扩充，具有很大的适应性和灵活性。

3．移动计算机技术

我国目前 HIS 均采用有线联网的方式。各种网线相连的工作站固定在医生、护士办公室或实验室工作台上，这些工作站完成了大量信息录入、存储、查询等工作，但是医疗工作的特性决定了许多工作必须在病床边或在移动中进行，例如危重病人的床边急救、每日医生的巡回查房、护士的巡回治疗和观察，医护人员使用笔记本计算机便可以在床边或伴随移动病人与 HIS 保持实时连接。掌上电脑是移动计算机的另一项新技术，它与笔记本计算机加无线网络实时联网工作模式不同，而采用了脱机工作模式。瑞士 Genera 大学医学院教授在 MEDINF02001 上发表了相关论文，说明了掌上电脑在采集、传输和处理床边信息的各种功能，并详细介绍了它的技术可行性。

13.4　电子病历使用中应注意的事项与安全机制

13.4.1　使用电子病历时应注意的事项

（1）必须做好系统数据初始设定工作；
（2）严格安全管理；
（3）严密组织数据切换；
（4）保证相互之间的组织协调；
（5）加强医务人员保密安全教育；
（6）严格医嘱查对制度；
（7）电子病历模板规范；
（8）强化管理监控。

13.4.2　电子病历的安全机制

1．强调 EMR 的安全性的原因

（1）EMR 是对医疗过程的全部记录，涉及病人的隐私。保护病人的隐私是临床医生的职业道德和行业义务，不应未经病人同意公布于其他人，这种义务在一些国家同样以法律条文固定下来。

（2）病历是具有法律效力的文件，病历数据具有法律证据作用。我国自 2002 年 4 月 1 日起施行《最高人民法院关于民事诉讼证据的规定》，特别是关于"医疗行为举证责任倒置原则"，使得病历中医疗数据的安全性愈发重要。

（3）"共享性"是 EMR 的优势。通过网络 EMR 中的医疗数据可以跨专科、跨医院、跨地域地实现共享。那么，哪些数据可以共享，哪些数据不能共享，或在什么情况下才可以共享，这是 EMR 安全性必须解决的问题。

2. 实现 EMR 的安全性的方法

（1）EMR 要防止医学数据在存储和传输过程中丢失、被盗或损坏，例如对数据传输步骤予以加密措施。

（2）保持 EMR 中数据的原始性和完整性不被他人随意修改。例如录入者可采用数字签名技术来保护医疗文件的真实，即医生完成医疗记录后，通过自己独特的密钥（可以是自定的，也可以是分配的）或是"生理钥匙"（指纹、虹膜）进行处理。

（3）保持 EMR 时间的原始性和标准性，即自己已完成的记录经签字确认后也不允许修改，这时可采用第三方机构发放包含时间信息的电子证书（电子证书使用的时间为当地标准时间，可精确到秒）。个人密钥加电子证书的共同处理，使医疗文件留下了医师本人及第三方共同见证，而无法单方修改。

（4）为防止患者信息被未授权者使用，可建立 EMR 的授权认证机制。授权机制可按相关法规制度对不同的用户授予不同的权限（如读、写、改），对 EMR 不同内容（如医嘱、病程记录、检测报告）进行不同的设置，从而防止对信息的误用和滥用。认证机制就是确认用户的合法身份，除传统的用户名／口令技术以外，可以使用 IC 卡电子钥匙进行"刷卡"进入 EMR，还可以利用指纹、虹膜识别技术等认证手段。

思考与练习

1. 什么是病历？什么是电子病历？
2. 电子病历的特点有哪些？
3. 电子病历的内容有哪些？
4. 简述如何实现电子病历数据的结构化和标准化。
5. 简述电子病历的实现方法。
6. 如何实现电子病历的安全性？

（林长方）

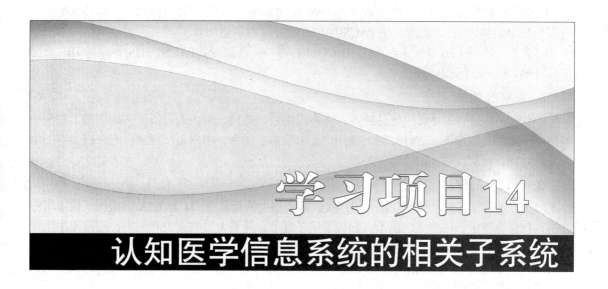

14.1 医学影像系统

14.1.1 概述

医学影像系统称为医学影像存储与传输系统（Picture Archiving and Communication System, PACS）是医院信息系统中的一个重要组成部分，是使用计算机和网络技术对医学影像进行数字化处理的系统（见图14-1），主要解决医学影像的采集和数字化，图像的存储和管理，数字化医学图像高速传输，图像的数字化处理和重现，图像信息与其他信息集成5个方面的问题。

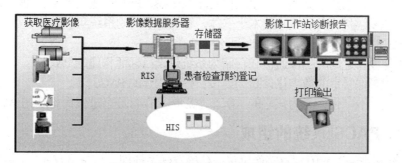

图14-1 PACS医学图像存储与传输系统

1. PACS的发展历史概况

建立PACS的想法是由两个主要因素引起的：一个是数字化影像设备的产生使得医学影像能够直接从检查设备中获取；另一个是计算机技术与网络技术、多媒体数据库、数字图像处理技术的发展。

从PACS的技术发展来看，可分为以下3个阶段。

（1）第一阶段（20世纪80年代中期～90年代中期）这一时期的系统以单机为主，速度慢，功能单一，基本上没有RIS，PACS不能满足临床的需要。

（2）第二阶段（20世纪90年代中期~90年代末期）。随着计算机技术、网络技术发展，特别是PC机性能的大大提高，使PACS用户终端速度和功能加强了。

（3）第三阶段（20世纪末至今）。DICOM标准被广泛接受，PACS、RIS开始与HIS全面整合，PACS被用于远程诊断。

2. PACS的作用

PACS系统是利用计算机信息技术，将不同型号、类别、地点的设备产生的图像，在统一的数字图像格式标准下，进行存储，按用户需求检索、调阅，用户可以在自己的终端上对图像作各种处理，辅助诊断和治疗。

3. PACS的优势

（1）传统医学影像系统的缺陷：保存胶片需要很大的存放空间；常规X线摄影成像需暗室冲洗，在显影、定影、冲洗、烘干、归档等诸多环节，耗费大量的人力和财力；胶片库手工管理效率低、资料的查询速度慢、图片的传递需要大量时间，效率低，无法满足临床需要；传统X线胶片不便于存储和传输，无法实现实时的异地会诊；CT、MRI等图像硬拷贝到胶片上，无法进行图形后处理工作。

（2）PACS系统的优势与意义：降低了图像资料保存和管理的费用；节约胶片开支及管理的费用，进入无胶片时代；利于会诊教学与远程诊断，可以克服时间和地域上的限制，是医护人员能为各类患者提供及时的诊断、治疗；便于图像传输和交流，实现了信息共享，适合开展复合影像诊断、多学科会诊；降低了漏费现象，促进医院管理水平的提高；提高工作效率，可以快速、方便地在临床、急诊科室随时调阅胶片图像进行读片与诊断，避免了胶片在传递过程中丢失、损坏等现象的发生；提高了检查准确度，通过对医学图像和信息进行计算机智能化处理，可以对图像的像素点进行分析、计算与处理，对医学诊断提供更客观的信息。

4. PACS的分类

作为实现医学影像数字化和工作手段信息化的产物，PACS是集影像、通信、网络、计算机及信息存储等多学科、多领域的技术于一体，着眼于不同的系统实现目标、用户使用需求和系统结构，PACS系统按规模和应用功能可分为3类。

（1）以影像设备之间的图像通信和存储为系统建设目标而构建的PACS。

（2）以实现影像科室的数字化诊断为建设目标而构建的PACS。

（3）为满足以数字化诊断为核心的医院整个影像工作管理全过程而构建的PACS。

14.1.2　PACS系统的组成

PACS系统包括的主要内容有影像采集、传输存储、处理、显示及打印，如图14-2所示。硬件包括接口设备、存储设备、主机、网络设备和显示系统。软件的功能包括通信、数据库管理、存储管理、任务调度、错误处理和网络监控等。

1. 影像采集系统（Modalities）

图像采集系统构成了医学数字图像进入PACS的一个电子入口，医学数字图像源主要包括模/数转换设备与数字化成像设备两大类。其中模/数转换设备是指能够将模拟影像转换为数字影像的一类装置或设备，如胶片数字化仪和视频转换系统。数字化成像设备是可以直接输出数字影像的设备，如CR、DR、CT、MRI、DSA等。在影像采集系统中，通常采用X胶片数字化技术、直接从检测设备获得数字化图像的技术和计算机断层扫描术等获取相关图像。

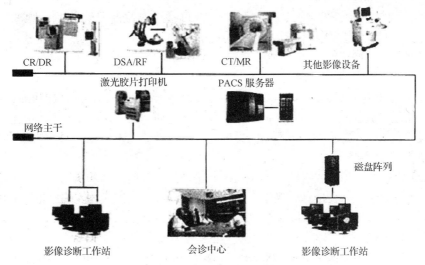

图 14-2　PACS 系统组成

数字化成像原理：经由计算机的医学图像成像有多种方法，但它们之间的相似之处是先用某种能量通过人体，与人体相互作用后对该能量进行测量，然后用数学的方法估计出该能量与人体组织相互作用（吸收、衰减、核磁扰动等）的二维、三维分布，并产生图像。

由于人体生命现象特殊的复杂性和多样性，医学图像涉及从分子到人体（微观到宏观），从结构到功能，从静态到动态等多个领域和方式，目前的各种医学成像设备只能反映人体某一方面的信息，且对人体内大到组织、小到分子原子各有不同的灵敏度和分辨率，因而有着各自的适用范围和局限性。下面介绍几种主要的医学图像。

（1）X 线图像：利用人体器官和组织对 X 线的衰减不同，透射的 X 线的强度也不同这一性质，检测出相应的二维能量分布，并进行可视化转换，从而可获取人体内部结构的图像。与常规胶片图像的形成过程相比，X 线数字成像系统形成数字图像所需的 X 线剂量较少，能用较低的 X 线剂量得到清晰图像。可利用计算机图像处理技术对图像进行一系列处理，从而改善图像的清晰度和对比度等性能，挖掘更多的可视化诊断信息。典型应用如计算机 X 线摄影（Computed Radiography，CR）、数字 X 线摄影（Digital Radiography，DR）、数字减影血管造影（Digital Subtraction Angiography，DSA）等。

（2）X 线 CT 图像（Computerized Tomography，CT）是以测定 X 射线在人体内的衰减系数为物理基础，采用投影图像重建的数学原理，经过计算机高速运算，求解出衰减系数数值在人体某断面上的二维分布矩阵，然后应用图像处理与显示技术将该二维分布矩阵转变为真实图像的灰度分布，从而实现建立断层图像的现代医学成像技术。概括地说，X 线 CT 图像的本质是衰减系数成像。

与传统的 X 线检查手段相比，CT 具有以下优点：能获得真正的断面图像，具有非常高的密度分辨率，可准确测量各组织的 X 线吸收衰减值，并通过各种计算进行定量分析。螺旋 CT 机是目前世界上最先进的 CT 设备之一，其扫描速度快，分辨率高，图像质量优。用快速螺旋扫描能在 15 秒左右检查完一个部位，能发现小于几毫米的病变，如小肝癌、垂体微腺瘤及小动脉瘤等。其功能全面，能进行全身各部检查，可行多种三维成像，如多层面重建、CT 血管造影、器官表面重建及仿真肠道、气管、血管内窥镜检查。可进行实时透镜下的 CT 导引穿刺活检，使用快捷、方便、准确。

（3）磁共振图像（Magnetic Resonance Imaging，MRI）系统通过对处在静磁场中的人体施加某种特定频率的射频脉冲，使人体组织中的氢原子受到激励而发生磁共振现象，当中止 RF 脉冲后，氢原子在驰豫过程中发射出射频信号而成像的。目前 MRI 成像技术的进一步研究仍主要集中在如何提高成像速度方面。另外，功能性 MRI 的出现进一步扩大了磁共振影像的临床应用范围。

（4）超声 US 图像：频率高于 20 000 赫兹的声波称为超声波。超声成像（Ultrasound System，US）就是利用超声波在人体内部传播时组织密度不连续性形成的回波进行成像的技术。依据波束扫描方式和显示技术的不同，超声图像可分为：A 型显示、M 型显示、断层图像的 B 型显示和多普勒 D 型显示等。

（5）放射性核素图像：放射性核素成像技术是通过将放射性示踪药物引入人体内，使带有放射性核的示踪原子进入要成像的组织，然后测量放射性核素在人体内的分布来成像的一种技术。放射性核素成像技术能够反映人体内的生理生化过程，能够反映器官和组织的功能状态，可显示动态图像，是一种基本无损伤的诊断方法。按照放射性核素种类的不同，放射性核素图像可以分为单光子发射成像（Single Photon Emission Tomography，SPECT）和正电子发射成像（Positron Emission Tomography，PET）。因为 SPECT 和 PET 都是对从病人体内发射的 γ 射线成像，所以统称为 ECT。

2. 影像存储管理系统（Archiving & Management）

对 PACS 的网络通信、影像数据的归档存储和影像通信的工作流实施管理的系统单元，称为 PACS 数据服务器或影像服务器。PACS 是以磁介质或光介质存储的方式把数字化图像信息存储到磁盘或光盘上，具有存储容量大、影像清晰、方便影像信息交流与管理等特点，是影像学科实现无胶片化最好的存储方式之一。

（1）PACS 系统常用存储介质

电子存储：是利用电子元件的记忆功能作为存储介质。通常有只读存储器（ROM）和读写存储器（RAM）2 种。

磁存储：常见的磁存储设备有磁盘阵列和磁带。

光介质存储：光介质存储是利用激光的热效应来记录信息，同时利用低能量激光的反射来读取信息。主要有可一次写入、多次读取的光盘 CD-R 和多次写入、多次读取的 CD-RW。CD-RW 具有 SCSI 接口，兼容性强，稳定性高。

（2）PACS 系统存储方式

存储方式分为短期存储（实时调用）和长期存储（分时查询）两种。短期存储单元构成：一般由具有容错结构的磁盘阵列（通常采用 RAID-5）与 NAS 或 SAN 技术所构成。长期存储单元构成：利用具有自动装载和控制能力的大容量库类存储设备（如 CD/DVD 光盘塔、磁带阵列库等）执行海量存储管理，以便能同时提供医学影像数据长期保存和自动查询/读取的功能。长期存储单元的功能主要是提供医学影像数据永久备份与资源共享的能力。

3. 影像工作站系统（Image Workstation）

影像工作站是 PACS 的重要组成部分，负责提供医学影像诊断过程应用和操作的界面。PACS 影像工作站系统大致可分为影像诊断工作站、影像后处理工作站和影像浏览工作站 3 类。

影像诊断工作站提供执行医学影像诊断过程操作的人机界面和影像软拷贝显示界面，其最关键性的要求是显示分辨率。

影像后处理工作站可以对医学影像进行后处理操作，作为影像诊断或科研过程的辅助和支持，为影像科室医生提供病情诊断辅助工具。它的主要功能包括编辑图像；对图像进行直方图、影像均衡、影像平滑处理、边缘增强处理；对窗宽、窗位的预设和调整窗口准位；图像灰阶和对比度调节、正负像旋转，影像色彩方向显示等，如图 14-3 所示。

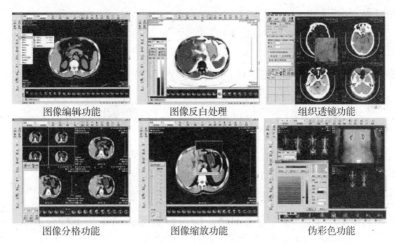

图 14-3　医学影像后处理

影像浏览工作站应用于非诊断过程中，以医学影像浏览为目的的工作站，例如应用于非医学影像学检查科室，如外科、手术室等执行医学影像浏览的工作站。

4. 影像硬拷贝输出系统（Image Hardcopy Outputting）

影像硬拷贝输出是 PACS 系统的重要功能之一，由各种数字医疗设备生成的医学图像，最终要保存在系统服务器中。但有时为了满足各医院联合会诊或根据患者要求，需要 PACS 系统内的影像有一个硬拷贝输出方式，能够以胶片的形式打印患者的诊断图像。

影像硬拷贝输出功能是将各种医学图像文件用 DICOM 网络打印机输出到医用胶片或医用打印纸上，其主要功能应包括：DICOM 胶片和纸张打印；调整图像的窗宽、窗位，进行图像的缩放、旋转、反向、位置等；可以进行打印效果预览，重叠信息（患者、影像、检查）打印；影像注释信息打印；设置与 DICOM 打印机的网络连接方式；设置输出图像的显示信息。设置打印参数、行数和列数等。

5. 网络及通信系统

PACS 主要是一个基于局域网的网络体系，只有通过各种层次的网络才能将 PACS 中的图像采集、存储、显示以及医疗数据的管理等单元连为一体。

PACS 系统主要采用客户机/服务器模式组网。一个完整的 PACS 系统应具有 2 个服务器，一个是 PACS 档案服务器，负责对图像源产生的图像进行存储和管理，另一个是 PACS 数据库服务器，负责接受并管理患者的文本资料，如诊断报告、临床数据等。工作站上的客户机可以在服务器上获取高清晰度的医学图像以及患者的相关信息资料。

PACS 系统的建立基于星形网络拓扑结构。

14.1.3　放射科信息系统

放射科信息系统（Radiology Information System，RIS）是具有管理科内所有患者资料和科室日常工作的综合管理信息系统，也是高水平、高效率进行科研、教学、学术交流、全面提高科室医疗水平的现代化信息平台。可以对现代医院放射检查的过程进行规范管理，提高放射检查工作的效率，让设备充分发挥作用，以提高经济效益、放射医生的工作质量、检查的准确性，对于医院整体的医疗质量和效益具有非常重要的作用。

1. RIS 的目标

RIS 系统的目标可归纳如下。

检查科室管理：提高设备使用率和检查工作效率、缩短患者排队时间、减轻检查医生的工作量。

经济管理：在检查确认的同时实现自动和选择划价，从而提高检查计价的实时性和准确性，避免漏费与欠费的发生，方便医院进行成本核算。

检查报告处理：为医生提供书写检查报告的工具，方便医生查询医院临床科室和其他医技科室的信息，提供随诊信息处理工具。

检查工作量、对工作质量进行管理：及时完成统计检查工作情况，为科室管理提供科学数据，为医院提高检查针对性和效率提供依据。

2. RIS 的工作流程

放射检查系统的工作流程包括检查申请、检查科室预约与安排、检查确认、书写报告、报告传送归档 5 个步骤，如图 14-4 所示。

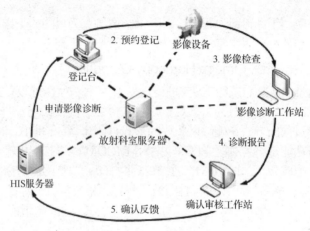

图 14-4　RIS 工作流程示意图

（1）检查预约信息输入：申请预约工作站直接自动接收 HIS 系统中的预约申请信息，并对患者进行预约、申请、划价、收费、申请单确认；当 HIS 出现故障时，启动影像科室信息录入系统（预装在申请预约工作站内）。申请预约工作站对患者进行预约、申请、划价、收费、申请单确认；患者信息一经录入，其他工作站可直接从系统数据库检查主记录中自动提取，无需重新录入。待故障排除后，所录入的信息自动进入 HIS 系统。

（2）影像采集：影像采集工作站收到确认申请单后，进行影像采集，无需做任何患者信息输入工作，并自动在 PACS 系统中获取患者历史影像，以便与诊断对照使用。

（3）影像发送：以通信方式获取的影像信息会自动送往影像科室诊断工作站；影像科室医生决定向主服务器发送的内容和时间（医院管理部门可对此做出规定）；主服务器接收后，根据申请单将影像转发到该患者所属科室的医生工作站。

（4）图像处理：使用系统中的图像处理功能，在诊断工作站中对图像进行所需处理。

（5）书写诊断报告：在诊断工作站上书写诊断报告。在书写报告过程中，可获得 HIS 中的患者病历、医嘱、检查结果等信息供参考。

（6）图像调阅：会诊中心、主任办公室、医生办公室调阅图像时，直接从本地工作站中调阅。如果本地工作站没有相关图像资料，就从主服务器硬盘和磁盘阵列或磁带库/光盘库中获得，整个过程在后台自动完成。

3. RIS 的功能组成和作用

放射科信息系统主要由预约、登录、检查安排、诊断报告、查询检索、统计分析、系统管理等部分组成。

（1）检查预约及修改：通过检查预约及修改，方便地把患者信息录入数据库，并能够对录入错误的检查预约进行修改；对于已经存在的患者可以进行自动搜索，不用重复输入同一患者的信息；对检查预约项目可以进行默认值的设定，加快申请预约效率；能够通过拼音首码进行信息的录入，提高工作效率。

（2）检查预约确认：通过设置在检查预约时可以自动进行检查确认，也可以手工找到检查预约信息进行手工检查预约，经过验证通过后进入病例列表窗口，未检查与已检查患者以不同图标显示，新申请的检查通过 Worklist 自动发送到 CR 检查设备，患者检查完成后图像自动发送到 PACS 系统中。

（3）划价收费：可以通过设置自动划价，并在自动划价的基础上进行价格项目的增减。

（4）书写检查报告：可以通过选择丰富灵活的报告模板进行报告的编写，进行报告打印时，可通过预览窗口直接修改报告内容与文字格式，并有多种打印格式可选。

（5）检查查询。

（6）检查统计。

（7）字典管理程序：在字典管理程序中可以对 RIS 系统用到的字典进行维护，方便用户使用 RIS 系统。

（8）权限管理：RIS 对用户的权限进行了严格的控制，包括如下权限：浏览报告、初步报告、修改报告、确认报告、报告打印、检查预览、更改检查信息、字典管理、用户管理等。

4. RIS 与 HIS 系统互连

RIS 与 HIS 集成的目标如下。

（1）数字化申请，即门诊和住院医生直接通过连在网络上的医生工作站向放射科发送检查申请，放射科根据工作安排进行预约并核算出基本检查/治疗费返回给申请医生处要求患者交费或划账；对于在检查中发生的附加费用就地登录到 HIS 费用中。

（2）发放数字化报告，即将放射科完成的检查/治疗结果与报告和图像通过网络传回到申请医生的工作站上，以备医生调阅。其中各级医生都只能根据自己的权限和密码查看相应的患者信息。

在医院中，RIS 需要和 PACS 及临床科室相连，如图 14-5 所示。

放射检查的图像与放射检查信息是密切相关的，因此放射信息系统与 PACS 系统应该紧密结合在一起。放射医生看片和书写报告是同时进行的，PACS 与 RIS 2 个系统需要同时进行工作。

放射科完成检查后向临床科室传送检查报告、检查图像等信息。在一些病房和门诊工作站系统中有阅读检查报告和图像的软件。这些软件能够与放射信息系统和 PACS 连接交换文字和图像信息。放射信息系统与医院其他系统交换信息主要有两种方式。一种是直接通过数据库作为信息交换接口，数据的访问可以直接在程序中，通过 SQL 语言实现。这种方式进行信息融合具有效率高、信息传输及时的优点，但由于这两方面的系统是紧密耦合的，一个系统的变化往往会波及对方需要进行相应的变化。另外一种方式是通过标准的接口连接，如利用 HL7 标准交换信息，这种方式已经被国外许多系统采用。采用这种方法时各个系统独立性比较好，不同公司系统之间只要支持 HL7 标准就可以进行连接和信息交换。但缺点是系统传输的效率比较低，信息传输的及时性也比较差，特别是大规模系统运行时，问题会比较突出。

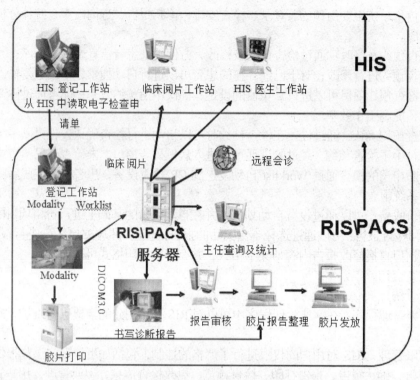

图 14-5　RIS/PACS/HIS 连接示意图

14.2　医学实验室信息系统

14.2.1　概述

　　根据国际标准 ISO 15189:2003《医学实验室——质量和能力的专用要求》中的定义，以诊断、预防、治疗人体疾病或评估人体健康提供信息为目的，对取自人体的材料进行生物学、微生物学、免疫学、化学、血液免疫学、血液学、生理学、细胞学、病理学或其他检验的实验室统称为临床实验室，也称为医学实验室。

　　实验室信息系统（Laboratory Information System，LIS）是指利用计算机技术及计算机网络，实现临床实验室的信息采集、存储、处理、传输、查询，并提供分析及诊断支持的计算机软件系统。其主要任务是协助检验师对检验申请单及标本进行预处理，检验数据的自动采集或直接录入，检验数据处理、检验报告的审核，检验报告的查询、打印等。

1. LIS 的主要作用与意义

　　医院的检验部门是衡量一家医院技术水平高低的重要部门，该部门检验手段的先进程度、检验设备的现代化程度、检验门类的齐全与否以及检验部门的管理与服务水平将直接影响到医院的整体形象，对医院的收益将产生重大影响。

　　系统作用如下。

　　（1）提高检验信息的准确性，统计信息准确及时，为患者提供良好的医疗服务；

（2）更有效地利用人力资源，节约成本；

（3）使整个检验科乃至整个医院的检验信息运行便利，提高管理信息的质量，有效控制浪费。

2. LIS 的实施方案

一般 LIS 系统可以在全院 LIS 系统、HIS_LIS 联合系统、检验科独立 LIS 系统三种实施方案中选择。

（1）全院 LIS 系统：将 LIS 作为一个独立的系统运行于整个医院，完成全院的检验任务的提交、完成、管理等。工作站包括：院长工作站、医生工作站、收费工作站、检验工作站、细菌工作站、主任工作站、管理工作站。这种实施方案需要在全院建立局域网，服务器安装在医院信息中心。LIS 的网络结构如图 14-6 所示。

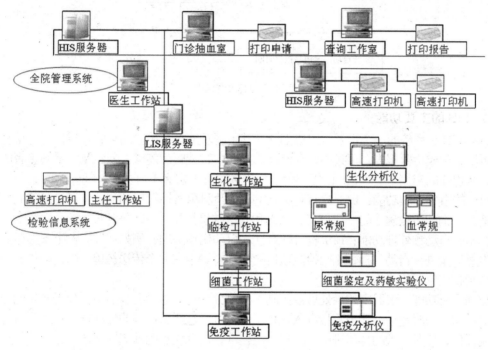

图 14-6　LIS 网络结构图

（2）HIS_LIS 联合系统：这是目前最常见也是最方便的实施方案之一。LIS 作为医院信息化系统的一部分，与 HIS 系统之间的对接十分重要，通过 LIS 与 HIS 的整合，充分消除 LIS 与 HIS 相互间的信息孤岛，实现真正意义上的信息共享。

（3）检验科独立 LIS 系统：该方案在检验科内部建立单独的局域网，LIS 系统即运行在这个局域网上，安装检验工作站、细菌工作站、主任工作站、管理工作站。在检验工作站、细菌工作站里完成申请单录入、数据录入、报告打印工作。主任工作站实施对科室的管理，管理工作站实施系统管理。

3. LIS 的工作流程

LIS 的工作流程是：通过门诊医生和住院医生工作站提出的检验申请，生成相应患者的化验条码标签，在生成化验单的同时将患者的基本信息与检验仪器相对应；当检验仪器生成检验结果后，系统会根据相应的关系，通过数据接口和检验结果核准将检验数据自动与患者信息相对应，如图 14-7 所示。

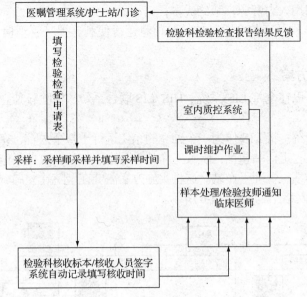

图 14-7 LIS 工作流程

4. LIS 的主要功能

LIS 是 HIS 系统的一个重要的组成部分，其主要功能是将检验的实验仪器传出的检验数据经分析后，生成检验报告，通过网络存储在数据库中，使医生能够方便、及时看到患者的检验结果，从现在的应用来看，LIS 已经成为现代化医院管理中必不可少的一部分。

LIS 的事务处理功能：LIS 具有对实验室、检验科事务性管理功能，可通过医院局域网接受申请、查询和传输病人的一般信息、录入和发送结果报告、打印统计报表等。

标本的自动预处理功能：LIS 也可以对标本自动化预处理，例如：标本贴上条形码后，系统首先对标本进行自动分检，相同检验项目的标本将集中在一个传送箱里，由自动传送管道直接传送到相应仪器的样本分隔室。

自动分析功能：仪器内的微处理器控制了检测分析过程中的各种参数，分析产生的数据经打印口打印，同时也通过接口直接存入 LIS。LIS 可通过质量控制的标准样本，在后台完成质量控制操作，并对当天的样本进行一次或多次核准，确保检验的准确性。还可通过计算机记录下质量控制的数据，使检验科室能够随时掌握检验设备的工作情况，计算机绘制出的质控图形使质控情况一目了然。

检验知识库对检验结果的支持功能：LIS 中具有的检验知识库，可根据检验产生的数据，结合病人的其他临床信息（症状、体征、诊断、用药情况、既往检测数据等），对检验结果提出辅助参考意见。

自动化传输功能：计算机将上述检验申请和结果记录下来，既能够作为检验科室的工作登记记录，又能够根据这些记录进行自动划价并传往收费处。LIS 的数据可以传输到 HIS，也可以传输到其他医院或其他地区。还可对检验结果进行查询与打印，使临床医师能够很方便地查到所需要的检验结果。

14.2.2 LIS 的系统模块

LIS 主要由硬件部分、操作软件、数据库管理软件、应用软件 4 部分组成。每个部分又由多个组成部分共同动作，生成了可运行的 LIS 系统。某医院实施的 LIS 如图 14-8 所示。

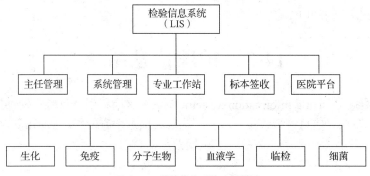

图 14-8　检验信息系统功能模块

14.2.3　LIS 与 HIS 的连接

LIS 系统应该是 HIS 系统的延伸和补充，LIS 系统接收 HIS 系统的检验申请，并把检验结果传送给 HIS 系统。当 LIS 与 HIS 共同运行于医院的同一个局域网中，它们之间相互关联、数据共享。

1. LIS 系统与 HIS 连接的方式

接口式：一般为动态链接库形式，供双方程序调用。从 HIS 系统接收申请，向 HIS 系统提交记费信息。提交报告查询接口供 HIS 系统调用。

一体式：当 LIS 和 HIS 为同一软件开发商提供时，它们的结合一般总是比较紧密，信息自动流动和共享，容易保持数据一致和系统稳定。

2. 从 HIS 获取有关信息，向 HIS 提交发布信息

LIS 需从 HIS 中获取的信息大致包括：

（1）获取病人信息；

（2）获取申请信息；

（3）获取标本信息。

LIS 要向 HIS 提交发布信息有：

（1）发布报告信息；

（2）检验收费确认。

3. 一般原则

首先，由于 LIS 专门用来处理和存储检验信息，而病人的标识和医嘱信息皆来自 HIS 系统，因此，LIS 应该享有访问病人的主索引和医嘱信息的权限。其次，HIS 还应该向 LIS 开放医嘱费用表的权限，以便在约定的环节，LIS 可向表中写入计费标志。为保证接口的安全性，对医嘱费用表费用表中字段的修改是在程序内部按照自动的条件自动执行的，应用人员不能通过界面进行干预。

4. 具体完成的接口

（1）数据库的连接接口，信息中心提供全院系统的访问参数，如用户名、密码，并且提供相应的访问权限，建立数据连接网关对象。

（2）病人基本信息的接口，门诊病人信息接口。

（3）病人检验申请项目的接口。

（4）费用信息的接口。

（5）检验结果发送到全院网络的接口。

（6）报告单格式的接口。

14.3 护理信息系统

护理信息系统（Nursing Information System，NIS）是指利用计算机软硬件技术、网络通信技术，支持护士对病人信息进行采集、管理，为病人提供全方位护理服务的信息系统。作为医院信息系统的一部分，护理信息系统的很多流程是包含在其他医疗信息系统之中的。

护理信息管理的内容包括护理工作量、护理质量控制、整体护理、护士技术档案、护理教学科研、护理物品供应、医嘱处理、差错分析、护士人力安排等护理信息，通过 NIS 能有效地掌握护理工作状况，充分发挥各级指挥的功能，是护理工作得以惯性运行。

14.3.1 护理信息的特点

1. 来源广泛

护理信息有来自患者的、护理人员的，有来自治疗、护理、科研、教学和管理的，还有来自各种药品、设备、装置的不同类别信息。

2. 信息复杂

由于护理工作与医疗、医技、药剂、后勤等部门都有着紧密联系，因而其数量非常大，且概念性信息多，量化性信息少，其中病例、医嘱、处方等常因医生的习惯不同，采用的语言不同，书写时往往是英文、拉丁文、中文等不同文化或几种文字混合，所以护理信息具有特别的复杂性。

3. 相关性强

护理信息大多是由若干相关信息变量构成的信息群，如临床特别护理天数、一级护理患者质量合格率、抢救器材完好率、褥疮发生率等，都是由一组相互作用的信息提供的。护理信息的输出模式在以上信息变量相互作用下才能确定，护理病历就是一种较大的护理信息群。

4. 随机性大

在日常护理工作中，护理突发事件难以预料，且选择性小。如患者的病情变化快，入院、出院、转院随时可能发生，故护理信息的产生、采集、处理随机性很大。

5. 质量要求高

护理信息又直接关系着患者的健康与生命，所以在其准确性、完整性、可靠性方面对护理信息管理提出了非常高的要求，使护理信息管理和研究具有一定的深度和难度，也是开展护理信息管理的重要价值和必要性所在。

14.3.2 护理信息系统的功能

1. 功能

（1）基本功能

医嘱管理：包括医嘱的录入、审核、确认、打印、执行和查询。

费用管理：包括对医嘱的后台自动计费、病人费用查询、打印费用清单和欠费催缴单。

基本护理管理：包括录入、打印护理诊断、护理计划、护理记录、护理评价单和护士排班表等。

对病区床位的管理和医疗用品的管理；科室排班、工作量的统计。

护理质量管理。

护理科研和教学的管理。

（2）护理知识库：护理信息系统应该具有结构化系统化的知识库，包括专家护理知识库以及护理记录集合。护士可通过 NIS 获取有关的护理理论和技术指导，判断病人的护理问题，确定护理诊断，制订护理计划，验证护理措施的有效性等。

（3）决策支持功能：护理决策支持系统是 HIS 决策支持系统的一部分，是基于知识库和专家系统为护理诊断、护理计划等提供决策支持的系统。

2．系统化整体护理

系统化整体护理是指以病人为中心，以现代护理观为指导，以护理程序为框架，并把护理程序系统化地用于临床和管理的工作模式。在临床上，系统化整体护理主要包括护理、护士的职责和行为评价、病人入院及住院评估、标准护理计划、标准教育计划、护理记录和护理品质保证等内容。其核心内容是护理程序和护理诊断。

当病人进入一个特定的医疗环境，护士运用科学系统的方法和程序去观察、分析和解决病人在生理、心理、社会、文化、精神等方面存在的影响临察的问题，对病人实施有效的、系统的护理，这一过程包括评估、诊断、计划、执行、评价 5 个步骤。

3．支持整体护理的管理模块

整体护理管理模块应包含整体护理程序的所有内容及质量评价，整体护理各种符合率统计。

14.3.3　护理信息系统的结构

护理信息系统包括临床护理信息系统（护士工作站）和护理管理子系统。

1．护士工作站

卫生部 2002 年修订的《医院信息系统基本功能规范》规定，护士工作站子系统是协助病房护士对住院患者完成日常的护理工作的计算机应用程序，其主要任务是协助护士核对并处理医生下达的长期医嘱和临时医嘱，对医嘱执行情况进行管理，同时协助护士完成护理及病区床位管理等日常工作。

（1）基本功能：床位管理、医嘱处理、护理管理、费用管理。

（2）临床专科护理系统。

① 急诊科护理信息系统：急诊科的工作特点是急、重症病人较多，工作相对于其他科室更紧张。急诊护理信息系统应该隶属急诊信息系统，不能孤立运行。由于急诊医生工作紧张，没有足够的时间使用电子病历系统，所以国内还没有很成功的急诊信息系统，急诊护理信息系统的设计、应用还有待于探讨。急诊科护理信息管理的目标主要有以下几点：应用信息科学理论和计算机技术建立一套统一的急诊科护理信息管理模式及工作流程，并规范其信息管理内容，构建信息管理指标体系；建立急诊科护理信息管理数据库，实现其信息收集、录入、建库、统计、存储、传送一体化，为管理人员提供决策依据，便于及时准确地掌握急诊科动态信息，进行质量评估和控制；建立急诊科护理信息管理模型分析系统，健全信息处理功能和网结传输功能。

② 妇产科、儿科护理信息系统：这两个系统同其他临床科室应用的系统大体相同，特殊之处有：因为有产床的存在，妇产科的床位管理有别于其他科室，需要特殊处理；妇产科还有婴儿存在，妇产医嘱与婴儿医嘱应该加以区别，以免混淆发生医疗事故，处理方法是：将婴儿

病历挂靠在母亲的病历之上，做成母子病历，领药单分开打印，一起计费；由于小儿用药剂量相对于成人要小很多，儿科的医嘱处理需要有小剂量药品的计费能力。

③ 监护病房护理系统：监护病房广泛使用监护仪器。大型医院主要使用具有很强联网能力的国外知名厂家产品，可以配备监护信息管理系统，具有电子病历和医嘱处理能力。由于国外与国内 HIS 差别很大，这种系统与 HIS 集成有很大困难。一般监护病房工作十分紧张，没有时间录入监护记录，大多由护士单独在 HIS 医嘱处理终端上录入医嘱计费。

④ 手术室护理系统：手术室工作包括手术申请、麻醉手术记录和费用管理、手术室器械和消耗品管理人员和工作量管理等工作。与护士有直接关系的是费用管理和手术室器械和消耗品管理。很多 HIS 在手术室有费用录入界面，十分类似病房中的医嘱录入，由住院处直接收费。目前的发展趋势是将该功能直接集成在麻醉信息管理系统中，在麻醉师记录手术用药和处置的同时，计算机直接处理收费，十分类似病房中医生直接录入医嘱收费。由于收费用药和处理收费比较简单，麻醉师又相对比较稳定，人数较少，容易培训，因此不易出错。

（3）社区护理信息系统：社区服务工作包括疾病预防、保健、计划生育、营养卫生、医疗知识宣传教育，很重要的一部分工作是负责向相应的医院转诊。社区护理信息系统的重点在于电子病历和转诊系统两个方面。

社区护理信息管理的目标具体如下：①建立一套统一而规范的社区护理信息管理模式及工作流程，并规范其信息管理内容，建立信息管理指标体系；②建立社区护理信息管理数据库，包括信息录入、储存、分析、传输等技术处理，为管理人员提供决策依据，易于及时、准确地了解和掌握社区卫生服务的动态信息，进行质量评估和控制；③逐步形成功能合理的护理信息网络，为社区人群提供融预防、保健、医疗、康复、健康教育和计划生育为一体的全科全程综合服务。

2. 护理管理子系统

护理管理的范围涉及行政管理、业务管理、教学科研管理、信息管理等多方面。本系统的运行大致包括数据的录入、浏览及打印；报表的打印和系统维护。如数据的录入，包括人员档案、出勤、请假、质量、工作量、医疗差错和服务态度、科研成果及论文、在职人员培训、业务考核、护士注册登记、外院进修及实习人员、退休人员、本年度院内人员调动等。如输入请假，屏幕上会出现包括病假、事假、产假、婚假、教学假、探亲假及其他等项的弹出式菜单，使用时只需移动光标选择就可查出请假原因。

（1）护理质量管理系统：护理质量是指护理人员为病人提供护理技术和生活服务的过程和效果，以满足服务对象的需要程度。护理质量管理就是根据护理工作的特点，应用质量管理的方法和工具，一切从病人出发，进行护理工作过程和结果的管理。护理质量管理一般采用 PDCA 循环。PDCA 是四个英语单词（Plan、Do、Check、Action）的第一个字母。P 代表计划，D 代表实施，C 代表检查，A 代表处理。

护理质量管理的内容主要包括：护理技术操作、护理病历书写、基础护理及整体护理情况、感染控制情况、急救物品配备、差错和时效及其补救措施、输液输血反应、质控达标情况。护理质量信息管理的目标是快速、准确地收集、处理护理质量信息，了解护理质量中存在的问题并进行评价，为制订护理工作计划、实施有效的质量控制措施提供可靠依据。

（2）护理人力资源管理系统：护理的人力资源管理与其他人力资源管理一样，包括薪酬管理、档案管理、职称与晋升管理、继续教育、科室人员配备与护士调动。对护理人员的管理采用分级管理模式。护理人员信息管理包括对护理人员的人事档案、教术档案、考勤等信息的管理，其管理目标是及时准确地掌握护理人员的学历、学位、职称、职务、考试（考核）等动态信息，为任免干部、选拔人才、职称晋升提供准确依据。

（3）供应室管理系统：供应室物品供应工作包括：对临床科室的消毒物品供应、供应室内部的物品处理及对临床科室物品的消毒三项主要工作。供应室信息管理就是以信息科学理论为指导，对其物品供应、质量检测及工作人员的信息进行收集、存储、分析、传输、反馈、控制和利用，为领导者的决策提供准确的信息，从而提高供应室的管理质量和效率。

（4）护理科研管理系统：包括立项申请、计划实施、课题验收、成果和科技档案的管理等环节，其基本内容为报表和查询管理。

（5）护理教学管理系统：护理教学包括本科、专科护理专业学生临床实习的教学安排、在职护士的继续教育和进修护士的管理。教学管理包括教学计划、课程设置、师资管理、教学资料管理、教学设备管理、教学质量管理、学生管理。

14.3.4　移动护理信息系统

移动护理信息系统是指以无线网络为依托，使用手持数据终端（EDA），将医院各种信息管理系统通过无线网络与 EDA 连接，实现护理人员在病床边实时输入、查询、修改病人的基本信息、医嘱信息、生命体征等功能。可快速检索病人的护理、营养、检查、化验等临床检查报告信息。

移动护理信息系统还可以将二维条码标识技术应用于病人腕带，通过 EDA 附加的条码识别设备扫描腕带信息，准确地完成出入院、临床治疗、检查、手术、急救等不同情况下的病人识别。

1. 移动护理信息系统基本功能

移动护理系统基本功能主要有以下几点。

（1）识别患者身份；

（2）查询与统计患者信息；

（3）患者护理过程记录；

（4）生命体征实时采集；

（5）计算功能（包括出入量、体重指数、输液滴速、预产期等）；

（6）医嘱查询；

（7）执行与统计功能；

（8）条码扫描检验标本，口服药，输液标签；

（9）耗材的录入和收费；

（10）药物查询（包括查询药物剂量，副反应，药物相互作用和药物价格等信息）及化验结果查询；

（11）研究显示。

不过在所有基本功能当中，生命体征的采集和药物参考信息的查询，是护士优先选择的功能。

2. 移动护理信息系统管理功能

移动护理信息系统不仅仅能够帮助一线工作人员更好地完成工作，而且对于医院的管理者而言，能够通过该系统进行科学有效的管理，下面针对移动护理信息系统的管理功能进行一下简单的介绍。

（1）通过标签标识系统为病人进行身份标识，电子腕带中将详细对病人姓名、编号、入院时间、护理人员等信息进行录入，这样就会在治疗过程中为相应的部门起到服务对象指引的便利，避免发生混乱。

（2）手术病人管理系统的使用，可以使医生手持移动终端通过扫描腕带读取到相应信息，同时还能根据制定好的手术方案，及时提示医护人员做好相应准备。

（3）定位系统则可以对室内与室外进行定位，一般误差大概在2米之内已经相当精确。可以实时对无线网络覆盖区内的资产和人员跟踪定位，提高了安全性和工作流程。

（4）急诊病人管理则包含了急诊病人信息记录和急诊病人识别功能。急诊病人信息记录主要包含一些患者的基本数据和是否有药物过敏史。急诊病人识别则是为了对突发事件进行管理，同时也是为了防止医疗事故的发生。这样如果在做手术或者麻醉时，即使无法直接跟患者交流，医护人员也很方便地了解所需要的信息。

（5）医疗设备管理功能，该功能对医院所有设备进行记录，这样不仅检修管理方便，并且检修信息存储于中心处理器中且不能随意更改，如在有医疗纠纷的时候也很容易查询是人为因素还是设备问题。

（6）药品模块管理，最大的功能对药品进行了分类提高工作效率，采用标签后只需终端扫描就知道药品信息，防止过期药品的使用。

（7）医护人员管理，通过接触性IC卡系统以及门禁设置，方便对医护人员进行考勤管理。由于对重点区域设置了门禁和权限，不仅安全防盗，还能为病人创造了舒适安静的疗养环境。

14.4 公共卫生信息系统

14.4.1 概述

1. 相关概念

公共卫生也指公众卫生，它涵盖疾病预防、健康促进、提高生命质量等所有和公众健康有关的内容。它从以病人为中心的临床医学，发展到以群体为中心的社区医学，具有以人为本，以全体人群为对象，以社区为基础，以政策为手段，以健康促进为先导的特点，进而演变为一种社会管理职能。

中国公共卫生系统主要由各级医疗行政部门、医院、疾病预防与控制机构、卫生监督机构组成。相对应的，国家公共卫生信息系统主要实现对这些机构所涉及各种信息进行规划和管理。国家公共卫生信息系统建设的总体目标是综合运用计算机技术、网络技术和通信技术，构建覆盖各级卫生行政部门、疾病预防控制中心、卫生监督中心、各级各类医疗卫生机构的高效、快速、通畅的信息网络系统，网络触角延伸到城市社区和农村卫生室；加强法制建设，规范和完善公共卫生信息的收集、整理、分析，提高信息质量；建立中央、省、市三级突发公共卫生事件预警和应急指挥系统平台，提高医疗救治、公共卫生管理、科学决策以及突发公共卫生事件的应急指挥能力。

2. 卫生信息系统建设的指导思想

根据《国民经济和社会发展"十五"计划和2015远景目标》提出的推进国民经济和社会信息化的战略任务，围绕卫生事业发展的总体目标，立足现实，着眼未来，提出本规划期卫生信息化建设的指导思想是：统筹规划、资源共享、应用主导、面向市场、安全可靠、务求实效。

3. 卫生信息系统建设的基本原则

卫生信息化建设的基本原则是：标准统一、保证安全、以法治业、经济实效、因地制宜。统一标准，是卫生信息化建设的基础工作，也是进行信息交换与共享的基本前提。

安全性和系统运行保障是卫生信息化建设的重要基础。

加强卫生信息化建设和管理，要有法律法规作为依据。

卫生信息化建设投入，是国家卫生总费用的有机组成部分，目前我国居民卫生总费用的相对比例还不高，信息化建设必须坚持经济实效原则，注重投入产出效益，不盲目追赶技术超前，防止大起大落，力图以较少的投入，产出适宜的效果。

我国地域范围广阔，地区间社会经济发展不平衡，信息化建设工作必须坚持实事求是、因地制宜、分类指导的原则，不搞"一刀切"。

4. 卫生信息系统建设的主要任务

进一步加强卫生信息化网络基础设施的建设；加强卫生信息标准化体系建设；加强电子政务建设；加强信息资源开发建设；进一步推动医院信息系统发展；大力加强社区卫生服务系统软件的开发和研制；推进卫生系统各专业领域信息化建设；大力加强医药卫生信息学的研究和交流。

14.4.2　结构与功能

国家公共卫生信息系统建设要按照国务院的总体要求，密切联系我国公共卫生的实际需要，要坚持先进性、实用性、安全性和稳定性原则。

1. 网络结构

国家公共卫生信息系统纵向网络建设是形成 "五级网络、三级平台"。五级网络就是依托国家公用数据网，综合运用计算机技术、网络技术和通信技术，建立连接乡镇、县（区）、地（市）、省、国家五级卫生行政部门和医疗卫生机构的双向信息传输网络，形成国家公共卫生信息虚拟专网；三级平台就是公网专用的 Internet+VPN，PSTN、网络电话在地（市）、省、国家建立三级公共卫生信息网络平台实现纵向到底（见图 14-9）。

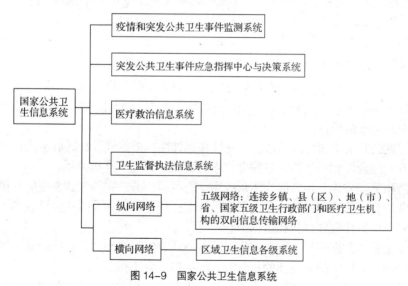

图 14-9　国家公共卫生信息系统

2. 网络功能

（1）县（区）级公共卫生信息系统网络接入和功能：在县（区）卫生行政部门和医疗卫生机构建立计算机工作站，有条件的县（区）可以建立局域网，通过拨号或专线方式接入国家公用数据网络。卫生行政部门、疾病预防控制、卫生监督机构和医疗按照各自职责分工和任务要求，完成数据收集、上报、下载、建立基本数据库和分析报告工作。

（2）地（市）级公共卫生信息网络平台及其功能：在全国以地级市（包括计划单列市和省会城市）建立公共卫生信息系统平台。通过建立局域网，专线方式接入国家公用数据网，与县（区）卫生行政部门，各级各类疾病控制、卫生监督机构、医疗机构连接形成区域公共卫生信息网。地（市）级公共卫生信息网络平台功能主要包括区域各类公共卫生数据库、数据传输、预警预报、医疗救治、指挥调度、视频会议、信息发布等功能。

（3）省级公共卫生信息网络平台功能：在全国以省为单位建立省级公共卫生信息系统，系统平台设在省级卫生行政部门。网络平台及其功能与地市级类似，主要包括本省公共卫生数据库和指挥中心建设、具有数据传输、预警预报、指挥调度、视频会议、信息发布等功能。

（4）国家级公共卫生信息网络平台功能：包含国家公共卫生信息网络平台、数据中心、指挥中心功能。国家在中国 CDC 建立全国疫情与突发公共卫生事件报告与监测数据库；在卫生监督中心建立全国卫生监督执法数据库；在统计信息中心建立全国卫生资源和医疗救治信息数据库；在卫生部建立国家综合公共卫生信息网络平台，作为国家突发公共卫生应急指挥中心重要组成部分。形成国家公共卫生信息系统基础构架。

14.4.3　国家公共卫生信息系统建设

1. 基础网络建设

国家公共卫生信息系统基础网络建设是一个十分巨大的工程，纵向连接国家、省、地（市）、县（区）、乡镇五级，触角延伸到村，横向连接各级卫生行政部门、各级医疗卫生机构，形成整个国家和区域公共卫生信息系统的互联互通、资源共享的基础信息服务平台。

（1）县及县以上卫生行政部门，医疗、预防、卫生监督机构建立局域网或 PC 工作站，乡镇卫生院、社区卫生服务中心和基层医疗机构建立 PC 工作站或购买专用上网电话，依托国家公用数据网接入三级公共卫生信息网络平台，形成国家和区域公共卫生信息虚拟专网。

（2）建立国家、省、地（市）三级公共卫生信息网络平台。

（3）保障网络连接和三级网络平台安全性。

2. 疫情和突发公共卫生事件监测系统（见图 14-10）

（1）突发性公共卫生事件的定义：突发性公共卫生事件是指突然发生，造成或者可能造成社会公众健康严重损害的重大传染病疫情、群体性不明原因疾病、重大食物和职业中毒以及其他严重影响公众健康的事件。

（2）突发性公共卫生事件的特征：突发性和意外性；群体性和社区危害性；对社会危害的严重性；处理的综合性和系统性；它的发生常与责任心不强有直接关系。

（3）疫情和突发公共卫生事件监测系统建设的主要任务：完善 SARS 疫情专报和分析预警系统；规范和修订疫情、突发公共卫生事件报告卡；开发和建立全国（包括各省）统一的"疫情和突发公共卫生事件报告平台和数据中心"。

要通过国家公用数据网接入国家、省、地市公共卫生网络平台，要充分发挥现有资源的作用，不断完善网络功能，做好与新的报告方式的接口开发工作。

按照管理权限，建立各级疫情与突发公共卫生事件、相关危险因素数据库。

加强各级各类医疗卫生机构疫情和突发公共卫生事件报告人员的技术培训，提高各级疾病控制机构疫情监测数据的分析和预警能力。

逐步建立对未知危险危害因素的信息的收集和处理能力，在紧急救援中心（120）增加接受非正规渠道信息收集能力，探讨与其他突发事件应急系统（如公安、消防、急救等）的协作关系。

对疾病预防控制机构、卫生执法监督部门和其他卫生系统提供现场咨询/技术指导、在线培训与在职教育等服务。

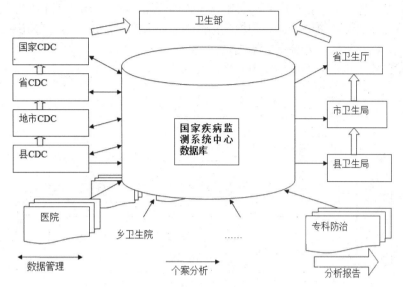

图 14-10　国家疫情与突发公共卫生事件监测系统

3. 医疗救治信息系统

（1）医疗救治信息系统建设的定义：医疗救治信息系统是突发公共卫生事件应急机制和反应能力的重要组成部分。医疗救治信息系统采用平战结合的运行管理模式，在一般情况下，服务于卫生管理、医疗服务、日常救治、远程医学等业务工作，同时在医疗机构、紧急救援机构和疾病预防控制机构之间建立畅通的信息沟通机制，尤其是发挥基层医疗卫生机构哨点监测作用，做到"关口"前移，实现早发现、早报告、早隔离、早治疗；在疫情和突发公共卫生事件等重大危害时期，该系统担负区域医疗资源统一调度、院前急救、医疗救治、远程医疗、远程培训等医疗救治信息服务和管理职能。医疗救治信息系统涉及面广、内容复杂、技术难度高、资金投入数量巨大，特别是对于突发灾难的医疗救治系统是一个新的研究领域。

（2）医疗救治信息系统建设的主要任务：要通过深入调查研究，完成医疗救治信息系统建设方案和技术方案，选择若干省市进行试点；各级各类医疗卫生机构要根据自身实际建立和完善局域网或计算机工作站，没有条件的乡镇卫生院和基层卫生组织使用专用电话，通过国家公用数据网接入地（市）公共卫生信息网络平台；建立全国统一的、平战相结合的医疗救治信息系统建设的基本功能规范和信息交换标准；根据平时医疗工作管理和战时调度指挥的需要，完成医疗救治信息系统软件的开发。

按照全国统一的标准和分级管理的要求，建立国家、省、地（市）三级医疗救治资源数据库，包括医疗卫生机构、卫生技术人员、大型医疗设备、医疗救治机构、救治专家和救治队伍、救治物资和药品等数据库。

建立平时和战时医疗卫生机构病人收治、床位占有、救治队伍流动、医疗工作动态等情况的报告制度，保证战时在线调度指挥的实施。

研究解决现有医院信息系统、院前急救信息系统、血站和血液管理信息系统、医学情报检索、远程医疗系统与医疗救治管理信息系统的数据交换问题。

选择重点地区和医疗机构建立疾病症状监测和病情监控预警信息系统。

4. 突发公共卫生事件应急指挥中心与决策系统

（1）主要任务：建立国家公共卫生信息系统网络平台。包括指挥场所建设、计算机网络系统和管理、通信系统和管理、视频音频（如电视电话会议）等系统建设；建立国家公共卫生及其相关信息数据仓库；完成指挥中心与决策系统软件开发；建立与相关部门的信息交换机制和协调机制；按照平战结合原则，建立和规范指挥中心业务流程，数据库、知识库、模型库更新的频率和方式，以及与信息来源系统的关系。

（2）突发公共卫生事件应急指挥中心平台及功能（见图14-11）。

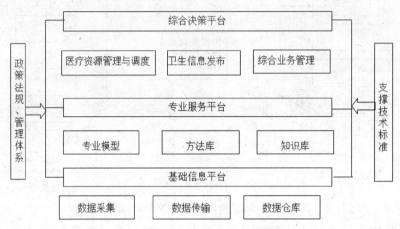

图 14-11　突发公共卫生事件应急指挥中心平台

指挥中心基本功能是：提供信息资源；网络通信；分析预测、部署实施。

14.4.4　医疗保障体系

1. 概念

社会医疗保险（Social Medical Insurance）是指根据法律、法规向法定范围内的劳动者及其供养的亲属提供预防和治疗疾病的全部或部分费用，保障其基本医疗需求的社会保险项目。

城镇职工医疗保险是我国政府建立和实施的社会基本医疗体系，是我国现行社会医疗保险的主体。

2. 医疗保险信息管理系统

医疗保险信息管理系统（Management Information System of Medical Insurance，MIMIS）是指利用计算机、网络通信技术对医疗保险信息进行采集、传输、存储、处理，从而为医疗保险提供全面的、自动化管理的信息系统。其宗旨是建立在国家劳动部开发的核心平台基础之上，系统代码及数据库指标、社会保障卡（CPU 卡）严格按照劳动部的统一规定执行。

（1）系统建设总体目标：实现对医疗保险业务发展分析、预测和决策管理的全面信息支持，为政策的制定和管理的科学化提供有力的技术保证。

定期向政府和有关部门提供、发布医疗保险的指导性信息，建立面向参保人员的自动查询系统和政策咨询服务。

逐步建立医疗保险宏观数据的指标体系，使指标设置、指标解释、采集周期更具实效性，能够真正从宏观上反映出医疗保险事业的发展状况。

运用软件工程的方法，通过系统优化设计、规范保险业务，统一业务流程、统一账、表、卡、册的格式设计，使医疗保险业务处理合理化、规范化。

实现跨地区、跨行业的信息迅速、准确、安全、可靠地交换，提供信息交换接口。

使用医疗保险卡，对参保单位和人员实行社会化管理和服务。

（2）系统设计原则：实用性、先进性、可靠性、扩充性、易维护性、可操作性、标准化、开放性、安全性、高性能可扩展、容错、一体化的网络管理。

（3）医疗保险信息管理系统的组成及功能如下。

MIMIS 主要包括：单位申报子系统、医保业务子系统、医保结算子系统、医保财务子系统、统计监测子系统、用户查询子系统、定点医院管理子系统、定点药店管理子系统。

单位申报子系统：这一部分相对独立，下发到各参保单位使用，支持多险种选择申报。

医保业务子系统：主要包括参保信息管理、基金征缴管理、医保账户管理、医保 IC 卡管理子系统、医保审核报销、医疗机构管理、系统维护、通信管理、系统维护等。

医保结算管理子系统：完成定点医疗机构与管理中心间医疗费用的联机结算管理；定点医疗机构用户的权限、口令的管理；定点医疗机构与管理中心联机结算职工医保费用；职工医保消费结算单据的审核记账。

医保财务管理子系统：与业务系统无缝衔接，可方便地从业务系统中提取数据；可根据业务系统中的数据，自动制作财务凭证；先进的用户定制思想，可以由用户自行设定和修改财务报表格式；可以自由定义财务报表，反映保险基金的收支状况；实现与银行的自动对账功能；支持机关内部财务管理；软件已通过财政部评审。

定点医院及药店管理子系统：完成投保职工在定点医院和定点药店持 IC 卡就医、购药的政策管理和费用结算管理，同时支持自费患者的费用结算管理。

统计监测子系统：汇总统计医保各部门的业务工作量；提供对医保各部门业务操作的稽核功能；分类别汇总统计参保职工的医疗消费数据；提供丰富完备的医保统计指标数据库，为管理机构的科学决策提供依据；提供丰富美观的图表模板，显示查询统计的结果；查询统计条件和报表格式可由用户自由定义；可完成各分中心报表数据的统计汇总。

用户查询子系统：提供以下查询功能：医保政策查询；单位缴费情况查询；个人账户查询；个人医疗费用查询；参保职工、参保单位、业务人员等具有不同的权限，只能执行限定的查询；为参保职工和参保单位设置查询密码，用户只能查询与自己有关的信息；支持多种查询方式：多媒体客户终端查询、电话语音（传真）查询、 INTERNET 浏览器在线查询等多种方式。

14.4.5　社区卫生服务系统

所谓社区是指若干社会群体（家庭、氏族，Community）或社会组织（机关、团体）聚集在某一地域里所形成的、生活上相互关联的大集体。世界卫生组织曾提出一个代表性的社区，其面积在 $500\sim5\,000km^2$，人口在 10 万～30 万人。在我国则一般认为社区是指城市里的街道、居委会或农村的乡镇、村。一个社区由 6 个基本要素构成：人群地域；生活服务设施；特有的生活方式；文化背景和认同意识；一定的生活制度和管理机构。

社区卫生（Community Healhy Care）是一个广义的概念，包含有社区医疗和社区保健 2 部分，美国统称为（Primary Care），即"初级保健"。美国医学协会（Institute of Medicine）对社区卫生的定义是：为病人提供整合的便利的医疗保健服务；医生的责任是满足绝大部分个人的医疗需求，与病人保持长久的关系，在家庭和社区的具体背景下工作。

社区卫生信息系统（Community Health Information System，CHIS）是指以计算机、网络技术、医学和公共卫生学知识为基础，以居民为中心，对社区医疗、保健信息进行采集、加工、存储、共享，并提出决策支持的管理系统。社区卫生信息系统是新的信息系统，它与众多的相关科学相联系，例如计算机科学、电子工程学、临床医学、公共卫生学、医院管理学、系统论等。作为一个新的应用系统，对它的理论和实践正在探索和发展中。

1. 社区卫生信息系统的目标与策略

社区卫生服务内容概括为预防、保健、医疗、康复、健康教育和计划生育指导的"六位一体"业务，因而也是实现建立居民"电子健康记录"的起点。社区卫生服务机构作为公共卫生服务网络的网底，也是卫生相关信息的重要采集源头，因此，建立健全社区卫生信息系统不仅有助于完善和规范社区卫生服务的功能、提高社区卫生服务质量、推动社区卫生服务体系的深入发展，而且有助于促进卫生信息系统的整体进展、加快卫生信息化建设步伐。

政府在社区卫生信息系统建设上要发挥引导和示范作用。第一，要尽快投入社区卫生信息系统标准化研究，这项工作越早越好。因为社区卫生信息化建设综合性强，覆盖面广，如若全国各自为战，今后混乱局面的整合，将会是非常严峻的任务。第二，建立社区卫生试点项目。开展试点应用的作用是，探讨社区卫生系统建设在资金筹集渠道，管理运行，组织协调和功能规范等方面的经验。全国应该组织在不同层次地区，开展社区卫生信息系统试点工作。

2. 社区卫生信息系统组成、功能与特点

（1）社区卫生信息系统由健康档案基础信息模块、健康专项档案信息管理模块、儿童保健信息管理模块、孕产妇系统信息管理模块、预防信息管理模块、康复功能、全科诊疗模块、药品药监局管理模块、数据传输模块、数据报表管理模块功能、系统用户信息管理模块十一个模块组成。

（2）模块功能如下。

健康档案基础信息模块功能：本子系统由微机、档案室和业务科室使用和维护，主要任务是对社区内居民的健康档案编码、录入、修改、删除等进行管理，并提供一系列的查询和统计功能。完成社区居民健康档案的建立（增）；相关信息的修改、删除。

① 健康专项档案信息管理模块功能：健康专项档案信息管理是实现育龄妇女专项档案、老年人专项档案信息管理、口腔卫生保健专项档案管理、眼睛保健专项档案信息管理的录入、修改、删除、查询维护，统计分析及打印。

② 儿童保健信息管理模块功能：本模块由微机、档案室和儿童保健业务科室使用和维护，主要任务是对儿童的四、二、一体检、儿童营养评价等进行管理，并提供一系列的查询和统计功能。完成社区儿童的四、二、一体检、营养评价信息的录入（增）；相关信息的修改；删除。

③ 孕产妇系统信息管理模块功能：孕产妇系统信息管理主要对孕产妇的产前检查，产后访视、孕产妇的基本信息、新生儿体检信息、体弱儿信息、双胎统计、异常产妇、孕妇贫血登记等信息的维护和管理。

④ 预防信息管理模块功能：对管辖区内的适龄儿童和在辖区内长期居住的外地婴幼儿，建立健全免疫接种档案。及时对 0～7 岁儿童按计划免疫程序算出应接种日期并通知。对儿童计划免疫接种做好记录。对接种疫苗后发生异常反应的做好记录。能够随时查询儿童计划免疫接种的各种情况。能够随时统计儿童计划免疫接种的各种情况及药品使用情况。

⑤ 康复功能：康复主要是实现精神疾患专项档案、残疾人专项档案、高血压患者专项档案的录入、修改、删除、查询维护，统计分析及打印。

⑥ 全科诊疗模块功能：挂号：输入社区居民的挂号信息。

医生诊疗（医生工作站）：包括药品、治疗、检查和手术等各类处方内容，在录入药品处方时，需录入每种药品的单次用量和使用次数，后台自动产生配药的总数，并应显示药品的微机库存信息，当库存不足时，应给予提示，不允许录入。视患者的一次就诊是否结束，可置挂号单状态为挂起或诊毕。如果患者需要住院，医生可向住院处为此患者提出入院申请。

划价收费：确认医生工作站传来的处方信息，可选择某一门诊患者后，浏览其明细费用，并分现金、支票、记账等方式收费，按收费项目大类套打收费发票。如果没有设门诊医生工作站，可按医生所开的处方进行录入，在确认打印发票前可进行删除和修改。

⑦ 药品药局管理模块功能：药品药局管理是对药品购进入库、药品出库、药品定价调价、药品库存管理、药品口令权限设置以及药品使用情况分析等进行管理。药品购进入库该模块完成对药品的入库调拨退药等。药品出库是对调拨移库、处方用药、药品失效的处理。药品定价、调价对药品的进销价进行管理。药品库存账是自动生成药品的库存账。药品口令权限设置是对操作员的权限进行设置。药品使用情况分析是分析统计各部门使用情况、各种药的使用情况，产生统计报表。

⑧ 数据传输模块功能如下。

数据共享：主要实现转入转出、数据上传、双向转诊、报表上传等功能。

转入、转出：实现社区间居民的移动。健康档案的转移。

报表上传：实现社区卫生服务站或社区卫生服务中心报表传输上报到相关上级卫生局。

⑨ 数据报表管理模块功能：数据报表管理实现：生成社区人口状况分析统计表（分年龄人口构成（5岁一段）；分性别人口构成等），生成社区主要亚健康状态及保健治疗统计表，生成社区主要疾病统计表，生成社区主要死因疾病统计表，生成儿童系统管理报表，生成孕产妇年报表，生成儿童计划免疫报表，生成全科诊疗报表。

⑩ 系统用户信息管理模块功能如下。

系统初始化：是对本系统的初始数据、字典代码向数据库进行初始，例如将原有系统的数据转入本系统。

代码维护：是对系统中所用的代码进行日常的维护工作。

用户设置：是对系统的用户和操作员的级别、权限和口令进行设置和管理。

数据备份：是对系统运行过程中产生的数据进行备份。

随着计算机的发展、社区医疗服务的深入，社区卫生信息系统会更丰富、功能会更完善。

（3）社区医疗信息的特点：社区医疗和医院临床医疗相类似，它的信息系统所包含的医疗信息类型与中心医院和专科医院相似，但种类单纯、数量减少、技术层面低。

由于社区医疗的患者随时存在与中心医院和专科医院的双向转诊问题，所以对患者的医疗信息流通需求更迫切，对区域性的社区卫生信息网需求更迫切。

由于社区医疗主要面向常见病、多发病，治疗内容较为简单、规范，更容易实现和推广电子病历。

14.4.6 新型农村合作医疗

1. 新型农村合作医疗制度概念

2003年我国推出新型农村合作医疗（以下简称"新农合"）制度——即由政府组织、引导、支持，农民自愿参加，个人、集体和政府等多方筹资，以大病统筹为主的农民医疗互助共济制度。

2. 新型农村合作医疗的特点

第一，新型合作医疗是政府主导下的农民医疗互助共济制度，由政府组织、引导、支持；而过去的合作医疗则主要依靠乡村社区自行组织。

第二，新型合作医疗的资金来源，主要靠以政府投入为主的多方筹资，中央和地方财政每年都要安排专项资金予以支持。（具体的筹资比例为：中央财政和地方财政各占1/3，农民个人缴纳1/3，乡村集体经济组织有条件的也要给予资金扶持；而过去的合作医疗资金，主要靠个人缴纳和村级集体经济补贴，政府各级财政不负筹资责任。）

第三，新型合作医疗以"大病统筹"为主，重点解决农民因患大病而出现的因病致贫、因病返贫问题；而过去的合作医疗主要解决小伤小病，抗风险能力差。

第四，新型合作医疗实行以县为单位进行统筹和管理的体制。一个县的人口，大县有一百多万，小县也有二三十万，统筹的范围大，互助共济的作用就大；而过去的合作医疗一般都以村为单位（2 000左右人口）统筹，少数以乡为单位（二三万人口）统筹，互助共济的能力较小。

第五，在建立新型合作医疗制度的同时，还要建立医疗救助制度，设立由政府投资和社会各界捐助等多渠道筹资的专项基金，对农村贫困家庭和"五保户"进行医疗救助。

3. 新型农村合作医疗的经办方式

第一种方式，由卫生部门所属合作医疗管理中心经办。这种做法比较普遍，有利于规范医疗机构行为和控制医疗费用，但专业化的管理能力暴露出不足。

第二种方式，由劳动保障部门所属社保中心经办。这一方式在东部农业人口较少地区采用较多，能够利用现有社保中心力量，节省管理成本，但由于是第三方付费，社保中心对医疗行为没有直接的约束控制，需要卫生行政部门的协调配合。

第三类是保险公司经办方式。商业保险公司专业技能较强，费用理赔经验丰富，用人机制灵活，有利于降低管理成本和提高服务质量，由此可以减轻政府设立机构、聘用人员等前期投入和压力，但保险公司亦属于第三方付费，需要卫生部门配合加强对医疗行为的约束控制。

思考与练习

1. 简述 PACS 的概念与组成。
2. RIS 的工作流程是什么？
3. 简述 LIS 的主要作用与意义。
4. LIS 与 HIS 的关系是什么？LIS 应具有的基本功能。
5. 公共卫生信息系统建设的指导思想、基本原则、发展目标及主要任务是什么？
6. 突发性公共卫生事件的定义和特征是什么？
7. 新型农村合作医疗的特点是什么？
8. NIS 的基本功能与结构是什么？

（林长方）

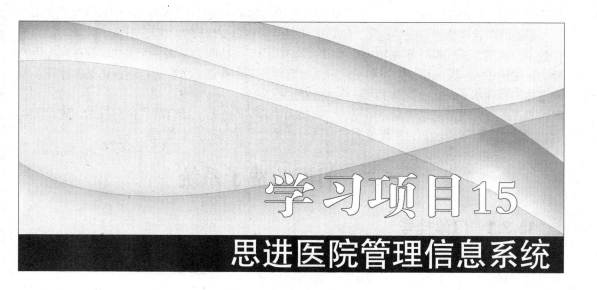

学习项目15

思进医院管理信息系统

15.1 概述

思进医院管理信息系统包括门诊收费管理子系统、门诊医生桌面集成子系统、医技管理子系统、药房管理子系统、药库管理子系统、住院管理子系统、固定资产管理（设备管理）子系统、综合物资管理子系统、领导查询子系统、系统管理子系统等。

思进医院管理信息系统提供了传统就诊模式和就诊卡就诊模式，实现了对普通、医保、特约、本院等多种病员的计费方式，支持现金与支票的缴费形式。

思进医院管理信息系统的功能。

（1）实现了从窗口挂号、医生工作站、门诊收费、门诊药房、医技管理等门诊业务功能；实现了从入院登记、病区管理、护士工作站、住院收费、住院药房、医技管理等住院业务功能。

（2）实现了从药品与材料计划、采购、入库、出库、到盘点的药库药房业务功能，支持对药品的批次、效期、中标药品、GMP 药品、安全存量的管理。支持对药品按进销比定价、按核销价定价、按指定价定价等多种定价方式；支持对药品单批次或多批次调价；支持对药品按传统方式或货位方式盘点。

（3）实现了对固定资产与设备的计划申购、入出库、调拨、使用、维修、报废、合同等过程的全面管理，支持对固定资产的折旧和成本核算处理；支持与财务软件的接口。

（4）实现了对医护人员代码、基本资料、体系、科室、岗位、职称、职级、菜单、权限、开展项目等的设定和管理。

（5）实现了对病员代码、基本资料、过敏病史、计费方式、分推比例、账户限额、担保人资料、入院医生、主治医生等的设定和管理。

（6）实现了对药品代码、名称、别称、规格、药理、用法、类型、药物试验、配伍禁忌、医保等级、销售单位、医用单位等的设定和管理；支持国标码、医保码、院外码、个性码、拼音码和最新编码；支持对毒、麻、精神类、贵重药品的管理。

（7）实现了对项目代码、名称、随行项目、医保等级、计费类型、计费方式、开展科室及岗位、定价范围等的设定和管理。

（8）实现了对医院及医护人员个人的协定处方、经验处方和常用医嘱的管理，并在为病员就诊时可以直接调用。协定处方、经验处方和常用医嘱可以按科室、病区、个人分配使用权限。

思进医院管理信息系统的运用，缩短了病员就诊和自身管理的流程，提高了医护人员的工作效率，堵塞了医院的财务漏洞，加强了医院整体的工作协同力，增强医院知识管理和应用的能力，优化了医院服务环境，有利于医院进行管理改革，有助于医院进行组织再造，提升了医院整体的管理水平，从而实现了医院整体效益的提高。

思进医院管理信息系统充分体现了"病员为中心"的宗旨，结合现代信息技术、现代医院管理经验和医院运营现实，实现了人员、物资、资金、信息的全面管理。

15.2　门诊收费子系统

15.2.1　门诊挂号

按传统模式就诊的病员就诊前须在挂号窗口先进行挂号登记进行门诊号别的选择确定及收取挂号费。对初诊病员还需要登记病员的基本信息。

挂号窗口（见图15-1）可完成病员挂号、退挂号，医生值班信息查询，挂号员挂号明细查询，收费人员清偿查询，收费人员工作量查询以及修改病员等基本信息。

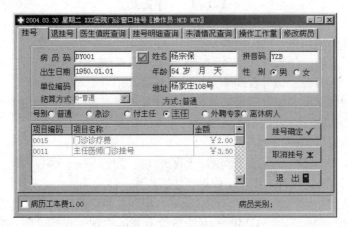

图 15-1　门诊挂号窗口

挂号：可以分不同的号别。很方便快捷地定义病员的支付方式。

退挂号：将病员已登记的挂号取消并退费。

医生值班查询：查询医生的值班信息查看当前坐诊的医生信息。

挂号明细查询：查询当前的挂号详细信息。

未清情况查询：查询当前收费员的收费清偿情况。

操作工作量：统计出当前操作员的挂号工作量。

修改病员：修改已登记病员的一些基本信息。

15.2.2　病员就诊卡缴款，退款

如果病员在本医院信息系统进行了就诊卡开户，就可将现金直接存在本系统中病员的个人账户里，以后就诊时相关费用可从个人账户中实时发生，不需要病人每次都要到收费处缴纳现金。病人也可以随时将个人账户中余额在收费处结算取出。

缴款：缴款可以按就诊卡，病员编码，住院号进入，如果是现金缴款，直接填写缴纳了多

少金额，如果是转账方式缴纳，可填写相应的转账单号和转账金额。

退款：可根据病员的要求和账户的余额退回相应的现金。

15.2.3　处方收费

对于传统就诊模式，病员须持医生开具的处方单到收费处录入处方计费。处方录入后可打印出收费票据与相关的费用单（也可调用药房估价的处方）（见图15-2）。

处方录入：可根据输入的内容模糊查找，可按标准编码、拼音码等多种输入法。允许完全键盘操作。

根据病员不同类别自动分摊病人费用，提示应收现金总额。收费员可以通过快捷键在此窗体调用其他功能模块完成收费员所有工作。根据需要可以随时调整病员的支付方式。可以在收费处直接估价、计账。也可调用药房已估价的处方进行计账。医保接口直接嵌入，对医保病员的收费，操作员无需其他处理。具有协定处方的录入的功能。

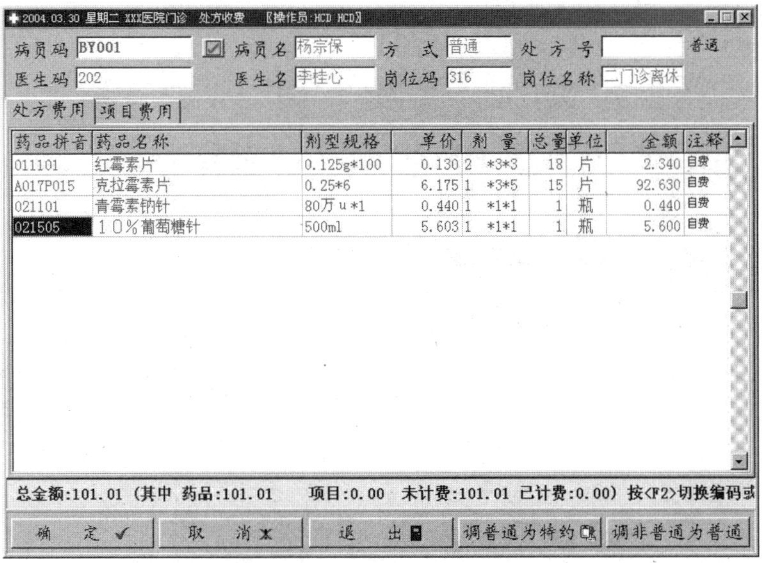

图 15-2　处方收费

15.2.4　处方退费

如果病员需要将已结账的处方退回，可在处方退费中选择相应的项目进行退费处理。可以按整张发票退费，也可按相关处方的部分项目退费。

按发票退费：根据票据号（已退药或项目退执行的）查看其对应的信息并退计账。如果是就诊卡的病员则款项直接退回病员个人账户，现金病员直接退现金给病员。

按处方的部分退：根据病员的处方（已退药或项目退执行的）查看其对应的项目并选择要退的项目进行退费，并重新计账。

15.2.5　门诊病员结算

对持就诊卡病员的费用进行结账并打印发票和退款。

15.2.6　病员收费清单查询

门诊收费票据打印出的是病员该次就诊归类后的合计（如中药费，西药费，检查费），如果病员需要收费明细的话，可到收费处按时间段查询打印处该次就诊的收费明细清单。

15.2.7　病员分户账查询

可以按时间段查询出的病员发生的费用情况及账户的所有往来信息，包括缴退款、余额、发生总额等等信息和收费明细及费用汇总。病人也可凭本系统的就诊卡在触摸屏上随时自助查询。

15.3　门诊医生桌面子系统

门诊医生桌面子系统提供了医生医嘱下达的功能，并提供了处方模版管理、国家药典查询、药品价格查询、医技项目查询、个性化编码设置、医生工作日志、工作量查询、病员就诊信息查询等辅助工具。

15.3.1　开具西药新处方

1. 病员挂号

（1）通过菜单栏进入到"医生桌面"系统的"门诊医生桌面"模块（见图 15-3）。

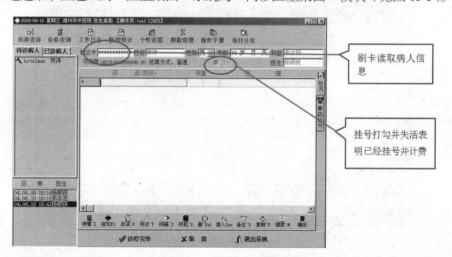

图 15-3　门诊医生工作站

（2）病员出示就诊卡刷卡，如果病员个人账户余额小于该医生挂号费，系统弹出"账户可用金额不足"提示对话框，让病员到收费处缴款；反之系统将读出病员资料和就诊卡余额等信息，并显示在对应的编辑框里，"挂号"左侧"口"内出现√，并呈灰色，表明已经挂号成功，如果病员不用开处方，要单击"诊疗完毕"才收挂号费。

2. 编辑处方

（1）选择处方类型，挂号成功后，首先选择要编辑的处方类型（见图 15-4），用鼠标单击在窗口右侧的"处方"或"草药处方"编辑栏，西药、成药或医技项目在"处方"编辑栏中编辑，中草药在"草药处方""编辑表"中编辑。

（2）输入药品（医技项目）名称，用鼠标左键单击"药品"编辑框，左侧状态栏出现"*"，"｜"光标开始闪烁表示此编辑框处于编辑状态了；在"药品（项目）"编辑框中，输入药品或医技项目的名称，可使用药品或医技项目编码的输入方式，也可以使用药品或医技项目拼音缩写方式输入（见图 15-5）。药品库存不足，系统将提示。

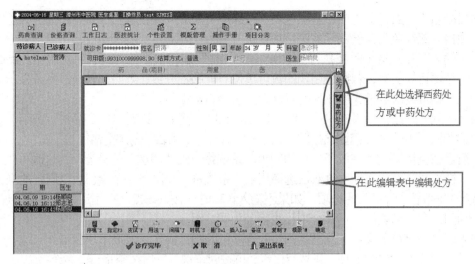

图 15-4　处方类型选择

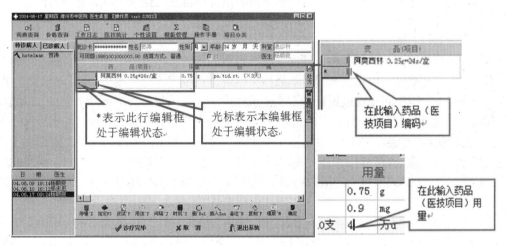

图 15-5　处方编辑

① 按药品或医技项目编码方式输入药品或医技项目，在"药品（项目）"编辑框中输入药品或医技项目的编码号，后按回车键，系统将以编码号的首字开始进行匹配，弹出 "项目编码"的信息查询窗口，列出所有的与输入编码号匹配的药品或医技项目编码名称（完全匹配将直接将对应的药品或医技项目名称输入到"药品（项目）"编辑框中），用鼠标左键双击要选择的项目或单击选择的项目后按回车键（当"项目编码"列表内容太多时，可用鼠标左键拖动右侧滑块或"↑""↓"键翻动查询页面）。即将该药品的药品名称或医技项目的名称输入到 "药品（项目）"编辑框中；系统将显示此项目的基本信息（名称、剂型规格、剂量单位），这样就输入了药品或医技项目的名称（列表中的项目呈黑色表示医保甲类药品或医技项目、粉红色为医保乙类药品或医技项目、深红色为自费药品或医技项目）。

② 按药品或医技项目拼音缩写方式输入药品或医技项目，在 "药品（项目）"编辑框中输入药品或医技项目拼音缩写后，按回车键，系统将弹出"项目编码"的信息查询窗口，列出所有与该拼音码匹配的药品或医技项目的名称和编码，用鼠标左键双击要选择的项目或单击选择的项目后按回车键（当"项目编码"列表内容太多时，可用鼠标左键拖动右侧滑块或"↑""↓"键翻动查询页面）。即将该药品的药品名称或医技项目的名称输入到"药品（项目）"编辑框中；系统将显示此项目的基本信息（名称、剂型规格、剂量单位），这样就输入了药品或

医技项目的名称（列表中的项目呈黑色表示医保甲类药品或医技项目、粉红色为医保乙类药品或医技项目、深红色为自费药品或医技项目）。

（3）输入药品剂量（医技执行次数），在"用量"编辑框中输入病员每次服用药品的剂量或病员医技项目的次数，若病人用药的数量单位与电脑不一致，则必须转换成系统显示的单位后再输入，剂量或次数过大或用量超过库存系统会自动提示。

（4）医嘱的归组：如果有用法、时机、间隔相同的药品，则对这些药品进行归组。归组时一定要按照以下步骤进行：选择需要归组的项目组其中一项，先按空格键，再按"↑"或"↓"键，然后再按空格键，就完成了项目的归组。系统将弹出"用法"选择窗口，这时可用"↑"或"↓"键按回车键或鼠标左键双击选择用法，系统将再弹出下一个窗口，以同样的操作方法可以选择"间隔""时机"的选项，如果不输入该项时，按 Esc 键。在用量单位右侧出现"｜"将多个项目连在一起表示，这几个项目医嘱归为同一组。

（5）取消归组：如果要取消已经归组的选项组的归组操作，按以下步骤操作：选择已经归组的项目中要取消归组的选项，先按空格键，再按回车键，然后按空格键，系统将弹出"用法"选择窗口，这时可用"↑"或"↓"键按回车键或鼠标左键双击选择用法，系统将再弹出下一个窗口，以同样的操作方法可以选择"间隔""时机"的选项，系统将取消该项目的归组。取消归组后用量单位右侧 "｜"消失。

（6）输入药品用法，如果要输入药品或医技项目的用法，按以下步骤操作：选择要输入用法的药品，先按空格键，再按回车键，然后按空格键，系统将弹出"用法"选择窗口，这时可用"↑"或"↓"键按回车键或鼠标左键双击选择用法，系统将再弹出下一个窗口，以同样的操作方法可以选择"间隔""时机"的选项，也可以通过点击图中"工具栏"的相应按钮来实现。输入医嘱执行的天数，按以下步骤操作：选择要输入医嘱执行天数的项目，按 Ctrl+T 组合键，系统弹出"天数编辑"对话窗口，输入要执行的天数单击"确定"按钮即可。药品总量的计算公式是"每次的剂量×每天的次数×天数=总量"。要皮试、有配伍禁忌等，系统会自动给出提示。

（7）输入药品（医技项目）指定内容，如果有些"药品"或"项目"需要特别指定的，激活该项目，按 F3 键或按工具栏中的"指定 F3"按钮，系统出现如图 15-6 所示的窗口，在"数量"或"金额"编辑框中指定"药品"数量或"项目"金额，按 Ctrl+W 组合键或单击"确定"按钮保存退出，注意此时指定的数量为总量，金额为总金额。该项目状态栏中会出现"指定"字样。

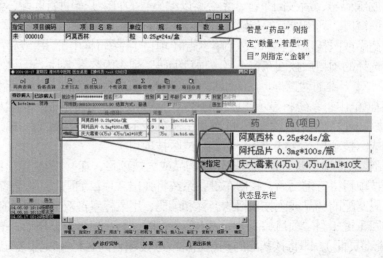

图 15-6　指定与备注编辑

（8）输入药品（医技项目）备注内容，如果有些"药品"或"项目"需要特别说明的，激活该条记录，按 Ctrl+B 组合键或按工具栏中的"备注"按钮，系统出现备注窗口，编辑完备注内容后，按 Ctrl+W 组合键或单击"确定"按钮保存退出。

（9）结束诊疗，当编辑好处方后，要先单击"确定"按钮，保存处方，再按"诊疗完毕"就完成了一次为病员开具西药处方的操作。

15.3.2 利用处方模板开具西药处方

（1）选择处方类型，挂号成功后，首先选择要编辑的处方类型，用鼠标单击在窗口右侧的"处方"或"草药处方"编辑栏，西药、成药或医技项目在"处方"编辑栏中编辑，中草药在"草药处方""编辑表"中编辑。

（2）单击"模板"按钮或按 Ctrl+M 组合键，弹出模板窗口。

（3）单击"选择"按钮，弹出模版管理窗口，如图 15-7 所示。

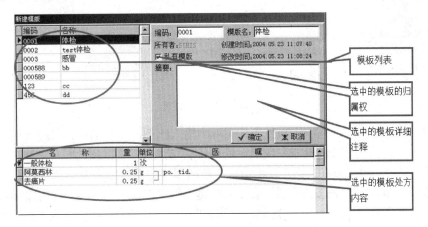

图 15-7 模板管理

（4）在窗口左上方模板列表中，用鼠标单击要使用的处方模板，在右上方将显示这个编号的模板的详细注释，归操作者个人使用的处方模板在私有模板左侧的"□"内显示√的表明是个人私有的处方模板，否则为公共使用的处方模板，下方显示这个处方模板的详细处方内容。

（5）单击确定"按钮"，就已经将这个处方模板调用使用了；在处方编辑栏中将显示这个处方，可以根据病员的实际情况对处方进行修改，其他操作同上。

15.3.3 新草药方编辑

（1）选择处方类型，挂号成功后，首先选择要编辑的处方类型，用鼠标单击在窗口右侧的"草药处方"编辑栏，编辑栏界面如图 15-8 所示。

（2）新增一张空白处方，在处方栏空白处，单击鼠标右键，出现"新增草药处方"图标，单击该图标；在处方栏中，出现"新开草药方"的图标，下方处方编辑栏中的编辑框被激活，表明已经新增一张新处方，可以开始编辑该处方了。

（3）输入药品名称，在处方编辑栏中"编码"编辑框中，输入草药的编码或拼音缩写或在"编码"编辑框中按回车键，系统弹出药品查询选择窗口，用鼠标左键双击要选择的项目或单击选择的项目后按回车键，（当"项目编码"列表内容太多时，可用鼠标左键拖动右侧滑块或"↑""↓"键翻动查询页面）。即将该药品的药品名称输入到"编码"编辑框中；系统将显示此项目的基本信息（名称、计量单位、单价），这样就输入了药品的名称；编码错误或库存量为零系统会自动提示。

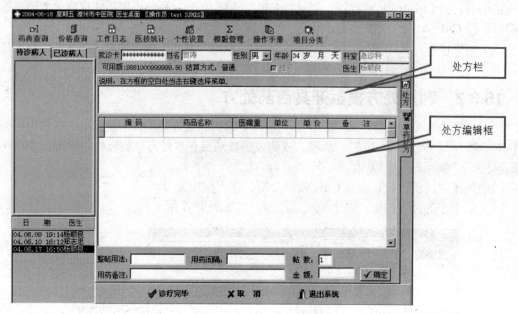

图 15-8　草药处方编辑

（4）输入药品医嘱量，在"医嘱量"编辑框中输入此剂药品的剂量，若病人用药的数量单位与计算机不一致，则必须转换成系统显示的单位后再输入，用量超出库存系统会自动提示。

（5）输入用法，在"整帖用法："编辑框中按回车键，系统出现查询选择窗口，用鼠标左键双击要选择的项目或单击选择的项目后按回车键（当"项目编码"列表内容太多时，可用鼠标左键拖动右侧滑块或"↑""↓"键翻动查询页面）。即将该药品的用法输入到"整帖用法"编辑框中，这样就输入了药品的整帖用法。

（6）输入用药间隔时间，在"用药间隔时间"编辑框中按回车键，系统出现查询选择窗口，用鼠标左键双击要选择的项目或单击选择的项目后按回车键（当"项目编码"列表内容太多时，可用鼠标左键拖动右侧滑块或"↑""↓"键翻动查询页面）。即将该药品的用药间隔时间输入到"用药间隔时间："编辑框中，这样就输入了药品的用药间隔时间。

（7）输入用药备注，在"用药备注："编辑框中按回车键，系统出现如下查询选择窗口，用鼠标左键双击要选择的项目或单击选择的项目后按回车键（当"项目编码"列表内容太多时，可用鼠标左键拖动右侧滑块或"↑""↓"键翻动查询页面）。即将该药品的用药备注输入到"用药备注："编辑框中，这样就输入了药品的用药备注。

（8）输入用药帖数，在"帖数"编辑框中输入用法帖数后，按回车键，系统将计算出整个处方的金额，并显示在"金额："编辑框中。

（9）保存处方，输入完处方后，单击"确定"按钮，处方就保存好了，这时在处方栏，系统会给这个处方一个处方号，这样就完成了一张新的草药处方。

（10）删除草药方，如果想删除这张处方，将鼠标移动到处方栏该处方号标志上，当鼠标光标变成"手形"时，单击鼠标右键，出现如下窗口，单击"删除该草药方"即删除这个处方（见图 15-9）。

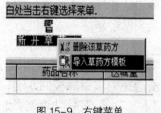

图 15-9　右键菜单

15.3.4　利用模板编辑草药方

（1）在新增一张空白草药方后，将鼠标移动到处方栏中"新开草药方"的图标上，当鼠标光标变成"手形"时，单击鼠标右键，出现如图 15-9 所示窗口。

（2）单击"导入草药方模板"进入草药方模版管理窗口（见图 15-10）。

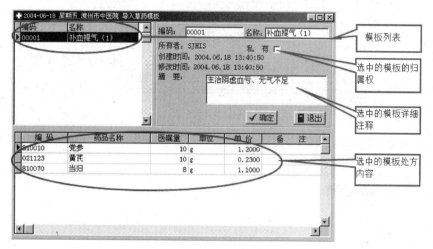

图 15-10　草药模板

（3）在窗口左上方模板列表中，用鼠标单击要使用的处方模板，在右上方将显示这个编号的模板的详细注释，归操作者个人使用的处方模板在私有模板左侧的"□"内显示√的表明是个人私有的处方模板，否则为公共使用的处方模板，下方显示这个处方模板的详细处方内容。

（4）单击确定"按钮"，就已经将这个处方模板调用使用了；在处方编辑栏中将显示这个处方，可以根据病员的实际情况对处方进行修改，其他操作同上。

15.3.5　模板管理

（1）进入"门诊医生桌面"后，单击菜单栏上的"模板管理"按钮，弹出选择窗口，单击"西药方模板"进入西药处方模板管理编辑窗口，单击"草药方模板"进入草药处方模板管理编辑窗口。

（2）在编辑窗口中，新建、修改、引用、删除模板信息，基本操作同开具处方。即医生把自己常开的处方定义成模板，可以是公有的，也可以是私有的。也可把某张处方直接存成模板。

15.3.6　药典查询

（1）进入"门诊医生桌面"后，单击菜单栏上的"药品查询"按钮，进入药典查询窗口（见图 15-11）。

（2）查询方法 1，在"药品编码"编辑框中，输入药品编码或拼音缩写后按回车键，系统弹出药品查询选择窗口，用鼠标左键双击要选择的项目或单击选择的项目后按回车键（当"项目编码"列表内容太多时，可用鼠标左键拖动右侧滑块或"↑""↓"键翻动查询页面）。即可查询该药品的详细资料。

（3）查询方法 2，在"药品分类"下拉框中，选择药品的大类，然后在下方的详细分类树状图中选择到子分类，在药品资料列表中，可用鼠标左键拖动右侧滑块或"↑""↓"键翻动查询页面查找查询的药品，即可查询该药品的详细资料。

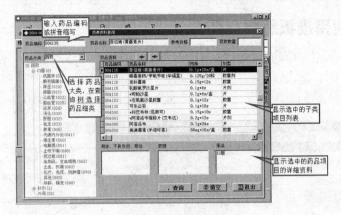

图 15-11　药典查询

（4）选中要查询的代码，按 F2 键后，回到中、西药处方编辑栏，按再按 F2 键可以将查询的药品代码复制到编辑框中。

15.3.7　价格查询

（1）进入"门诊医生桌面"后，单击菜单栏上的"价格查询"按钮，进入价格查询窗口（见图 15-12）。

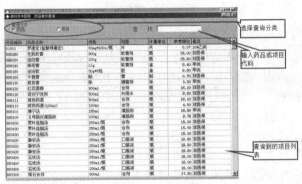

图 15-12　价格查询

（2）在"查询方式"选择栏，选择"药品"或"项目"查询分类，系统显示查询内容的列表，可用鼠标左键拖动右侧滑块或"↑""↓"键翻动查询。

（3）在"查找"编辑框中输入药品和项目编码或拼音缩写后按回车键，系统会显示与编码匹配的项目列表，这样更便于查询。

（4）查询时输入的编码越准确查询越方便，效率越高。

15.3.8　工作日志

（1）进入"门诊医生桌面"后，单击菜单栏上的"工作日志"按钮，进入工作日志查询窗口。

（2）在"起日期""止日期"编辑框中输入要查询的起止时间段，后单击"查询"按钮即可（输入的时间格式为 XXXX.XX.XX，表示为[XXXX 年 X 月 XX 日]，系统默认的日期均为当天，最大时间段为 30 天）。

15.3.9　医技统计

（1）进入"门诊医生桌面"后，单击菜单栏上的"医技统计"按钮，进入医技统计查询窗口。

（2）在"查询分类"选择栏，选择"开具工作量"或"执行工作量"查询分类项。

（3）在"起日期""止日期"编辑框中输入要查询的起止时间段，后单击"查询"按钮即可。（输入的时间格式为XXXX.XX.XX，表示为[XXXX年X月XX日]，系统默认的日期均为当天）。

（4）单击"打印"按钮，弹出"医技人员工作日志"预览图，单击工具栏上的"🖨"图标，即可打印出查询的工作日志。

15.3.10　项目分类

（1）进入"门诊医生桌面"后，单击菜单栏上的"项目分类"按钮，进入项目分类查询窗口。

（2）在详细分类树状图中选择到子分类，在项目资料列表中，可用鼠标左键拖动右侧滑块或"↑""↓"键翻动查询页面查找查询的药品，即可查询该项目的详细资料。按F2键可以导入到处方编辑栏中的。

15.3.11　个性化设置

（1）进入"门诊医生桌面"后，单击菜单栏上的"个性化设置"按钮，进入个性化代码设置窗口。

（2）单击"新增"按钮，在"个性编码"编辑框中，输入个性编码，在"规范编码"编辑框中，输入药品或医技项目的编码或拼音码，按回车键，系统会显示与编码匹配的项目列表，用鼠标左键双击或选择项目后按回车键，这样就在"规范编码" 编辑框中输入了药品或医技项目的规范编码。

（3）单击"确定"按钮就保存好这个新增的个性化编码。

（4）对已经编辑好的个性化编码进行修改时，在窗口左边的个性化编码列表中，选择要修改的项目，在右边的编辑框中，修改对应的属性，单击"确定"按钮即可。

15.4　医技管理子系统

医技管理子系统是医院医技科室对医技执行进行管理的系统，它包括医技执行、医技退执行、医技人员工作量统计等模块。提供门急诊、住院医嘱任务执行、退执行、报告录入、查询统计个人和科室工作量及医技相关报表的打印等功能，可根据需要增加项目收费，修改项目单价，支持病员码和就诊卡二种就诊模式。

医技执行流程图如下。

（1）传统就诊模式（见图15-13）。

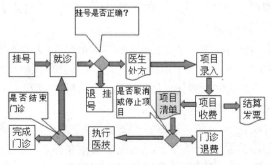

图15–13　传统就诊模式

（2）就诊卡模式（见图 15-14）。

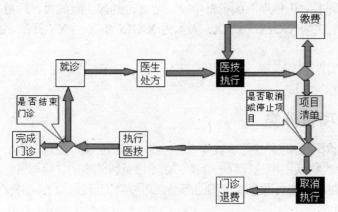

图 15-14　就诊卡模式

15.4.1　医技执行

1. 医技执行

（1）通过菜单进入"医技管理"子系统"医技执行"模块（见图 15-15）。

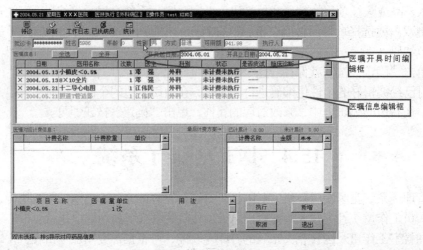

图 15-15　医技执行窗口

（2）待诊病员刷卡后，按回车键。

（3）系统读取该病员基本信息（包括就诊卡剩余金额）、医嘱信息及医嘱开具的时间，将医嘱开具的起止时间分别显示在"开具起日期""开具止日期"编辑框中，医嘱信息显示在"医嘱信息"编辑框中并标明状态。

（4）在"执行人"编辑框中，当执行人不是本操作员时，按回车键系统弹出项目执行人查询选择框，双击要选择的医技执行人或用鼠标左键选中后按回车键，就填好了医技执行人。

（5）在"医嘱信息"编辑中选择要执行的项目，用鼠标左键双击该项要执行的项目，该项选择项左端小方框内出现"√"表示选中该项。

（6）在"医嘱对应计费信息"和"最后计费方案"编辑框中，显示该项的计费信息。

（7）单击"执行"按钮，系统出现提示对话框，根据系统提示操作，并打印医技执行凭证单；这样就完成最简单的医技执行操作（见图 15-16）。

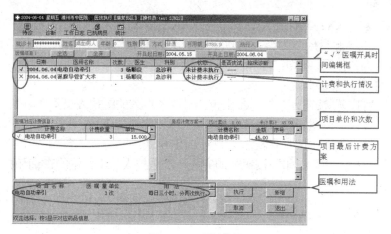

图 15-16　医技执行

2．待诊病员查询

（1）通过菜单进入"医技执行"模块（见图 15-15），单击工具栏上"待诊"按钮或按快捷键"F1"。

（2）系统出现"待诊病人查询框"。

（3）单击"起日期""止日期"编辑框右边的箭头按钮，可用系统提供的时间编辑器选择起止日期，系统默认的时间为当天。

（4）单击"查询"按钮，系统读出查询时间条件内的待诊病员，即完成了查询待诊病员的操作。

3．工作日志

（1）通过菜单进入"医技执行"模块，单击工具栏上"工作日志"按钮或按 F3 键。

（2）系统出现"工作日志查询框"。

（3）在"起日期""止日期"编辑框中填写起止日期，系统默认的时间为当天。

（4）单击"查询"按钮，系统显示出查询时间条件内的工作日志的列表。

（5）单击 "打印"按钮，系统显示出查询时间条件内的工作日志列表的预览图。

（6）单击工具栏上的"打印"按钮，即可完成一次工作日志的查询和打印操作。

15.4.2　医技退执行

（1）通过菜单进入 "医技退执行"模块。

（2）刷卡后，按回车键，读出病员基本信息。

（3）在"日期"编辑框中，输入需要退执行的医技项目的日期，单击"查询"按钮。

（4）系统显示出查询时间条件下的本操作员已执行的医技项目列表。

（5）在已执行的医技项目列表中，选择需要退执行的医技项目，用鼠标左键单击该项目在项目左侧的"□"，"□"出现"√"标记表明已选中该项。

（6）单击"退执行"按钮，系统出现"执行已退，请到收费处退费"的提示框，即完成该执行项目的退执行操作。

15.4.3　医技人员工作量

（1）通过菜单进入"医技人员工作量"模块。

（2）分别在"起日期""止日期"编辑框中，输入查询的起止日期和时间。输入的时间格式为[XXXX.XX.XX][XX：XX：XX]，表示为[XXXX年X月XX日][XX小时：XX分钟：XX秒钟]。系统默认的"起日期"为当天的00时00分00秒，"止日期"为当时的查询时间。

（3）输入查询条件后，单击"查询"，在下方的查询框中显示满足查询条件的系统用户操作的医技执行的工作明细列表。

（4）单击 "打印"按钮，系统显示出查询时间条件内的医技人员工作量列表的预览图。

（5）单击"导入"按钮，会弹出"文件导出"对话窗口，输入"文件名"后，按回车键，系统将引入"医技人员工作量"列表，文件为DBF格式。

（6）单击工具栏上的"打印"按钮，即完成一次医技人员工作量的查询和打印操作。

15.5 药房管理子系统

药房管理子系统是医院药房对病员进行发药和退药管理以及所有日常业务的子系统，它包括药房进出管理、药房库存管理、药房药品价格管理、药房药品有效期管理、药房盘点管理和药房统计分析管理等主要模块。在该系统中药房工作人员可以完成门诊、急诊、住院、零星的发药和退药管理、药房进出库计划、药房进出库登账与冲账、计划查询、进销存查询、进出凭单查询、药房的盘点管理、所有进出过药房的药品的统计分析及有关统计分析报表生成等药房的所有日常工作。

15.5.1 药房进出管理

1. 药房门诊发药

通过菜单进入"药房进出管理"子系统的"门诊发药"模块（见图15-17）。

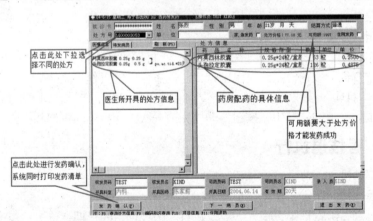

图15-17 门诊发药

持有就诊卡模式的发药。

（1）在鼠标光标指在"就诊卡"编辑框的状态时刷卡读取病人基本信息，包括病人的姓名、年龄、性别、处方的开具医生、处方的开具时间、所开具的处方价格、处方的信息以及病人就诊卡上所剩余额。

（2）如果病人的就诊卡上有多张处方待发时可点击"处方号"编辑框的下拉菜单进行有选择的发药，处方只有一张时本步骤可跳过。

（3）在就诊卡上余额大于等于处方价格时点击左下方的"发药确认"按钮对病人进行发药，否则系统会提示发药不成功，此时病人应先到收费处进行缴款操作。以上发药方法适用于持有就诊卡的病人。

传统模式下的发药。

（1）对于传统模式的发药可以先点击"待发病员"状态栏。

（2）在"待发病员"框中对要发药的病人名字进行双击（此前病人必须先对处方进行估价并已经在收费处缴完金额）弹出处方信息。

（3）点击左下方的"发药确认"按钮进行发药。

处方补打：如果因其他原因而造成的有必须要对已发过药的处方进行补打。

（1）在"门诊发药"窗口里按下键盘上的F8键。

（2）在弹出的窗口下的"处方号"编辑框中输入处方号后按回车键，也可以在"病员码"编辑框中输入病员码或者在"就诊卡"编辑框中进行刷卡。"病员码"和"就诊卡"模式之间的切换可以在鼠标指向"病员码"时按回车键进行来回切换。

（3）单击"确定"按钮后再选择"补打"按钮进行处方补打。

2. 药房门诊退药

通过菜单进入"药房进出管理"子系统的"门诊退药"模块（见图15-18）。

有2种模式可以进行对病人的退药操作。

（1）在已知要退药的处方号时可在"按处方号"编辑框中输入要退的处方号后回车再点击"确定"按钮完成对病人的退药操作。

（2）在未知要退药的处方号时可在"按病员码"或者"按就诊卡"编辑框中输入病员码或者进行刷卡，而后在"退处方"编辑框的下拉菜单中选取要进行退药的处方后再点击"确认"按钮完成对病人的退药操作，"病员码"和"就诊卡"模式之间的切换可以在鼠标指向"病员码"时按回车键进行来回切换。

　　退药确认后应通知病人到收费处进行退费，在收费处退完费后该处方所值的金额才全额退到病人的就诊卡中。

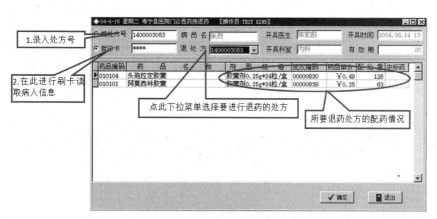

图15-18　门诊退药

3. 住院汇总发药

通过菜单进入"药房进出管理"子系统的"住院汇总发药"模块（见图15-19）。

（1）在左边的包含有本院所有病区的方框中对要发药的病区进行单击。

（2）双击要进行发药的汇总单号。

（3）单击"发药"按钮完成住院汇总发药。

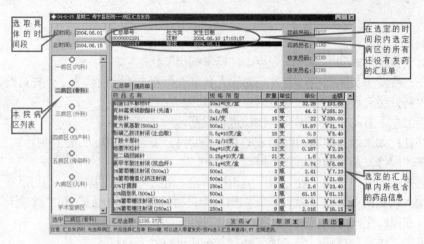

图 15-19 住院汇总发药

系统默认的发药起止时间为当天，如有必要操作员可以对起止时间进行修改来完成对一段时间内的住院汇总发药。

4. 病区退药执行

通过菜单进入"药房进出管理"子系统的"病区退药执行"模块。

（1）在"申请单号"编辑框中输入要进行退药的申请单号后按回车键。

（2）进行核对后点击左下的"确认"按钮完成病区的退药操作。此时该处发所值的金额全额退到病人的住院账户中。

5. 住院零星处方

通过菜单进入"药房进出管理"子系统的"住院零星发药"模块（见图15-20）。

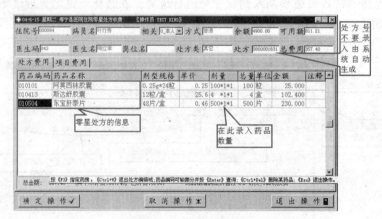

图 15-20 住院零星处方

（1）在"住院号"编辑框中输入病人的住院号后按回车键。

（2）在"医生码"编辑框中输入开处方医生的医生码后按回车键或者直接在"医生码"编辑框中按回车键后再进行选择医生。

（3）再按两下回车键后鼠标开始指在"处方费用"方框中的"药品编码"状态栏下（此时"处方类"为其他，"处方号"不要录入由计算机自动生成）。

（4）输入正确的药品编码（全数字编码）后再按回车键系统自动弹出编码所对应的药品名称，录入药品数量后（如果录入的药品数量大于药房库存量时弹出数量不足对话框）再按回车键可以进行下一药品的录入。

（5）全部录入完成后并且在病人可用额大于等于所录处方的价格时点击"确定操作"按钮才能完成"住院零星处方"的录入；可用额不足时所录处方点完"确定操作"按钮后系统会弹出金额不够对话框，此时不能登账但系统会自动保存住该处方，只有待病人缴完须满足的金额后才能登账发药。

当鼠标光标指在"处方费用"方框底下的"药品编码"栏时按 F2 键，系统把药品的录入方式改为拼音码形式，此时录入药品只要录入药品名称的每个字的首字母后按回车键即可，例如药品名称为"阿莫西林"时应录入的药品拼音为"amxl"。按 F2 键可以来回进行药品录入方式的切换。"项目费用"的录入雷同于"药品费用"录入。

6. 住院零星发药

通过菜单进入"药房进出管理"子系统的"住院零星发药"模块（见图 15-21）。

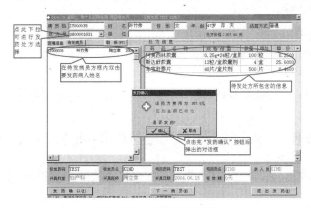

图 15-21 住院零星发药

（1）在"待发病员"方框中选取要进行零星发药的住院病人进行双击。

（2）单击左下方的"发药确认"按钮进行零星发药（此时系统会弹出上图中的"发药确认"对话框）。

在"待发病员"的列表中系统为避免列表过长而只弹出当天所录处方，如要发昨天或更早以前的处方则要在"病员码"或者"住院号"编辑框中录入相应编码后按回车键后再点击"发药确认"按钮。"病员码"与"住院号"状态的切换由敲击回车键来实现。

7. 药房进药计划

通过菜单进入"药房进出管理"子系统的"药房进药计划"模块。

（1）在鼠标光标指在"来源单位"编辑框时按回车键进行来源单位选择。

（2）操作员可以自己自定义凭单号也可以不录入而由系统在最后"确认"完后自动生成（最好是由计算机自动生成），此时再按下回车键就可以跳到"进出药明细"方框中的"编码输入"状态栏进行药品录入。

（3）所有药品录入完成后点击右下角的"确认"按钮进行计划登账。

如果要对已经录入过但还没有进药的进药计划单进行修改时可在"来源单位"编辑框中选择完该计划单相对应的来源单位后在"凭单号"编辑框中录入凭单号（可以录入凭单号全部的数字也可只录入一部分后再按回车键进行选择）后按回车键就可以进行进药计划的修改。

要删除录入错误的药品时，使鼠标光标定位在该药品所在的行记录时再用 Ctrl+Delete 组合键来进行删除。

8. 药房药品进库

通过菜单进入"药房进出管理"子系统的"药房药品进库"模块。

（1）用鼠标单击"凭单号"编辑框右边的 图标，系统弹出下图。

（2）对要进库的记录进行双击，系统鼠标光标跳出并指在"凭单号"编辑框上（见图15-22）。

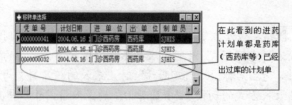

图 15-22 已出过库的计划单

（3）按回车键，系统在下面方框中自动弹出计划的进药明细，核对后单击右下角的"确认"按钮完成进药计划的入库。

9. 药房药品调拨

通过菜单进入"药房进出管理"子系统的"药房药品调拨"模块。

具体操作步骤如下。

（1）在"领用单位"编辑框中录入要调拨药品的单位编码或者直接按回车键进行选择具体的领用单位。

（2）在"出药明细"方框中的"药品编码"状态栏中录入药品编码或者药品拼音后按回车键。

（3）在"出药明细"方框中的"药品批次"状态栏下按回车键进行药品批次选择如图15-23所示。

（4）在弹出的"药品批次编辑选择"窗口中选取一个一个批次（双击要选取的批次）后在"实际数量"状态栏中录入数量。

（5）录入所有要调拨的药品后，如果要真正出库则要在该菜单左下角的"登账"符号前的小方框中打上勾，最后再点击右下角的"确认"按钮。如果在点击"确认"按钮时"登账"前小方框未打上勾，则会出现提示如图15-24所示。此时要发该凭单的药品则要点击左上的" "图标进行选择。

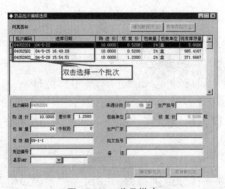

图 15-23 药品批次

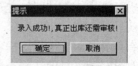

图 15-24

10. 药房退药（退回药库）

通过菜单进入"药房进出管理"子系统的"药房退药（退回药库）"模块。

（1）在"对方单位"编辑框中录入药品要退回的单位的编码或者按回车键进行单位选择。

（2）在"退药明细"方框中的"药品编码"状态栏中录入要退药品的编码并按回车键，系统鼠标光标自动跳到"批次编码"状态栏中。

（3）药品批次编码的选择请参看"药房药品调拨"。

（4）单击菜单右下角的"确认"进行退药确认。"药房科室退药"操作类似于以上操作方法，不再叙述。

15.5.2 药房库存管理

1. 药房库存量查询

通过菜单进入"药房库存管理"子系统的"药房库存量查询"模块。

在该菜单下操作员可以有两种查询库存量的方式：查询已定义好的一整类药品的库存量和查询单个药品的库存量。

（1）单击左上方的"药品类别"编辑框的下拉菜单，系统会出现"药品分类查询选择"对话框。

（2）单击"□"左边的"＋"可以实现药品分类的展开，单击"－"可以实现药品分类的收缩。在所有要查询的药品分类的"□"里打上"√"后再单击"药品分类查询选择"对话框右下角的图标就可以实现对要查询的药品库存量的查询。

如果仅仅只是要对单一的药品进行库存量查询时，可以在"药品库存量查询"菜单里的"药品编码"编辑框输入要查询库存量的药品的相应编码后按回车键即可查询到相关信息。

选取"药品库存量查询"菜单左下角的单位类型可以实现已经查询出来的药品的大、小单位之间的互换，单击右下的"打印"按钮可以实现对已经查询出来的药品的打印，单击"关闭"按钮退出"药品库存量查询"菜单。

2. 药房药品边沿库存查询

通过菜单进入"药房库存管理"子系统的"药房边沿库存查询"模块。

（1）在"货位编码"编辑框中输入要查的货位后按回车键。

（2）选择查询条件是"报警线下的药品"还是"报警线上的药品"。

（3）单击"确认"按钮实现满足条件的药品信息的查询。

3. 药房解除冻结量

通过菜单进入"药房库存管理"子系统的"药房边沿库存查询"模块（见图15-25）。

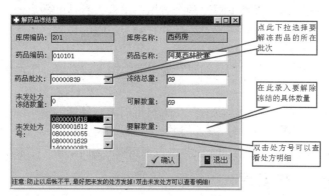

图15-25 解除药品冻结量

（1）在"药品编码"编辑框中输入要进行冻结量解除的药品编码并按回车键。

（2）在"药品批次"编辑框的下拉菜单中选取批次号。系统自动弹出在该批次号内药品的

"冻结数量"和"可解数量",冻结数量为"未发处方号"编辑框中的未发处方内该药品的数量之和。

（3）在"要解数量"编辑框中录入要解除冻结的数量后单击"确认"按钮。

4. 药房调整药品库存

通过菜单进入"药房库存管理"子系统的"药房调整药品库存"模块。

（1）在"出药明细"方框中的"药品编码"状态栏下输入要调整库存量的药品相对应的编码后按一下回车键。

（2）在鼠标的光标指在"批次编码"状态栏下时按"回车键"系统会弹出所有包含有该药品的购药批次，选取其中一个后敲击一下回车键。

（3）在"数量"状态栏下录入数量，回车再录入其他要调整库存量的药品。

（4）所有要调整库存量的药品录入完毕后单击右下角的"确认"按钮。

5. 药房库存警界线维护

通过菜单进入"药房库存管理"子系统的"药房库存量报警线维护"模块（见图 15-26）。

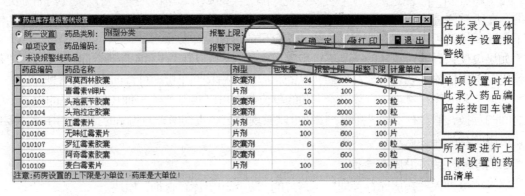

图 15-26　药品库存量维护

共有 2 种方式可供操作者使用。

统一设置。

（1）单击"统一设置"系统会自动弹出"药品分类查询选择"对话框，从中选择设置上下限的药品类别，具体操作方法类似于"15.5.2 药房库存量查询"里的操作，请参考之。

（2）在"报警上限"和"报警下限"两个编辑框里录入具体的数字。

（3）单击"确认"按钮完成对一整类药品的报警上下限的设置。

单项设置。

（1）单击"单项设置"后在"药品编码"编辑框中输入要设置上下限的药品所对应的编码后按回车键。

（2）在"报警上限"和"报警下限"两个编辑框内录入具体的数字。

（3）单击"确认"按钮完成对单个药品报警上下限的设置。

未设报警限药品：仅供操作者查询还没有设置报警限的药品，单击"未设报警限药品"即可。

15.5.3　药房价格管理

1. 药品价格查询

通过菜单进入"药房价格管理"子系统的"药品价格查询"模块（见图 15-27）。

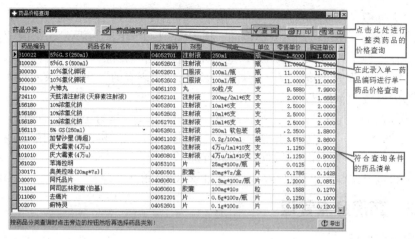

图 15-27　药品价格查询

2.　药品调价单查询

通过菜单进入"药房价格管理"子系统的"药品调价单"模块。共有两种查询方式。

按时间段查询。

（1）在"起时间"和"止时间"两个编辑框中输入具体要查询的时间段（系统默认为当天）。

（2）单击右边的"查询"按钮。

（3）在系统所弹出的所有符合条件的调价单中双击任一记录系统会在下面的"调价明细"方框内弹出具体的药品的调价情况。

按凭单号查询。

（1）先单击一下"按凭单号查询"系统会弹出一个"凭单号"编辑框。

（2）在"凭单号"编辑框内录入凭单号。

（3）再按两下回车键或者用鼠标单击右边的"查询"按钮就可查出符合条件的凭单信息。

（4）双击上面方框内的单一记录可以在下面"调价明细"方框内看到药品的具体调价信息。

15.5.4　药房药品有效期管理

通过菜单进入"药房效期管理"子系统的"药房药品有效期管理"模块（见图 15-28）。

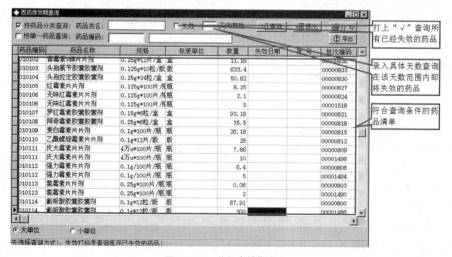

图 15-28　药品有效期查询

共有两种查询模式：按药品分类查询；按单一药品查询。

按药品分类查询：在"按药品分类查询"状态栏"□"里打上"√"，选取要查询的某类药品，具体操作类似于"15.5.2.1"所述，选择完毕后单击"查询"按钮进行查询。"失效"状态栏"□"打上"√"是查询库存已经失效的药品；"天内有效"状态栏录入具体的天数是查询在具体天数内有效的库存药品。

按单一药品查询：先在"按单一药品查询"状态栏"□"里打上"√"，再在"药品编码"编辑框内录入要查询的药品相对应的编码后按一下回车键，最后再按一下回车键或者用鼠标单击"查询"按钮就可以实现库存药品的有效期查询。

以上两种查询方法都要求药品在药库维护时录入药品的有效期。

15.5.5　药房盘点管理

1. 药房盘点登记

通过菜单进入"药房盘点管理"子系统的"药房盘点登记"模块。

（1）在"凭单号"编辑框中录入凭单号。

（2）在"盘点说明"编辑框中录入具体的盘点概要。

（3）如果药房要进行的是按货位盘点，则要把"按货位盘点"前的小方框打上勾，否则不要打勾。

（4）单击"登记"按钮进行盘点登记。如果药房还有未发处方则系统会弹出"是否盘点登记"提示对话框，此时操作员最好是选取"不登记了"选项，去把未执行处方进行发药后再进行盘点登记。

2. 药房盘点录入

通过菜单进入"药房进出管理"子系统的"药房盘点录入"模块。

（1）在进入该窗口时用鼠标单击下面的空白方框或者按回车键读取库存药品信息。

（2）在"录入库存"状态栏中录入具体的库存量。录入一个药品库存后按回车键或者按小键盘上的"↓"方向键进行下一药品库存量的录入。"登记库存"状态栏中的数量为盘点登记时刻药房的药品库存量。

（3）如果要指定具体的批次，则可以在鼠标指在要指定的药品时按 F2 键，在再弹出的窗口中具体分配数量。药品颜色为蓝色时是批次已指定，按 F3 键可以取消批次指定。

（4）所有库存量录入完毕后单击右下角的"保存"按钮。也可以先录入一部分药品的库存量后单击"保存"按钮后再继续录入。

"药房药品盘点审核"模块窗口类似于"药房盘点录入"窗口，在"盘点审核"窗口中核对完毕后单击右下角的"审核登账"按钮即可。

3. 药房货位盘点录入

通过菜单进入"药房盘点管理"子系统的"药房货位盘点录入"模块（见图15-29）。

（1）单击左上角的"货位号"编辑框的下拉菜单进行要盘点的货位选择。

（2）在方框中的"库存数量"状态栏中录入药品的库存量。录入方法与"药房盘点"类似，请参详。在左下角的"查找编码"编辑框中录入药品编码后按回车键再单击"查找"按钮可以查询单个药品的库存信息。

（3）录入完毕后单击右下角的"保存"按钮。

（4）再进行其他货位的盘点。录入完毕后选取已盘点的货位再单击右下角的"提交"按钮。

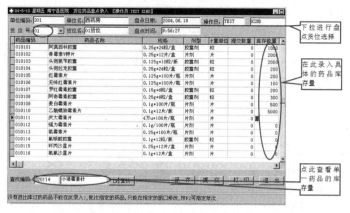

图 15-29 药房货位盘点

4. 药房盘点修改

通过菜单进入"药房盘点管理"子系统的"药房盘点修改"模块。

该模块主要是用来修改在盘点过程不经意所造成的药品库存的差距。

（1）先对菜单左边的"添加""增减数量"进行选择。"添加"用来增加盘点时漏盘点的药品；"增减数量"用来修改盘点数量。

（2）在"药品编码"编辑框中录入药品编码并按回车键。

（3）在"批次编码"编辑框中的下拉菜单选择批次。

（4）在"增加数量"编辑框中录入具体数量。"原录入库存"数量多余时录入负数，"原录入库存"数量不足时录入正数（例如：−21 与 21）。

（5）单击右下角的"保存"按钮。

5. 药品货位维护

通过菜单进入"药房盘点管理"子系统的"药品货位维护"模块。

如果是要对货位所包含的药品进行修改。

（1）单击"修改货位"编辑框中的下拉菜单进行货位选择，在底下的方框中进行药品维护。

（2）单击要删除的药品在按 Ctrl+Delete 组合键进行货位里已有药品的删除；在鼠标光标指在最后一个药品时按小键盘"↓"方向键进行货位里药品添加。

（3）单击右上角的"保存"按钮。

如果是要进行货位添加。

（1）单击"增加货位"，在其后面的编辑框中录入要增加的货位编码和名称。

（2）在底下的方框中录入新增货位所要存放的药品。

（3）所有药品添加完毕后点击右上角的"保存"按钮。

15.5.6 药房统计分析

1. 药房工作量

通过菜单进入"药房统计分析"子系统的"药房工作量"模块。

（1）在右上方的"操作员码"编辑框中输入要查询的操作员编码并按回车键或者直接按回车键再进行选择。如果这里不选择具体的操作员则查询所有操作员的工作量。

（2）在"起始日期""终止日期"两个编辑框中录入正确的查询时间段。

（3）单击右上角的"查询"按钮进行工作量查询。如有必要可以单击右上角的"打印"按钮进行打印。

2. 药房处方统计

通过菜单进入"药房统计分析"子系统的"药房处方统计"模块。

（1）在左上角的"系统"编辑框中的下拉菜单中选取条件（全部、住院、门诊）。

（2）选取要查询的具体时间段。

（3）单击"查询"。在所得的查询结果中双击单记录可以查看处方明细。

3. 药房药品数量统计

通过菜单进入"药房统计分析"子系统的"药房数量统计"模块。

（1）先选取要查询的具体时间段。

（2）选取要查询的药品类别。

（3）单击"查询"按钮。

4. 药房药品进出排行榜（见图 15-30）

通过菜单进入"药房统计分析"子系统的"药房药品进出排行榜"模块。

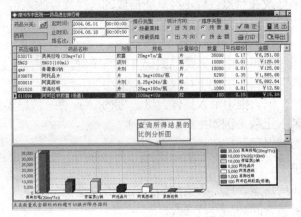

图 15-30　药品进出分析图

（1）在"药品分类"编辑框中选择要进行查询的药品类别。

（2）在"起时间""止时间"两个编辑框中录入要查询的时间段。

（3）在"排名次"编辑框中录入要求系统显示查询结果的名次。

（4）在"排行类型""统计方向""排序类型"3 个编辑框中选择要查询的具体条件。

（5）单击右上角的"确认"按钮进行查询。

（6）在中间的方框中点击数量或金额栏的标题可以切换升降序排列。

5. 药房毒、麻药品开具情况分析

通过菜单进入"药房统计分析"子系统的"药房毒、麻药品开具情况分析"模块。

（1）在"药品编码"编辑框中录入药品编码。

（2）在"起时间""止时间"编辑框中录入要查询的具体时间段。

（3）单击"查询"按钮。

15.6　药库管理子系统

药库管理子系统是医院药库对药品进行进、出库管理以及所有日常业务的子系统，它包括

药库进出管理、药库库存管理、药库药品价格管理、药库药品有效期管理、药库盘点管理和药库统计分析、药库药品明细账查询、处方查询等主要模块。

15.6.1 进出业务管理

1. 药品入库

进入"药库药品入库"菜单操作如下。

（1）在"凭单号"编辑框中输入本次入库的凭单号，也可以不输直接按 Enter 键，在"来源单位"按回车键调出单位列表选择对应单位，如单位列表里没有所需单位，则可在"系统管理"菜单中的"编码维护"，利用"单位维护"来添加新的供应单位，在"来源分类"选择下拉框中选择来源类别，默认为"购销"。

（2）在"药品编码"框中录入药品的数字码或拼音码，调出该药品信息，通常默认为最近一批的药品信息，包括生产批号、生产厂家、批文批号、票据号、发票时间、有效期、购进价、差价率、备注、GMP、中标药等，如有需修改则在其下对应编辑框进行修改，其中购进价×差价率=核算价×包装量。如发票未到，此处也可先不输发票编码，留待以后进行补录发票。

（3）以上药品相关信息编辑完后在其上"数量"一栏录入入库药品数量，则该药品录入完毕，可以录入其他药品，最后全部录完就可按右下脚的"确定"按钮，则本次录入完毕，打印相应入库凭单。

（4）如果前面在单击"确定"按钮之前在"登账"一栏有打"√"，则该凭单直接登账；如果未打"√"，则只是录入并未真正登账入库。如需登账入库，则单击左上脚"凭单号"右边的"√"按钮则可调所有未入库登账的凭单，选择该凭单进行录入登账；也可在"药库药品入库审核"菜单进去进行审核登账。

2. 入库审核

对药库入库录入的凭单进行审核，确认入库。单击"药库药品入库登账"菜单进入。

（1）在"凭单号"编辑框中输入已编辑的凭单号，按回车键即可调出相应录入的凭单号的信息。

（2）也可不输凭单号直接单击"凭单号"右边的"√"按钮则可看到所有未确认的凭单号，双击对应凭单号，即可调出该凭单号信息。

（3）核对凭单明细，如有误此处是不能修改，则须回到录入菜单下调出该凭单进行修改，如录入正确，单击"登账"按钮，则登账成功，在"调购成功，打印机是否准备？"对话框中单击"确定"则可预览打印该入库验收单及记账凭证。

3. 药品出库

提供药库药品出库到药房或其他科室的窗口。根据药房计划单或直接输入药房、科室所需的药品，调拨到药房以及需领用的科室，每种药品可以按批次选择调拨，也可对药房的计划单进行"增、删、改"操作，最后操作完毕打印相应出库凭单。单击"药库药品出库"菜单。

（1）在"凭单号"编辑框中输入凭单号或不输（系统自动生成），按回车键到"领用单位"编辑框，输入要出库单位的编码，也可不输编码直接按回车键在出来的单位列表中选择要出库的单位。

（2）在"药品编码"框中输入药品数字码或拼音码按回车键调出该药品，在"批次编码"框中按回车键则可调出该药品的各批次信息，选中要出库的批次按回车键确定。在"实际数量"框中输入实际出库的数量后按回车键则该药品录入完成。可以如此法再输入其他药品。

（3）以上药品全部录入完毕后即可单击"确认"按钮确定，并打印出库凭单留底之用。

（4）若在单击"确定"按钮之前在左下角的"登账"框中有打"√"则该凭单即已出库，若没有打"√"则该凭单只是录入，并未真正出库，可在"药库药品出库审核"菜单调出进行审核登账。

（5）若药房已做进药计划或药库已录入出库凭单但并未出库登账，则此时可以单击"凭单号"右边的按钮调出已录入的或已做计划的凭单，审核无误后在"登账"框中打"√"然后单击"确认"按钮确认。如果调出审核时发现有错或须修改的，可直接进行修改，最后登账确认，打印出库凭单，出库操作完毕。

4. 院外退药

进入"院外退药"菜单。

（1）在"对方单位"编辑框中输入医药公司的编码按回车键，则可调出该单位，如不输编码直接按回车键则可显示所有医药公司列表，选择对应单位按回车键确定。

（2）在"凭单号"编辑框中输入退药的凭单号，如不输直接按回车键则由系统自动生成退药凭单号。

（3）在"药品编码"框中药品的数字码或拼音码按回车键则调出该药品，也可以只输药品数字码或拼音码的前一部分就按回车键，在出来的药品列表中选中所需药品按回车键确定。

（4）在"批次编码"框中直接按回车键则会调出该药品的批次信息明细，选中要退药的批次按回车键选择确定；然后在"数量"框输入要退药的药品的数量。如此法录入其他须退药品。

（5）当药品全部录入完毕，最后单击右下脚的"确定"按钮，在出来的"确认退药？"的对话框中单击"确定"则退药成功，打印退药凭单。

5. 药房退药登账

单击"药房退药登账"菜单。

（1）单击"凭单号"右边的按钮，如果药房已做退药到药库凭单，则此时可调出该凭单，单击空白处可调出该凭单明细。

（2）在"冲账凭单号"编辑框中输入要冲账的凭单，不输凭单号直接按回车键可调出所有被冲凭单号列表，选中对应凭单号后按回车键选择确定。

（3）单击"确定"按钮，则登账成功；在出来的"登账成功，打印机是否准备？"的对话框中按"确定"按钮，则可打印该凭单，操作完毕。

15.6.2　药品价格管理

1. 调价录入（单批次）

单击"调价计划单录入（单批次）"菜单。

（1）在"调价单号"编辑框中输入本次调价的单号，最好输入的单号具有一定意义，如TJ040615等；在"业务摘要"编辑框中输入调价的原因等信息。

（2）在"药品编码"框中输入要调价的药品数字码或拼音码调出该药品；在"批次编码"框中按回车键调出该药品批次信息，选中要调价的批次后按 Enter 键选择该批次，此时在"原单价"框中可看到该药品的原来单价；在"新单价"框中输入药品的新单价，如法可以一起输入其他调价的药品。

（3）全部药品输入完毕，最后单击"确定"按钮，则调价录入操作完毕。

2．调价审核

单击"药品调价单审核"菜单。

单击"未审核调价单"中要调价审核的凭单号，则可调出该凭单明细，如确认无误则单击"确定登账"，调价审核完毕。

15.6.3　药品盘点管理

1．盘点登记

单击"盘点登记"进入窗体（见图 15-31）。

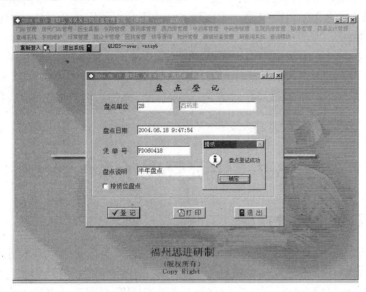

图 15-31　药品盘点登记

（1）在"凭单号"编辑框中输入本次盘点的凭单号，凭单号最好输入有意义的内容，如PD040615。

（2）在"盘点说明"编辑框中输入本次盘点的一些文字说明，如"04 年一季度盘点"等字样。

（3）在"按货位盘点"选择框中选择盘点方式，如是按货位盘点，则该框打"√"，如果不是，则不用打"√"；是货位盘点的则需事先维护好货位。

（4）单击"登记"按钮则即可盘点登记成功，此时在激活的"打印"按钮单击即可进行盘点表打印。凭此打印的盘点表即可进行实物盘点。

2．盘点录入

单击"盘点录入"菜单。

（1）根据填在盘点表上实物量对号在"录入库存"框中输入相应数量。

（2）如果有药品有不同批次且需要分开盘点，则须将鼠标点到该药品上，按 F2 键则可调出该药品的"盘点指定窗体"，可在其上的"分配库存"框中输入对应批次的盘点数量，按"确定"按钮确认，则该条药品成蓝色状态，表明该药品有批次指定。

（3）如果不需要批次指定，则按 F3 键可将已指定批次的药品取消，直接在"录入库存"框中输入总盘点量。

（4）全部录入完毕要单击"保存"按钮则盘点录入成功。

3. 盘点审核

单击"药库盘点审核"菜单。

（1）核对盘点录入时的"盘点库存"，可显示盈亏量。

（2）如前面录入有错误，则退出该菜单，回到"盘点录入"菜单进行修改。

（3）如确认盘点录入无误，则单击"审核登账"按钮，盘点审核完毕，本次盘点操作完成。

4. 盘点修改

单击"药库盘点修改"菜单。

（1）如果是盘点数量错误要修改，则须在"修改方式"中选择"增减数量"。

（2）在"药品编码"编辑框中输入药品数字码或拼音码调出该药品，然后在批次编码下拉框中选择修改的批次。

（3）在"增加数量"编辑框中输入要增加的数量，如果是要减少，则需录入负数的量。再单击"保存"按钮则盘点修改成功。

（4）如果是漏盘了，则须在"修改方法"中选择"添加"，其他的同上操作，只是不要选择批次直接输入数量。

15.7　住院管理子系统

15.7.1　住院收费管理

收费管理主要有病员入院登记、入院冲销、住院缴款、住院退款、零星处方收费、住院退费、住院项目退费、住院退费申请单执行、中结处理、出院结算、滞后清款、住院票据补打、转科区床处理、修改医保在院病员的医保住院号等以病员医疗费用核算为主线的住院收费处的主要业务，并提供对常用业务数据的查询、统计和报表（见图 15-32）。

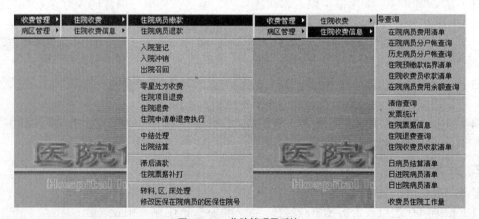

图 15-32　住院管理子系统

1. 入院登记子模块

入院登记是病员入院时录入住院病人的基本信息、收住科室、病区信息、结算方式及费用控制等信息。

（1）进入"入院登记"子模块，主要有 4 个方面的信息：基本资料、详细联系资料、入院情况、入院医生（见图 15-33）。

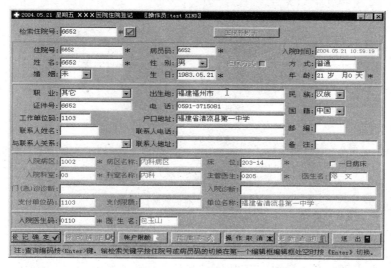

图 15-33　入院登记窗口

（2）在"检索住院号"编辑框中，输入病员住院号后，按回车键，也可以在"检索住院号"编辑框中，按回车键来切换"检索病员码""检索姓名""检索就诊卡"等其他检索方式，以其他检索方式病员基本信息时，输入相应的病员病员码、姓名或用就诊卡刷卡后，按回车键。为了确保住院号的唯一性系统建议操作员的检索方式为"检索病员码"方式。

（3）如果该病员已经进行过入院登记或曾在医院就诊，那么系统会把这个病员入院登记时或就诊时输入的基本资料显示出来。

（4）用回车键可以方便地在不同的编辑框中切换，对资料进行修改。

（5）修改完了单击"修改确定"，就完成了对该病员入院信息的修改。

（6）如果该病员为新病员，在"住院号"编辑框中，显示在"检索住院号"编辑框中输入的住院号，在"入院登记"窗口的各编辑框中逐项输入该病员的各项信息。输入完成每一条信息，按回车键光标会移动到下一项编辑框中，对目前还不能确定的信息可以在以后补录，或在病区管理的"修改在院病员信息"子模块中进行补录。

（7）病员信息录入完成后，单击"登记确定"按钮，就完成了病员入院登记的操作。

（8）系统弹出提示对话窗口，单击"确定"按钮或按"回车键"，可以打印出病员"入院通知单"。

（9）完成打印后，系统会再弹出缴费对话框，如果病员需要缴款，单击"确定"按钮或按"回车键"，进入"住院病员缴款"子模块；如果不需要缴款，单击"取消"按钮。

（10）在录入或修改完病员信息后，单击"账户限额"按钮，系统会弹出"病员现金账户"窗口，对病员"账户限额"进行编辑，单击"确定"按钮完成编辑。

（11）对已经确定了"住院号"的病员，"入院登记"编辑窗口的"预缴款"按钮将会被激活，单击"预缴款"按钮进入"住院病员缴款"子模块。

（12）注："住院病员缴款"子模块的操作详见 15.7.1.2"住院病员缴款"子模块的操作说明。

2. 住院病员缴款子模块

住院病员预缴款的窗口，支持以就诊卡、病员码、住院号的方式，支持现金或转账支付形式。

（1）进入"住院病员缴款"子模块，如图 15-34 所示。

（2）在"选择执行方式"选择编辑框中，用鼠标左键选择"按卡执行""病员编码执行"或"按住院号执行"选项。

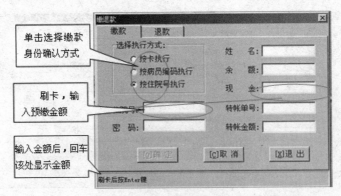

图 15-34　住院缴费

（3）让病员出示就诊卡刷卡或在"住院号："编辑框中输入病员住院号或在"病员码："编辑框中输入病员码，按回车键读出个人账户信息。

（4）如果病员以现金方式缴款，在"现金"编辑框中输入缴款金额；如果以转账方式缴款，则"转账单号"编辑框中填写转账单号和在"转账金额"编辑框中填写转账金额。

（5）按回车键后，操作界面的左下角显示本次缴款的总金额，并激活界面中的"确定"按钮。

（6）单击被激活的"确定"按钮，就完成住院病员的缴款操作。

（7）系统会出现提示对话窗口，单击"确定"按钮或按回车键执行缴款操作，单击"取消"按钮取消缴款操作。

（8）单击"确定"或按回车键按钮后，系统出现提示对话窗口，单击"确定"按钮或按回车键，就可打印出"病员缴款凭证"。

3. 住院病员退款子模块

住院病员退款的窗口，支持以就诊卡、病员码、住院号的方式，支持现金或转账支付形式。

（1）进入"住院病员退款"子模块，如图 15-35 所示。

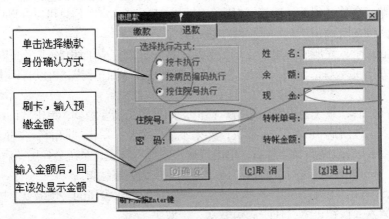

图 15-35　住院退费

（2）在"选择执行方式"选择编辑框中，用鼠标左键选择"按卡执行""病员编码执行"或"按住院号执行"选项。

（3）让病员出示就诊卡刷卡或在"住院号："编辑框中输入病员住院号或在"病员码："编辑框中输入病员码，按回车键读出个人账户信息。

（4）如果病员以现金方式退款，在"现金"编辑框中输入退款金额；如果以转账方式退款，则"转账单号"编辑框中填写转账单号和在"转账金额"编辑框中填写转账金额。

（5）按回车键后，操作界面的左下角显示本次退款的总金额，并激活界面中的"确定"按钮。

（6）单击被激活的"确定"按钮，就完成住院病员的退款操作。

（7）系统会出现提示对话窗口，单击"确定"按钮或按回车键执行退款操作，单击"取消"按钮取消退款操作。

（8）单击"确定"按钮或按回车键后，系统出现提示对话窗口，单击"确定"按钮或按回车键，就可打印出"病员退款凭证"。

4. 出院召回子模块

"出院召回"是对已经出院的历史病员进行重新入院并安排床位的处理。

（1）进入"出院召回"子模块，如图 15-36 所示。

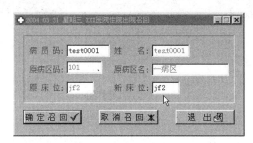

图 15-36 出院召回

（2）在"病员码:"编辑框中输入需要召回的历史病员病原码，或按回车键在"病员码:"编辑框中来切换"住院号""姓名""拼音码""就诊卡"等其他确认病员身份的信息，以其他确认病员身份的信息方式出院召回时，输入相应的病员住院号、姓名、拼音码或用就诊卡刷卡后。

（3）按回车键后，系统在"姓名""原病区码""原病区名""原床位"编辑框中显示病员的姓名和原住院时的病区和病床情况。

（4）在"新床位:"编辑框中输入现在的床位号，缺省值为"旧床位号"，单击"确定召回"按钮，即完成了历史住院病员的出院召回操作。

（5）当旧床位号已经有安排时，系统会弹出会话提示窗口，单击"确定"按钮，重新输入床位号，再单击"确定召回"按钮即可。

（6）当输入的床位号已经有安排时，系统会弹出会话窗口，单击"确定"按钮，重新输入床位号，再单击"确定召回"按钮即可。

5. 住院零星处方收费子模块

零星处方收费指对除医生为住院病员开具的长期或短期医嘱以外的手工处方进行处方录入和计费。

（1）进入"零星处方收费"子模块，如图 15-37 所示。

（2）在"住院号"编辑框中输入病员住院号后，按回车键系统将读取病员基本信息并显示在对应的编辑框中；医保病员切换到"医保卡"。就诊卡病员按"回车键"切换到"就诊卡"后刷卡。

（3）在"医生码"编辑框中按回车键，系统弹出"医生码"信息查询窗口；也可直接输入医生码。

（4）在医生码查询窗口中，选择开具处方的医生，按回车键；或双击该医生。即将该医生

的医生码输入到 "医生码" 编辑框中。

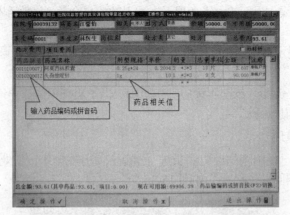

图 15-37　住院零星处方收费

（5）根据医生开具的处方，在"处方费用"编辑栏中"药品码"编辑框中，录入处方中药品的编码，可使用 F2 键切换药品码的输入方式，可以用药品编码方式录入，也可以用药品拼音方式录入。

（6）根据医生开具对应药品的用量，在"剂量"编辑框中，录入处方中的药品的剂量，录入格式为 X×X×X 表示为每次用药剂量×每天用药次数×用药天数，系统将自动计算药品总量和该药品金额，并显示在对应的编辑框中；也可直接输入总量。

附操作技巧与示例：录入处方中地塞米松片剂。

方法 1，在"药品编码"编辑框中输入药品编码 040080 或 04XXXX（XXXX 表示记忆不清楚的未填写部分后按回车键，输入 040080 准确的药品编码系统将显示此药品的基本信息（名称、剂型规格、单位、药品单价及注释）；输入 04，系统将弹出"药品码"的信息查询窗口，列出所有的 04XXXX 的药品名称和编码，选择"地塞米松片剂"按回车键；或双击该药品。即将该药品的药品码输入到 "处方费用"编辑框中。

方法 2，按 F2 键切换到"药品拼音"编辑框中输入药品拼音缩写 dsms 或 dsXX（XXXX 表示记忆不清楚的未填写部分后按回车键，系统将弹出"药品码"的信息查询窗口，列出所有拼音缩写为 dsms 或 dsXX 的药品名称和编码，选择"地塞米松片剂"按回车键；或双击该药品。即将该药品的药品码输入到"药品码"编辑框中，系统将显示此药品的基本信息（名称、剂型规格、单位、药品单价及注释）。

（7）当录完处方后，按 Ctrl+End 组合键或单击"确定"按钮，系统便会自动算出该处方的金额，然后弹出收费对话窗口，在"应收现金额"编辑框中，显示本处方的金额。

（8）收取病员现金后，在"实收现金额"编辑框中输入病员实收现金额，系统默认值=应收现金额。

（9）按回车键，系统将计算出应退补病员的金额并显示在"应退剩余额"编辑框里。

（10）单击"确定"按钮，根据系统对话窗口的提示，打印收费票据，处方费用头。即可完成一次处方收费的操作。

当编辑框为空时，按回车键可切换病员码或住院号的编码查询方式。若此病员没有住院则不能操作，医生码框中输入或选择医生码（处方号可以不用输入，由系统生成）。处方费用列表内容为处方信息，开药时，药品编码可以用拼音或编码查询输部分并按下回车键进行选择，药品数量不能为零，不能超过库存量（系统会给提示）。确定输入完整后单击确定进行计费，同时，检查治疗等项目可在项目费用列表框中输入及收费。在项目费用窗口中，可以给需要做各种检查（例如，B 超，验血等）的病人开检查治疗单，操作与处方收费相似。

6. 住院退费

通过菜单进入"住院管理"子系统的"收费管理"的"住院收费"的"住院退费"模块（见图 15-38）。

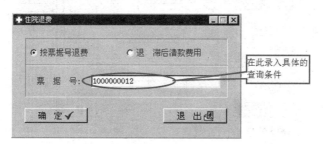

图 15-38　住院退费

此窗口完成退费有"按票据号退费"和"退滞后清款费用"两种方法。

方法 A：按票据号退费。

（1）在"票据号"编辑框中录入要进行退费的票据号并单击"确定"按钮。

（2）在系统弹出的下图中选择要进行退费的项目或者药品（选择方法如图 15-39 所示）再单击"退结算"按钮。

方法 B：退滞后清款费用。

具体的操作方法类似于方法 A，这里就不再进行描述。

注意

只有病人在院才可以进行退费，如果病人已经出院则要先进行"出院召回"操作。

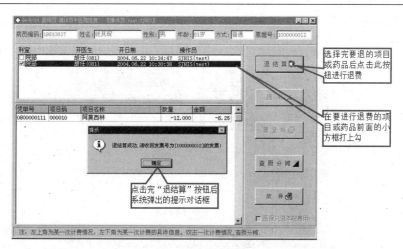

图 15-39　退费操作

7. 转科、区、床处理

通过菜单进入住院管理子系统的病区管理的住院日常业务的转科、区、床处理（见图 15-40）。

（1）在"住院号"编辑框中输入要进行转科、区的病人的住院号后按回车键。

（2）在"新病区码"编辑框中录入病人要转向的科室的具体编码，也可以在"新病区码"

编辑框中直接按回车键在"病区码"查询选择窗口进行选择。同样的操作方法应用于"新床位""新科室码"编辑框的编辑。

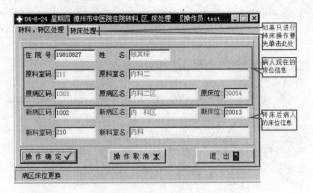

图 15-40　转科、区、床处理

（3）录入完毕后单击左下角的"操作确定"完成操作。

如果仅仅只是对病人进行转床操作而没有进行转科、区操作时要先单击"转床处理"分页框。

15.7.2　住院病区管理

病区管理主要是完成病员医嘱录入、医嘱审核、医嘱计费、项目执行、零星项目收费、病区退费申请单，药卡打印、医嘱执行单打印等以病员医疗方案为主线的医药、医技执行的主要业务，并提供对常用业务数据的查询、统计和报表。本子系统支持长期、短期医嘱和零星处方3种医嘱形式，支持多种结算方式的病员就诊。

1.　医嘱录入

通过菜单进入"住院管理"子系统的"病区管理"的"医嘱管理"的"医嘱录入"模块（见图 15-41）。

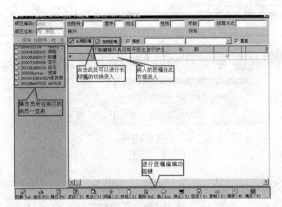

图 15-41　医嘱录入

医嘱的录入分长期医嘱和短期医嘱两种录入方式。长期医嘱在第一次录入完毕后，第二天医嘱如果没有变动的话只需在"医嘱审核"菜单里单击右下角的"审核"按钮即可，如果第二天的医嘱有变动则要视具体情况而定，总的原则是：如果第二天的医嘱是在昨天医嘱的基础上有增加此时只要在医嘱编辑栏中录入增加的医嘱即可；如果第二天的医嘱是在昨天医嘱的基础上有减少时应该在医嘱编辑栏中对没有用的医嘱进行停嘱。短期医嘱的录入只能当天有效，第二天再审核时没有计费短期医嘱的内容。

下面先介绍一下上图中底下一栏的操作按钮的具体功能。

用鼠标左键单击该按钮或按 Tab 键，会把"长期医嘱"或"短期医嘱"的编辑栏切换成满屏，也就是把左边的病员一览表覆盖。

当鼠标光标指在某条记录时单击该按钮或者按 F3 键时，对该记录的内容进行指定，如果记录内容是药品，则指定该批药品的数量，如果记录为项目则指定记录的金额。

当鼠标光标指在某条记录时单击该按钮或者按 F4 键时，可以查看该记录的随行项目。

当鼠标光标指在某条记录时单击该按钮或者按 Ctrl+P 组合键时，是注明该记录需要先进行皮试操作，多次单击该按钮可以实现皮试状态的选择。

当鼠标光标指在某条记录时单击该按钮或者按 Ctrl+Y 组合键时，可以在弹出的选择框中选择该记录的用药方法。

当鼠标光标指在某条记录时单击该按钮或者按 Ctrl+J 组合键时，可以在弹出的选择框中选择该记录的用药间隔。

当鼠标光标指在某条记录时单击该按钮或者按 Ctrl+S 组合键时，可以在弹出的选择框中选择该记录的用药时机。

当鼠标光标指在某条记录时单击该按钮或者按 Ctrl+Delete 组合键时，可以删除不需要的或者是录入错误的记录。

当鼠标光标指在某条记录时单击该按钮或者按 Insert 组合键时，可以在该条记录上面插入一条新记录。

当鼠标光标指在某条记录时单击该按钮或者按 Ctrl+Z 组合键时，可以实现对医嘱内不要记录的停嘱。

当鼠标光标指在某条记录时单击该按钮或者按 Ctrl+D 组合键时，可以实现对未计费记录的开具医生进行变换。

当鼠标光标指在某条或者某组记录时单击该按钮或者按 Ctrl+F 组合键时，可以实现对选中的记录的复制。

当鼠标光标指在末尾的空记录时单击该按钮或者按 Ctrl+M 组合键时，可以在弹出的对话框中单击"选择"进行模板的导出，不过这步操作要求操作者在平时就要进行模板编辑。

在全部医嘱录入完毕后单击该按钮或者按 Ctrl+W 组合键时，可以对医嘱进行审核分解，分解的天数最好为系统默认的一天。

操作员想查看具体的快捷键操作方法时，可以按 F1 键得到帮助，在弹出的帮助窗口中查看具体的操作方法。

下面先讲解长期医嘱的录入方法。

（1）先在左边的病员列表框中对要操作的病员的记录进行双击，系统自动读出病人的在院资料和先前的用药情况。

（2）在弹出的医生选择对话框中的"医生码"编辑框中录入开具处方的医生编码或者按回车键直接进行选择正确的开具医生。

（3）在"长期"状态栏底下录入药品或者是项目的正确编码后按回车键。具体的操作方法是：当鼠标光标指在"长期"底下的状态栏时，左侧状态栏出现"*#"，"｜"光标开始闪烁表示此编辑框处于编辑状态了，输入药品或项目的名称，可使用药品或医技项目编码的输入方式，也可以使用药品或医技项目拼音码方式输入。药品库存不足，系统将提示。

① 按药品或项目编码方式输入药品或项目，在"长期"编辑框中输入药品或项目的编码号，后按回车键，系统将以编码号的首字开始进行匹配，弹出 "编码选择查询"的信息查询窗口，列出所有的与输入编码号匹配的药品或项目编码名称（完全匹配将直接将对应的药品或项目名称输入到"长期"编辑框中），用鼠标左键双击要选择的项目或单击选择的项目后按回车键（当"编码选择查询"列表内容太多时，可用鼠标左键拖动右侧滑块或"↑""↓"键翻动查询页面），即将该药品的药品名称或医技项目的名称输入到"长期"编辑框中。

② 按药品或项目拼音码方式输入药品或医技项目，在"长期"编辑框中输入药品或项目拼音缩写后（如药品名称为"阿莫西林"则药品的拼音码为"amxl"），按回车键，系统将弹出"编码选择查询"的信息查询窗口，列出所有与该拼音码匹配的药品或项目的名称和编码，用鼠标左键双击要选择的项目或单击选择的项目后按回车键，（当"编码选择查询"列表内容太多时，可用鼠标左键拖动右侧滑块或"↑""↓"键翻动查询页面），即将该药品的药品名称或项目的名称输入到"长期"编辑框中。

（4）在药品名称右边的编辑框中录入药品的用量或者是项目的执行次数，后按回车键或者按"↓"键进行新药品或项目的录入。注意：录入药品的用量时是录入药品的每次用量而不是总的用量；若病人用药的数量单位与计算机不一致，则必须转换成系统显示的单位后再输入，剂量或次数过大或用量超过库存系统会自动提示。

（5）医嘱的归组：如果有用法、时机、间隔相同的药品，则对这些药品进行归组。归组时一定要按照以下步骤进行：在录入时要把归组的药品录入在一起，在它们中间不能夹有项目或不同组的药品，选择需要归组的药品第一项或者是最后一项，先按一下空格键，再按"↑"或"↓"键进行选择要归组的药品，选择完毕后再按一下空格键，就完成了项目的归组。此时系统将弹出"用法"选择窗口，这时可用"↑"或"↓"键选择后按回车键或鼠标左键双击选择用法，系统将再弹出下一个窗口，以同样的操作方法可以选择"间隔""时机"的选项，如果不需要其中一项时，按 Esc 键或者选择最上面的空白栏。在用量单位右侧出现"｜"将多个项目连在一起表示，这几个项目医嘱归为同一组。

（6）取消归组：如果要取消已经归组的选项组的归组操作，按以下步骤操作：选择已经归组的药品中要取消归组的药品，按两下空格键，系统将弹出"用法"选择窗口，这时可用"↑"或"↓"键按回车键或鼠标左键双击选择用法，系统将再弹出下一个窗口，以同样的操作方法可以选择"间隔""时机"的选项，系统将取消该药品的归组。取消归组后用量单位右侧 "｜"消失。

（7）输入药品（项目）备注内容，如果有些"药品"或"项目"需要特别说明的，把鼠标光标指向该记录后按 Ctrl＋B 组合键，系统出现备注窗口，编辑完备注内容后，按 Ctrl＋W 组合键或单击"确定"按钮保存退出。

（8）输入药品（项目）指定内容，如果有些"药品"或"项目"需要特别指定的，把鼠标光标指向该记录后按 F3 键或单击工具栏中的"指定 F3"按钮，系统出现相应窗口，在"数量"或"金额"编辑框中指定"药品"数量或"项目"金额，按 Ctrl＋W 组合键或单击"确定"按钮保存退出，注意此时指定的数量为总量，金额为总金额。该项目状态栏中会出现"指定"字样。

（9）所有药品或项目录入完毕后的窗口如图 15-42 所示，此时按 F9 键可以在弹出的窗口里看到处方的信息如图 15-43 所示，包括药品的金额、数量，项目的次数和金额，以及药品用法的随行项目（如 im 的随行项目是"肌肉注射"）。操作员在进行"确定"操作前最好要进行该步骤的操作来核对自己录入的正确与否。

　　在我们的系统中除了"静脉滴注""过敏试验"和"小儿头皮静滴"3 个项目要操作员自行录入外其他的随行项目系统自动会生成。

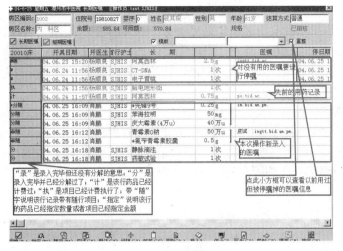

图 15-42 药品与项目录入

名　称	医嘱量	单位	医　嘱	规格 / 剂型	单 价	总 量	单位	金 额
脑电地形图	1.0000	次			100.0000	1.00	次	100.00
阿莫西林	0.7500	g	po. ac. tid.	0.25g*24s/盒　片剂	1.2600	9.00	粒	11.34
青霉素G钠	50.0000	万u	皮试 ivgtt. am.　片剂		10.0000	1.00	片	10.00
*氨苄青霉素胶囊	0.5000	g		0.25*24s　胶囊	0.3413	4.00	粒	1.37
加药	2.0000					2.00	次	4.00
静脉滴注	1.0000	次			5.0000	1.00	次	5.00
药敏试验	1.0000	次			7.5000	1.00	次	7.50
*先锋9号	0.2500	g	im. am. pm. bid.	0.25g*12s/盒　胶囊	1.1375	2.00	粒	2.28
苯海拉明	50.0000	mg		25mg*100s/瓶　片	0.0228	4.00	片	0.09
庆大霉素(4万u)	40.0000	万u		4万u/1ml*10支　注射	0.2000	20.00	支	4.00
肌肉注射	2.0000					2.00	次	4.00
合　计：								148.57

图 15-43 处方信息

下面讲解短期医嘱的录入方法。

（1）先要单击"短期医嘱"分页框，使医嘱状态处于短期医嘱编辑状态。

（2）药品或项目的录入和药品的归组与长期医嘱操作方法一样。

（3）输入单条记录或者整组记录的医嘱执行天数，按以下步骤操作：选择要输入医嘱执行天数的记录，如果要执行的天数少于两位数（即2～9天）可以按"Ctrl+具体的天数的数字即2～9"即可，如果要执行的天数是两位数即大于等于10天时按Ctrl+T组合键，系统弹出"天数编辑"对话窗口，输入要执行的天数单击"确定"按钮即可。

（4）医嘱执行的优先级，如果单条记录的医嘱的执行有必要分先后的话，可以在鼠标光标指在该记录时按Ctrl+X组合键来实现优先级别的互换。

（5）同样要在按"确定"前按F9键查看短期医嘱预计费来核对书录的正确与否。

2. 医嘱计费

通过菜单进入"住院管理"子系统的"病区管理"的"医嘱管理"的"医嘱执行（住院药房）"模块。

（1）如果计费的执行日期与系统默认的执行日期（当天）不一致，要先在"执行日期"编辑框中选择相应的日期，如果日期一致本步骤可跳过。

（2）一般来说"病员编码"编辑框不录入具体的编码，这样可以对整个病区的病人进行计费，当然如果录入那就只对单个病人进行计费。

（3）在"类别"编辑框的下拉菜单中选取要计费的类型，系统自动在底下的方框中弹出待计费的病人列表。

（4）在底下的方框中的病员列表中如果有多位病人而且要全部进行计费单击左下角的"全选"按钮就可选择中所有病员；单击"全弃"按钮是放弃掉所有已选中的病人；如果只要对单个病人进行计费时只要用鼠标双击病人记录左边的小方框使小方框的状态为打上勾，或者用单击完病人记录后按空格键也可。

（5）选中所有要计费的病人后单击"计费"按钮进行计费。此时如果药品库存不足或者病人余额不足系统都会弹出提示窗口通知操作员计费没有成功。

（6）单击"类别"编辑框的下拉菜单选择其他类别（共有口服、注射、输液、其他、静推5种类别），对要计费的病人的所有药品进行计费。

3. 项目执行

通过菜单进入"住院管理"子系统的"病区管理"的"医嘱管理"的"项目收费模块"模块。

（1）如果计费的执行日期与系统默认的执行日期（当天）不一致，要先在"日期"编辑框中选择相应的日期。如果日期一致本步骤可跳过。

（2）若仅仅只是想要执行单一病人的医技项目则要在"住院号"编辑框中录入该病员的住院号，也可以在"住院号"编辑框为空时按回车键把查询方式切换为按"病员码"，再录入病员码。不录入使其为空时是查询本病区的所有病人的待执行的医技项目。

（3）单击右上角的"确定"按钮，弹出窗口如图15-44所示。

（4）如果是要对所有病人的所有医技项目进行计费，直接单击"全选"按钮即可，如果仅仅只是对某些病人的一部分的医技项目进行计费，则要一个个地进行选择，选择的方法与"2医嘱计费"第4点一样，请参详。

（5）可以对单条记录的计费价格进行修改。用鼠标选取要修改价格的项目时系统会自动在右边的方框中弹出该项目的金额，在有扁方框中的金额状态下直接输入要修改的价格后按回车键，左边方框中的该现货目的金额就跟着发生变化。计费前可以看左边方框中的最后一列的价格进行核对。

（6）单击左下角的"确定"按钮进行计费。计费的成功与否系统都会弹出提示对话框，请操作时留意。

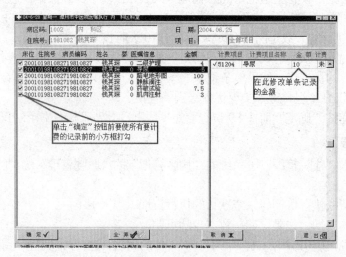

图15-44 项目计费

4．病区退费申请单

通过菜单进入"住院管理"子系统的"病区管理"的"医嘱管理"的"退费申请"模块。

（1）在"住院号"编辑框中录入要进行退费的病人的住院号，也可以在"住院号"编辑框为空是按回车键把查询方式切换为按"病员码"，再录入病员码，最后在按回车键。

（2）在"医生岗位"编辑框中录入病人要退的项目的开具医生的编码后按回车键，也可以在"住院号"编辑框为空时按回车键直接进行医生选择。

（3）在"起日期"和"终日期"两个编辑框中更改时间段使的要退费的项目的计费时间包含在里面，后按回车键。

（4）在左边方框的计费列表中对要进行退费的项目进行双击，系统把它放入右边的方框，在"数量"状态栏下录入要退费的具体数量，录入的数量不可一超过左边的计费列表框中的数量，否则系统提示录入错误。

（5）如果在左边选取要退费项目的时候选错，那么要在右边的方框中对选错的记录进行双击，系统自动把它还原到左边列表框中。

（6）选完所有要进行退费的项目和药品后单击"申请单确认"按钮即可打印退费申请单，此时应通知病人去收费出进行退费。

5．病区退费申请单查询

通过菜单进入"住院管理"子系统的"病区管理"的"医嘱管理"的"病区退费申请单查询"模块。

（1）在"住院号"编辑框中录入要查询的病人的住院号后按回车键。

（2）在"起日期"和"终日期"两个编辑框中录入要查询的时间段。

（3）单击"查询"按钮即可，可以双击下面的记录对记录进行补打。

6．出院通知

通过菜单进入"住院管理"子系统的"病区管理"的"住院日常业务"的"出院登记（病房）"模块。

（1）在左边的列表框中选择要出院的病人。

（2）单击"出院"按钮即可完成出院通知操作，病人就可以去收费出进行出院结算。单击"刷新"按钮可以查看即时的住院信息。

（3）如果在上一步操作由于误操作而把不该出院的病人做了出院通知操作时，应该进行"召回"操作：在"住院号"编辑框中直接按回车键进行选择或者录入具体的住院号后按回车键再单击"召回"按钮即可。

7．修改在院病员信息

通过菜单进入"住院管理"子系统的"病区管理"的"住院日常业务"的"修改在院病员信息"模块（见图 15-45）。

（1）进入"修改在院病员信息"子模块，如图主要有 4 个方面的信息：基本资料、详细联系资料、入院情况、入院医生。

（2）在"检索住院号"编辑框中，输入病员住院号后，按回车键，也可以在"检索住院号"编辑框中，按回车键来切换"检索病员码""检索姓名""检索就诊卡"等其他检索方式，以其他检索方式病员基本信息时，输入相应的病员病员码、姓名或用就诊卡刷卡后，按回车键。为了确保住院号的唯一性系统建议操作员的检索方式为"检索病员码"方式。

（3）系统自动弹出住院病人的基本信息，对要进行修改操作的信息进行修改。按回车键可以方便地在不同的编辑框中切换。

（4）修改完了单击"修改确定"，就完成了对该病员入院信息的修改。

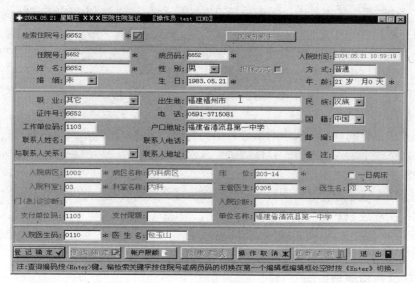

图 15-45　修改在院病员信息

思考与练习

1. 简述思进医院管理信息系统的组成及基本功能。
2. 简述门诊收费子系统的工作流程。
3. 如何利用医生工作站实现处方的编辑及模板制作？
4. 简述医技执行的流程。
5. 如何利用思进医院管理信息系统实现住院收费与病区管理？

（林长方）

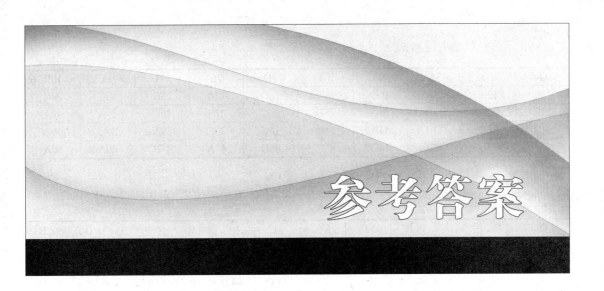
参考答案

学习项目1

1.6 节选择题参考答案：

1A	2D	3D	4B	5B	6B	7D	8C	9B	10D
11C	12C	13A	14C	15B	16A	17B	18D	19B	20B
21A	22A	23B	24A	25B	26D	27D	28D	29B	30D
31C	32A	33C	34D	35C	36A	37A	38B	39A	40B

学习项目2

2.3 节选择题参考答案：

1B	2D	3B	4B	5B	6D	7C	8B	9C	10 D	11 C	12A
13B	14D	15D	16 D	17 D	18 D	19 C	20 D	21 C	22 D	23 D	24 B

学习项目3

3.3 节选择题参考答案：

1 B	2 D	3 B	4 C	5 D	6 B	7 C	8 D	9 B	10 C	11 C	12 B	13 A
14 D	15 C	16 A	17 A	18 C	19 B	20 C	21 A	22 D	23 B	24 C	25 B	26 D
27 C	28 B	29 D	30 B	31 C	32 B	33 A	34 B	35 C	36 B	37 B	38 A	39 D

学习项目4

4.3 节选择题参考答案：

1 C	2 B	3 D	4 B	5 A	6 C	7 A	8 B	9 C	10 C	11 D	12 C	13 D
14 B	15 A	16 C	17 D	18 A	19 B	20 C	21 D	22 B	23 D	24 C	25 B	26 A

学习项目5

5.4 节选择题参考答案：

1 A	2 C	3 C	4 B	5 D	6 B	7 D	8 A	9 C	10 B	11 D	12 C	13 D	14 C
15 A	16 C	17 D	18 C	19 D	20 B	21 B	22 C	23 D	24 A	25 B	26 A	27 B	28 C

学习项目 6

6.13 节选择题参考答案：

1B	2D	3A	4D	5B	6D	7C	8B	9A	10B
11C	12A	13A	14C	15D	16D	17A	18D	19C	20C
21C	22C	23D	24D	25B	26C	27A	28B	29A	30A
31D	32D	33B	34A	35C	36C	37C	38A	39C	40C
41C	42D	43B	44D	45C	46C	47A	48B	49A	50A

学习项目 7

7.3 选择题参考答案：

1 D	2 C	3 B	4 B	5 D	6 C	7 C	8 C	9 A	10 C	11 D	12 B
13 A	14 A	15 A	16 D	17 D	18 B	19 C	20 A	21 A	22 B	23 B	24 A
25 D	26 A	27 C	28 C	29 B	30 D	31 D	32 C	33 A	34 D	35 D	36 D
37 B	38 D	39 A	40 B	41 D	42 C	43 D	44 D	45 D	46 D	47 A	48 C
49 C	50 C	51 D	52 D	53 D	54 D	55 B	56 B	57 A	58 A	59 B	60 D
61 C	62 B	63 C	64 C	65 B	66 D	67 D	68 A	69 B	70 C	71 D	72 A
73 C	74 D	75 D	76 C	77 B	78 B	79 D	80 D				

学习项目 8

8.6 节选择题参考答案：

1 D	2 D	3 D	4 B	5 C	6 A	7 D	8 A	9 A	10 D	11 C	12 D
13 D	14 D	15 C	16 D	17 D	18 A	19 A	20 B	21 B	22 A	23 D	24 A
25 C	26 B	27 B	28 D	29 D	30 D	31 A	32 D				

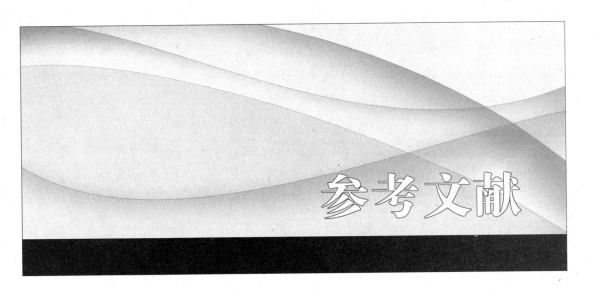

参 考 文 献

【1】董正雄. 大学计算机应用基础[M]. 第1版. 厦门：厦门大学出版社，2016.

【2】董正雄. 大学计算机应用基础学习指导[M]. 第1版. 厦门：厦门大学出版社，2016.

【3】福建省职业技能鉴定指导中心. 办公软件应用（高级操作员级）. 北京：北京希望电子出版社，2013.

【4】李畅. 计算机应用基础. 人民邮电出版社，2013.

【5】姚翠友，杨艳红. 网站建设与网页制作. 北京：中国水利水电出版社，2011.

【6】孙印杰，刘金广，夏跃伟. Dreamweaver CS5 实训教程. 北京：电子工业出版社，2011.

【7】江宝钏. 大学计算机基础实践教程. 北京：科学出版社，2008.

【8】赵胜男. 中文版 Photoshop CS5 从入门到精通. 北京：希望电子出版社，2011.

【9】戴时颖，周莉，刘绍婕. 完全掌握 Flash CS5 网站动画设计超级手册. 机械工业出版社，2011.

【10】黄晓鹂. 医学信息学教程. 北京：中国科学技术出版社，2005.

【11】李科. 医学信息学. 电子科技大学出版社，2005.

【12】王世伟，周怡. 医学信息系统教程. 北京：中国铁道出版社，2009.